V&R

Tanja Kuhnert / Mathias Berg (Hg.)

Systemische Therapie jenseits des Heilauftrags

Systemtherapeutische Perspektiven in der Sozialen Arbeit und verwandten Kontexten

Mit einem Vorwort von Rainer Schwing

Mit 22 Abbildungen und 11 Tabellen

Vandenhoeck & Ruprecht

Bibliografische Information der Deutschen Nationalbibliothek:
Die Deutsche Nationalbibliothek verzeichnet diese Publikation in der Deutschen Nationalbibliografie; detaillierte bibliografische Daten sind im Internet über https://dnb.de abrufbar.

Umschlagabbildung: Tereks/shutterstock.com

Satz: SchwabScantechnik, Göttingen
Druck und Bindung: ⊕ Hubert & Co. BuchPartner, Göttingen
Printed in the EU

Vandenhoeck & Ruprecht Verlage | www.vandenhoeck-ruprecht-verlage.com

ISBN 978-3-525-40848-3

Inhalt

III Systemische Therapie in verwandten Kontexten

IV Diskussion

Rainer Schwing

Vorwort

Dies ist ein wichtiges Buch, ein facettenreicher und fundierter Beitrag zu einer unerlässlichen Diskussion, die uns auf vielen verschiedenen Ebenen in den nächsten Jahren beschäftigen wird.

In seinem Gedicht »Wahrnehmung« prägte Bertolt Brecht den viel zitierten Satz: »Die Mühen der Berge haben wir hinter uns, vor uns liegen die Mühen der Ebenen« (Brecht, 1949/1993, S. 205). Die Anerkennung der Systemischen Therapie war ein langer Weg durch ein stattliches Gebirge, vom ersten Anlauf mit einer Expertise 1998 über die berufsrechtliche Anerkennung 2008 bis zur sozialrechtlichen Anerkennung im November 2018 galt es viele steile Anstiege, Bergpässe und überraschende Abgründe zu überwinden. Nun liegt sie vor und die Systemische Therapie ist auf dem Weg, als Richtlinienverfahren in die psychotherapeutische Versorgung Eingang zu erhalten. Das ist ein großartiger Erfolg, in den viele Menschen unglaublich viel Arbeit und Herzblut investiert haben. Und wir dürfen uns freuen, denn damit wird auch die psychotherapeutische Versorgung deutlich verbessert, wenn Klienten nicht nur als Einzelne behandelt, sondern in ihrem Lebensumfeld gesehen werden, und wenn Menschen aus diesem Lebensumfeld einbezogen werden. Dass damit nicht nur den »Patienten« gedient ist, haben u. a. die Forschungen von Russell Crane (z. B. Crane u. Christenson, 2013) gezeigt. Er konnte durch umfangreiche Auswertungen von Versicherungsdaten nachweisen, dass die Gesundheitskosten nach familientherapeutischen Behandlungen in den Folgejahren nicht nur bei den Patienten sanken, sondern auch bei den mitbehandelten Angehörigen.

Die Mühen der Ebenen erleben nun viele Kolleginnen und Kollegen ganz praktisch und konkret, denn bei der Einführung eines neuen Therapieverfahrens gibt es unzählige umfangreiche Gestaltungsaufgaben, große und kleine. Von dem Entwerfen der Curricula und der Einrichtung von Ausbildungsprogrammen über die Formulierung von Prüfungsfragen für die Approbationsprüfung bis hin zur Platzierung geeigneter Wissenschaftler/-innen in den Universitäten gibt es nun mehr als genug zu tun.

Aber die Ebenen bieten auch noch andere Mühen und Herausforderungen. Ich sehe vor allem zwei große Bereiche, die unserer Achtsamkeit bedürfen:

- Der erste betrifft die Frage, was die Anerkennung für die Arbeit Hunderter systemischer Therapeutinnen (bzw. Therapeuten) bedeutet, die außerhalb der etablierten Heilkunde jahrzehntelang erfolgreiche und engagierte Arbeit geleistet haben. Dürfen sie sich noch systemische Therapeutinnen nennen? Und vor allem, was wird aus ihrer Arbeit?
- Der zweite Bereich ist die Aus- und Weiterbildung. Was bisher die Weiterbildung in systemischer Therapie und Beratung auszeichnete, steht nun infrage: Das berufsübergreifende, interdisziplinäre Lernen, in dem sich Fachkräfte aus unterschiedlichen Berufen und in unterschiedlichen Arbeitsfeldern begegnen. Das hat dazu beigetragen, nicht in Zünften zu denken und sich abzugrenzen, sondern Ideen zu entwickeln, welche Möglichkeiten Fachkräfte mit anderen beruflichen Kompetenzfeldern für die gemeinsame Arbeit bieten. Und es förderte auch die Institutionsübergreifende Kooperation durch gemeinsames Lernen. Das ist gefährdet und darin stecken inhaltliche Probleme und auch ganz praktische personelle Herausforderungen. Und andererseits gibt es eine Menge Chancen!

Aber erst einmal zum ersten Punkt: Es gibt wahrscheinlich Tausende von Buch- und Artikelseiten zu der Frage, was Systemische Therapie und Beratung unterscheidet, und wie Coaching oder Supervision in dieser Begriffslandschaft zu platzieren seien. Selbstverständlich sind solche Diskussionen wichtig – zur Begriffsklärung, Orientierung und Einordnung verschiedener Hilfeformen in sozialrechtliche Versorgungssysteme.

In der systemischen Tradition wurde jedoch zu recht immer wieder darauf verwiesen, dass die Grenzen fließend sind. Etliche Beiträge dieses Buchs stellen diese Diskussion dar und liefern wertvolle Orientierung. Das ist nicht nur eine konzeptionelle Frage der Abgrenzung, sondern auch eine ganz pragmatische. Denn auf der einen Seite werden beispielsweise durch gute Pädagogik und Sozialarbeit Veränderungsprozesse angestoßen, die sich in Tiefe und Nachhaltigkeit oft nicht von psychotherapeutisch impulsierten Veränderungen unterscheiden und die ganz eindeutig heilende Wirkung entfalten. Darüber hinaus ist für viele Klientinnen und Klienten der Rahmen klassischer Psychotherapie unpassend. Das regelmäßige therapeutische Gespräch mit 50 Minuten Dauer im Praxisraum ist sicher nicht die einzige Form, Menschen zu relevanten Veränderungen einzuladen und tiefgreifenden Entwicklungen anzuregen. Aufgrund meiner Praxis mit gesellschaftlichen Randgruppen und Jugendlichen habe ich vielfach gesehen, wie andere Settings oft besser dazu beigetragen haben, dass sich die Klientinnen und Klienten entspannen und auf die Arbeit an ihren Themen einlassen. Da entfaltet manchmal das 20-minütige »Tür- und Angelgespräch« mehr Wirkung als längere therapeutische Sitzungen.

Genau hier ist das Arbeitsfeld systemischer Therapie angesiedelt, z. B. in der Jugendhilfe, Sozialpsychiatrie, Pädagogik. Hier erreicht sie mit ihrer Arbeit Menschen, die unter zum Teil massiven Beeinträchtigungen leiden, die aber von der klassischen Psychotherapie nur wenig erfolgreich angesprochen werden. Über die Gründe ist andernorts schon lange und kompetent diskutiert worden. Angefangen von der YAVIS-Diskussion – die traditionelle Therapie bevorzuge den Typ »Young, Attractive, Verbal, Intelligent, Successful« –, die William Schofield 1964 mit einer provokanten Veröffentlichung startete (Schofield, 1964/2019), bis hin zu den Befunden, dass Probleme wie komplizierte Anmeldeprozeduren und lange Wartezeiten den Zugang von beispielsweise Psychosepatienten zur Psychotherapie erschweren. Nur etwa 7 % schwer beeinträchtigter Psychosepatienten hatten in einer Untersuchung »jemals seit Beginn ihrer Erkrankung eine Psychotherapie erhalten« (Lambert u. a., 2014, S. 258).

Diese Menschen tauchen nun in den anderen Systemen auf, als Eltern in Schulen, als Klienten in Schuldnerberatungen, in der Jugendhilfe, in betreuten Wohnformen, in der Straffälligenhilfe, in Frühen Hilfen, um nur einige zu nennen. Das Buch ist voll von solchen Arbeitsfeldern, in denen auch weiterhin gut ausgebildete systemische Therapeutinnen gebraucht werden, die eben nicht Psychotherapie vor Ort anbieten, sondern ihr systemtherapeutisches Know-how einbringen, um die Arbeit in diesen Systemen so zu gestalten, dass sie den betroffenen Klienten stabilisierende und entwicklungsfördernde Bedingungen bieten können.

Der zweite Punkt betrifft die systemische Aus- und Weiterbildung. Hier wird es interessante Dynamiken geben, die jetzt schon absehbar sind. Ich möchte einige mögliche Szenarien skizzieren. Viele Ausbildungsinstitute – auch tiefenpsychologische und verhaltenstherapeutische Institute werden systemische Ausbildungen anbieten. Denn Befragungen zeigen, dass eine große Anzahl der Psychologiestudierenden eine systemische Ausbildung präferieren. Es wird eine hohe Nachfrage an kompetenten Lehrenden mit Approbation geben, davon gibt es nicht so viele. Das wirft die Frage auf, ob alle Ausbildungsgänge mit gut qualifizierten systemisch Lehrenden oder gar mit DGSF/SG-Lehrenden besetzt werden können. Wer wird diese Ausbildungsinstitute, die sich dann möglicherweise mit Lehrenden ohne DGSF/SG-Ausbildung behelfen, fachlich vertreten? Werden diese die Deutungshoheit und die Qualitätsstandards der DGSF oder der SG akzeptieren oder eigene Verbandsstrukturen gründen? In DGSF und SG sind bis jetzt alle systemisch aus- und weitergebildeten Fachkräfte gemeinsam organisiert. Lässt sich das halten oder wird eine Zunft systemischer Psychotherapeuten entstehen, die sich von den anderen Berufsgruppen abgrenzt? Vorurteile werden durch Grenzen erzeugt und chronifiziert, sie werden abgebaut durch gemeinsames Lernen und gemeinsames Arbeiten. Gemeinsame Lernorte könnten weniger werden zugunsten professionsspezifischer Lernorte.

Die ganz pragmatische Sorge eines Institutsleiters: Werden bei der nun ruckartigen Bedarfssteigerung an systemisch Lehrenden in Psychotherapieausbildungen die approbierten Kolleginnen und Kollegen weiterhin für die Lehre in anderen Instituten zur Verfügung stehen oder mit bedauerndem Blick auf volle Terminkalender absagen? Sowohl was Lernorte als auch was den Wissenstransfer zwischen den »Zünften« angeht, besteht großer Handlungsbedarf, denn das ist immer eine hohe Qualität der bisherigen systemischen Weiterbildungen gewesen und diese Qualität braucht es natürlich noch weiter und sogar immer dringlicher.

Menschen – manche – lieben Schubladen. Sie sorgen für Ordnung, und es sieht aufgeräumt aus. Depressionen sind etwas anderes als Angst, Diabetes ist etwas anderes als Bluthochdruck. Beratung ist etwas anderes als Therapie.

Bei genauerem Hinsehen werden manche Unterscheidungen fragwürdig. Es finden sich starke Überlappungen, manchmal gibt es gemeinsame Ursachen, Erscheinungsformen, Auswirkungen. Trennschärfe lässt sich nicht immer so gut herstellen. Sind diese Unterscheidungen nützlich? Klar, irgendwie müssen wir uns ja zurechtfinden. Sind Sie aber immer der Weisheit letzter Schluss?

Besonders fragwürdig wird dies bei komplexen Systemen. In der Welt trivialer Dinge ist alles noch einfach: Die Unterschiede zwischen einem Messer und einem Messbecher, zwischen einem Auto und einem Automaten, zwischen einem Stuhl und einem Lehrstuhl sind offensichtlich. Bei komplexen Systemen wird das um einiges komplexer, und klar umgrenzte Begriffe sind oft historisch gewachsene, vage Beschreibungen einer eben komplexen Vielfalt, die aus einer bestimmten Perspektive einige der beobachteten Phänomene bündeln. Und die sich fragen lassen müssen, warum gerade diese Bündelung die sinnvollste sein soll und ob es nicht andere gibt.

Beispielsweise sind Schlaganfälle und Diabetes zwei klar unterschiedene Entitäten; phänomenologisch und von den Therapieansätzen. Beide sind andererseits Ausdruck eines gewachsenen Lebensstils und auch dadurch beeinflussbar. Interventionen bezüglich Ernährung, Bewegung, Stressmanagement erzielen in etlichen Studien und Metastudien bei beiden ähnliche Effektstärken wie pharmakologische Behandlungsstrategien. Neuere Forschungen zeigen beispielsweise Verbindungen zwischen Depression, entzündlichen Prozessen und dem Mikrobiom. Die letzten beiden haben ihrerseits viel mit Ernährung zu tun. Wie wäre es, wenn wir andere Bündelungen vornehmen und z. B. 10 % der krankheitsspezifischen Forschungsmittel in den Bereich Lebensstil investieren? Menschen zur Veränderung ihrer Lebensstile anzuregen, ist eine anspruchsvolle und bisher selten gelehrte Kunst mit hohem heilenden Potenzial.

Wenn wir heute wissen, dass regelmäßige Bewegung bei mittleren Depressionen ähnlich hilfreich ist wie Psychotherapie oder Pharmakotherapie, dass Mannschaftssport erheblich dazu beiträgt, die Folgen traumatisierender Kindheitserlebnisse (Adverse Child Events) zu lindern, dass soziale Unterstützung entscheidend zur Resilienzbildung beiträgt und der stärkste protektive Faktor für psychische und organische Gesundheit ist, dass Ernährung das Alzheimerrisiko drastisch senken kann, dann gilt es, Grenzräume zu überschreiten und in interdisziplinäre Kooperation zu investieren. Gut angeleitete Gruppenaktivitäten in der Natur oder Kochevents mit leckeren Ergebnissen, ein regelmäßiges Müttertreffen oder gemeinsame Aktivitäten in der Gemeinde können ähnliche Effekte entfalten wie eine gute Psychotherapie. Hierfür wird es eine Menge systemischer Therapeutinnen und Therapeuten brauchen, die aus der sozialen Arbeit und der Pädagogik kommen und helfen können, auch für stark verstörte Menschen gute und Halt gebende Rahmenbedingungen herzustellen und entsprechende Aktivitäten zu planen und durchzuführen. Sie bringen genau das Wissen mit, wie solche Angebote gestaltet werden, sie benötigen auch therapeutisches Wissen, um verantwortlich und effektiv handeln zu können.

Es ist ein großer Fortschritt, dass die systemische Psychotherapie nun zu den Richtlinienverfahren zählt und Klientinnen und Klienten auch diese Behandlungsoption offensteht. Systemische Beratung und Therapie zeichnete sich bisher dadurch aus, dass sie die künstliche Trennung zwischen Individuen aufhob und das Umfeld miteinbezog: Familienangehörige, Freunde, Nachbarn, die Cliquen der Jugendlichen.

Es wird auch weiter darum gehen, künstliche Trennungen zu überwinden. Was wir benötigen, neben den sinnvollen Abgrenzungen, ist viel mehr Kooperation, die auch strukturell abgesichert werden muss. Wir brauchen integrierte Zentren, in denen Fachkräfte aus den Bereichen Psychotherapie, Ernährungslehre, Sozialarbeit, Medizin, Pädagogik, Bewegung etc. ihre Kompetenzen bündeln und gemeinsam Patienten auf ihrem Heilungs- und Entwicklungsweg unterstützen. Solche Arbeitsformen werden den bestehenden und kommenden komplexen Aufgaben besser gerecht als isolierte Behandlungspraxen.

Das ist eine Vision und gleichzeitig in vielen Projekten bereits gelebte und sehr erfolgreiche Realität. Wer wäre für diese Aufgabe besser prädestiniert als systemische Therapeutinnen und Psychotherapeuten mit ihrem Know-how, das Umfeld ihrer Klienten mit ins Bild zu nehmen und integrierend zu handeln?

Ich wünsche diesem Buch, dass es viele Lesende findet, dass es Diskussion und Kooperation anregt und dass es dazu beiträgt, die Bedeutung systemischer Therapie in den vielfältigen Handlungsfeldern zu unterstreichen.

Literatur

Brecht, B. (1949/1993). Werke. Große kommentierte Berliner und Frankfurter Ausgabe. Band 15: Gedichte 5. Frankfurt a. M.: Suhrkamp.

Crane, R. D., Christenson, J. D. (2013). Costs of treating depression with individual versus family therapy. Journal of Marital and Family Therapy, 39 (4), 457–469.

Lambert, M. u. a. (2014). Integrierte Versorgung von Patienten mit psychotischen Erkrankungen nach dem Hamburger Modell: Teil 1. Rationalen, Behandlungsmodell und Ergebnisse der Vorstudie. Psychiatrische Praxis, 41 (5), 257–265.

Schofield, W. (1964/2019). Psychotherapy: The purchase of friendship. London/New York: Routledge.

Mathias Berg und Tanja Kuhnert

Einführung: Systemisch denken, therapeutisch handeln – jenseits von Approbation und Heilauftrag

Systemische Therapie ist, wie z. B. die Verhaltenstherapie und die Psychoanalyse auch, in Deutschland ein Verfahren der heilkundlichen Psychotherapie. Zur Ausübung der Heilkunde auf dem Gebiet der Psychotherapie bedarf es grundsätzlich der Approbation als Psychotherapeut/-in.[1] So könnte eine aktuelle Beschreibung der momentanen Diskussion und Situation der Systemischen Therapie lauten – so klar und einleuchtend, so unmissverständlich. Wieso dann ein Buch über Systemische Therapie jenseits des Heilauftrags? Erscheint diese Verbindung unter oben genannten Vorzeichen nicht geradezu disparat? Impliziert der Begriff der Therapie nicht eben, dass es sich, von einer Erkrankung oder einem Leiden ausgehend, um eine kurative Maßnahme mit Aussicht auf Heilung oder Linderung handelt?

Ein anderes Szenario: In den 1950er und 1960er Jahren etablierte sich, ausgehend von den USA, eine damals neue Form der therapeutischen Behandlung – die Familientherapie (von Schlippe u. Schweitzer, 2012, S. 33). Die ihr zugrundeliegenden Ideen, dass niemand allein krank und der eigentliche Patient die Familie ist (Richter, 1972) bzw. dass »das Tun des Einen« »das Tun des Anderen« ist (Stierlin, 1976), gab es bereits zuvor, jedoch erst mit der Familientherapie wurden diese Erkenntnisse in spezifische Interventionsformen gegossen, die sich eigenständig weiterentwickelten. Die bedeutsamste Entwicklung in diesem Sinne war sicherlich das Aufkommen der systemischen Perspektive innerhalb der Familientherapie und in der Folge ein Wechsel zur Kybernetik zweiter Ordnung (Dell u. Goolishian, 1981). Das systemische Paradigma in der Psychotherapie war damit geboren und somit auch die systemische (Familien-)Therapie, die sich seit Ende der 1970er und Anfang der 1980er Jahre überall in Deutschland zu verbreiten begann. Wie andere psychotherapeutische Ansätze zu dieser Zeit wurde systemische (Familien-)Therapie dabei im Wesentlichen in unabhängigen

1 Ebenso besteht in Deutschland die Möglichkeit, Psychotherapie in eingeschränktem Maße im Rahmen des Heilpraktikergesetzes (HeilprG) auszuüben (z. B. Wenzel in diesem Band). Im vorliegenden Text werden abwechselnd die männliche und weibliche Schreibweise angewandt. Im Sinne der gendersensiblen Sprache sind alle Geschlechtsidentitäten mit eingeschlossen.

Instituten gelehrt, die sich bald zu ersten Dachverbänden zusammenschlossen oder diesen beitraten und verbindliche Qualitätsmerkmale sowie Richtlinien für die Aus- und Weiterbildung festlegten.

Systemische (Familien-)Therapeutinnen und Therapeuten bringen seit gut vierzig Jahren ihr Wissen und ihre Expertise in unterschiedliche Arbeitsfelder des Sozial- und Gesundheitssektors ein. Viele dieser Kontexte, insbesondere die Soziale Arbeit, profitieren von der systemischen Sichtweise und dem therapeutischen Know-how, dass systemische Therapeutinnen in anderen Arbeitsbereichen – neben der psychotherapeutischen (Heil-)Behandlung – anwenden. Systemische Therapie und zuvor die Familientherapie waren sowohl in ihrer Anwendung als auch in ihrer Ausbildung bislang kaum auf eine psychotherapeutische Behandlungssituation im Behandlungszimmer bzw. der Klinik begrenzt, sondern – kontextoffen – auch und gerade in sozialpädagogischen Feldern zu Hause. Insbesondere in der Beratungstätigkeit, der gesamten Kinder-, Jugend- und Familienhilfe, aber auch der Arbeit mit psychisch- und suchtkranken Menschen fand und findet die systemtherapeutische Perspektive bis heute großen Anklang (Berg, 2019; Klein, 2014; Ritscher, 2005).

Doch wie legitimiert sich (system-)therapeutisches Handeln in der Sozialen Arbeit? Was ist Sinn und Ziel von Systemischer Therapie in diesen sozialen Arbeitsfeldern, wenn es nicht in erster Linie einen Auftrag zur »Heilung psychischer Störungen« gibt? Oder ist Systemische Therapie in sozialpädagogischen und angrenzenden Arbeitsfeldern schlicht immerzu als Systemische Beratung zu bezeichnen?

Systemische Therapie in primär nichtheilkundlichen Kontexten

Es wäre vermessen, hier abschließende Antworten auf diese Fragen geben zu wollen, jedoch verfolgt das Buch den Anspruch, den manchmal etwas diffus wirkenden Ort Systemischer Therapie jenseits des Heilauftrags konkreter als bisher geschehen auszuleuchten. Ob systemtherapeutische Leistungen von ihren Erbringern überhaupt als »therapeutisch« bezeichnet werden dürfen, hängt dabei stark vom jeweiligen Arbeitskontext und dessen immanenten Gesetzen und Gepflogenheiten ab. Ist das noch pädagogisch oder schon therapeutisch? Immer noch Beratung oder bereits Therapie? In den seltensten Fällen ist die therapeutische Behandlung primäre Aufgabe der Systemischen Therapeuten in diesen Arbeitsfeldern. Dennoch sind therapeutische Leistungen in vielen Bereichen, wie z. B. den Hilfen zur Erziehung, häufig impliziert (exemplarisch in diesem Band:

Berg u. Loth). Dabei stehen diese nicht für sich allein, sondern sind im Zusammenhang mit anderen pädagogischen, sozialarbeiterischen, beratenden, betreuenden, integrierenden, seelsorgerischen, pflegerischen, präventiven und rehabilitativen Interventionen zu sehen. Das Ziel Systemischer Therapie im nichtheilkundlichen Sektor ist insofern immer an der Funktion und den Zielvorstellungen des jeweiligen Arbeitskontextes ausgerichtet. Konkret bedeutet dies z. B., dass systemtherapeutische Angebote und Interventionen dabei unterstützen können, den Selbstwert und die Selbstständigkeit von delinquent gewordenen Jugendlichen in einer stationären Wohneinrichtung zu stärken, die Integrationsfähigkeit von Eltern mit Migrations- und/oder Fluchterfahrungen zu befördern oder an einer nachhaltigeren Rehabilitation von straffällig gewordenen Menschen zu arbeiten.

Die Klinische Sozialarbeit bezeichnet Menschen in solchen und vergleichbaren Situationen, die vielfach dringend therapeutische Hilfe benötigen, jedoch selten den Weg in psychotherapeutische Praxen schaffen, als »›hard-to-reach‹-Klientel« (Pauls, 2013, S. 24). In diesem Sinne begreift Klinische Sozialarbeit die »psychosoziale Behandlung« von Menschen in unterschiedlichen Notlagen auch als elementaren Teil einer fachlich spezialisierten Sozialen Arbeit. Systemische Therapie wäre in dieser Lesart ein legitimiertes Verfahren in sozialarbeiterischen Tätigkeitsfeldern, welches neben einer gesundheitlichen Komponente auf die soziale Dimension ihrer Adressatinnen und Adressaten abzielt (Lammel u. Pauls, 2017; Ningel, 2011). Die Anwendung systemtherapeutischer Intervention im nichtheilkundlichen Feld bezieht sich in der Regel demnach auf einen Aspekt gesellschaftlichen Lebens, wie z. B. Erziehung, Familie, Ehe, Interkulturalität, Frauengleichstellung oder Alkohol und Drogen. Das Angebot ist insofern diesen gesellschaftlichen Teilbereichen zugeordnet, während Systemische Therapie als Verfahren der heilkundlichen Psychotherapie sich ausschließlich im Bereich der Gesundheits- bzw. Krankenversorgung abspielt und aus dieser Perspektive unterschiedliche Lebensaspekte tangiert (Berg, 2019).

Gesundheitsförderung: biopsychosozial

Neben der Verankerung Systemischer Therapie in der Sozialen Arbeit und Pädagogik, dem Einzug in die psychotherapeutische Versorgung im Jahr 2018 sowie einer immer weiter schreitenden Verbreitung im arbeitsweltlichen Kontext durch Supervision, Coaching sowie Organisationsberatung und -entwicklung erlangt systemisches Handeln und systemische Theorie auch in anderen verwandten Arbeitsfeldern immer mehr Verbreitung (z. B. Levold u. Wirsching, 2016, S. 421 f.; von Schlippe u. Schweitzer, 2012, S. 78 f.).

Schweitzer und von Schlippe stellen fest: »Es gibt nur wenige Bereiche psychotherapeutischer Tätigkeit, in denen es so sehr darum geht, Wissen aus verschiedenen Bereichen zusammenzuführen wie die Arbeit im Kontext körperlicher, vor allem chronischer und lebensbedrohender Krankheiten. Hier wird neben psychotherapeutischem auch somatisches und soziales Wissen, Kompetenz und Erfahrung verlangt. Krankheit, besonders, wenn sie lange andauert, kann zu einem signifikanten Bestandteil familiärer Interaktion (und nicht nur familiärer) werden« (Schweitzer u. von Schlippe, 2006, S. 336).

Die gewählte Beschreibung macht insbesondere für Arbeitsfelder der psychosozialen Gesundheitsversorgung deutlich, wie komplex bisweilen Arbeit in der Pflege, im Hospiz, mit Suchtkranken oder der Seelsorge betrachtet werden kann. In den Frühen Hilfen als Schnittstelle zwischen Sozial- und Gesundheitswesen liegt der Fokus auf der Unterstützung und Versorgung von schwangeren Frauen, Müttern, (werdenden) Vätern sowie ungeborenen und neugeborenen Kindern, also in der Regel »gesunden« Menschen, was diesen Kontext wesentlich von Krankenpflege und Palliativversorgung unterscheidet. Jedoch eint diese Arbeitsbereiche die Konfrontation mit Geburt, Krankheit oder Tod – Herausforderungen, die Menschen mit den relevantesten Lebensthemen in Kontakt bringen:

- Anfang und Neubeginn, Zugehörigkeit, Schaffung von Familiensystemen;
- Krankheit, Einschränkung, Abhängigkeit, Verlust von Lebensvisionen, Ohnmacht und Schicksal;
- Beendigung des Lebens, Endlichkeit, Abschied und Tod, Verlust und Trauer;
- die Frage nach dem Sinn des Lebens, der Zugehörigkeit zur Familie, Partnerschaft und (Leistungs-)Gesellschaft;
- der Umgang mit Normen und Werten in Erziehung und Familie, der Umgang mit starken Emotionen im Sozialgefüge, die Ritualgestaltung, Lebensführung, Ausgestaltung und Bedeutung von (familiären) Rollenmustern, das Eingebundensein des Menschen.

Die Vielschichtigkeit dieser Themen macht deutlich, dass es hier unterschiedlicher Betrachtungsweisen und damit sowohl Interdisziplinarität als auch einer systemischen Perspektive bedarf, um Menschen hilfreiche Unterstützung anbieten zu können. Möglicherweise erklärt diese Komplexität, dass systemisches Denken und Handeln schon lange (Schweitzer u. von Schlippe, 2006; Altmeyer u. Kröger, 2003; Altmeyer u. Hendrischke, 2012) und aktuell immer mehr Eingang findet in die Fort- und Weiterbildung von Hebammen, Kinderkrankenpflegenden (Nationales Zentrum Frühe Hilfen, 2019), allgemeinmedizinischen Pflegekräften (Geyer, Rose u. Zwicker-Pelzer, 2011), Medizinerinnen und Medizinern (Altmeyer u. Hendrischke, 2012) sowie weiteren beteiligten Berufsgruppen in der Gesundheitsversorgung.

Damit führt die Weiterentwicklung der systemtherapeutischen Arbeit an Schnittstellen des Sozial- und Gesundheitswesens und in multiprofessionellen Teams der medizinischen Versorgung wieder zurück an die Ursprünge der Entwicklung systemischer und familientherapeutischer Konzepte: Altmeyer und Hendrischke (2012, S. 13 f.) nennen Vorläufer zu Ende des 19. Jahrhunderts, wo bereits Sozialarbeitende, Pflegekräfte und Ärzte erste familienmedizinische Konzepte entwickelten. Um 1928 entstand in Großbritannien das erste Gesundheitszentrum (Peckham-Experiment) und 1937 wurde in den USA im Rahmen des Macy-Projekts die Wirkung von Krankheit auf Familien untersucht. In den Folgejahrzehnten wurden zahlreiche Konzepte und Projekte von Therapieangeboten für Familien mit erkrankten Mitgliedern entwickelt. Schon in den 1940er und 1950er Jahren wurden Überlegungen zum Zusammenhang von Entstehung und Chronifizierung der Schizophrenie und familiären Mustern angestellt. Dann tauchten erst wieder in den 1970er und 1980er Jahren familientherapeutische Ansätze für die Arbeit mit Familien mit erkrankten Mitgliedern auf: So beschäftigte sich Weakland mit der »Familiensomatik« (Altmeyer u. Kröger, 2003, S. 17) und später u. a. auch Stierlin und seine Gruppe mit Karzinompatientinnen und -patienten (Altmeyer u. Hendrischke, 2012) sowie Essstörungen (Weber u. Stierlin, 1989).

Auch Theologinnen und Seelsorger befassen sich mit systemtheoretischen Implikationen und deren Bedeutung für ihre Begleitung von Menschen in Krisen (Emlein, 2017; Morgenthaler, 2019; Schröder, 2015; Riedel-Pfäfflin u. Strecker, 2018). Die spirituelle Rahmung von therapeutischen Prozessen kann zu einer Auseinandersetzung auf neuen Ebenen führen und so auch eine Annäherung an existenzielle Themen und ihre Integration ermöglichen. Hier steht der Mensch mit seinem spirituellen Sein und dem Bedürfnis nach Verortung und Zugehörigkeit in einem sinnhaften, bedeutsamen Kontext im Fokus. Systemisch-spirituelle Herangehensweisen bieten dabei eine alternative Rahmung und Dichte an, die für manches existenzielle Thema die (einzige) Form ist, um sich in Zukunft wieder sicher und zugehörig fühlen zu können.

Zwei (oder mehr) unterschiedliche Systemische Therapien?

Dass die Unterscheidung zwischen einer Systemischen Therapie als sogenanntes Richtlinienverfahren der Psychotherapie und einer Systemischen Therapie innerhalb des Sozialwesens und den daran angrenzenden Bereichen gezogen wird, ist relativ neu. Dies hängt vor allem mit der erfolgten wissenschaftlichen, berufs- wie sozialrechtlichen Anerkennung des systemischen Therapieverfahrens zusammen (von Sydow, Beher, Retzlaff u. Schweitzer, 2007; Baumann et. al., 2019). Letzteres ermöglicht es, neue Ausbildungsgänge in Systemischer (Psycho-)Therapie zu entwickeln, die mit einer Approbationsprüfung enden und so den Zugang zur kassenfinanzierten Psychotherapie für Systemische Therapeutinnen ebnen (in diesem Band: Hanswille; Levold).

Zuvor wurden Systemische Therapeuten fast ausschließlich an Aus- und Weiterbildungsinstituten in rund dreijährigen Weiterbildungsgängen qualifiziert und über einen der maßgeblichen Dachverbände DGSF (Deutsche Gesellschaft für Systemische Therapie, Beratung und Familientherapie) oder SG (Systemische Gesellschaft) nach deren Richtlinien zertifiziert. Diese Form der Weiterbildung in Systemischer Therapie existiert nach wie vor in Deutschland – sie steht nun allerdings neben einer Ausbildung in Systemischer (Psycho-)Therapie, die zur Approbation führt. Da die Möglichkeit einer Approbationsausbildung nach dem Psychotherapeutengesetz (PsychThG) in Deutschland erst seit wenigen Jahren besteht, sind die meisten Systemischen Therapeutinnen und Therapeuten im Jahr 2020 Personen, die eine Weiterbildung nach den Richtlinien der Dachgesellschaften absolviert haben. Darunter befinden sich unterschiedlichste Berufsgruppen sowohl aus dem heilkundlichen wie dem nichtheilkundlichen Sektor, aus dem Gesundheitswesen, dem Sozialwesen, dem Bildungs- und Wissenschaftsbereich und vielen weiteren Kontexten, in denen sie systemtherapeutisch tätig werden können.

Diese Sozialarbeiterinnen, Pädagogen, Psychologinnen, aber auch Mediziner und weitere Professionen lernten in ihren Weiterbildungsseminaren einen therapeutischen Ansatz kennen, der es aus seiner Entwicklungsgeschichte (Familientherapie) und seiner Erkenntnistheorie (Systemtheorien) heraus vorsah, Störungen und Symptome von Einzelnen zu kontextualisieren, zu dekonstruieren, zu verflüssigen und als interaktionelle, häufig interpersonelle Prozesse wahrzunehmen. Über eine konsequente Ressourcen- und Lösungsorientierung, so eine handlungsleitende Idee der Systemischen Therapie, können dann in vergleichsweise wenigen Sitzungen therapeutische Prozesse angestoßen werden – häufig jenseits einer linear-kausalen Behandlung der vorherrschenden psychischen Störung. Sowohl personelle Settings als auch die Frequenz der therapeutischen Sitzungen sind im systemischen Ansatz äußerst flexibel. Dies und auch gerade die Therapie mehrerer Personen, wie Paare oder Familien, in längeren Abständen von vier bis fünf Wochen, gehören zum »Markenkern« des Verfahrens.

Jenseits der stärker formalisierten kassenfinanzierten Psychotherapie zeigen sich diese und weitere hier ungenannte Aspekte als absolute Stärke der Systemischen Therapie. Im medizinorientierten System der heilkundlichen Behandlung psychischer Erkrankungen steht zu erwarten, dass die Systemische Therapie beim »Andocken an neue Ordnungsprinzipien« Anpassungsleistungen wird vollbringen müssen. Sichtbar wird dies u. a. an der derzeitigen Orientierung an psychischen Störungen und ihrer systemischen Behandlung (z. B. die Buchreihe »Störungen systemisch behandeln« im Carl-Auer Verlag; Lieb, 2014).

Neben diesen unbedingt sinnvollen Ergänzungen und Weiterentwicklungen Systemischer Therapie stellt sich die Frage, wie die zuvor angesprochenen Qualitätsmerkmale des systemtherapeutischen Ansatzes im nichtheilkundlichen Sektor aufrechterhalten werden, wenn dieser sich aktuell und in den kommenden Jahren stärker »störungsspezifisch« ausrichtet. Auch im Sozialwesen und den angrenzenden nichtklinischen Kontexten hat es Systemische Therapie mit sozialen, emotionalen, materiellen und demzufolge auch psychischen Problemkonstellationen zu tun. Die Bewältigung dieser vielfach biopsychosozialen Probleme geschieht heute durch Systemische Therapeutinnen und Therapeuten, die jenseits eines gesetzlichen Auftrags der Heilbehandlung arbeiten – als Fachkräfte in Beratungsstellen, in der ambulanten und stationären Kinder- und Jugendhilfe, mit Pflegekindern, mit wohnungslosen oder zugewanderten Menschen, mit Straffälligen, in der Suchthilfe, in der Pflege oder Angehörigenarbeit, in Hospizen, in den Frühen Hilfen oder der Seelsorge.

Das Buch hat sich zur Aufgabe gemacht, all jene Kontexte beispielhaft für die Vielfalt systemtherapeutischer Arbeit zu beleuchten. Systemtherapeutische Arbeit, eingebettet in formalisierte Beratung, aufsuchende Begleitung, Betreuung und andere Formen der Hilfe und Unterstützung. Dabei hatten wir als Herausgeberin und Herausgeber nicht im Sinn, weder zwei oder mehrere unterschiedliche Formen Systemischer Therapie zu segregieren noch andere Vorgehensweisen Sozialer Arbeit als unbedeutender darzustellen. Wir möchten dagegen die Bedeutung systemtherapeutischer Arbeit in nichtheilkundlichen Kontexten herausstellen und deren Wirksamkeit für die Unterstützung von Menschen in belasteten Lebenssituationen betonen. Das Buch möchte Praktikern in unterschiedlichen, bisher wenig bis gar nicht systemisch beleuchteten Arbeitsfeldern dazu Impulse für die eigene Arbeit zur Verfügung stellen und zu einer selbstbewussten Haltung in den jeweiligen Kontexten ermutigen.

Aufgrund dieser handlungsleitenden Idee beginnt der Band im ersten Teil mit eher grundlegenden Beiträgen, welche die Verbindungen und Differenzierungen zwischen Systemischer Beratung, Therapie und Psychotherapie sowie Sozialer Arbeit aus verschiedenen Perspektiven ausloten.

Im zweiten und dritten Teil stehen dagegen 14 Praxisfelder im Fokus (neun in der Sozialen Arbeit, fünf in verwandten Bereichen), unterschiedliche Arbeitskontexte, in denen Systemische Therapie – mal offensichtlicher, mal versteckter – beheimatet ist oder es zumindest sein kann. Beispielhaft zeigen diese Beiträge die Varianz und den Reichtum des systemtherapeutischen Ansatzes jenseits der heilkundlichen Psychotherapie. Antworten auf relevante Fragen, beispielsweise was im jeweiligen Arbeitskontext Therapie ausmacht und was speziell eine systemische Herangehensweise dabei auszeichnet oder welchen Herausforderungen die Autorinnen und Autoren in ihrer Tätigkeit begegnen und wie sich konkret systemtherapeutische Fallarbeit gestaltet, werden dabei skizziert.

Der vierte und letzte Buchabschnitt wendet sich einer Diskussion zu, die aus unserer Sicht in der Entstehung dieses Bands eine dauerhafte Resonanz erzeugte. Dabei geht es einerseits um eine mögliche Unterscheidung zwischen heilkundlich tätigen, approbierten Systemischen Therapeutinnen und nichtheilkundlich arbeitenden Systemikern hinsichtlich ihrer störungsspezifischen Kompetenzen. Andererseits wird damit ein Dissens deutlich, inwiefern das systemische Paradigma andere Modelle von Krankheit und Gesundheit adaptieren oder kritisch hinterfragen sollte bzw. letztlich seine systemische Identität preisgibt. Dem kritischen Ausblick in eine denkbare Zukunft der Systemischen Therapie folgt zum Abschluss des Buchs eine Gegenrede, die sich gegen eine Entwertung der sozialrechtlichen Anerkennung des systemischen Therapieverfahrens als Heilkunde wendet.

Als Herausgeberin und Herausgeber sowie als Systemische Therapeuten hoffen wir, dass die Zukunft der Systemischen Therapie sich weiterhin in unterschiedlichen Handlungsfeldern der Sozialen Arbeit – und über Soziale Arbeit hinaus – wiederfindet. Denn jenseits von Deutungs-, Behandlungs- und Hoheitsansprüchen kann es nur darum gehen, dass die Vielfalt, Unterschiedlichkeit und Professionalität des systemischen Ansatzes auch nach der Etablierung der Systemischen Therapie als psychotherapeutisches Verfahren in der Heilkunde erhalten bleibt: eine Systemische Therapie jenseits des Heilauftrags – orientiert an der Nichttrivialität und dem Eigensinn des Einzelfalls, an Kontexten, Bedarfen und Auftragslagen.

Literatur

Altmeyer, S., Hendrischke, A. (2012). Einführung in die systemische Familienmedizin. Heidelberg: Carl-Auer.

Altmeyer, S., Kröger, F. (2003). Theorie und Praxis der Systemischen Familienmedizin. Göttingen: Vandenhoeck & Ruprecht.

Baumann, S., Ochs, M., Dittrich, K., Hanswille, R., Hermans, B. E., Borst, U. (2019). Gib niemals auf! Systemische Therapie und ihre Einbettung ins deutsche Gesundheitswesen. Familiendynamik, 44 (3), 236–243.

Berg, M. (2019). Die Wirksamkeit systemischer Beratung. Erhöht Erziehungs- und Familienberatung die Bindungssicherheit von verhaltensauffälligen Kindern? Göttingen: V&R unipress.

Dell, P., Goolishian, H. A. (1981). Ordnung durch Fluktuation. Eine evolutionäre Epistemologie für menschliche Systeme. Familiendynamik, 6 (2), 104–122.

Emlein, G. (2017). Das Sinnsystem Seelsorge. Eine Studie zur Frage: Wer tut was, wenn man sagt, dass man sich um die Seele sorgt? Göttingen: Vandenhoeck & Ruprecht.

Geyer, E., Rose, A., Zwicker-Pelzer, A. (2011). Systemische Beratung in Pflege und Pflegebildung. Anregungen zur Weiterentwicklung neuer beruflicher Kompetenzen. Opladen u. a.: Barbara Budrich.

Klein, R. (2014). Lob des Zauderns. Navigationshilfen für die systemische Therapie von Alkoholabhängigkeiten. Heidelberg: Carl-Auer.

Lammel, U. A., Pauls, H. (Hrsg.) (2017). Sozialtherapie. Sozialtherapeutische Interventionen als dritte Säule der Gesundheitsversorgung. Dortmund: verlag modernes lernen.

Levold, T., Wirsching, M. (2016). Systemische Therapie und Beratung – das große Lehrbuch (2. Aufl.). Heidelberg: Carl-Auer.

Lieb, H. (2014). Störungsspezifische Systemtherapie. Konzepte und Behandlung. Heidelberg: Carl-Auer.

Morgenthaler, C. (2019). Systemische Seelsorge: Impulse der Familien- und Systemtherapie für die kirchliche Praxis. (6. Aufl.). Stuttgart: Kohlhammer.

Nationales Zentrum Frühe Hilfen (2019). Gesundheitsfachkräfte in den Frühen Hilfen. https://www.fruehehilfen.de/grundlagen-und-fachthemen/gesundheitsfachkraefte-in-den-fruehen-hilfen/ (Zugriff am 08.07.2020).

Ningel, R. (2011). Methoden der Klinischen Sozialarbeit. Bern: Haupt.

Pauls, H. (2013). Klinische Sozialarbeit. Grundlagen und Methoden psycho-sozialer Behandlung. Weinheim: Beltz Juventa.

Richter, H.-E. (1972). Patient Familie. Entstehung, Struktur und Therapie von Konflikten in Ehe und Familie. Reinbek: Rowohlt.

Riedel-Pfäfflin, U., Strecker, J. (2018). Flügel für alle. Feministische Seelsorge und Beratung (2. Aufl.). Münster: Daedalus.

Ritscher, W. (Hrsg.) (2005). Systemische Kinder- und Jugendhilfe: Anregungen für die Praxis. Heidelberg: Carl-Auer.

Schlippe, A. von, Schweitzer, J. (2012). Lehrbuch der systemischen Therapie und Beratung I. Das Grundlagenwissen. Göttingen: Vandenhoeck & Ruprecht.

Schröder, S. (2015). Systemische Seelsorge praktisch: Im Spannungsfeld zwischen sichtbarer und unsichtbarer Wirklichkeit. Marburg: Verlag der Franke Buchhandlung.

Schweitzer, J., Schlippe, A. von (2006). Lehrbuch der systemischen Therapie und Beratung II. Das störungsspezifische Wissen. Göttingen: Vandenhoeck & Ruprecht.

Stierlin, H. (1976). Das Tun des Einen ist das Tun des Anderen. Eine Dynamik menschlicher Beziehungen. Frankfurt a. M.: Suhrkamp.

Sydow, K. von, Beher, S., Retzlaff, R., Schweitzer, J. (2007). Die Wirksamkeit der Systemischen Therapie/Familientherapie. Göttingen u. a.: Hogrefe.

Weber, G., Stierlin, H. (1989). In Liebe entzweit. Die Heidelberger Familientherapie der Magersucht. Reinbek: Rowohlt.

I Grundlagen

Einleitung zu Teil I

Systemische Therapie oder doch Systemische Psychotherapie? Unter einem sehr weit gestellten Fokus können beide Begriffe als spezielle Formen von systemischer Beratung bzw. systemischer Konsultation verstanden werden. Dennoch werden die Termini Beratung, Therapie und Psychotherapie üblicherweise in unterschiedlichen Arbeitsbereichen und Kontexten verwendet. So wird in vielen Feldern der Sozialen Arbeit (psychosoziale) Beratung angeboten, während Psychotherapie insbesondere als Angebot der gesundheitlichen Versorgung, z. B. in niedergelassenen Praxen, Behandlungszentren oder in psychiatrischen Kliniken in Erscheinung tritt. Gibt es zwischen diesen Interventionen überhaupt valide Differenzierungen, und wenn ja, wie könnten hier sinnvolle Unterscheidungen getroffen werden? Wie sehen die rechtlichen Grundlagen zur Verwendung von systemtherapeutischen Maßnahmen diesseits und jenseits einer Heilbehandlung aus? Und wie verhält sich die Soziale Arbeit ganz grundsätzlich zur Systemischen Therapie?

Im Teil *Grundlagen* werden diese Fragekomplexe und von ihnen abgeleitete Themenstränge in drei Beiträgen näher betrachtet. Die hier präsentierten, wissenschaftlich angelegten »Erkundungen« führen in dieser Weise Differenzierungen ein, die es erlauben, Systemische Therapie abseits einer spezifischen Heilkunde präziser zu umreißen. Sie zeigen – insofern ganz systemisch – ebenso auf, dass Begrifflichkeiten in verschiedenen Kontexten abweichende Bedeutungen haben können, unterschiedlich verstanden werden und mit vielschichtigem Sinn und vielschichtigen Funktionen belegt sein können.

Matthias Ochs skizziert dabei metaphernreich die wesentlichen Differenzierungen und Verschränkungen von Beratung, Therapie und Psychotherapie und zeigt die ganze Komplexität in diesem Feld der »fließenden Übergänge«. Im Beitrag von *Joachim Wenzel* werden die aktuellen juristischen Rahmenbedingungen der Systemischen Therapie in Deutschland dargelegt und konsequent von heilkundlicher Tätigkeit abgegrenzt. *Jan V. Wirth* befasst sich mithilfe von sieben professions- und handlungsfeldübergreifenden Merkmalen des systemischen Arbeitens mit Gemeinsamkeiten und Trennendem hinsichtlich Sozialer Arbeit und Systemischer Therapie.

Matthias Ochs

Fließende Übergänge: Zu Gemeinsamkeiten und Unterschieden zwischen Beratung, Systemischer Therapie und Psychotherapie – oder wie man sich die Zähne ausbeißen kann und zu guter Letzt beim Zen landet

Von Wespennestern, Stacheldrahtzäunen und Beißverlusten – anstelle einer Einführung

Zunächst angenehm fachlich herausgefordert – im Nachhinein betrachtet aber vielleicht ein wenig naiv, gar leichtfertig – habe ich die Anfrage angenommen, »eine grundlegende und wissenschaftliche Darlegung der Definitionen von Systemischer Beratung – Systemischer Therapie/Familientherapie – Systemischer Psychotherapie« vorzunehmen. Nun könnte angenommen werden, dass dies doch gar nicht so schwer sein kann: Man nehme etwa einschlägige, aktuelle systemische Lehrbücher, zitiere die dort getätigten Definitionen zum Gegenstandsbereich, produziere noch ein wenig Prosa um selbige herum, und »Aus ist die Maus«!

Doch ich musste feststellen, während ich die Gefilde rund um den Gegenstandsbereich erkundete, dass diese Annahme reichlich grün hinter den Ohren war: Denn das Gebiet ist morastig, man kann also schnell ausrutschen, allenthalben kann man in Fallen tappen, in Wespennester stechen oder sich an Stacheldrahtzäunen verletzen – dabei hat schon Thiersch (2007, S. 119) darauf hingewiesen, dass es sich bei der Bestimmung von Beratung und (Psycho-)Therapie um ein »eigenes und heikles Problem« handelt und dass »dieses Verhältnis bis heute nicht geklärt ist« (auch De la Motte, 2015, S. 23). Es spannen sich nämlich selbst bei nur minimaler Vertiefung sofort eine Vielzahl an neuralgischen Themenfeldern und -komplexen sowie Fragen auf – von denen hier nur einige wenige lediglich angeschnitten werden können. So reihe ich mich also mit den folgenden Ausführungen in den Reigen derjenigen mit Zahnproblemen ein, denn »das »Verhältnis von ›Psychotherapie und Beratung‹ ist ein prekäres Thema – an dem sich schon viele die Zähne ausgebissen haben« (Nestmann, 2002, S. 402).

Defining Beratung …

Sollte nicht zunächst geklärt werden, was überhaupt unter Beratung, Therapie und Psychotherapie zu verstehen ist, bevor sich dem Zusatzadjektiv »systemisch« zugewendet wird? Plausible Idee, irgendwie! Beginnen wir also mit der Klärung, wie »Beratung« definiert werden kann – trotz der Warnung von Engel (2003, S. 216), dass »der Begriff Beratung aufgrund der Breite seiner möglichen Bedeutungsinhalte ein ›problematischer Begriff‹ [bleibt], der in der Vergangenheit Missverständnisse erzeugt hat und auch gegenwärtig weit davon entfernt ist, ein einfacher oder gar eindeutiger Begriff zu sein«. Hierfür bietet sich an, bei der Deutschen Gesellschaft für Beratung (DGfB), Dachorganisation von Ende 2019 immerhin 23 Verbänden, die mit Beratung zu tun haben, »vorbeizuschauen« – und tatsächlich wird man dort fündig: Denn sie formuliert auf ihrer Webseite ihr Beratungsverständnis, das »unterschiedlichste Professionen, Tätigkeitsfelder, Aufgaben, Konzepte und Interventionsformen« verbindet. Eine knappe, griffige Definition, die für das Unterfangen hier so praktisch wäre, sucht man in dem fünfseitigen Papier (aktualisiert am 27.11.2019[1]) jedoch vergeblich – was aufgrund der »Offenheit für Vielfalt und Diversität« (Nestmann, Sickendiek u. Engel, 2004, Bd. 1, S. 29) des Gegenstandsbereichs Beratung vielleicht auch nicht erwartbar ist.[2] Dafür erfährt man etwa, dass Beratung sich an Menschen- und Grundrechten sowie Partizipation und Gerechtigkeit orientiert, sich »sowohl auf Personen und Gruppen in ihren lebens- und arbeitsweltlichen Bezügen als auch auf Organisationen beziehen« und zudem »Ressourcen aktivierend, gesundheitsfördernd, präventiv, kurativ oder rehabilitativ ausgerichtet sein« kann. Sie unterscheidet sich aber »durch die reflexive Einbettung in die Lebenswelt und Arbeitswelt der Ratsuchenden von reiner Informationsvermittlung und etabliert sich als eigenständiges Handlungsfeld neben etwa Rechtsberatung oder Psychotherapie (als heilkundliche Behandlung entsprechend PsychThG und HPG)«. Des Weiteren werden in dem

1 https://dachverband-beratung.de/dokumente/DGfB_Beratungsverstaendnis.pdf (17.4.2020).

2 Studierende eines Sozialarbeitsmasterstudiengangs, deren Statements im Rahmen eines Onlinemoduls zu sozialwissenschaftlichen Grundlagen von Beratung und Therapie im Folgenden in den Fußnoten noch häufiger auftauchen, affirmieren diese Diversität, eine Studentin schreibt etwa: »Beraterische Professionalisierung und Soziale Arbeit generell scheint allerdings komplexer [als Psychotherapie].«

Papier Tätigkeitsfelder und Aufgabenbereiche von Beratung näher gekennzeichnet, der Beratungsprozess skizziert, Beratungsbeziehung und -ethik knapp erläutert sowie einige Worte verloren zur Qualifikation von Beratenden und zur Qualitätssicherung von Beratung.

Puh, breit, breit, das Beratungsverständnis hier – und gleichzeitig doch auch Informatives enthaltend für unser Vorhaben! Wir haben es schriftlich: Beratung unterscheidet sich (aus Sicht der DGfB) von Psychotherapie. Und wir bekommen zum anderen erste Ideen zu möglichen Unterschieden/Gemeinsamkeiten von Beratung und Therapie: Psychotherapie bezieht sich etwa nicht auf Organisationen, Beratung kann dies aber schon (Mir ist jedenfalls kein Psychotherapieverständnis bekannt, dass Organisationen direkt adressieren würde – indirekt als Kontext psychotherapeutischer Diskurse selbstverständlich aber schon). Ob allerdings die für Beratung postulierte sozialwissenschaftliche und interdisziplinäre Fundierung als Distinktionsmerkmal zur Psychotherapie fungieren kann? Da stechen wir etwa in eines dieser angedeuteten Wespennester. Denn ob Psychotherapie sich vor allem aus der (vermeintlichen) »Königsdisziplin« (Klinische) Psychologie speist oder auf einem breiten natur-, sozial- und kulturwissenschaftlichen Verständnis fußt[3], darüber wurde und wird sich bis zur jetzigen Sekunde etwa im Rahmen von »Psychotherapiegesetzen« sowohl national als auch auf europäischer Ebene vortrefflich intensiv und teils unversöhnlich gestritten (z. B. Hein u. Hentze, 2007; Kesselring, 2015; Erismann, 2019). Mit der Novellierung des Psychotherapeutengesetzes in Deutschland, das ein universitäres Studium der Psychotherapiewissenschaften vorsieht, hat sich ein schwerpunktmäßig psychologisches Psychotherapieverständnis mit wenigen bis keinen interdisziplinären sowie sozialwissenschaftlichen Anteilen jedenfalls durchgesetzt – und auch unter Systemikern wird bis zur jetzigen Sekunde teils heftig darüber gestritten, ob diese Entwicklung nun zu begrüßen ist oder nicht.[4] Einig hingegen dürften sich systemische Psychotherapeutinnen darü-

I

3 Die erkenntnistheoretischen Säulen des systemischen Ansatzes beinhalten etwa ursprünglich naturwissenschaftliche Konzepte, wie die aus der Physik stammende Synergetik – die dann aufgrund ihrer multi-, inter- und transdisziplinärer theoretischer Anwendungsoptionen (Kriz u. Tschacher, 2017) quasi zu einer Strukturwissenschaft (Artmann, 2011) mutierte –, aber auch sozial-konstruktionistische Ansätze, die sich aus einem kultur- und geisteswissenschaftlichen »Leipziger Allerlei« aus u. a. Phänomenologie, Hermeneutik, Marxismus, Vygotsky und Foucault speisen (Lock u. Strong, 2010).

4 Kirsten von Sydow, (Mit-)Verfasserin aktueller systemischer Lehrbücher (von Sydow u. Borst, 2018; von Sydow, 2015), konstatiert, dass inzwischen ziemliche Einigkeit zwischen psychologischer Grundlagenforschung und moderner Verhaltenstherapie, moderner Psychodynamik und moderner Systemischer Therapie herrsche. Die Ätiopathogenese psychischer Störungen habe meist mit traumatischen Bindungs-/Beziehungserfahrungen der Kindheit zu tun, die das

ber sein, dass auch sie selbstredend eine »reflexive Einbettung in die Lebenswelt und Arbeitswelt« (eben die sozialen Kontexte, quasi dem Kerngeschäft systemischer Psychotherapie), wie das die DGfB für Beratung beschreibt, ihrer Patientinnen und Patienten vornehmen und diesen Aspekt dementsprechend als Trennmerkmal zu (systemischer) Beratung zurückweisen würden.

Wissen wir nun, was Beratung zunächst grundsätzlich – ohne das Wiewort systemisch – ist? Wir nähern uns jedenfalls an, irgendwie. Fragen wir noch den deutschen »Beratungspapst« Frank Nestmann nach seiner Definition von Beratung: »Beratung ist eine vielgestaltige, sich ständig verändernde und durch viele interne und externe Einflussfaktoren bestimmte professionelle Hilfeform. Sie unterstützt in variantenreichen Formen bei der Bewältigung von Entscheidungsanforderungen, Problemen und Krisen und bei der Gestaltung individueller und sozialer Lebensstile und Lebensgeschichten« (Nestmann, Engel u. Sickendiek, 2004, Bd. 2, S. 599). Knapp, präzise und gehaltvoll, immerhin! Und was ist bezüglich angesprochener »Probleme und Krisen«, wenn diese seelischer Natur sind? Klar, so könnte aus dieser Definition abgeleitet werden: Bei der Bewältigung solcher Probleme und Krisen kann (psychosoziale) Beratung gut helfen – nicht aber bezüglich Diagnostik und Heilen psychischer Erkrankungen, da lassen wir Beraterinnen und Berater dann die Finger von.

Okay, nachvollziehbar irgendwie: Beratung hilft auch bei psychischen Krisen und Problemen; zumindest die psychosoziale Beratung – oder die berufliche Beratung vielleicht auch (ein bisschen)? Ups – und schon sind wir in einem weiteren sumpfigen Gebiet zum Gegenstandsbereich gelandet: Welche Formen und Formate von Beratung lassen sich denn sinnvollerweise unterscheiden und subsumieren? Einigkeit scheint sich entwickelt zu haben, dass verschiedene Formen psychosozialer und beruflicher Beratung in den Blick zu nehmen sind (Schubert, Rohr u. Zwicker-Pelzer, 2019). Aber: Was ist mit Supervision, Mediation und Coaching? Diese Formate wurden bisher hier noch gar nicht erwähnt: Müssen sie nicht zwingend auch Berücksichtigung finden im Kontext von Überlegungen zu Gemeinsamkeiten/Unterschieden von (systemischer) Beratung/Therapie/Psychotherapie? Denn auch in der Supervision können psychische Probleme, Krisen und Störungen Gegenstand der Reflexion sein. Zudem wissen wir, dass Coachees überzufällig häufig an psychischen Störungen leiden (Möller, 2018). Diesbezüglich haben Schubert et al. (2019) meines Erachtens

Risiko für belastete Beziehungen und eine beeinträchtigte Selbstregulation erhöhen; die Ansicht, dass die Ätiopathogenese psychischer Störungen verfahrensspezifisch konzeptualisiert werden muss, erachtet sie für falsch.

eine elegante Lösung gefunden: Sie subsumieren Supervision, Mediation und Coaching flugs als »spezielle Beratungsformate«.

Wir haben Nestmann schon erwähnt, aber noch nicht John McLeod, der andere »Beratungspapst« – und zwar mit gutem Grunde. Denn mit dem Beratungsprofessor aus dem schottischen Dundee verlassen wir den deutschsprachigen Raum und begeben uns auf internationales Terrain – was die Sache, um die es uns hier geht, nicht einfacher, sondern komplizierter macht! So findet man etwa, was sicherlich dem ein oder anderen schon aufgefallen ist (vor allem dann, wenn ein Text zum Gegenstandsbereich auf Englisch zu verfassen ist und in diesem Zusammenhang das Wort »Beratung« übersetzt werden muss), zwei unterschiedliche Schreibweisen der Übersetzung von Beratung, nämlich »counseling« und »counselling«. Im britischen Kontext wird eher die Schreibweise »counselling« verwendet, während im US-amerikanischen Bereich eher von »counseling« die Rede ist. Das wäre ja an sich nicht tragisch, doch verbinden sich mit den unterschiedlichen Schreibweisen auch differente Beratungsverständnisse: »Die internationale Diskussion unterscheidet zwischen Counseling mit ›l‹ und Counselling mit ›ll‹. Counselling ist in England gebräuchlich und dort stark psychologisch und therapeutisch orientiert; es zeigt eine große Nähe zu Therapie, Medizin und Psychologie. Counseling hingegen ist in Amerika gebräuchlich und wird getragen von einem breiteren psychosozial angelegten Verständnis; psychologische, organisationsentwicklerische, sozialarbeiterische und pädagogische Arbeitsfelder sind darin enthalten« (Schubert et al., 2019, S. 16). Und was ist nun mit dem erwähnten McLeod? Er schreibt, dass »die Definition des Begriffs Beratung nicht so einfach« ist (McLeod, 2004, S. 28). Dem können wir uns nach den bisherigen Überlegungen natürlich gut anschließen.

Wer zudem Beratung, genauer »psychosoziale Beratung«, sagt, sagt in der Regel auch »Soziale Arbeit«; denn vor allem im Kontext der angewandten Wissenschaft »Soziale Arbeit« findet Beratung und psychosoziale Beratung schwerpunktmäßig statt. Nun ist aber auch das Verhältnis zwischen psychosozialer Beratung und Sozialer Arbeit kein einfaches: Ist Beratung »nur« eine von mehreren Methoden (wie etwa Gemeinwesenarbeit, soziale Gruppenarbeit oder Bildungsarbeit: z. B. Wendt, 2015) und Aufgaben (wie etwa Intervention, Vertretung oder Beschaffung: z. B. Lüssi, 1995) Sozialer Arbeit oder ist sie sehr viel mehr eine Art Meta- oder Querschnittsmethode (Seibert, 1978)? Auch hierin können Expertinnen und Experten der Sozialen Arbeit streiten wie die Kesselflicker. Zudem gibt es in Sozialer Arbeit teils das Bemühen, (soziale) Beratung fein zu säubern von allem Psychologischen und Psychotherapeutischen, um klar zu machen: Sozialarbeiterinnen, gerade auch dann, wenn sie beraten, sind keine »kleinen« Psychologinnen und Psychotherapeutinnen.[5] Das Gespenst, das hier umgeht, heißt »Therapeutisierung Sozialer Arbeit« – was es aus Sicht mancher, sehr geschätzter Kollegen unbedingt gilt, zu vermeiden. Nestmann (1982) spricht gar von einem expliziten »Abwehrkampf gegen eine befürchtete ›Psychologisierung‹ der Disziplin«.[6]

Defining Psychotherapie …

Verlassen wir jedoch nun (nur für einen Moment) den Beratungsbereich (der ja, wie wir eben gelernt haben, zumindest in England mit Psychotherapeutischem fast schon amalgamiert erscheint) und wenden uns der Psychotherapie zu, die (vermeintlich) leichter zu greifen ist – (gleichwohl betont auch Borg-Laufs, 1998, S. 240, die »inhärente Diversität und Widersprüchlichkeit psychotherapeutischer Praxis«): Denn wir haben ja ein Psychotherapeutengesetz (und eben kein Beratungsgesetz[7]), genauer ein brandaktuelles Gesetz zur Reform der Psychotherapeutenausbildung, in dem in § 1 Abs. 2 und 3 folgende Definition zu finden ist: »Ausübung der heilkundlichen Psychotherapie im Sinne dieses Gesetzes ist jede mittels wissenschaftlich geprüfter und anerkannter psychotherapeutischer Verfahren berufs- oder geschäftsmäßig vorgenommene Tätigkeit zur Feststellung, Heilung oder Linderung von Störungen mit Krankheitswert, bei denen Psychotherapie indiziert ist. Im Rahmen einer psychotherapeutischen Behandlung ist eine somatische Abklärung herbeizuführen. Psychologische Tätigkeiten, die die Aufarbeitung oder Überwindung sozialer Konflikte oder sonstige Zwecke außerhalb der Heilkunde zum Gegenstand haben, gehören nicht zur Ausübung der heilkundlichen Psychotherapie. Neben

5 Gröning (2016, S. 9) betrachtet Beratung etwa als »eigene, nicht-therapeutische Profession im Feld der Bildung, der Sozialen Arbeit, der Pädagogik, in der Berufshilfe und Berufsberatung sowie in der Supervision […], als etwas, das ErziehungswissenschaftlerInnen und wissenschaftlich ausgebildete PraktikerInnen im Umfeld der Erziehungswissenschaft als nicht-klinische und nicht-therapeutische Profession ausüben«.

6 Herwig-Lempp und Kühling (2012) konstatieren etwa in ihren lesenswerten Überlegungen, dass Sozialarbeit im Vergleich zu Beratung und Therapie häufig unterschätzt werde, dass Sozialarbeiter-/innen in sehr komplexen Situationen oft eine große Verantwortung tragen und meist wesentlich mehr von ihnen verlangt wird als »nur« Beratung. Sie formulieren in diesem Zusammenhang »7 As«, die Soziale Arbeit gegenüber Beratung und Therapie anspruchsvoller mache.

7 Dem Vorschlag, »ein eigenes Beratungskapitel mit dem Titel ›Beratung in Fragen der Erziehung und Entwicklung von Kindern und Jugendlichen‹« ins SGB VIII aufzunehmen, kam der Bundestag damals beim Gesetzgebungsverfahren nicht nach (Abel zit. nach De la Motte, 2015, S. 39).

der Ausübung der heilkundlichen Psychotherapie tragen Psychotherapeutinnen und Psychotherapeuten durch Beratung, Prävention und Rehabilitation zur Erhaltung, Förderung und Wiederherstellung der psychischen Gesundheit der Bevölkerung bei.« Wow! Psychotherapeuten therapieren nicht nur, sie beraten also auch. Das heißt, nach Lesart des Psychotherapeutengesetzes ist Beratung Teil von Psychotherapie?

Und wer »Psychotherapie« sagt, der muss eigentlich ein Eigenschaftswörtchen ergänzen: Denn Psychotherapie gibt es nicht einfach nur so oder »allgemein« – noch nicht oder auch nie (auch bezüglich dieses Themenfeldes gibt es bekanntlich Friktionen, antagonistische Positionierung und Machtkämpfe) –, sondern immer nur als Vertiefungsgebiet. Auch wenn aktuell wieder die Fantasie einer »allgemeinen Psychotherapie« (Grawe, 1995), die sich kompetenzorientiert, evidenzbasiert und »klinisch rein« aus (allgemein)psychologischer Empirie ableiten lässt, neue Blüten treibt (Rief, 2019). In Deutschland sind diese Vertiefungsgebiete bekanntlich die wissenschaftlich anerkannten Verfahren psychoanalytische und tiefenpsychologische (zusammengefasst als psychodynamische), behaviorale und systemische Psychotherapie.[8]

Zudem muss, wer Psychotherapie sagt, kennzeichnen, welche Art von Psychotherapeut-/in gemeint ist. In Deutschland gibt es bekanntlich Psychotherapeutinnen mit *sehr* unterschiedlichen und diversen Qualifikationswegen bezüglich Qualität und Quantität – und damit zusammenhängend, rechtlichen Grundlagen dafür, psychotherapeutisch tätig sein zu dürfen: ärztliche, heilpraktische, psychologische und Kinder- und Jugendlichenpsychotherapeutinnen. Dieser »bunte Bauchladen« an Psychotherapeuten führt dazu, dass auf der einen Seite z. B. die teure und umfangreiche Ausbildung zur psychologischen und Kinder- und Jugendlichenpsychotherapeutin Deutschland den Ruf eingebracht hat, »Weltmeister in Psychotherapie« zu sein – es gibt international wenige Qualifikationen, die so hochwertig und aufwendig sind, wie jene zu PP (Psychologischer Psychotherapeut) und KJP (Kinder- und Jugendlichenpsychotherapeut). Auf der anderen Seite existieren Heilpraktiker-/innen, eingeschränkt auf das Gebiet Psychotherapie, die neben den wissenschaftlich anerkannten Formen jede Form von Psychotherapie, auch Aroma- oder Lichttherapie, anwenden

8 Der informierten Leserin wird sofort auffallen: Und wo ist die humanistische Psychotherapie bzw. Gesprächspsychotherapie? Nun ja, dieser psychotherapeutischen Verfahrensrichtung ereilte 2017 das Schicksal der wissenschaftlichen Nichtanerkennung durch den Wissenschaftlichen Beirat Psychotherapie (WBP) (www.aerzteblatt.de/nachrichten/88699/Wissenschaftlicher-Beirat-Psychotherapie-lehnt-Humanistische-Psychotherapie-ab, 20.4.2020) – leider, wie ich als sowohl in meiner Funktion als Professor für das Fachgebiet »Psychologie und Beratung« als auch in meiner (Teil-)Identität als Gestalttherapeut betonen möchte.

dürfen.[9] Zudem: Gerade was die beiden letztgenannten Berufe (PP und KJP) angeht, ist durch die aktuelle Novellierung des Psychotherapeutengesetzes – wieder einmal – vieles im Flusse.

Beratung und Psychotherapie – a fatal attraction?!

Diese Zusammenhänge führen uns unweigerlich zum Verhältnis von Psychotherapie und Beratung. Nestmann (2002) unterscheidet hierbei fünf herrschende Vorstellungen bezüglich dieses Verhältnisses. Es empfiehlt sich, einmal für sich selbst zu prüfen – quasi als kleines Quiz zwischendurch, damit einem beim Lesen nicht zu langweilig wird –, welchem Modell man eher anhängt (siehe Abbildung 1).

Und nun die große Jackpotfrage: Welches Modell impliziert das oben zitierte Psychotherapeutengesetz? Ein Verhältnis kann zudem gekennzeichnet werden durch Gemeinsamkeiten und Unterschiede, wobei nicht suggeriert werden soll, dass diese fein säuberlich getrennt und kategorisiert werden können, nach dem Motto: die Gemeinsamkeiten in das eine Töpfchen, die Unterschiede in das andere. Denn, wie Boeger (2013, S. 15) treffend feststellt, ist »die Abgrenzung zwischen psychosozialer Beratung und Psychotherapie nicht einfach und erscheint teilweise widersprüchlich«. Zudem wird bei der Thematisierung dieses Verhältnisses gern etwa von »schwimmenden Grenzen« gesprochen.

Wo soll angefangen werden hinsichtlich Vergleichskriterien und -aspekten zu Beratung und Therapie? Man könnte bei jenen Aspekten beginnen, die unsere postfaktische, postdemokratische und postmoderne Zeit überstrahlen, dominieren und einrahmen wie Big Brother in »1984«: Das wären das Gesetz und das Geld.

9 Das Wespennest, das sich allein schon daraus ergibt, dass das Heilpratikergesetz am 17.2.1939 von den Nationalsozialisten erlassen wurde (Staudenmeier, 2014), soll hier nicht angestochen werden, nur aus einem Artikel des Time-Magazins vom 6.3.1939 zitiert werden: »Because Chancellor Hitler has chased 3,000 Jewish doctors out of Germany and revoked the licenses of the remaining 3,000, the Third Reich faces a serious shortage of physicians. To increase the number of ›Aryan‹ doctors, Hitler last month announced that beginning April first, the period of medical education will be reduced by two full years. Last week he legally recognized Heilpraktiker (healing physicians) over 25 years of age. To practice medicine all a Heilpraktiker need show is an ›intuitive ability‹ to cure the sick and three years of successful work in healing.«

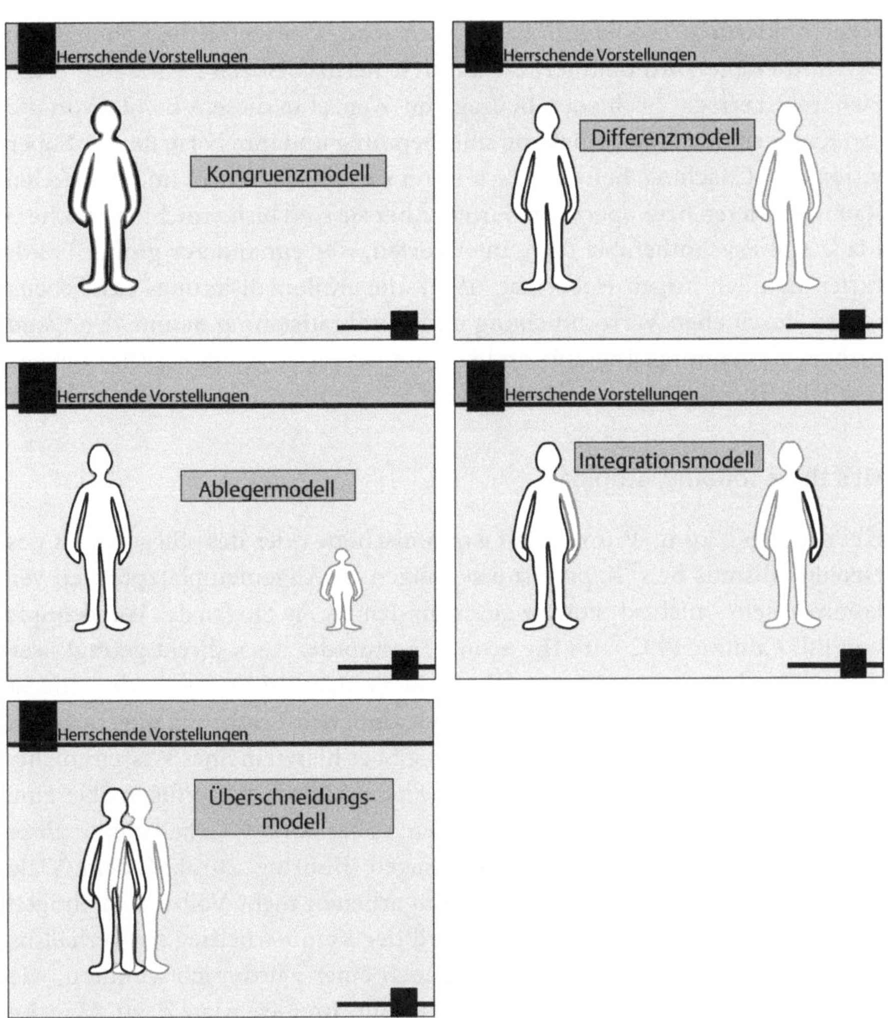

Abbildung 1: Verhältnis von Psychotherapie und Beratung – die fünf Hauptvorstellungen (Nestmann, 2002, S. 403)

Alles, was Recht (und Gesetz) ist …

Die Frankfurter Professorin für Politische Theorie, Ingeborg Maus (2018), diagnostiziert Justiz als neues Über-Ich der Gesellschaft, das in die Leerstelle stößt, welche die »vaterlose Gesellschaft« (Mitscherlich, 1973) produziert hat. Das mag kultur- und gesellschaftspsychoanalytisch betrachtet ein Grund dafür sein, dass quasi »alle Nase lang« und »wegen jedem Pieps« auch im Kontext von Beratung, Therapie und Psychotherapie das Verlangen nach »juristischer Abklärung« entsteht und artikuliert wird. Der rechtliche Rahmen von Psychotherapie wird definiert etwa durch Berufs-, Sozial-, Patienten- oder Heilpraktikerrecht (siehe den Beitrag von Wenzel in diesem Band). Von diesen Kautelen der Verrechtlichung sind Beratung und ihre Formate, wie Supervision und Coaching, befreit[10], auch wenn sie natürlich nicht im rechtsfreien Raum operieren bzw. operieren dürfen. Aber sie sind bisher nicht in gleichem Maße wie Psychotherapie dem unterworfen, was ein anderer großer Frankfurter, nämlich Jürgen Habermas (1981), die »Kolonialisierung« der Lebenswelten durch eben Verrechtlichung und Bürokratisierung nannte. Und sind nicht auch Beratung, Therapie und Psychotherapie in gewisser Weise »lebensweltliche Interaktionszusammenhänge«?

»It's the economy, stupid«

Überlegungen zum »Primat des Ökonomischen« oder des »Siegeszuges des Neoliberalismus bzw. Kapitalismus« mögen zu Allgemeinplatzphrasen verkommen sein – nichtsdestotrotz gilt mehr denn je ein Slogan des Wahlkampfs von Bill Clinton 1992: »It's the economy, stupid«. Also, direkt gefragt: Verdienen Psychotherapeutinnen mehr Geld als Berater? Stimmt, oder stimmt nicht? Tatsächlich wird nach meiner persönlichen Erfahrung allgemeinhin geglaubt, dem sei so. Verlässliche Zahlen gibt es hierzu meines Wissens nicht – nur so viel: Psychotherapeuten (nicht die heilpraktischen) verfügen über eine Qualifikation auf Facharztniveau, rangieren aber auf der Gehaltsrankingliste der Fachärzte ganz unten, weit abgeschlagen (Bühring, 2013). Zudem: Viele Psychotherapeutinnen und -therapeuten arbeiten nicht Vollzeit. In einigen Landespsychotherapeutenkammern wird der Kammerbeitrag im Verhältnis zum Jahreseinkommen berechnet – manch einer würde sich wundern, wie vergleichsweise niedrig Selbiges doch ausfällt. Im Gegensatz dazu: Manche systemische Kolleginnen, die als Supervisorinnen oder Coaches unterwegs sind, verdienen nach meiner Erfahrungsevidenz locker das Zwei- bis Dreifache dieses Jahreseinkommens. Zusammengefasst: Der Verdienst kann nicht gut als Distinktionsmerkmal herhalten.

10 Auch das ist natürlich, wie wirklich alles im Leben – auch das Leben selbst – ambivalent: Somit ist die Bezeichnung »Berater« nicht juristisch geschützt, die Bezeichnung Psychotherapeut aber schon. Zudem bieten stabile und ausdifferenzierte Rechtsrahmungen auch Sicherheit für alle beteiligten Akteure.

»It's the economy, stupid«, Teil 2: Qualifikation

Mit dem Verdienst gekoppelt – und zudem Geld kostend – sind Ausbildung und Qualifikation.[11] Also bleiben wir nochmals bei »It's the economy, stupid« und fragen: Was kostet es, sich als Psychotherapeutin oder Berater zu qualifizieren? Das hängt natürlich sehr von der Art der psychotherapeutischen (eine Ausbildung) und beraterischen Qualifikation (eine Weiterbildung) ab, Pi mal Daumen kann aber gesagt werden, dass erstere vier- bis fünfmal so teuer ist wie zweitere. Diese höheren Kosten sind, wie bereits oben angedeutet, verbunden sowohl mit einem quantitativen und qualitativen »Mehr« an Qualifizierung bezüglich inhaltlich-fachlicher als auch juristischer Aspekte. Aber: Es gibt auch Beraterinnen, die viel Geld in verschiedene Weiterbildungen stecken und somit

11 Die Frage unterschiedlicher Qualifikationswege im Kontext von Beratung und Psychotherapie wird von den Studierenden in unterschiedliche Richtungen extensiver diskutiert, eine Studentin überlegt etwa: »Je höher der akademische Ausbildungsgrad ist, desto mehr Wert hat die Arbeit, die ein Mensch tut. Meine Erfahrung ist (auch), dass die Soziale Arbeit im öffentlichen Ansehen dabei nicht so gut abschneidet.« Eine andere Studentin formuliert: »Gerade weil die beiden Professionen nicht ganz trennscharf sind, geraten wir immer wieder in Grauzonen, in denen die Frage berechtigt ist, wie weit unsere beraterische Profession reicht. Meiner Meinung nach gehört es zu einem professionellen Handeln, zu erkennen, wann meine eigene Profession nicht mehr ausreicht, und meine Klienten weiterzuverweisen. Es wäre an der Stelle unprofessionell, meinem Gegenüber Versprechungen zu machen, die ich nicht halten kann. Insbesondere dann, wenn mir Fachwissen im Bereich Medizin/Neurologie/Psychologie fehlt.« Eine andere Studierende veranschaulicht dies: »Genau das spielt in meinem Alltag im Betreuten Wohnen für psychisch Kranke eine ganz wichtige Rolle: Ich muss mit vielen Klient_innen immer wieder klären, welche Themen ich als Sozialarbeiter und Berater mit ihnen bearbeiten kann und welche Themen z. B. unbedingt in die Therapie gehören. Oft muss ich mich dazu auch klar abgrenzen und z. B. einem durch Missbrauch traumatisierten Klienten klar machen, dass ich ihm bei der Auseinandersetzung bzw. Bewältigung seines Traumas nicht direkt helfen kann, weil mir dazu die professionelle Qualifikation fehlt, weil ich kein Therapeut bin. Ich kann ihm aber sehr wohl meine beraterischere und sozialarbeiterische Unterstützung auf dem Weg dorthin anbieten, ihm helfen, für ihn passende Therapeut_innen oder Kliniken zu finden, ihn dabei unterstützen, dort anzurufen oder ihn hinfahren. Außerdem gibt es manchmal Gesprächssituationen, in denen wir – meine Kolleg_innen und ich – Klient_innen bewusst bremsen und sie darauf hinweisen, dass sie z. B. über traumatische Erfahrungen lieber in einem anderen, geschützteren oder besser geeigneten Setting sprechen als gerade jetzt, z. B. während eines Erstgesprächs oder während einer Autofahrt. Wir hatten z. B. während meines Anerkennungsjahres die Situation in einem Erstgespräch (in dem es eigentlich nur darum gehen sollte, der Klientin zu erklären, was Betreutes Wohnen ist, wie die organisatorischen Abläufe sind etc.), dass eine Klientin ansetzte, uns ihre Missbrauchserfahrungen im Detail zu schildern (›Ich kann ihnen das gerne ausführlich erzählen‹, meinte die Klientin). Mein erfahrener Kollege hat sich davon klar abgegrenzt und sie freundlich, aber bestimmt auf die Therapie verwiesen. Ich war überrascht, dass die Klientin daran keinen Anstoß genommen hat. Ich nehme an, weil sie – mit der langjährigen Erfahrung mit ihrer Erkrankung – schon wusste, welches Thema an welchem Ort besser aufgehoben ist.«

ebenfalls hoch qualifiziert sind. Und wir alle wissen, entweder aus persönlicher Erfahrung oder von Freunden und Bekannten, dass es auch schlechte Psychotherapeutinnen und -therapeuten gibt: Qualifikation und Kompetenz sind nicht automatisch hoch miteinander korreliert.

Was hat einen »schlechteren Namen«? Who is giving whom a bad name?

Einen Schritt weiter: Mit Ausbildung und Qualifikation in Resonanz stehend, erscheinen Status und Ansehen. Hier hat, professionssoziologisch betrachtet, Psychotherapie aufgrund der Nähe zur Medizin zunächst einmal »die Nase vorn«: Knoll (2010) spricht von drei »Handlungsproblemfeldern«, die sich in der Gesellschaft entwickelt haben und für welche ein Bedarf bestehe, von Spezialisten (Professionen) mit entsprechenden einzigartigen Kompetenzen gedeckt zu werden: »Wahrheitsfindung, Konsensbeschaffung und Therapieleistung«. Als Antwort auf diese definierten Handlungsproblemfelder etablierten sich im Laufe der Jahrhunderte die »stolzen Professionen« des Pfarrers, Richters und Arztes. Für weitere Berufsgruppen, die nach gesellschaftlichem Aufstieg im Rahmen von Professionalisierung strebten, bedeutet dies, dass sie sich mit ihren Kompetenzen eindeutig einem der drei Handlungsproblemfelder zuordnen lassen und in diesem eine für die Gesamtgesellschaft bedeutsame Leistung erbringen müssen (S. 19): Die Heilkunde »Psychotherapie« ordnet sich geschmeidig wohl welcher »stolzen Profession« zu? Eben! Und da können Beratung, Coaching und Supervision mit berufs- und fachverbandlichen Aktivitäten in Richtung stärkerer Professionalisierung, Akademisierung und Richtlinienorientierung strampeln, wie sie wollen – eine »stolze Profession« im obigen Sinne werden sie nie und nimmer.

Allerdings: Die Professionssoziologie zeichnet gleichzeitig ein alarmierendes Bild der Psychotherapie: »Ihr gelingt die Professionalisierung nur unvollständig, ihre gesellschaftliche Funktion und Legitimität muss sich infrage stellen lassen, Wissenschaft und die eigene Klientel bedrängen das professionelle Selbstverständnis und das tägliche Handeln wird paradox« (Thom u. Ochs, 2013, S. 382). Wenn Psychotherapeutinnen und -therapeuten in dieser Gemengelage an ihrem Arbeitsauftrag oder der Gültigkeit ihres Fachwissens zweifeln, diagnostiziert die Soziologie den »Typus des postmodernen Professionellen«.

Dennoch: Schon Buddha wusste bekanntlich »It's your mind that creates the world« – also: Alles Ansichtssache. Soziale Arbeit und mit ihr (psychosoziale) Beratung könnte auch angesehen werden als deutlich »cooler« und »hipper« im Vergleich zu den tradierten Old-School-Professionen. Die in der Sozialen Arbeit angesiedelte psychosoziale Beratung überschreitet im Bestreben nach Professionalisierung die bisherigen Grenzen und entwickelt somit einen völlig neuen Professionstypus, nämlich den der Zusammenführung von Therapieleistung und Konsensbeschaffung (Knoll, 2010). Kleve (2000) spricht bekanntlich von der Identitätslosigkeit und Ambivalenz der postmodernen Profession der Sozialen Arbeit. Zudem mögen etwa Jugendliche, Angestellte oder Führungskräfte viel eher – wenn es denn sein muss – in Beratung, Supervision oder Coaching gehen denn in Psychotherapie. Jugendliche haben manchmal bereits schlechte Erfahrungen mit »Therapie« gemacht[12], nicht aber mit »Beratung«. Wenn eine Kollegin von Einzelsupervision berichtet, dann hört sich das irgendwie interessant und nicht so verdächtig pathologisch wie Psychotherapie an, und eine Führungskraft ohne Coachingerfahrung handelt fast schon fahrlässig.[13]

Of Mice and Men: von Patientinnen, Klienten, Adressatinnen, Kunden und Nutzerinnen

Kundenorientierung stellt regelrecht eine Wesenheit systemischen Arbeitens dar und wurde deshalb innerhalb der Systematisierung praxeologischen Grundorientierungen systemischen Arbeitens als eigenständiger Strang (Auftrags- und Kundenorientierung) konzeptualisiert (Ochs, 2013, 2020). Systemiker/-innen mögen es nämlich nicht, ihr Gegenüber zu »behandeln«, als Patienten »zu stigmatisieren« sowie zu »klientifizieren«. Dies hängt u. a. mit erkenntnistheoretischen Erwägungen zusammen: Aus Sicht der Systemtheorie sind lebende komplexe Systeme – wie Menschen, Familien und Teams – nicht anders zu denken als autonom, selbstorganisiert und eben »kundig für sich selbst« (Hargens, 2012). Und aus Sicht des Konstruktivismus hat kein Mensch einen privilegierteren, objektiveren Zugang zur Wirklichkeit als ein anderer Mensch – deshalb ist quasi epistemologisch nur Kommunikation auf Augenhöhe möglich.

12 Ein Student berichtet: »In meinem Arbeitsfeld der Jugendhilfe im Strafverfahren sind meine Erfahrungen zunehmend, dass von jungen Menschen eher eine Beratung in Anspruch genommen wird. Aus meiner Sicht haben viele Jugendliche/Heranwachsende in ihrer Kindheit bereits Erfahrungen mit Therapie (oft Kinder- und Jugendpsychiatrie) gemacht und stehen im Erwachsenenalter einer erneuten Therapie eher skeptisch entgegen. Die professionelle Beratung wird durch dieses Klientel eher als lebenweltnah und ohne Zwang empfunden, da sie selbst über die Anspruchnahme von ›Hilfe‹ entscheiden können.«

13 Eine Studentin schreibt, »dass sich die Wertigkeit aus der individuellen Bewertung und der gesellschaftlichen Stellung ergibt. Einen Beweis für diese Argumentation erlebe ich häufig in meiner alltäglichen Arbeit auf einer psychiatrischen, tagesklinischen Station. Während die Gespräche bei Ärzten und Psychologen in der Regel erwartet werden, erkläre ich eingangs häufig, wozu es meine Berufsgruppe auf dieser Station überhaupt gibt.«

Unabhängig, ob wir uns in Kontexten der systemischen Beratung, Systemischen Therapie oder systemischen Psychotherapie befinden – Auftrags- und Kundenorientierung, verstanden als Orientierung, welche das Gegenüber als kundigen Menschen (Hargens, 2015, S. 27 ff.) bezüglich der eigenen Bedürfnisse, Wünsche und Anliegen respektiert, würdigt und ernst nimmt, eint als Handlungsperspektive all diese Kontexte.

Diese löbliche Perspektive zum humanen Gegenüber als kundigem Menschen kann aber natürlich nicht darüber hinwegtäuschen, dass die Begriffe »Auftrag« und »Kunde« vor allem in betriebswirtschaftlichen und Dienstleistungszusammenhängen vorzufinden und mit solchen assoziiert werden. Mit der auftrags- und kundenorientierten Grundorientierung systemischen Arbeitens soll aber dezidiert nicht, das sei nochmals betont, der Ökonomisierung psychosozialer Verhältnisse und Tätigkeiten das Wort geredet (Ochs u. Lemme, 1998) und dem Menschenbild des homo oeconomicus, innerhalb welchem hilfsbedürftige kranke Menschen zu kompetenten Kunden metamorphisieren, die aus der lustigen, bunten Warenwelt von Gesundheitsangeboten kundig und kompetent das passende für sich auswählen, Vorschub geleistet werden. Vergleichbare Diskurse werden um den Begriff des Nutzers/der Nutzerin beraterischer/(psycho)therapeutischer Dienstleistungen geführt.

Dies soll vor allem aber auch nicht darüber hinwegtäuschen, dass die Frage der Bezeichnung unseres humanen Gegenübers – und ein Allgemeinplatz der Systemik lautet ja, dass Sprache Wirklichkeit erzeugt –, gerade im Zusammenhang mit der Frage des Verhältnisses zwischen Psychotherapie und Beratung kontrovers diskutiert wird. Linden (2016, S. 279) argumentiert etwa, dass es wichtig sei, zwischen Patienten und Klienten zu unterscheiden: »Die einen werden behandelt, die anderen beraten. In der Psychotherapie hat der Therapeut eine Garantenpflicht […], muss Verantwortung für den Patienten übernehmen und ggf. auch Therapieziele verfolgen, die den aktuellen Vorstellungen des Patienten widersprechen, wie z. B. bei Sucht-, Psychosekranken, narzisstischen Persönlichkeitsstörungen oder Pädophilie.« Ähnlich Reichel (2016, S. 14): »Bestimmte psychische Zustände erfordern manchmal eine Intervention, die die Selbstbestimmung der Klienten/Patienten einschränkt, um sie nicht zu überfordern. Ich bezeichne das als Behandlungscharakter, wenn die Arbeit zeitweise von direktiven Anweisungen bestimmt ist, wie etwa ›Legen Sie sich hier hin!‹, ›Atmen Sie mal tief durch!‹, ›Sie dürfen jetzt nicht ins Auto steigen!‹, und so weiter. In solchen Fällen ist natürlich vorauszusetzen, dass jemand weiß, was er tut und bewirkt, und für solche Situationen sind Berater in der Regel nicht ausgebildet.«

Alles Beziehung – oder was?!

Egal, ob es Patient, Klientin oder Kunde bezeichnet, wir benötigen irgendwie ein Gegenüber (auch online), damit eine Veranstaltung wie Beratung oder Psychotherapie überhaupt stattfinden kann – und zu diesem Gegenüber bauen wir nolens volens irgendwie eine Beziehung auf. Damit wären wir bei dem berühmten »Lambert-Kuchen« angelangt, der bekanntlich, als Kuchen- oder auch Kreisdiagramm dargestellt, vier Faktoren als grundlegend für Veränderungsprozesse in Beratung und (Psycho-)Therapie postuliert (Lambert, 1992; Hubble, Duncan u. Miller, 1999, S. 8 ff.):

- Klienten-/extratherapeutische Faktoren (40 %) (z. B. Durchhaltevermögen des Klienten, Glaube, soziales Eingebundensein, eine unterstützende Großmutter, eigenes Verantwortungsbewusstsein, eine neue Arbeitsstelle, einen erfolgreichen Tag gehabt zu haben etc.),
- Placebo/Hoffnung/Erfolgserwartungen (15 %),
- Modelle/Techniken (z. B. lösungsorientiertes oder dialogisch-systemisches Vorgehen, Skalierungsfrage, Genogramm, Skulpturarbeit) 15 % und
- zuallerletzt mit fetten 30 %: Beziehungsfaktoren (z. B. Wohlwollen, Einfühlungsvermögen, Wärme, Akzeptanz, gegenseitige Bestätigung, Unterstützung geben Risiken einzugehen, Lebenserfahrung, Weisheit; auch Lambert u. Kleinstäuber, 2016).

Auch wenn dieser Lambert-Kuchen im Kontext der Psychotherapieforschung nicht völlig unumstritten ist[14], so stellt er doch eine konzeptionelle und empirische Basis dafür dar, das Beziehungsgeschehen wichtig zu nehmen. Viele Studierende führen dementsprechend den Aspekt einer tragfähigen Beziehung als wesentliche Gemeinsamkeit zwischen Beratung und Therapie an[15], wobei

I

14 Die Frage, ob allgemeine Faktoren, wie extratherapeutische oder die Beziehungsebene, oder spezifische Faktoren, also etwa verfahrensspezifische Techniken und Methoden oder solche, die auf bestimmte Probleme zugeschnitten wurden, für Veränderungsprozesse relevant sind, wird weiterhin diskutiert (z. B. Mulder et al., 2019). Wobei inzwischen manchmal auch geunkt wird, dass diese sogenannten spezifischen Faktoren gar nicht so spezifisch, sondern vielleicht gar auch eher allgemeiner Natur sind: Denn es mag zwar so sein, dass »spezifische Theorien der Psychotherapie systematische In-vivo- oder In-vitro-Expositionen mit angstauslösenden Situationen, Training sozialer Fertigkeiten oder Interpretationen in den Vordergrund stellen können, dass im Endeffekt aber fast alle Therapien Menschen ermutigen, sich mit Dingen, vor denen sie Angst haben, auseinanderzusetzen und diese zu diskutieren bzw. sich angstbesetzten Situationen zu stellen, anstatt sie zu vermeiden« (Lambert u. Kleinstäuber, 2016, S. 33).

15 Beispielhaft hierfür sind folgende Aussagen: »Beratung und Therapie können nur wirksam sein, wenn der Klient zur Beraterperson eine vertrauensvolle Beziehung aufbauen kann«, »Von allen Gemeinsamkeiten finde ich den Beziehungsaufbau als die essenziellste zwischen Berater/Thera-

aber bei ihnen der Aspekt der Ungleichheit, des diskursiven Machtgefälles der beraterischen/therapeutischen Beziehung (z. B. Miller u. Rose, 1994) nicht »hintenrunterfällt«.[16]

Auch wenn sich diese Forschung zu allgemeinen und spezifischen Wirkfaktoren vor allem im Kontext von Psychotherapie realisiert (hat), so wird sie in der Regel auf Beratung übertragen – mit gutem Grund: »Der größte Anteil der Therapiewirkung ist somit durch Klientenfaktoren und die Lebenssituation der Klienten bedingt – und der letztgenannte Einflussbereich ist ein genuines Feld von psychosozialer Beratung« (Schubert et al., 2019, S. 184). Schubert und Kollegen gehen aber noch einen Schritt weiter: »Anders als eine Richtlinienpsychotherapie, die stärker die intrapsychischen Aspekte bei Klienten fokussiert, begreift psychosoziale Beratung Klienten in ihrer komplexen Lebenslage, den zwischenmenschlichen, kulturellen und gesellschaftlichen Einbindungen wie auch in ihren sozialökologischen und sozioökonomischen Bedingungen und Strukturen« (S. 184). Das mag, wie hier schon mehrmals festgestellt, für andere Psychotherapieverfahren gelten, aber eben nicht für systemische Psychotherapie – die den soziokulturellen Kontext von Patienten immer im Blick hat!

Miscellaneous etc.

Viele, viele unterschiedliche Facetten, diverse Themenfelder und heterogene Überlegungen wurden schon beackert bzw. getätigt zur Frage der Gemeinsamkeiten und Unterschiede von Psychotherapie und Beratung, ohne dass dies zu einem einheitlichen Kanon oder Ähnlichem bezüglich des Gegenstandsbereichs geführt hätte. Im Folgenden werden einige Aspekte dieser Vielheit eher launisch skizziert und diskutiert:

History revisited

Schon bezüglich historischer Wurzeln lassen sich Unterschiede und Gemeinsamkeiten erkennen. Warschburger (2009) stellt fest, dass sich professionelle Beratung aus Psychotherapie, Erziehung, Ehrenamt, Pädagogik und Sozialpädagogik entwickelt habe, Psychotherapie hingegen sei stärker mit der Medizin verbunden.

---

peut und Klient. Ohne diesen Beziehungsaufbau kann keine der beiden Professionen zu Erfolgen oder Ergebnissen gelangen«, »Gemein haben Psychotherapie und (psychosoziale) Beratung, dass ein gelungener Beziehungsaufbau für längerfristige Unterstützung grundsätzlich ist«.

16 »Bei beiden Interventionsformen muss von einer asymmetrischen Beziehung gesprochen werden: Der Klient fühlt sich mit seiner aktuellen Lebenssituation überfordert und sucht um Rat und Hilfe.«

Andererseits besteht Einigkeit darüber, dass Psychotherapie und (psycho) soziale Beratung gemeinsame historische Entwicklungen durchlaufen haben (z. B. McNeill, 1951; McLeod, 2014; Schubert, 2015). Psychosoziale Beratung und Psychotherapie haben sich seit den 1960er Jahren gegenseitig stimuliert und befruchtet (Nestmann, 2008). So profitierten und profitieren Sozialarbeitende von (psycho)therapeutischen Weiterbildungsangeboten – ein Phänomen, das »sich fast selbstverständlich entwickelt hat« (Neumann-Mehring u. Peter, 1978, S. 151; auch Beushausen, 2014b). »Die häufigste Form der Fort- und Weiterbildung von Sozialen ArbeiterInnen in psychosozialen Interventionen, ja die häufigste Form der Fort- und Weiterbildung von Sozialen ArbeiterInnen überhaupt, ist seit Jahren und Jahrzehnten die in Familientherapie. Unter ›Familientherapie‹ sind hier auch all jene Fort- und Weiterbildungen verstanden, die gegebenenfalls unter ›systemisch‹ laufen« (Heekerens, 2016, S. 78). Auf der anderen Seite profitierte und profitiert gerade systemische Familien-/Psychotherapie von Sozialer Arbeit, denn viele Pioniere des systemischen Ansatzes waren Sozialarbeiter/-innen (z. B. Virginia Satir, Monica McGoldrick, Insoo Kim Berg, Steve de Shazer, Jay Haley, Peggy Papp, Lynn Hoffman; vgl. auch Thorman, 1997; Bond, 2009; Constable, 2016). »Sucht man nach den Wurzeln der Familientherapie, so findet man sie vor allem in zwei Praxisfeldern: in der Sozialarbeit und der psychodynamisch orientierten Schizophrenietherapie. [...] Sozialarbeiter sind von jeher mit Problemen konfrontiert, die sich nicht auf das Individuum beschränken. In ihrem Arbeitsbereich läßt sich nicht übersehen, daß die Schwierigkeiten eines einzelnen stets mit den Schwierigkeiten anderer, in der Regel der Familie, verbunden sind. Sozialarbeiterische Interventionen bezogen daher in der Regel von Anfang an mehrere Personen ein. Den Anforderungen des Alltags entsprechend wurden pragmatische Methoden der ›Familienarbeit‹ entwickelt« (Stierlin u. Simon, 1986, S. 250 f.; auch Heekerens, 2016, S. 78).

I

Verfahren, Methoden und Techniken

Trotz der fachpolitisch möglicherweise nachvollziehbaren (z. B. Wendt, 2000; Gregusch, 2013) und gleichzeitig manchmal dennoch etwas konstruiert anmutenden Versuche[17], psychosoziale Beratung und Gesprächsführung von allem Psychotherapeutischen und »Psychologisierenden« abzutrennen, stellt Beushausen (2014b, S. 10) fest: »Gemeinsam orientieren sich Beratung und Therapie an den jeweiligen Verfahren der Therapieschulen. Typische Gesprächs-

17 So hat sich etwa das renommierte US-amerikanische Sage-Fachjournal »Research on Social Work Practice« (mit immerhin einem 5-Jahres-Impaktfaktor von 1,798) u. a. folgenden Themenfeldern gewidmet: »Intervention programs covered include behavior analysis and therapy; psychotherapy or counseling with individuals«. https://journals.sagepub.com/home/rsw (17.4.2020).

stile und Methoden und Techniken lassen sich nur sehr begrenzt identifizieren. Beispielsweise werden in der Verhaltensberatung und der Verhaltenstherapie operante Methoden, Problemlösetraining, Entspannungstechniken und Konfrontationstechniken genutzt. In Personenzentrierten Konzepten sind die Hauptvariablen einfühlendes Verstehen, Wertschätzung und Kongruenz. In der systemischen Beratung und Therapie werden beispielsweise Skulpturtechniken, zirkuläres Fragen und Refraiming eingesetzt.«[18] Tatsächlich würde ich wetten, dass anhand einer Sequenz aus einem professionellen Gespräch auf Grundlage der verwendeten Techniken und Methoden eine Raterin nicht erkennen könnte, ob es sich bei dem Gespräch um Beratung oder (Psycho-)Therapie handelt – zumindest würde ich, was Systemik angeht, meinen Ring diesbezüglich in die Mitte werfen.

Supportiv/ressourcenorientiert vs. konfrontativ/aufdeckend

Manchmal lässt sich zudem die Überlegung finden, psychosoziale Beratung sei ressourcenorientiert und unterstützend-stabilisierend, hingegen Psychotherapie an (intrapsychischen) Konflikten ausgerichtet, die es aufzudecken gelte: Gutsche (1999) nimmt etwa an, dass in Beratung unterstützende Techniken, in der Therapie hingegen deutende und aufdeckende Verhaltensweisen eingesetzt werden. Auch Warschburger (2009, S. 25 ff.) argumentiert in eine ähnliche Richtung, dass nämlich professionelle Beratung beispielsweise Hilfe zur Selbsthilfe, Ressourcenaktivierung, Information, Unterstützung bei der Entscheidungsfindung, dem Steigern von Problemlösefertigkeiten, der Veränderung sozialer Bedingungen, Prävention und Vermittlung weiterer Hilfen zum Ziel habe; Psychotherapie fokussiere hingegen die Linderung oder Heilung psychischer Erkrankungen sowie Persönlichkeits- und Verhaltensänderung. Beushausen (2014b, S. 10) meint hierzu: »Dies ist eine wirklichkeitsfremde Beschreibung. In der Beratung werden auch konfrontative Methoden genutzt, wenn beispielsweise einem Suchtkranken mitgeteilt wird, dass eine stationäre Entgiftung dringend erforderlich ist. Zudem intervenieren Therapeuten nicht nur aufdeckend und deutend, sondern auch stützend, problemlöseorientiert, bewusstseinsbezogen und sie geben Empfehlungen.« Auch hier wieder: Durch die Aufnahme der systemischen Psychotherapie in den Leistungskatalog der gesetzlichen Krankenkassen lassen sich solche Zuordnungen nicht mehr so ohne Weiteres aufrechterhalten; wobei ich

18 Eine Studierende schreibt: »Als weitere Gemeinsamkeit beraterischer und psychotherapeutischer Professionalität sehe ich die Grundhaltung des Beraters und die angewandten Methoden/Interventionen. Vor dem Hintergrund des Fachwissens wenden sowohl Berater als auch Psychotherapeuten ähnliche Methoden und Interventionen an, die meist aus den vier Grundorientierungen der Psychotherapie stammen.«

auch überzeugt bin, dass auch psychodynamische, behaviorale und humanistische Psychotherapeutinnen und -therapeuten Hilfe zur Selbsthilfe, Ressourcenaktivierung sowie Unterstützung bei der Entscheidungsfindung praktizieren.

Alltagsnähe und Lebensweltorientierung

Warschburger (2009, S. 25 ff.) stellt fest, dass etwa im Rahmen professioneller Beratung die Zusammenarbeit mit anderen helfenden Berufsgruppen, Institutionen und anderen sozialen Netzwerken explizit gefordert würde, diese Forderung jedoch nicht für Psychotherapeuten bestehe, obwohl auch dort interdisziplinäre Zusammenarbeit häufig trotzdem erfolge. Tatsächlich wird der lebensweltliche Blick und die Alltagsnähe psychosozialer Beratung gern als Unterscheidungsmerkmal zur (Psycho-)Therapie genannt. Herwig-Lempp und Schwabe (2002) sehen Soziale Arbeit gestaltungsoffener als Psychotherapie, z. B. in Bezug auf Ausgestaltung und Dauer des Hilfeprozesses, dem Vorgehen im Einzelfall und der Nähe zum Klienten – so finde Soziale Arbeit oftmals im direkten Umfeld/Alltag des Klienten statt und gehe konkret auf dessen Bedürfnisse ein, sodass sich Aufträge/Interventionen dynamisch verändern könnten. Nestmann (2008, S. 2) beschreibt Psychotherapie als eine Maßnahme, die psychische Schlüsselprobleme bewusst entkontextualisiert, also aus der lebensweltlichen Anbindung herauslöst, um sie konzentriert bearbeiten zu können.[19]

Für systemische Psychotherapie und Systemische Therapie mit ihrer Orientierung an den sozialen Kontexten der Menschen trifft die direkte Alltags- und Umweltanbindung aber ebenso zu, beispielhaft hierfür ist etwa aufsuchende Familientherapie (Conen, 1999). Der Einbezug relevanter Personen aus den sozialen Bezügen von Patienten wird zudem quasi »schon immer« in Systemischer Therapie praktiziert und kann fast schon als Markenzeichen des Ansatzes angesehen werden. Zudem erhielt systemische Psychotherapie erst kürzlich im

19 Eine Studentin stellt bezüglich psychosozialer Beratung/Soziale Arbeit fest: »Hilfeleistung findet alltagsnah, angepasst an Alltagsbedürfnisse ohne Limitierung von Zeit und Ort statt. […] So gibt es außerdem häufig verschiedene Auftraggeber und viele Beteiligte am Hilfsprozess. Dies ist sicher auch in der Alltagsorientierung von Beratung begründet. Zudem werden häufig im Rahmen von Kooperation andere Fachkräfte, zum Teil mit anderen Professionen, miteinbezogen.« Im Zusammenhang mit der Alltagsnähe psychosozialer Beratung wird zudem deren Niedrigschwelligkeit gerne in Anschlag gebracht – die Psychotherapie für sich gerade nicht beanspruchen könne. Ein Studierender hierzu: »Ich stimme zu, dass der kurative Fokus der Psychotherapie auf eine Störung mit Krankheitswert erst mal verengt erscheint. Jedoch hat diese Störung ja (massive) Auswirkung auf die Lebenswelt des Klienten/der Klientin und demnach die Bearbeitung dieser Störung auch. Ich wage zu behaupten, dass eine Therapie, die ausschließlich innerspsychisch wirkt und keine Auswirkung auf die Lebenswelt hat, ihr Ziel verfehlt. Beispielsweise Systemische Therapie hat ganz grundlegend in ihrem Ansatz die Einbeziehung der Lebenswelt/des Systems (Familie, Arbeitsfeld …) mit im Fokus.«

Rahmen ihrer sozialrechtlichen Anerkennung die Möglichkeit, dass sie »im Mehrpersonensetting erbracht werden (kann). In diesem Fall ist dies in Einheiten von mindestens 50 Minuten und in doppelstündigen Sitzungen mit entsprechender Verminderung der Gesamtsitzungszahl durchzuführen.«[20]

Tatsächlich kann davon ausgegangen werden, dass ein Grund dafür, weshalb rund zwei Drittel der Mitglieder der systemischen Fachverbände Sozialarbeiter/-pädagoginnen sind, jener ist, dass sowohl im Kontext systemischen Arbeitens (und zwar unabhängig von den Formaten) als auch Sozialer Arbeit die Orientierung an den lebensweltlichen sozialen Zusammenhängen sehr groß geschrieben wird.

Strukturiertheit und Dauer

Psychosoziale Beratung sei – so hört man ab und an – offener, flexibler und bedarfsangepasster im Vergleich zur (hoch)strukturierten, (oft) manualisierten und zielorientierten Psychotherapie. Auch hier haben wir es vielleicht mit Vorurteilen zu tun: Es gibt selbstredend systematisches Vorgehen in psychosozialer Beratung (z. B. Bartmann, 2013) und eine offene und flexible Psychotherapiepraxis (z. B. Owen u. Hilsenroth, 2014). Auch wird psychosoziale Beratung, so vermutet ein Student, »eher kurzfristig angelegt (in der Regel 3–5 Beratungen, je nach Setting) vs. langfristige Therapien (mind. 17 Sitzungen)«. Dass diese Unterscheidung gerade für systemische Psychotherapie nicht passt, verdeutlicht beispielhaft die für die sozialrechtliche Anerkennung von systemischer Psychotherapie in Deutschland wichtige Helsinki Psychotherapy Study[21], in der in einer Teilstudie (Knekt et al., 2020) etwa bei erwachsenen Patientinnen und Patienten mit primären Ängsten gezeigt wurde, dass zwölf Sitzungen »solution focused therapy« über maximal acht Monate zu einem Fünfjahres-Follow-up-Zeitpunkt in etwa genauso wirksam ist hinsichtlich etwa psychiatrischer Symptomatik und Arbeitsfähigkeit wie eine psychodynamische Langzeittherapie mit zwei bis drei Sitzungen pro Woche über einen Zeitraum von bis zu drei Jahren. Was Strukturiertheit noch betrifft – einen Unterschied gibt es vielleicht doch: Psychotherapie findet nicht »zwischen Tür und Angel« statt, wie dies im Kontext von Beratung der Fall sein kann (Hollstein-Brinkmann u. Knab, 2016).

Qualitätssicherung – per Supervision, Intervision, Forschung, Evaluation etc.

Einigkeit besteht bei den Studierenden, dass die qualitätssichernde Notwendigkeit zur Supervision, Intervision und Selbstreflexion Beratung und (Psycho-)

20 www.g-ba.de/downloads/39-261-4028/2019-11-22_PT-RL_Systemische-Therapie-Erwachsene_BAnz.pdf (20.4.2020).

21 https://thl.fi/en/web/thlfi-en/research-and-expertwork/projects-and-programmes/helsinki-psychotherapy-study (20.4.2020).

Therapie eint.[22] Als unglücklich erweisen sich Studierende jedoch darin, was die Evidenzbasierung psychosozialer Beratung angeht;[23] Schubert et al. (2019) übertragen hingegen die Erkenntnisse der psychotherapeutischen Wirkfaktorenforschung auch auf Beratungsprozesse. Dies ist u. a. deshalb legitim, weil tatsächlich, wie oben angedeutet, in Beratung und Psychotherapie verwendete Gesprächsführungs- und Interventionsmethoden und -techniken eine hohe Überschneidung aufweisen. Tatsächlich kann psychosoziale Beratung komplementär zur Übertragung von passenden Befunden aus der Psychotherapieforschung selbstbewusst eigene Forschungs- und Evaluationswege beschreiten, wie jene der Praxisforschung (König, 2016), Selbstevaluation (Heiner, 1988) und weitere Practitioner-Research-Ansätze (Ochs, Hornová u. Goll-Kopka, 2020).

»Butter bei die Fische« – bzw. bei die Funktionssysteme!

Nach all dem Geplänkel, nun aber mal bitte »Butter bei die Fische«! In Psychotherapie geht es schließlich um ernsthafte psychische Erkrankungen!

Folgt man als Systemiker-/in der Logik der gesellschaftlichen Funktionssysteme von Luhmann (1984), lässt sich auch dort Psychotherapie dem Medizinsystem zuordnen, denn nur dort können Erkrankungen heilkundlich behandelt werden – nicht aber etwa im Funktionssystem Recht oder im Funktionssystem Wirtschaft (die bereits angesprochen wurden – It's the money, stupid). Vogd (2005, S. 237) führt diesen Aspekt weiter aus: »Weder die Rechtsprechung

22 Studierende überlegen: »Außerdem spielt die Notwendigkeit der kollegialen Selbstreflexion und Supervision eine große Rolle, da es ansonsten in der Übertragung sowie in der Gegenübertragung zu Problemen kommen kann«, »Ich gebe J. recht, dass ich es ebenso als wichtig und notwendig erachte, dass beide Berufsgruppen Kenntnisse von Übertragungs- und Gegenübertragungsprozessen in der Beratung/Therapie haben und diese zum Schutz der eigenen Person sowie zur Aufrechterhaltung der professionellen Handlungsfähigkeit und zum zweckdienlichen Nutzen der Klient*innen reflektieren sollten. Leider habe ich in der Berufspraxis jedoch die Erfahrung gemacht, dass Sozialarbeiter*innen sich dieser Prozesse im Berufsalltag flächendeckend viel weniger bewusst sind, merke dies also als Unterschied an und sehe den Grund darin, dass diese Thematik im sozialarbeiterischen Grundstudium und womöglich auch in weiterführenden Aus/-Weiterbildungen im Vergleich zur Ausbildung als Psychotherapeut*in im Hinblick auf die Ausbildungsinhalte zu wenig Beachtung geschenkt wird, auch wenn die Möglichkeiten der Supervision, kollegialen Beratung etc. im Beruf gegeben sind. Solche Unterstützungsmöglichkeiten können, wenn das Wissen dazu fehlt, meines Erachtens nach auch nicht vollständig ausgeschöpft werden. Ich denke, dass die beraterische Professionalität von Sozialarbeiter*innen sich qualitativ und spürbar verbessern würde, wenn dies in der Ausbildung mehr Raum finden würde.«

23 »Einen weiteren großen Unterschied gibt es im Bereich der Evaluationsforschung. Viele Beratungsangebote haben sich zwar in der Praxis bewährt, können aber keine wissenschaftlichen Daten zur Überprüfung aufweisen.«

noch die Zahlung von Geld kann heilen. […]. So kann ein kranker Mensch im Medizinsystem zum Patienten werden, an den sich Diagnose und Therapiebemühungen anschließen lassen. Im Wirtschaftssystem hingegen wird er zum Schadensfall, der Versicherungen zu Zahlungen veranlasst, im Rechtssystem wird er möglicherweise zu einem Fall, bei dem zu prüfen ist, ob alles entsprechend den Gesetzen gelaufen ist. Um ihre jeweilige Zuständigkeit erkennen zu können, benötigen Funktionssysteme ein einfaches Selektionsmerkmal, das quer zu System und Umwelt liegt und ein Unterscheidungskriterium dafür bietet, ob die eigenen Operationen und Programme angeschlossen werden können oder nicht. Möglich wird dies erst durch generalisierte Kommunikationscodes, die in Form einer binären Codierung arbeiten. Die Unterscheidung zwischen wahr und unwahr, Recht und Unrecht, Eigentum haben und Eigentum nicht haben gestaltet jeweils eine spezifische Anschlussoperation für jeweils ein Funktionssystem. Das Medizinsystem operiert mit der Leitunterscheidung krank/gesund.«

Und was für eine binäre Codierung würde sich ergeben, wenn Soziale Arbeit und mit ihr Beratung systemtheoretisch als Funktionssystem konzeptualisiert würde? In Anlehnung an krank/gesund vielleicht deviant/konform? Soziale Arbeit würde sich sicherlich mit Händen und Füßen dagegen wehren, wenn ihr unterstellt würde, Konformitäts- und Normierungsprobleme von Subjekten stellvertretend für die Gesellschaft zu bearbeiten. Tatsächlich jedoch hat sich Soziale Arbeit als Funktionssystem moderner Gesellschaften ausdifferenziert, weil ansonsten niemand umfassend Inklusions- und Partizipationsschwierigkeiten der Subjekte bearbeitet; deshalb schlägt Baecker (1994) als binären Code die Leitdifferenz Hilfe/Nichthilfe für Soziale Arbeit vor; dieser Code wäre auf (psychosoziale) Beratung als Querschnittsmethode Sozialer Arbeit ebenfalls anwendbar.

Mit diesen, zudem systemtheoretisch informierten Überlegungen wären wir doch bezüglich unseres Unterfangens einen Schritt weiter! Psychotherapie und Beratung lassen sich unterschiedlichen Funktionssystemen mit unterschiedlichen Leitdifferenzen zuordnen. Das Funktionssystem als Kontext – denn seit Derrida (1977) wissen wir sinngemäß: There is no text outside context – entscheidet über die Bedeutung (Beratung, Therapie oder Psychotherapie) des Geschehens.[24] Alle anderen Unterschiede, die beobachtet werden können,

24 Eine Studentin sagt: »Während sich die Psychotherapie sehr gut darstellen und aber auch begrenzen lässt, ist Beratung breit gefächert. Dies wird meiner Ansicht nach im Besonderen im Bereich Anwendungsfeld, Zielsetzung und Fokus deutlich. Psychotherapie ist auf ein Störungsbild mit Krankheitswert begrenzt, wohingegen Beratung in Lebenskrisen greift, die meinem Erachten nach häufiger im Lebensverlauf stattfinden.«

wie etwa unterschiedliche Zugangs-[25] und Finanzierungswege (öffentliche oder private Kostenträger vs. Krankenkassen), ergeben sich aus dieser unterschiedlichen Zuordnung fast zwangsläufig.[26] Bleibt nur noch das Problem, dass diese eleganten Leitdifferenzen in Realo gar nicht so gut funktionieren, wie zunächst vielleicht plausibel erscheint. Hierfür soll der Blick auf zwei Aspekte gelenkt werden:

- Wie bereits angedeutet, war die psychotherapeutische Profession viel damit beschäftigt, »Augenhöhe zu den Ärzten« herzustellen und so als gleichberechtigter Heilberuf gesellschaftlich anerkannt zu sein. Dementsprechend wurde viel Wissenschaft im Kontext von Psychotherapie betrieben, um mittels methodisch hochwertiger experimenteller Studien zu demonstrieren: »Schaut, wir (Psychotherapeutinnen) sind auch so gut, wie ihr (Ärzte) – vielleicht sogar besser.«[27] »Tatsächlich wurden Effektstärken psychotherapeutischer Behandlungen errechnet zwischen 0,88 und 1,25. Bypass-Operationen bei Angina pectoris haben beispielsweise nur eine mittlere Effektstärke (0,70). [...] Der Einsatz von Antikoagulanzien zur Blutverdünnung erreicht nur noch kleine Effektstärken (0,30). Das Gleiche gilt für die Einnahme von Aspirin zur Herzinfarktprävention (0,07)« (BPtK, 2013, S. 9 f.). Im Antlitz solcher Zahlen lässt sich doch als Psychotherapeut-/in mit stolzer Brust voranschreiten, oder? Inzwischen, man sitzt nun etwas sicherer im gemeinsamen Boot mit der stolzen ärztlichen Profession, traut man sich, doch noch einmal genauer hinzuschauen – und stellt fest: Psychotherapie heilt gar nicht so mordsmäßig Krankheiten, wie gern behauptet, die hohen Effektstärken scheinen Überschätzungen zu sein aufgrund von »several factors, such as publication bias, researcher allegiance, and other shortcomings in study design«. Wird dies berücksichtigt, schrumpfen PT-Effektstärken auf

I

---

25 Eine Studierende überlegt: »Während Beratung für jeden offen zugänglich ist und keiner Beantragung bedarf, braucht es bei einer Psychotherapie eines Gutachtens und einer genauen Diagnose. In der Erziehungsberatung geschieht es sehr häufig, dass Eltern einen Beratungstermin anfragen als ›Übergangslösung‹ für die Wartezeit auf einen psychotherapeutischen Behandlungsplatz.«

26 Wobei auch dieser Satz wieder zu schnell aufgeschrieben wurde: In meiner Zeit als Kinderkrankenhauspsychotherapeut habe ich beispielsweise häufiger in Erziehungs- und Familienberatungsstellen vermittelt als zum niedergelassenen Kinder- und Jugendpsychotherapeuten – von wegen »klar unterscheidbare Zugangswege«. Und in Berlin wird Psychotherapie etwa auch als Maßnahme der Jugendhilfe im Rahmen des SGB VIII finanziert (Schmidt, 2017). Man könnte an dieser Stelle natürlich argumentieren: Ausnahmen bestätigen die Regel – vielleicht ...

27 Von diesen Umtrieben hat Systemik gerade mit Donnerknall profitiert: Das IQWIG (2017) hat systemischer Therapie für Erwachsene auf Grundlage 33 hyperhochwertiger RCT-Studien Anhaltspunkte und Hinweise auf ihren Nutzen bei vielen psychischen Störungen bescheinigt (Baumann, Haun u. Ochs, 2017).

weniger als 0,3. Dies entspricht in etwa der Effektstärke von guten Placebos (Leichsenring, Steinert u. Ioannidis, 2019).

- Auf der anderen Seite ist Soziale Arbeit und damit verbunden psychosoziale Beratung gar nicht so (psychisch) störungsfrei, wie vielleicht erhofft – und wie immer wieder »kolportiert« wird.[28] Tatsächlich haben Adressatinnen und Adressaten Sozialer Arbeit eine rund 50-prozentige Wahrscheinlichkeit, innerhalb eines Jahres an einer psychischen Störung zu erkranken (Jacobi et al., 2014). »Der Blick in die Praxis zeigt: In vielen klassischen Feldern der Sozialen Arbeit, z. B. in der Suchtberatung oder in der ambulanten Betreuung von psychisch Kranken, weisen viele Klienten ›tiefgehende und weitreichende‹ Störungen auf. Beispielsweise werden bei vielen Suchtkranken häufig zusätzlich Persönlichkeitsstörungen diagnostiziert. In der Realität schließt gerade die Psychotherapie die schwierigsten Fälle eher aus und wendet sich an Klienten mit eher guten Introspektions- und Verbalisierungsfähigkeiten. Sogenannte schwierige, unbequeme Multiproblemfälle (hard to reach Klientel: Suchtkranke, Psychotiker, Straftäter, Menschen aus desolaten sozialen Lagen, Migranten u. a.) erhalten seltener eine klassische Therapie« (Beushausen, 2014a, S. 17).

Therapie ist laut Duden Heilbehandlung, und sonst nix – tatsächlich?!

Der Duden informiert, dass Therapie Heilbehandlung ist und der Gebrauch des Wortes in Medizin/Psychologie stattfindet. Die griechische Herkunft ist »therapeía«: eigentlich das Dienen/der Dienst, therapeúein: dienen. Und Heilen ist laut Duden wieder »die Heilung der Kranken«, aber laut Wikipedia kann es auch der »Prozess der Herstellung oder Wiederherstellung der körperlichen und seelischen Integrität aus einem Leiden« sein. Das lässt zumindest Spielraum über einen enggefassten Begriff von Therapie hinaus, der sich »nur« auf in ICD-10 definierte Krankheiten beschränkt. Leiden kann man an allem Möglichen und eben dann Therapie zur Linderung bzw. Beseitigung desselbigen aufsuchen, z. B. an (ICD-10) Krankheiten, (Gewalt in) Beziehungen, eigener und anderer (maligner) Verhaltensweisen, an Smog, an der (mobbenden) Kollegin, (bedrohlichem) Klimawandel und Pandemien etc. – aber auch an Erziehungsproblemen.

I

28 Eine Studentin äußert: »Im psychotherapeutischen Anwendungsfeld geht es um die Behandlung von Menschen mit Verhaltensauffälligkeiten, psychischen und/oder psychosomatischen Störungen. Im beraterischen Kontext sollen relativ gesunde Menschen durch Hilfe zur Selbsthilfe bei psychosozialen Problemlagen oder Lebenskrisen unterstützt werden. Das bedeutet, dass bei der Zielgruppe keine schwerwiegenden Beeinträchtigungen der Persönlichkeit vorliegen.«

Tatsächlich beinhalten Hilfen zur Erziehung auch therapeutische Leistungen: »Hilfen zur Erziehung umfasst insbesondere die Gewährung pädagogischer und damit verbundener therapeutischer Leistungen« (§ 27 Abs. 3 S. 1 SGB VIII). Der pädagogische Prozess soll durch therapeutische Leistungen unterstützt, gefördert und im Extremfall (wieder) ermöglicht werden. Neben psychotherapeutischen Leistungen kommen auch andere therapeutische Leistungen in Betracht, wie Beschäftigungs-, Kunst- und Gestaltungs-, Bewegungs- und Musiktherapie oder körperorientierte Verfahren (Schmid-Oberkirchner nach Wiesner, 2011, SGB VIII § 27 Rn. 32).

Genau: All diese Therapien werden praktiziert, können aufgeführt werden: Beschäftigungs-, Kunst- und Gestaltungs-, Bewegungs- und Musiktherapie; die Liste ließe sich beliebig erweitern um weitere »approbationsfreie« therapeutische Verfahren: Physio-, Logo-, Arbeits-, Tanz-, Lichttherapie etc. – und dann gibt es da noch die Bezeichnung »Systemische Therapie«: curricular sowohl von den Inhalten als auch Unterrichtseinheiten her umfangreicher als systemische Beratung, aber umfangärmer als systemische Psychotherapie.[29]

Systemische Therapeutinnen sind nun größtenteils keine approbierten Heilkundlerinnen (das trifft für all die anderen Logo-, Tanz- und Atemtherapeutinnen genauso zu), sondern Sozialarbeiterinnen/-pädagoginnen. Wie bereits angedeutet, ist statistisch erwartbar, dass selbige bei rund 50 % ihrer Adressaten auf solche mit psychischen Störungen[30] treffen. Für den fachlichen Umgang mit solchen »psychisch gestörten« Adressaten auch jenseits von heilkundlich-fachlichen Tätigkeiten, wie Diagnostik und Behandlung, schadet der Erwerb etwa folgender Wissens- und Fertigkeitskompetenzen zu psychischen Störungen sicherlich nicht:

- Das fachliche Erkennen und Einschätzen (nicht Diagnostizieren!) von Symptomen psychischer Störungen, wie sie sich im Verhalten, Denken, Erleben und Fühlen der Adressatinnen und Adressaten Sozialer Arbeit darstellen

29 Das DGSF-Curriculum für Systemische Therapie ist im Vergleich zu jenem für systemische Beratung hinsichtlich Theorie/Methodik um folgende Aspekte erweitert: »Systemische Diagnostik: Systemische Modelle für die Beschreibung und Erklärung psychischer, psychosomatischer und körperlicher Symptome, von Konflikten und Problemen, von kommunikativen Mustern, Beziehungsstrukturen, Verarbeitungs- und Bewältigungsformen sowie für die Diagnostik von Ressourcen und Lösungskompetenzen« (www.dgsf.org/zertifizierung/dgsf/zertifizierung-richtlinien/therapie-und-beratung, 21.4.2020).

30 Die Diskussion zur reifizierenden Wirkkraft und Dekonstruktion psychischer Störungslabels in beraterischen und therapeutischen Diskursen und zur Kraftentfaltung von damit assoziierten Selbst- und Fremdstigmatisierungsprozessen soll an dieser Stelle nicht getätigt werden, das würde nun wirklich den Rahmen sprengen.

können, kann sehr dabei helfen, fachlich-heilkundliche Abklärungen und Behandlungen mit einzuleiten.

- Für dieses »Miteinleiten« fachlich-heilkundlicher Abklärungen und Behandlungen ist eine hohe Kooperationskompetenz sowohl mit den »psychisch gestörten« Adressatinnen (die oft nicht instantmäßig »einsehen« mögen, dass sie – hört, hört! – einen »an der Waffel« oder einen »Sprung in der Schüssel« haben[31]) und deren sozialem Umfeld als auch mit der professionellen Umwelt rund um die Heilkunde (z. B. Ärzte, Psychotherapeuten, Krankenkassensachbearbeiter) Voraussetzung – in der es vielleicht als cool erlebt wird, wenn man als Systemischer Therapeut zu erkennen gibt, dass man auch weiß, was eine Anpassungsstörung, eine mittelgradige Depression oder eine abhängige Persönlichkeitsstörung ist. Um die Relevanz dieser Kooperationskompetenz zu betonen, wurde im Rahmen der praxeologischen Grundorientierungen systemischen Arbeitens (Ochs, 2013, 2020) die Kooperations- und Beziehungsorientierung als gesonderte Handlungsperspektive konzipiert.
- Sachse (2006) spricht von komplementärer therapeutischer Beziehungsgestaltung. Damit ist auch gemeint, das Beziehungs- und Gesprächsverhalten komplementär, also das andere ergänzend, auf die (auch mit spezifischen Störungen assoziierten) individuellen Bedürfnisse, Ziele, Motive und Bezugsrahmen des Gegenübers auszurichten: So erscheint für eine in der Familienhilfe tätige Systemische Therapeutin zu einer Mutter mit einer Borderlinestörung eine andere Form der Beziehungsgestaltung und des Gesprächsverhaltens möglicherweise hilfreich als bei einer angstgestörten. Berger (2006) veranschaulicht: »Angstgestörte« Adressaten erscheinen in ihren Interaktionsangeboten zunächst anhänglich/abhängig, schnell »vertrauensselig«, konfliktvermeidend; um Anschlussfähigkeit zu realisieren, erscheint nun ein komplementäres Beziehungsverhalten angebracht, das stützend, supportiv und »vertrauensspendend« ausgestaltet ist; damit wird Sicherheit gegeben. Denn Veränderung wird dann am wahrscheinlichsten, wenn Sicherheit und Herausforderung (z. B. anzuregen, selbstständig zum Krankenkassensachbearbeiter zu gehen; auf Dissonanzen zwischen Verhalten und Zielen beim Klienten, die als konflikthaft erlebt werden können,

31 Der alltagssprachliche Umgang mit Störungsdiagnosen ist natürlich kein adäquater Ersatz für das Fehlen eines kritisch-reflexiven Diskurses hierzu an dieser Stelle – aber als Hinweis zu verstehen, dass die antagonistischen gesellschaftlichen Entwicklungen, innerhalb derer einerseits Entstigmatisierungskampagnen (Aktionsbündnis Seelische Gesundheit, 2010) ausgearbeitet werden und andererseits öffentliche Stigmatisierungen und strukturelle Diskriminierungen anhaltend voranschreiten (Finzen, 2013), im kritischen fachlichen Diskurs weiter differenziert reflektiert und im Blick behalten werden müssen.

hinweisen; nicht 100-prozentige Zuverlässigkeit realisieren: also menschliche Fehlerhaftigkeit praktizieren) stimmig ausbalanciert sind.
- Genuin zunächst psychotherapeutische Methoden und Techniken, z. B. psychoedukative Maßnahmen (Mühlig u. Jacobi, 2011), können auch im nichtheilkundlichen Kontext helfen: Bibliotherapie (»Genesen durch Lesen«), Störungs- und Therapieinformation (z. B. »Depressionsspirale«, »Teufelskreis der Angst«, spezifische Kommunikations- und Interaktionsmuster: Schweitzer u. von Schlippe, 2006) oder Anregung und Unterstützung von Selbstmanagementkompetenzen (z. B. mittels Tools wie SNS: Schiepek, 2020).

Zu guter Letzt: Zen, generische Prinzipien und praxeologische Grundorientierungen

Sind wir nun zu guter Letzt schlauer als zuvor? Hat sich nun das Verhältnis zwischen Psychotherapie und Beratung geklärt? Ich halte es da mit dem amerikanischen Zen-Meister und Hardcore-Punk-Musiker Brad Warner, der in einem Blog-Beitrag konstatiert: »There are certain questions to which no one knows the answers. In fact, even the correct answer to any question is always provisional. There is no final answer. [...] The bottom line is that nobody really knows anything«[32].

Und was hat das alles zudem jetzt mit Beratung, Therapie und Psychotherapie systemischer Ausprägung zu tun?

Haken und Schiepek (2010) postulieren auf erkenntnistheoretischer Grundlage der Theorie dynamischer Systeme, dass alle Veränderungsprozesse nach ähnlichen Mustern verlaufen und entwickeln zur Konzeptualisierung und Handhabung selbstorganisierten Wandels bekanntlich acht generische Prinzipien. Und tatsächlich erscheinen Differenzierungen zwischen den Formaten Beratung, Therapie und Psychotherapie vor dem Hintergrund des Postulats (von Schlippe u. Schweitzer, 2019), dass systemische Praxis – und zwar völlig unabhängig davon, in welchen unterschiedlichen Anwendungs- und Handlungsfeldern sowie Formaten sich selbige etabliert hat – »angewandte Erkenntnistheorie« ist, wenig naheliegend und eher Unterschiede kennzeichnend, die *keinen* Unterschied machen (Simon, 1988).

Ein Konzept, das von dieser Prämisse ausgeht, ist auch jenes der erkenntnistheoretischen Säulen und praxeologischen Grundorientierungen systemischen Arbeitens (Ochs, 2013, 2020; Ochs u. Lingnau-Carduck, in Vorb.), die da wären:

32 http://hardcorezen.info/aliens-buddhas-and-covid-19/6730 (21.4.2010).

I

Lösungs- und Ressourcenorientierung, Kontext- und Musterorientierung, Kunden- und Auftragsorientierung, Kooperations- und Beziehungsorientierung, Neugier- und Kreativitätsorientierung, Allparteilichkeits- und Neutralitätsorientierung. Quasi einer deduktiven Logik folgend – wie sie auch Kriz (2007, S. 255) für prinzipienausgerichtete in Abgrenzung zu störungsorientierter und modularisierter Psychotherapie skizziert hat – wird davon ausgegangen, dass die praxeologischen Grundorientierungen eine »dynamisch-interaktive Umsetzung von Prinzipien aus Verfahren ›X‹ (Verfahren ›X‹ = systemisches Arbeiten)« darstellen – und diese Prinzipien lassen sich aus den erkenntnistheoretischen Grundlagen systemischen Arbeitens ableiten.

Hinreichend konstant sind nur diese Prinzipien – die grundlegend gegebenenfalls auch im Labor erforscht werden können –, die Praxis ist aber eine vielgestaltige, veränderbare, prozessadaptive und interaktive Verwirklichung dieser Prinzipien. Diese systemischen Prinzipien, seien sie nun konzeptualisiert mittels der generischen Prinzipien, der praxeologischen Grundorientierungen systemischen Arbeitens oder anderer systemischer Systematisierungen, gelten für systemische Beratung, Therapie und Psychotherapie gleichermaßen.

Literatur

Aktionsbündnis Seelische Gesundheit (2010). Konzeption und Umsetzung von Interventionen zur Entstigmatisierung seelischer Erkrankungen: Empfehlungen und Ergebnisse aus Forschung und Praxis. Berlin: Aktionsbündnis Seelische Gesundheit.

Artmann, S. (2011). Strukturwissenschaften als Instrumente der Selbstorganisation des Wissenschaftssystems. In E. J. Brunner, W. Tschacher, K. Kenklies (Hrsg.), Selbstorganisation von Wissenschaft – Schriftenreihe des Frege Centre for Structural Sciences (Bd. 2, S. 75–102). Jena: IKS Garamond.

Baecker, D. (1994). Soziale Hilfe als Funktionssystem der Gesellschaft. Zeitschrift für Soziologie, 2, 93–110.

Bartmann, U. (2013). Verhaltensmodifikation als Methode der Sozialen Arbeit: Ein Leitfaden. Tübingen: dgvt.

Baumann, S., Haun, M. W., Ochs, M. (2017). Das IQWiG hat gesprochen! Familiendynamik, 42 (4), 314–317.

Berger, T. (2006). Komplementäre Beziehungsgestaltung. Vortrag auf der Fachtagung »Beziehungsaspekte im Rahmen ambulanter Psychotherapie«. Bad Pyrmont 27./28.10.2006.

Beushausen, J. (2014a). Beratung und Therapie – ein paradoxer Unterschied. Reflexionen zur Identität psycho-somatisch-sozialer Arbeit. Coburg: ZKS-Verlag.

Beushausen, J. (2014b). Sind Laienhelfer, Berater und Therapeuten gleich wirksam? Anmerkungen zu einer bedeutsamen und ungeklärten Frage. Norderstedt: Socialnet-Verlag/Books on Demand.

Boeger, A. (2013). Psychologische Therapie- und Beratungskonzepte: Theorie und Praxis (2. Aufl.). Stuttgart: Kohlhammer.

Bond, S. (2009). Couple and family therapy: The evolution of the profession with social work at its core. Intervention, 131, 128–138.
Borg-Laufs, M. (1998). Therapie in der Erziehungsberatung. Verhaltenstherapie & Psychosoziale Praxis, 30, 235–250.
BPtK – Bundespsychotherapeutenkammer (Hrsg.) (2013). 10 Tatsachen zur Psychotherapie. Berlin: BptK. www.bptk.de/wp-content/uploads/2019/01/20130412_BPtK_Standpunkt_10_Tatsachen_Psychotherapie.pdf (17.4.2020).
Bühring, P. (2013). Einkommen von Psychotherapeuten – weit abgeschlagen. Deutsches Ärzteblatt (PP-Ausgabe), 9, 385.
Conen, M.-L. (1999). Aufsuchende Familientherapie – eine ambulante Hilfe für Multiproblemfamilien. Sozialmagazin, 4, 35–39.
Constable, R. (2016). Social work and family therapy: Interdisciplinary roots of family intervention. Nauki o wychowaniu. Studia Interdyscyplinarne, 2 (3). 147–160.
De la Motte, A. (2015). Was macht Beratung und (Psycho-)Therapie in Erziehungsberatungsstellen aus? Einblicke in Theorie und Praxis. Tübingen: dgvt.
Derrida, J. (1977). Signature event context. Glyph, 1, 172–197.
DGfB – Deutsche Gesellschaft für Beratung (o. J.). Beratungsverständnis. https://dachverband-beratung.de/dokumente/DGfB_Beratungsverstaendnis.pdf (15.4.2020).
Engel, F. (2003). Beratung – ein eigenständiges Handlungsfeld zwischen alten Missverständnissen und neuen Positionierungen. Praxis der Kinderpsychologie und Kinderpsychiatrie, 52 (4), 215–233.
Erismann, M. (2019). Der Wissenschaftsbegriff der Psychotherapiewissenschaft. Psychotherapie-Wissenschaft, 9 (2), 13–17.
Finzen, A. (2013). Stigma psychische Krankheit – Zum Umgang mit Vorurteilen, Schuldzuweisungen und Diskriminierungen. Köln: Psychiatrie Verlag.
Grawe, K. (1995). Grundriss einer Allgemeinen Psychotherapie. Psychotherapeut, 40 (3), 130–145.
Gregusch, P. (2013). Auf dem Weg zu einem Selbstverständnis von Beratung in der Sozialen Arbeit. Beratung als transprofessionelle und sozialarbeitsspezifische Methode. Norderstedt: Socialnet-Verlag/Books on Demand GmbH.
Gröning, K. (2016). Sozialwissenschaftlich fundierte Beratung in Pädagogik, Supervision und Sozialer Arbeit. Gießen: Psychosozial-Verlag.
Habermas, J. (1981). Theorie des kommunikativen Handelns. Frankfurt a. M.: Suhrkamp.
Haken, H., Schiepek, G. (2010). Synergetik in der Psychologie. Göttingen: Hogrefe.
Hargens, J. (2012). Kundige Menschen sind HeldInnen. Lösungs- und ressourcenorientierte Arbeit. Einblicke – Orientierungen – Möglichkeiten. Dortmund: Borgmann.
Hargens, J. (2015). Keine Tricks – Erfahrungen lösungsorientierter Therapie. Lenzburg: Wilob AG.
Heekerens, H.-P. (2016). Psychotherapie und Soziale Arbeit. Studien zu einer wechselvollen Beziehungsgeschichte. Weitramsdorf: ZKS-Verlag.
Hein, J., Hentze, K. O. (Hrsg.) (2007). Das Unbehagen in der (Psychotherapie-)Kultur: Sinnverstehende Traditionen – Grundlagen und Perspektiven. Bonn: Deutscher Psychologen-Verlag.
Heiner, M. (Hrsg.) (1988). Selbstevaluation in der sozialen Arbeit. Fallbeispiele zur Dokumentation und Reflexion beruflichen Handelns. Freiburg i. Br.: Lambertus.
Herwig-Lempp, J., Kühling, L. (2012). Sozialarbeit ist anspruchsvoller als Therapie. Zeitschrift für systemische Therapie und Beratung, 30 (2), 51–56.
Herwig-Lempp, J., Schwabe, M. (2002). Soziale Arbeiter. In M. Wirsching, P. Scheib (Hrsg.), Lehrbuch für Paar- und Familientherapie (S. 475–488). Berlin: Springer.

Hollstein-Brinkmann, H., Knab, M. (Hrsg.) (2016). Beratung zwischen Tür und Angel. Professionalisierung von Beratung in offenen Settings. Wiesbaden: Springer VS.
Hubble, M. A., Duncan, B. L., Miller, S. D. (Eds.) (1999). The heart and soul of change: What works in therapy. Washington DC: American Psychological Association.
IQWIG – Institut für Qualität und Wirtschaftlichkeit im Gesundheitswesen (2017). Systemische Therapie bei Erwachsenen als Psychotherapieverfahren. Köln: IQWiG.
Jacobi, F., Höfler, M., Strehle, J. et al. (2014). Psychische Störungen in der Allgemeinbevölkerung. Studie zur Gesundheit Erwachsener in Deutschland und ihr Zusatzmodul Psychische Gesundheit (DEGS1-MH). Nervenarzt, 85, 77–87.
Kesselring, T. (2015). Psychotherapie zwischen Wissenschaft und Philosophie. Psychotherapie-Wissenschaft, 5 (1), 51–60.
Kleve, H. (2000). Die Sozialarbeit ohne Eigenschaften. Fragmente einer postmodernen Professions- und Wissenschaftstheorie Sozialer Arbeit. Freiburg i. Br.: Lambertus.
Knekt, P., Lindfors, O., Heinonen, E., Maljanen, T., Virtala, E., Härkänen, T. (2020). The effectiveness of three psychotherapies of different type and length in the treatment of patients suffering from anxiety disorders. In M. Ochs, M. Borcsa, J. Schweitzer (Eds.), Systemic research in individual, couple, and family therapy and counseling (pp. 349–366). Cham: Springer International.
Knoll, A. (2010). Professionelle Soziale Arbeit. Professionstheorie zur Einführung und Auffrischung (3. Aufl.). Freiburg i. Br.: Lambertus.
König, J. (2016) (Hrsg.). Praxisforschung in der Sozialen Arbeit. Ein Lehr- und Arbeitsbuch. Stuttgart: Kohlhammer.
Kriz, J. (2007). Wie lässt sich die Wirksamkeit von Verfahren X wissenschaftlich begründen? Versuch der Präzisierung einer methodologischen Hintergrunds-Kontroverse. Psychotherapeutenjournal, 6, 258–261.
Kriz, J., Tschacher, W. (Hrsg.) (2017). Synergetik als Ordner: Die strukturierende Wirkung der interdisziplinären Ideen Hermann Hakens. Lengerich: Pabst.
Lambert, M. J. (1992). Psychotherapy outcome research: Implications for integrative and eclectical therapists. In J. C. Norcross, M. R. Goldfried (Eds.), Handbook of psychotherapy integration (pp. 94–129). New York: Basic Books.
Lambert, M. J., Kleinstäuber, M. (2016). Wenn sich Menschen ändern – Veränderungsprozesse in der Psychotherapie und ihre Beziehung zu spezifischen Therapietechniken und allgemeinen Wirkfaktoren. Verhaltenstherapie, 26, 32–39.
Leichsenring, F., Steinert, C., Ioannidis, J. P. A. (2019). Toward a paradigm shift in treatment and research of mental disorders. Psychological Medicine, 49 (13), 2111–2117.
Linden, M. (2016). Beratung in Abgrenzung zur Psychotherapie. Aufgaben, Beziehungsgestaltung, Methoden, Probleme und Verantwortlichkeiten. Psychotherapeut, 61, 279–284.
Lock, A., Strong, T. (2010). Social constructionism: Sources and stirrings in theory and practice. New York: Cambridge University Press.
Luhmann, N. (1984). Soziale Systeme. Frankfurt a. M.: Suhrkamp.
Lüssi, P. (1995). Systemische Sozialarbeit. Praktisches Lehrbuch der Sozialberatung. Bern: Haupt.
Maus, I. (2018). Justiz als gesellschaftliches Über-Ich. Zur Position der Rechtsprechung in der Demokratie. Berlin: Suhrkamp.
McLeod, J. (2004). Counselling – eine Einführung in Beratung. Tübingen: dgvt.
McNeill, J. T. (1951). A history of the cure of souls. New York: Harper & Brothers.
Miller, P., Rose, N. (1994). On therapeutic authority: Psychoanalytic expertise under advanced liberalism. History of the Human Sciences, 7 (3), 29–64.

I

Mitscherlich, A. (1973). Auf dem Weg zur vaterlosen Gesellschaft. Ideen zur Sozialpsychologie. München: Piper.

Möller, H. (2018). Psychische Störungen im Coaching. In S. Greif, H. Möller, W. Scholl (Hrsg.), Handbuch Schlüsselkonzepte im Coaching (S. 467–474). Berlin: Springer.

Mühlig, S., Jacobi, F. (2011). Psychoedukation. In H.-U. Wittchen, J. Hoyer (Hrsg.), Klinische Psychologie & Psychotherapie (2. Aufl., S. 477–490). Heidelberg: Springer-Medizin.

Mulder, T., Crolla, R., Kluytmans-van den Bergh, M., van Mourik, M., Romme, J. et al. (2019). Preoperative oral antibiotic prophylaxis reduces surgical site infections after elective colorectal surgery: results from a before-after study. Clinical Infectious Diseases, 69 (1), 93–99.

Nestmann, F. (1982). Beratung und Beraterqualifikation. In S. Müller (Hrsg.), Handlungskompetenz in der Sozialarbeit/Sozialpädagogik. Teil I. Interventionsmuster und Praxisanalysen (S. 33–64). Bielefeld: AJZ-Verlag.

Nestmann, F. (2002). Verhältnis von Beratung und Therapie. Psychotherapie im Dialog, 3 (4), 402–409.

Nestmann, F. (2008). Die Zukunft der Beratung in der sozialen Arbeit. Beratung Aktuell, 9 (2), 72–97.

Nestmann, F., Engel, F., Sickendiek, U. (Hrsg.) (2004/2004/2013). Das Handbuch der Beratung (3 Bde.). Tübingen: dgvt.

Nestmann, F., Sickendiek, U., Engel, F. (2007). Die Zukunft der Beratung in Bildung, Beruf und Beschäftigung. In U. Sickendiek, F. Nestmann, F. Engel, V. Bamler (Hrsg.), Beratung in Bildung, Beruf und Beschäftigung (S. 13–51). Tübingen: dgvt.

Ochs, M. (2013). Vier Grundorientierungen Systemischer Psychotherapie. Projekt Psychotherapie, 3, 20–23.

Ochs, M. (2020). Die erkenntnistheoretischen Säulen und praxeologischen Grundorientierungen systemischen Arbeitens. In P. Bauer, M. Weinhardt (Hrsg.), Systemische Kompetenzen entwickeln: Grundlagen, Lernprozesse und Didaktik (S. 134–157). Göttingen: Vandenhoeck & Ruprecht.

Ochs, M., Hornová, L., Goll-Kopka, A. (2020). Systemic practitioner research – Some (Epistemological) considerations and examples. In M. Ochs, M. Borcsa, J. Schweitzer (Eds.), Systemic research in individual, couple, and family therapy and counseling (pp. 165–190). Cham: Springer International.

Ochs, M., Lemme, M. (1998). Kundenzufriedenheit in der Jugendhilfe. In E. J. Brunner, P. Bauer, S. Volkmar (Hrsg.), Soziale Einrichtungen bewerten: Theorie und Praxis der Qualitätssicherung (S. 135–155). Freiburg i. Br.: Lambertus.

Ochs, M., Lingnau-Carduck, A. (in Vorb.). Erkenntnistheorie und Praxeologie systemischen Arbeitens. Göttingen: Vandenhoeck & Ruprecht.

Owen, J., Hilsenroth, M. (2014). Treatment adherence: The importance of therapist flexibility in relation to therapy outcomes. Journal of Counseling Psychology, 61 (2), 280–288.

Reichel, R. (2016). Beratung und Psychotherapie – Gemeinsamkeiten und Unterschiede. Weiterbildung, 2, 12–15.

Rief, W. (2019). Von der verfahrensorientierten zur kompetenzorientierten Psychotherapie-Qualifikation. Psychotherapeutenjournal, 18 (3), 261–269.

Ronald, G. M. (2017). Handbuch der Psychotherapie in der Jugendhilfe. Die Entwicklung der Psychotherapie als Maßnahme der Jugendhilfe im Rahmen des SGB VIII. Berlin: Psychotherapeutenkammer Berlin.

Sachse, R. (2006). Therapeutische Beziehungsgestaltung. Göttingen: Hogrefe.

Schiepek, G. (2020). Psychotherapie und Beratung in komplexen Systemen: Welche Kompetenzen brauchen wir? In P. Bauer, M. Weinhardt (Hrsg.), Systemische Kompetenzen entwickeln. Grundlagen, Lernprozesse und Didaktik (S. 36–51). Göttingen: Vandenhoeck & Ruprecht.

Schlippe, A. von (2015). Systemisches Denken und Handeln im Wandel: Impulse für systembezogenes Handeln in Beratung und Therapie. Kontext, 1 (46), 6–26.

Schlippe, A. von, Schweitzer, J. (2019). Gewusst wie, gewusst warum. Die Logik systemischer Interventionen. Göttingen: Vandenhoeck & Ruprecht.

Schmidt, R. G. M. (2017). Psychotherapie in der Jugendhilfe. Handbuch 2017. Berlin: Psychotherapeutenkammer. www.psychotherapeutenkammer-berlin.de/system/files/handbuch_pt_jugendhilfe_2017_final.pdf (5.5.2020).

Schubert, F.-C. (2015). Die historische Dimension von Beratung. In T. Hoff, R. Zwicker-Pelzer (Hrsg.), Beratung und Beratungswissenschaft (S. 28–44). Baden-Baden: Nomos.

Schubert, F.-C., Rohr, D., Zwicker-Pelzer, R. (2019). Beratung. Grundlagen, Konzepte, Anwendungsfelder. Heidelberg: Springer.

Seibert, U. (1978). Soziale Arbeit als Beratung. Weinheim: Beltz.

Sickendiek, U., Nestmann, F., Engel, F., Bamler, V. (Hrsg.) (2007). Beratung in Bildung, Beruf und Beschäftigung. Tübingen: dgvt.

Simon, F. B. (1988). Unterschiede, die Unterschiede machen. Klinische Epistemologie: Grundlage einer systemischen Psychiatrie und Psychosomatik. Berlin u. Heidelberg: Springer.

Staudenmaier, P. (2014). Between occultism and nazism. Anthroposophy and the politics of race in the fascist era. London: Brill Academic Publishers.

Stierlin, H., Simon, F. B. (1986). Familientherapie. In K. P. Kisker, H. Lauter, J.-E. Meyer (Hrsg.), Psychiatrie der Gegenwart. Berlin u. a.: Springer.

Sydow, K. von (2015). Systemische Therapie. München: Ernst Reinhardt.

Sydow, K. von, Beher, S., Retzlaff, R., Schweitzer, J. (2007). Die Wirksamkeit der Systemischen Therapie/Familientherapie. Göttingen: Hogerefe.

Sydow, K. von, Borst, U. (Hrsg.) (2018). Systemische Therapie in der Praxis. Weinheim u. Basel: Beltz.

Thiersch, H. (2007). Bildung und Sozialpädagogik. In G. Knapp, K. Lauermann (Hrsg.), Schule und Soziale Arbeit. Zur Reform der öffentlichen Erziehung und Bildung in Österreich (S. 104–122). Klagenfurt u. a.: Hermagoras.

Thom, J., Ochs, M. (2013). Der Typus des postmodernen Professionellen – ein Porträt Psychologischer PsychotherapeutInnen. Psychotherapeutenjournal, 12 (4), 381–387.

Thorman, G. (1997). Family therapy: A social work approach. Springfield, IL: Charles C. Thomas.

Vogd, W. (2005). Medizinsystem und Gesundheitswissenschaften – Rekonstruktion einer schwierigen Beziehung. Soziale Systeme, 11 (2), 236–270.

Warschburger, P. (2009). Beratungspsychologie. Berlin u. Heidelberg: Springer.

Wendt, P.-U. (2015). Lehrbuch Methoden der Sozialen Arbeit (Studienmodule Soziale Arbeit). Weinheim: Beltz Juventa.

Wendt, W. R. (2000). Rat finden in Kooperation. Die Soziale Arbeit braucht einen eigenständigen Begriff von Beratung. Blätter der Wohlfahrtspflege, 147 (5–6), 97–99.

Wiesner, R (2011). SGB VIII: Kinder- und Jugendhilfe (Gelbe Erläuterungsbücher). München: Beck.

Joachim Wenzel

Rechtliche Einordnung Systemischer Therapie jenseits des Heilauftrags in Abgrenzung zu heilkundlicher Psychotherapie

Einordnungsnotwendigkeit

In Deutschland ist in Bezug auf Systemische Therapie derzeit Einiges im Wandel begriffen. Waren Systemische Therapeuten in den vergangenen Jahrzehnten vor allem im Feld der Kinder- und Jugendhilfe tätig, so ermöglicht die berufsrechtliche Anerkennung durch den Wissenschaftlichen Beirat Psychotherapie (2008) und die Kassenzulassung Systemischer Psychotherapie für Erwachsene durch den Gemeinsamen Bundesausschuss – GB-A (2018, 2019) eine weitergehende Ausweitung Systemischer Therapie ins Feld des Gesundheitssystems.[1]

Die Praxis zeigt, dass es viele Felder gibt, in denen Systemische Therapie bereits fest etabliert ist. So arbeiten die Therapeuten als Fachkräfte in der Kinder- und Jugendhilfe (SGB VIII), sei es direkt bei Trägern der öffentlichen Jugendhilfe (Jugendamt, Landesjugendamt), oder bei freien Maßnahmenträgern. Die Fachkräfte gehören unterschiedlichen Grundberufen an (z.B. Ärzte, Diplom-Heilpädagogen, Diplom-Pädagogen, Diplom-Psychologen, Diplom-Sozialarbeiter und Diplom-Sozialpädagogen), und es gibt eine zunehmende Zahl an Bachelor- und Masterabsolventen. Neben Systemischen Therapeuten, die nicht approbiert sind, arbeiten in diesem Feld auch Approbierte; neben Ärzten vor allem Kinder- und Jugendlichenpsychotherapeuten, aber auch Psychologische Psychotherapeuten. Als Beispiel für die Vielfalt der Berufe kann im Feld der Kinder- und Jugendhilfe die Psychologische Beratungsstelle für Kinder, Jugendliche und Eltern der Stadt Mannheim in Baden-Württemberg angeführt werden. Auf der Homepage heißt es: »Wir sind ein Team von 20 Fachkollegen und -kolleginnen verschiedener Grundberufe (Psychologen, Sozialpädagogen, Soziologen, Erziehungswissenschaftler) mit therapeutischen Ausbildungen in Verhaltens-

1 Prof. Dr. jur. Gerhard Nothacker sei gedankt für die kritische Durchsicht und juristische Qualitätssicherung dieses Aufsatzes.

therapie, Gesprächspsychotherapie, Systemischer Therapie, Familientherapie, Kindertherapie, Hypnotherapie und Supervision.«[2] Diese Vielfalt der psychosozialen Berufe stellt dabei keine Ausnahme dar, sondern ist häufig anzutreffen.

Freie Maßnahmenträger außerhalb der Gesetzlichen Krankenversicherung werden über unterschiedliche Gesetze finanziert wie etwa über die Sozialgesetzbücher (SGB II, III, VI, VII, VIII, IX, XII), das Bundesversorgungsgesetz und das Schwangerschaftskonfliktgesetz. Einige nach dem Jugendgerichtsgesetz (JGG) justiziell angeordnete Maßnahmen werden nicht nach diesem Gesetz, sondern wie die »heilerzieherische Behandlung« (in § 10 Abs. 2 JGG) nach dem SGB V sowie »erzieherische Maßnahmen« (in §§ 45 Abs. 2 Satz 2, 47 Abs. 1 Satz 1 Nr. 2 JGG) als Hilfe zur Erziehung nach dem SGB VIII finanziert.

Systemische Therapeuten arbeiten aber auch im Gesundheitssektor, der über das SGB V finanziert wird, wie etwa in Krankenhäusern und in sozialpsychiatrischen Praxen. Dabei können die Therapeuten im Rahmen der Heilbehandlung mitwirken, aber auch etwa als Sozialpädagogischer Fachdienst jenseits der unmittelbaren Krankenbehandlung tätig werden.

Durch die staatlichen Anerkennungen dürfte Systemische Therapie künftig vermehrt im Feld des Gesundheitswesens an Bedeutung gewinnen, aber nach wie vor auch in anderen Feldern wie der Kinder- und Jugendhilfe bedeutsam bleiben. Deshalb bedarf es künftig eines noch sorgfältigeren Blickes und einer jeweiligen rechtlichen Unterscheidung, ob diese Therapieform als Heilkunde erbracht wird oder nicht. Die in der Praxis oft kolportierte Lösung, dass es ausreiche, wenn Systemische Therapeuten eine beschränkte Heilpraktikererlaubnis für den Bereich Psychotherapie hätten, greift jedoch zu kurz. Zwar verhindert die Erlaubnis eine Freiheitsstrafe nach § 5 Heilpraktikergesetz (Dünisch, 2013). Da die Unterscheidung Heilkunde versus Nichtheilkunde jedoch unterschiedliche Rechtsfolgen nach sich zieht, bedarf es zu Beginn der Aufnahme einer Tätigkeit der Klärung und Einordnung, ob es sich nach deutschem Recht um Heilkunde handelt oder nicht, unabhängig davon, ob jemand heilkundlich tätig werden darf oder nicht. Dabei ist zu klären, ob lediglich ein Dienstvertrag (§§ 611 ff.) nach dem Bürgerlichen Gesetzbuch (BGB) zustande kommt oder zusätzlich ein Behandlungsvertrag (§§ 630a ff.). Zur Verdeutlichung des Unterschieds möglicher Rechtsfolgen werden diese in Tabelle 1 gegenübergestellt:

2 Stadt Mannheim: www.pb-mannheim.de/index.php?option=com_content&view=category&layout=blog&id=10&Itemid=104, (24.7.2019).

Tabelle 1: Unterschiedliche Rechtsfolgen

Rechtsgrundlage	Systemische Therapie jenseits der Heilkunde	Systemische Therapie als Heilkundliche Psychotherapie
Art. 12 Grundgesetz (GG)	Keine berufsrechtlichen Beschränkungen der Berufsfreiheit.	Berufsrechtliche Beschränkungen der Berufsfreiheit.
§ 5 Heilpraktikergesetz (HeilprG)	Keine Strafbarkeit: bedarf keiner staatlichen Erlaubnis.	Freiheitsstrafe bis zu einem Jahr ohne Approbation oder Heilpraktikererlaubnis.
Psychotherapeutengesetz (PsychThG)	Findet keine Anwendung.	Findet Anwendung bei Kinder- und Jugendlichenpsychotherapeuten und Psychologischen Psychotherapeuten, nicht bei Heilpraktikern.
Heilberufsgesetze der Bundesländer	Keine Kammermitgliedschaft.	Bei Approbierten gilt Pflichtmitgliedschaft in Kammern, nicht bei Heilpraktikern.
§§ 630a bis h Bürgerliches Gesetzbuch (BGB)	Es liegt keine Behandlung im Sinne des Patientenrechtegesetzes vor. Deshalb auch keine besonderen Pflichten über allgemeine Pflichten des Dienstvertrages (§§ 611 ff. BGB) hinaus.	Behandlung hat nach allgemein anerkannten fachlichen Standards zu erfolgen. Zusätzliche Pflichten und Besonderheiten über Dienstvertrag hinaus, weil Behandlungsvertrag vorliegt: Information, Einwilligung, Aufklärung, Dokumentation, Einsichtnahme, mögliche Beweislast-Verschärfung.
Heilmittelwerbegesetz (HWG)	Findet keine Anwendung.	Findet Anwendung.
§ 4 Umsatzsteuergesetz (UStG)	Teilweise von der USt. befreit (etwa nach Nr. 18), teilweise nicht befreit.	Befreit von der USt. nach Nr. 14.
Art. 5 EU-Datenschutzgrundverordnung (EU-DSGVO)	Langjährige Speicherung personenbezogener Inhaltsdaten nach Dienstleistungsende sind aufgrund von Art. 5 in der Regel nicht erlaubt, da die Grundsätze Datenminimierung und Speicherbegrenzung dem entgegenstehen. Ausnahmen bilden Abrechnungsdaten wie die zehnjährige Aufbewahrungspflicht von Rechnungen nach § 14b UStG.	Aufbewahrungspflicht der Patientenakte für die Dauer von zehn Jahren nach Abschluss der Behandlung gemäß § 630f. BGB geht über Art. 5 EU-DSGVO hinaus.

Die Aufstellung macht deutlich, dass es zu Beginn einer Dienstleistung zu klären gilt, welcher Art sie im rechtlichen Sinne ist, um gesetzliche Pflichten auch sachgemäß erfüllen zu können und strafrechtliche und haftungsrechtliche Risiken zu minimieren. Es kommt also darauf an, bereits bei Aufnahme einer Tätigkeit abzuklären, um welche Dienstleistung es sich genau bei Systemischer Therapie handelt, d. h. in diesem Fall, ob ein Behandlungsvertrag, der eine Sonderform des Dienstvertrags darstellt, zustande kommt oder lediglich ein Dienstvertrag. Die Einordnung einer konkreten Tätigkeit als Heilkunde nach § 1 Heilpraktikergesetz (HeilprG) bzw. als heilkundliche Psychotherapie nach dem Psychotherapeutengesetz (PsychThG) bringt somit erhebliche berufsrechtliche, datenschutzrechtliche, patientenrechtliche, strafrechtliche, steuerrechtliche sowie wettbewerbsrechtliche Folgen mit sich. Dabei werden Grundrechte der Beteiligten tangiert. Bei den Systemischen Therapeuten stellt sich die Frage, inwieweit ihre Berufsfreiheit nach Art. 12 GG gewährleistet wird. Außerdem ergeben sich bei der Heilkunde andere steuerrechtliche Pflichten als bei einer nicht heilkundlichen Tätigkeit. So ist Heilkunde nach § 4 Nr. 14 Umsatzsteuergesetz (UStG) von der Umsatzsteuer befreit. Die daraus resultierenden datenschutzrechtlichen Pflichten berühren darüber hinaus auch das Grundrecht der Patienten bzw. Klienten auf informationelle Selbstbestimmung nach Art. 2 GG in Verbindung mit Art. 1 GG (Wenzel, 2009). Außerdem klärt die Beantwortung der Frage heilkundlicher Einordnung, ob das Patientenrechtegesetz (Jaeger, 2013) anzuwenden ist oder nicht. Bei Approbierten sind die berufsrechtlichen Regelungen der jeweiligen Berufskammern zu beachten, sofern es sich bei der jeweiligen Tätigkeit um heilkundliche Psychotherapie handelt. Auch leistungsrechtlich ist die Einordnung Heilkunde/Nichtheilkunde relevant nach verschiedenen Sozialgesetzbüchern. Aber auch bei freiberuflicher Berufstätigkeit können sich daraus Rechtsfolgen ergeben, wie der Berufstätige sozialrechtlich zu behandeln ist, z. B. hinsichtlich einer Versicherungspflicht nach verschiedenen Gesetzbüchern. Beim Wettbewerbsrecht stellt sich beispielsweise die Frage, inwieweit das Heilmittelwerbegesetz anzuwenden ist oder nicht. Nicht zuletzt die Strafandrohung von bis zu einem Jahr Freiheitsstrafe aus § 5 HeilprG macht deutlich, dass diese Einordung nicht willkürlich sein darf, sondern für alle Beteiligten nachvollziehbar erfolgen muss.

Bevor nachfolgend dargelegt wird, welche Vorteile eine transparente Vertragsgestaltung aus fachlichen wie rechtlichen Gründen bringt und wie sie konkret realisiert werden kann, gilt es, sich zunächst mit den grundlegenden rechtlichen Fragen zu befassen:

So wird aufgezeigt, dass die uneingeschränkte Ausübung der Dienstleistung Systemische Therapie durch verschiedene Artikel des Grundgesetzes (GG) geschützt wird. Danach werden die rechtlich unterschiedlich geregelten beruflichen Tätigkeiten im Kontext Systemischer Therapie dargestellt und voneinander abgegrenzt. Das dient dazu, in der Praxis die Unterscheidung zwischen Systemischer Therapie jenseits des Heilauftrags und Systemischer Therapie als heilkundlicher Psychotherapie vornehmen zu können und die rechtlich geregelten bzw. nicht geregelten Berufe zu unterscheiden sowie Pflichten und damit verbundene rechtliche Risiken in den Blick zu bringen.

Sodann werden mögliche Szenarien dargelegt, die sich aus wettbewerbsrechtlichen Fragen ergeben können und die für Systemische Therapeuten ohne Approbation Nachteile bringen könnten, um abschließend gangbare Lösungen aufzuzeigen.

Abschließend wird eine transparente Vertragsgestaltung aufgeführt, die zwischen ausschließlichen Dienstverträgen und Behandlungsverträgen unterscheidet und für alle Vertragsparteien – wie Kunden, Klienten, Patienten und Systemische Therapeuten – Rechtssicherheit bringt.

Grundrechtsschutz bei therapeutischen Dienstleistungen

Im Kontext therapeutischer Dienstleistungen wie Systemischer Therapie können Grundrechte tangiert werden, wenn Vertragspartner in diesen Rechten beschränkt werden. Das kann Grundrechte von Kunden/Klienten/Patienten betreffen, aber auch die von Dienstleistungserbringern, wenn es um deren Berufsfreiheit nach Art. 12 GG geht.

Nach Art. 1 Abs. 3 des Grundgesetzes binden die Grundrechte »Gesetzgebung, vollziehende Gewalt und Rechtsprechung als unmittelbar geltendes Recht«. Somit ist auch bei der Gesetzgebung und in der Auslegung von grundrechtseinschränkenden Vorschriften eine verfassungsrechtliche Prüfung geboten (ausführlich: Sodan, 2018). Die Auslegung von Vorschriften, die Grundrechte beschränken, darf dabei nicht erweiternd, sondern muss eng erfolgen, um das Grundrecht nicht unangemessen und unverhältnismäßig einzuschränken. Grundrechtseinschränkende Vorschriften dürfen dabei nicht willkürlich und unverhältnismäßig sein. Das heißt, der Beschränkung (Schranke) wird eine »Schranken-Schranke« gegenübergestellt. Diese Begrenzung dient dazu, einer unangemessenen Beeinträchtigung des Grundrechts entgegenzuwirken. Die konkrete Gestaltung der grundrechtseinschränkenden Vorschriften muss sich dabei innerhalb der verfassungsmäßigen Ordnung bewegen. Bei Systemischer Therapie können verschiedene Grundrechte tangiert werden, wie Tabelle 2 zeigt.

Tabelle 2: Relevante Grundrechte des Grundgesetzes

Art. 1	(1) Die Würde des Menschen ist unantastbar. Sie zu achten und zu schützen ist Verpflichtung aller staatlichen Gewalt.
Art. 2	(1) Jeder hat das Recht auf die freie Entfaltung seiner Persönlichkeit. (2) Die Freiheit der Person ist unverletzlich.
Art. 4	(1) Die Freiheit des Glaubens, des Gewissens [...] sind unverletzlich.
Art. 5	(3) Kunst und Wissenschaft, Forschung und Lehre sind frei.
Art. 6	(1) Ehe und Familie stehen unter dem besonderen Schutze der staatlichen Ordnung. (2) Pflege und Erziehung der Kinder sind das natürliche Recht der Eltern und die zuvörderst ihnen obliegende Pflicht.
Art. 12	(1) Alle Deutschen haben das Recht, Beruf, Arbeitsplatz und Ausbildungsstätte frei zu wählen. Die Berufsausübung kann durch Gesetz oder auf Grund eines Gesetzes geregelt werden.

Potenzielle Klienten haben vor dem Hintergrund von Art. 2 GG das Recht zur freien Entfaltung ihrer Persönlichkeit. Dazu gehört auch, dass es ihnen freisteht, sich bei bestimmten Problemlagen Hilfen zu suchen oder auch nicht. Entscheiden sie sich für eine professionelle Unterstützung, so können sie in unserer offenen Gesellschaft aus einem großen Spektrum von Hilfsangeboten frei wählen (Vertragsfreiheit – basierend auf Art. 2 GG). Hilfen zur Erziehung, heilkundliche Psychotherapie und ärztliche Psychiatrie stellen dabei staatlich geregelte Angebote dar, die sie nutzen können und die unter bestimmten Voraussetzungen von Jugendämtern nach SGB VIII und von Krankenkassen nach SGB V finanziert werden. Darüber hinaus gibt es aber eine Fülle rechtlich nicht geregelter und auch nicht staatlich finanzierter Dienstleistungen und Hilfen. Dabei kann es sich um freiberufliche Dienstleistungen akademischer Berufe handeln wie etwa die von Diplom-Psychologen, Diplom-Pädagogen, Diplom-Sozialpädagogen etc. Aber auch Angehörige nichtakademischer Berufe haben das Recht, ihre Angebote frei zu offerieren.

Der Schutz von Ehe und Familie ist eigens in den Grundrechten benannt (Art. 6 GG), und so darf eine Therapieform wie Systemische Therapie, die sich aus der Familientherapie herausgebildet hat und Systeme/Beziehungen wirksam in ihrer Entwicklung unterstützt, nicht willkürlich eingeschränkt werden. Gerade als therapeutische Leistung, die auf die Selbstorganisationskräfte fokussiert und bei der Pflege und Erziehung von Kindern wirksam hilft, wäre eine Einschränkung der Systemischen Therapie auf Heilkunde verfassungsrechtlich nicht haltbar, gerade wenn Eltern sich aus freier Entscheidung nach bestem Wissen und Gewissen (Art. 4 GG) dafür entscheiden.

Auf der anderen Seite ist aber auch einer möglichen Einschränkung der

Grundrechte von Systemischen Therapeuten entgegenzuwirken. So darf die Beschränkung der Berufsfreiheit nach Art. 12 GG ausschließlich »durch Gesetz oder auf Grund eines Gesetzes« erfolgen. Der Begriff des Berufs ist dabei nach deutschem Recht sehr weit auszulegen: »Art. 12 Abs. 1 GG erfaßt nicht nur die Berufe, die sich in bestimmten, traditionellen oder sogar rechtlich fixierten Berufsbildern darstellen, sondern auch die vom Einzelnen frei gewählten untypischen (erlaubten) Betätigungen, aus denen sich dann wieder neue, feste Berufsbilder ergeben mögen (BVerfGE 7, 377 [397])« (Beschluss des Ersten Senats des Bundesverfassungsgerichts vom 10.5.1988–1 BvR 482/84 und 1166/85, Rn. 40).

Damit hat das Bundesverfassungsgericht klargestellt, dass nicht nur staatlich geregelte Berufe geschützt werden, deren gesetzliche Regelung ja bereits eine Einschränkung nach Art. 12 darstellt, sondern auch alle anderen erlaubten Berufstätigkeiten durch den Grundrechtsschutz erfasst werden, wie das bei Systemischer Therapie der Fall ist. Das Bundesverfassungsgericht macht dabei begrenzende Vorgaben für den Gesetzgeber, wenn der in das Grundrecht nach Art. 12 Abs. 1 GG eingreift: »Er muß daher nicht nur willkürfrei handeln (BVerfGE 13, 97 [106]), sondern auch die für dieses Grundrecht geltenden besonderen Ausprägungen des Verhältnismäßigkeitsgrundsatzes beachten« (BVerfGE 25, 236 [247 f.]; 75, 246 [267]) und das schutzwürdige Vertrauen der in überkommenen Berufen Tätigen berücksichtigen (BVerfGE 32, 1 [22 f.]).

Den Verhältnismäßigkeitsgrundsatz gilt es auch künftig zu beachten, wenn Systemische Therapie in Deutschland als reguläre Leistung ins Feld der Gesundheitsversorgung integriert wird. Bereits 1958 hat das Bundesverfassungsgericht im sogenannten Apothekenurteil (11.6.1958, Az.: 1 BvR 596/56 – BVerfGE 7, 377–444) die Auslegung von Art. 12 dargelegt und den Grundrechtsschutz der freien Berufswahl spezifiziert. Darin werden dem Gesetzgeber drei unterschiedliche Stufen vorgegeben, die einen verfassungsmäßigen Eingriff erlauben. »Regelungen nach Art. 12 Abs. 1 Satz 2 GG müssen stets auf der ›Stufe‹ vorgenommen werden, die den geringsten Eingriff in die Freiheit der Berufswahl mit sich bringt« (Leitsatz Punkt 6d). Dabei wird grundlegend zwischen Einschränkungen der Berufsausübung und der Berufswahl unterschieden: »a) Die Freiheit der Berufsausübung kann beschränkt werden, soweit vernünftige Erwägungen des Gemeinwohls es zweckmäßig erscheinen lassen; der Grundrechtsschutz beschränkt sich auf die Abwehr in sich verfassungswidriger, weil etwa übermäßig belastender und nicht zumutbarer Auflagen. b) Die Freiheit der Berufswahl darf nur eingeschränkt werden, soweit der Schutz besonders wichtiger Gemeinschaftsgüter es zwingend erfordert. Ist ein solcher Eingriff unumgänglich, so muß der Gesetzgeber stets diejenige Form des Eingriffs wählen, die das Grundrecht am wenigsten beschränkt« (Leitsatz, Punkt 6).

Gerade an einen möglichen Eingriff in die Berufswahl sind also auch für den Gesetzgeber sehr hohe Anforderungen gestellt. Hinzu kommt, dass nach Art. 5 GG auch Wissenschaft, Forschung und Lehre verfassungsrechtlich geschützt werden, wobei Systemische Therapie nicht einer einzelnen Disziplin (Erziehungswissenschaft, Medizin, Psychologie, Soziale Arbeit etc.) zugeordnet werden kann. Vielmehr erfolgt weltweit in unterschiedlichsten Disziplinen Forschung und Lehre zu Systemischer Therapie, wobei keine Wissenschaftsdisziplin Vorrang vor einer anderen hat.

Der Beruf »Systemischer Therapeut/Systemische Therapeutin« wird somit nachhaltig durch die Verfassung geschützt. Allerdings stellt Systemische Therapie jenseits des Heilauftrags rechtlich einen anderen Beruf dar als Systemische Therapie als heilkundliche Psychotherapie. Bei beiden Berufen gilt es, unabhängig voneinander die Berufsfreiheit nach Art. 12 GG zu schützen. Während der Letztgenannte staatlich geregelt wird, sowohl in Bezug auf die Berufswahl als auch hinsichtlich der Berufsausübung, gelten diese Schranken für den Erstgenannten nicht.

In der Praxis stellt sich dabei die Frage, wie nun die eine von der anderen Tätigkeit abgegrenzt werden kann, um die zu Beginn einer Tätigkeit bereits als notwendig aufgezeigte Einordnung umsetzen zu können. Tabelle 3 soll dazu einen Überblick verschaffen: Links findet sich die Spalte, die Systemische Therapie jenseits des Heilauftrags aufzeigt. Die beiden folgenden Spalten beschreiben Heilkunde mit Approbation beziehungsweise mit einer Heilpraktikererlaubnis.

In der nächsten Spalte »Kosmetische Behandlung: Faltenunterspritzung« geht es um ein Urteil des Oberlandesgerichts Karlsruhe, das in der somatischen Medizin eine erweiterte Auslegung der Heilkunde aufzeigt: Danach findet das Heilpraktikergesetz Anwendung, auch wenn das Ziel nicht Heilung, sondern eine kosmetische Behandlung ist, da ein körperlicher Eingriff erfolgt, der medizinische Fachkenntnisse erfordert: »Eine erlaubnispflichtige Ausübung der Heilkunde sei stets dann gegeben, wenn die Tätigkeit ärztliche bzw. medizinische Fachkenntnisse erfordere und die Behandlung bei generalisierender und typisierender Betrachtung gesundheitliche Schädigungen verursachen könne. Das kosmetische Ziel eines Eingriffs in den Körper schließe die Bewertung nicht aus, so ein Eingriff sei der Ausübung der Heilkunde zumindest gleichzustellen« (OLG Karlsruhe, Urteil vom 17.2.2012).[3]

Seelsorge und religiöse Handlungen in der vorletzten Spalte können auch Heilung zum Ziel haben, ohne Heilkunde zu sein. In der letzten Spalte werden Wunderheilung und Geistheilung benannt, da das Bundesverfassungsgericht

3 Oberlandesgericht Karlsruhe, Urteil vom 17.2.2012–4 U 197/11. https://oberlandesgericht-karlsruhe.justiz-bw.de/pb/,Lde_DE/1149739?QUERYSTRING=Faltenunterspritzung (9.9.2019).

entschieden[4] hat, dass es sich bei einer solchen gewerblichen Tätigkeit nicht um Heilkunde handelt, auch wenn das Ziel Heilung ist. Damit bedarf es für Wunderheiler/Geistheiler keiner Erlaubnis nach dem Heilpraktikergesetz, obwohl ihr Ziel Heilung ist, ihre Tätigkeit aber keine Heilkunde darstellt.

Tabelle 3 zeigt drei rechtlich unterschiedlich einzustufende Formen Systemischer Therapie auf und in Abgrenzung dazu drei Tätigkeiten an der Grenze zur Heilkunde.

Tabelle 3: Übersicht über die verschiedenen Tätigkeiten

Tätigkeit	Systemische Therapie jenseits der Heilkunde	Systemische Therapie als heilkundliche Psychotherapie nach dem Psychotherapeutengesetz/ärztliche Psychotherapie	Systemische Therapie als Heilpraktikerbehandlung auf dem Gebiet der Psychotherapie	Kosmetische Behandlung: Falten unterspritzen	Seelsorge, religiöse Tätigkeiten	Wunderheilung und Geistheilung
Berufsmäßig	Ja	Ja	Ja	Ja	Ja	Ja
Heilung als Ziel	Nein	Ja	Ja	Nein	Uneinheitlich	Ja
Interventionsebene	Kommunikation	Kommunikation	Kommunikation	Körperlicher Eingriff	Kommunikation	Kommunikation
Heilkunde im Sinne § 1 HeilprG	Nein	Ja	Ja	Nein, aber dennoch Schutz über Heilpraktikererlaubnis.	Nein	Nein
Staatliche Finanzierung	§§ 27 ff. SGB VIII	Vorwiegend über SGB V	In der Regel nicht	Nein	Nein	Nein

4 BVerfG, Beschluss der 3. Kammer des Zweiten Senats vom 3.6.2004–2 BvR 1802/02 –, Rn. (1–25). www.bverfg.de/e/rk20040603_2bvr180202.html (9.9.2019) und BVerfG, Beschluss der 2. Kammer des Ersten Senats vom 2.3.2004–1 BvR 784/03 –, Rn. (1–22), www.bverfg.de/e/rk20040302_1bvr078403.html (9.9.2019).

Nach der Rechtsprechung des Bundesverfassungsgerichts sind das Heilpraktikergesetz und das Psychotherapeutengesetz verfassungsrechtlich nicht zu beanstanden (Jerouschek, 2004). Bei deren Auslegung ist jedoch eine verfassungsrechtliche Prüfung geboten, damit die Beschränkungen durch die Gesetze (Schranken) nicht unangemessen weit ausgelegt, sondern ihrerseits angemessen begrenzt werden (Schranken-Schranken).

Bei Systemischen Therapeuten und Therapeutinnen kommt nach der berufs- und sozialrechtlichen Anerkennung durch den Gemeinsamen Bundesausschuss (G-BA) die Frage auf, ob bestimmte Interventionen oder Methoden der Systemischen Therapie künftig der Heilkunde vorbehalten sein werden. Das ist aus verfassungsrechtlichen Gründen zu verneinen. Interventionen, die nicht ausschließlich für heilkundliche Behandlungen von Krankheiten mit Krankheitswert genutzt werden können, dürfen auch künftig nicht ausschließlich durch die Heilkunde vereinnahmt werden. Zahlreiche Interventionen wurden im psychosozialen Tätigkeitsfeld nichtheilkundlicher Berufe entwickelt und zeigen schon damit, dass es sich nicht um exklusive Heilbehandlungsinterventionen handelt.

Bei einer rechtlichen Bewertung therapeutischer Interventionen würde es zu kurz greifen, Entscheidungen aus dem Gebiet der somatischen Medizin eins zu eins in das Feld der heilkundlichen Psychotherapie zu übertragen. So macht es Sinn, im Bereich der Somatik einen körperlichen Eingriff einer Heilbehandlung gleichzusetzen und etwa beim Faltenunterspritzen im Bereich der Kosmetik eine Heilpraktikerzulassung zu fordern, obwohl der Zweck der Behandlung nicht Heilkunde ist – aber eine Gesundheitsgefährdung darstellen kann.

Ein Übertragen dieses Urteils von der Somatik in den Bereich des Psychischen ist demgegenüber nicht zielführend. Während ein körperlicher Eingriff sinnvoll im Sinne einer invasiven Einwirkung auf den Körper darstellbar und abgrenzbar ist, ist dies bei der Psyche nicht möglich. Psychotherapie geschieht zwar über verbale und nonverbale Kommunikation als mittelbare oder unmittelbare Einwirkung auf die menschliche Psyche. Aber auch zahlreiche andere berufliche Tätigkeiten wirken auf die Psyche des Menschen ein und können dabei erheblichen psychischen Schaden bewirken. Wollte man nun allein über die Art und Weise der Methodik/Intervention heilkundliche Tätigkeiten von nichtheilkundlichen Tätigkeiten abgrenzen,[5] könnte man postulieren, dass etwa

5 In einem Urteil des Bundesverwaltungsgerichts, in dem auch die mögliche Gefahr durch eine therapeutische Methode thematisiert wird, wird die Gesamtsituation gewürdigt und nicht allein die Methode ohne den entsprechenden Behandlungskontext als erlaubnispflichtig eingestuft: »Eine solche Gefahr besteht dann, wenn die in Rede stehende Heilbehandlung als eine die ärztliche Berufsausübung ersetzende Tätigkeit erscheint« (Urteil des Bundesverwaltungsgerichts vom 26.8.2010 – BVerwG 3 C 28.09). Dabei ist bedeutsam, dass es sich um

Erziehung oder Soziale Arbeit in weiten Teilen aufgrund ihrer starken Wirkung auf die menschliche Seele Heilkunde darstellen würden. Anders als beim Körper sind Eingriffe ins Psychische aber alltäglich und stellen beim sozialen Wesen Mensch keine Ausnahme, sondern die Regel dar.

Nun ist es bei der Systemischen Therapie darüber hinaus der Fall, dass Methoden/Interventionen, die nicht ursprünglich aus dem medizinischen Feld kommen, ins Feld der Heilkunde Einzug nehmen. Aber auch nach Integration dieser fachlichen Methodik ins Feld der heilkundlichen Psychotherapie und damit auch der Medizin ist es verfassungsrechtlich nicht begründbar, diese Methodik den anderen Berufsgruppen zu entziehen. Auch wenn qualifizierte fachliche Kommunikation und systemische Interventionen (etwa systemische Fragetechniken, Skulptur- und Aufstellungsarbeit, Trancetechniken, biografische Identitätsarbeit, szenisches Arbeiten mit Rollenspiel etc.) mit der Zeit zu ärztlichen Fachkenntnissen werden, so kann hieraus umgekehrt nicht abgeleitet werden, dass sie künftig nur noch von diesem Feld genutzt und vertreten werden dürfen, weil es sich um medizinische Fachkenntnisse handeln würde. Das würde dem Schutzzweck des Heilpraktikergesetzes nicht gerecht und die Berufsfreiheit nach Art. 12 GG sowie die Wissenschaftsfreiheit nach Art. 5 GG unverhältnismäßig einschränken.

Die aufgezeigte verfassungsrechtliche Betrachtung ist darüber hinaus auch aus fachlichen Gründen sinnvoll. Eine zunehmend komplexer werdende Welt bedarf schließlich unterschiedlichster Professionen, die zusammenarbeiten und sich ergänzen, um der Komplexität menschlichen Daseins angemessen begegnen zu können. Die Vorherrschaft einer Disziplin wie etwa der Medizin, aus deren Perspektive im Zweifel entschieden wird, was Heilkunde ist und was nicht, ist geschichtlich verständlich, wird der heutigen Realität unterschiedlicher, sich ergänzender Wissenschaftsdisziplinen und Berufe jedoch nicht mehr gerecht. Und so ist auch eine Ausweitung der Frage, was Heilkunde ist und was nicht, nicht allein aus medizinischer Sicht zu betrachten. Verfassungsrechtlich problematisch ist diesbezüglich eine zunehmende Ausweitung der Heilkunde in den Bereich allgemeiner menschlicher Lebensanpassung. So gibt es etwa eine Tendenz, auch alltägliche menschliche Anpassungen mit Krankheitswert zu belegen, wenn etwa ins DSM-5 Trauerreaktionen integriert werden (Steinig u. Kersting, 2015; Falkai, 2015). Eine solche Ausweitung im medizinischen Bereich darf nun nicht einseitig dazu führen, dass etwa Trauerbegleitung als Heilkunde aufgefasst und die Berufsfreiheit unverhältnismäßig eingeschränkt wird.

eine Heilbehandlung handelt. Wie die Heilbehandlung (Behandlungsvertrag) von anderen Dienstleistungen (Dienstvertrag) transparent und verbraucherfreundlich unterschieden werden kann, wird am Ende dieses Beitrags dargelegt.

Im Bereich der Psychotherapie werden mit der Weiterentwicklung der Behandlungsverfahren immer häufiger auch theoretische und methodische Fachkenntnisse aus anderen Wissenschaften als der Medizin oder der klinischen Psychologie integriert. Eine verfassungsgemäße Betrachtung der Heilkundeabgrenzung muss also insbesondere im Feld des Psychischen fragen, ob es sich bei den erforderlichen (medizinischen) Fachkenntnissen nicht auch um Kenntnisse handeln kann, die ebenso von anderen Fachdisziplinen vertreten werden oder sogar originär anderen Disziplinen und Berufsgruppen zuzurechnen sind. Eine unbeschränkte Ausweitung der Heilkunde wäre verfassungsrechtlich nicht begründbar, und somit gibt es keinen rechtlich tragfähigen Ansatzpunkt, Systemische Therapie jenseits des Heilauftrags berufsrechtlich einzuschränken. Demgegenüber gibt es gute Gründe, Systemische Therapie vielfältig und in unterschiedlichen Ausprägungen weiterzuentwickeln und im Rahmen verschiedener Finanzierungssysteme zu realisieren, etwa im Rahmen von Hilfen zur Erziehung (SGB VIII), als heilkundliche Psychotherapie (SGB V) oder in Selbstzahlerpraxen. Das ist ganz im Sinne des Grundrechtsschutzes, wodurch insbesondere auch die Freiheitsrechte der Menschen gewährleistet werden.

Berufliche Tätigkeiten und ihre rechtlichen Unterscheidungen

Die Begriffe Beratung, Therapie und Psychotherapie sind im deutschen Recht nicht allgemein geregelt und somit auch nicht geschützt. Es gibt lediglich spezielle Formen von Beratung bzw. therapeutischen Tätigkeiten, die in Gesetzen und untergesetzlichen Vorschriften benannt werden. Nothacker legt in einem Rechtsgutachten für die Berliner Psychotherapeutenkammer dar: »Der Begriff der Psychotherapie ist nicht gesetzlich geschützt. Berufsrechtlich gesetzgeberisch definiert ist ausschließlich die heilkundliche Psychotherapie im Sinne des PsychThG« (Nothacker, 2009, S. 17). In derselben Veröffentlichung beschreibt Nothacker weiter, dass es darüber hinaus psychosoziale Psychotherapie gibt: »Indikationen für heilkundliche Therapie sind verbindlich festgelegt. Indikationen für psychosoziale Psychotherapie sind dies nicht.« In Bezug auf die Abgrenzung dieser Tätigkeiten hält er – darüber hinaus auch in Bezug auf psychosoziale Therapie und sonstige psychologische Tätigkeiten – fest: »Innerhalb des gesetzlich verbleibenden Spielraums kann diese Aufgabe [die Abgrenzung] nur schwerlich juristisch erfolgen. Sie muss vielmehr fachspezifisch vorgenommen werden« (S. 17).

Während der Psychotherapiebegriff im Einzelnen nicht geregelt ist, wird die Tätigkeit »heilkundliche Psychotherapie« staatlich geschützt und ebenso (berufs-

und strafrechtlich) die Verwendung des Begriffs »Psychotherapeut« bzw. »Kinder- und Jugendlichenpsychotherapeut oder Psychologischer Psychotherapeut« (S. 18).

Eine grundsätzliche rechtliche Unterscheidung zwischen Beratung und Therapie ist nicht möglich. Demgegenüber ist nach deutschem Recht die Unterscheidung heilkundliche versus nichtheilkundliche Tätigkeit grundlegend. So ist bei der rechtlichen Einordnung maßgeblich, ob mit bzw. aufgrund von Krankheitsdiagnosen[6] gearbeitet wird oder nicht. Deutlich wird diese Abgrenzung beispielweise in § 1 Abs. 3 PsychThG: »Ausübung von Psychotherapie im Sinne dieses Gesetzes ist jede mittels wissenschaftlich anerkannter psychotherapeutischer Verfahren vorgenommene Tätigkeit zur Feststellung, Heilung oder Linderung von Störungen mit Krankheitswert, bei denen Psychotherapie indiziert ist.« Und in Abgrenzung dazu heißt es weiter: »Zur Ausübung von Psychotherapie gehören nicht psychologische Tätigkeiten, die die Aufarbeitung und Überwindung sozialer Konflikte oder sonstige Zwecke außerhalb der Heilkunde zum Gegenstand haben.«

Im Heilpraktikergesetz wird definiert, welche Tätigkeit als »Heilkunde« zu verstehen ist:

§ 1 Heilpraktikergesetz (HeilprG)

»(1) Wer die Heilkunde, ohne als Arzt bestallt zu sein, ausüben will, bedarf dazu der Erlaubnis.

(2) Ausübung der Heilkunde im Sinne dieses Gesetzes ist jede berufs- oder gewerbsmäßig vorgenommene Tätigkeit zur Feststellung, Heilung oder Linderung von Krankheiten, Leiden oder Körperschäden bei Menschen, auch wenn sie im Dienste von anderen ausgeübt wird.«

Wer keine Approbation oder Heilpraktikererlaubnis (zumindest für das Gebiet der Psychotherapie) hat, sollte beispielsweise als Zielgruppe seines Flyers oder der Homepage nicht »depressive Patienten« benennen oder mit Krankheitsbezeichnungen wie »Depression«, »ADHS« etc. operieren. Schon das verein-

6 Das Diagnoseklassifikationssystem ICD-10 wird von der Weltgesundheitsorganisation (WHO) herausgegeben und gilt für die Medizin allgemein. In Kapitel V werden Verhaltens- und psychische Störungen dargestellt: »Die Internationale statistische Klassifikation der Krankheiten und verwandter Gesundheitsprobleme, 10. Revision, German Modification (ICD-10-GM) ist die amtliche Klassifikation zur Verschlüsselung von Diagnosen in der ambulanten und stationären Versorgung in Deutschland. Seit dem 1. Januar 2019 ist die ICD-10-GM in der Version 2019 anzuwenden.« Deutsches Institut für Medizinische Dokumentation und Information (2019). Das DSM-5 wird von der Amerikanischen Psychiatrischen Vereinigung herausgegeben: www.dsm5.org/Pages/Default.aspx (24.7.2019).

barte Ziel einer Linderung von Krankheiten/Störungen mit Krankheitswert wäre rechtswidrig, ebenso ist die Feststellung (Diagnostik) von Störungen mit Krankheitswert nicht erlaubt. Tätigkeiten aus den Bereichen psychosoziale Beratung, Erziehung, Soziale Arbeit und selbst angewandter Psychologie und Therapie gehören aber nicht dazu, sofern sie nach der oben genannten Definition außerhalb der Heilkunde anzusiedeln sind.

In Tabelle 4 werden die heilkundlichen Tätigkeiten möglichen nichtheilkundlichen Tätigkeiten gegenübergestellt. Allerdings genügt es nicht, einfach diese Bezeichnungen zu verwenden, vielmehr darf auch tatsächlich keine Heilkunde (nach Definition der linken Spalte) erfolgen.

Tabelle 4: Definition Heilkunde und abgrenzbare Tätigkeiten

Definition von Heilkunde/heilkundliche Psychotherapie nach deutschem Recht	Tätigkeiten, die von Heilkunde abgegrenzt werden können, sofern sie nicht der linken Spalte entsprechen
Heilpraktikergesetz (§ 1): Berufs- oder gewerbsmäßig vorgenommene Tätigkeit zur - Feststellung, - Heilung oder - Linderung von Krankheiten, Leiden oder Körperschäden bei Menschen. **§ 630a BGB (Behandlungsvertrag nach Patientenrechtegesetz[7]):** Medizinische Behandlung eines Patienten **Psychotherapeutengesetz (§ 1):** - Feststellung, - Heilung oder - Linderung von Störungen mit Krankheitswert, bei denen Psychotherapie indiziert ist.	- Aufarbeitung und Überwindung sozialer Konflikte oder sonstige Zwecke außerhalb der Heilkunde (§ 1 PsychThG) - Bearbeiten von Problemen - Beratung - Familienberatung - Familientherapie - Gesundheitsförderung - Hilfe zur Erziehung (§§ 27 ff. SGB VIII) - »Pädagogische und damit verbundene therapeutische Leistungen« (§ 27 Abs. 3 SGB VIII) - Eingliederungshilfe für behinderte Menschen (§ 35a SGB VIII; §§ 53 f. SGB XII bzw. §§ 99 ff. SGB IX) - Psychosoziale Beratung - Psychosoziale Betreuung (§ 16a SGB II) - Psychosoziale Therapie - Systemische Beratung - Systemische Diagnostik - Systemische Therapie - Therapie

7 Bei der Ausübung der Heilkunde gilt das Patientenrechtegesetz, unabhängig davon ob die Behandlung von Ärztinnen, Heilpraktikern oder Psychotherapeutinnen geleistet wird. Dann greifen beispielsweise Dokumentationspflichten (§ 630f BGB) und auch Regelungen zur Beweislast bei Haftung für Behandlungs- und Aufklärungsfehler (§ 630h BGB).

Es ist nicht nur im Bereich selbstständiger Tätigkeit der Fall, dass sowohl heilkundliche Psychotherapie als auch nichtheilkundliche Therapie nebeneinander erbracht werden. Das Gutachten von Nothacker (2009, S. 43 ff.) für die Berliner Psychotherapeutenkammer macht vielmehr darauf aufmerksam, wie vielfältig sich sogar Psychotherapie gestaltet, z. B. als nichtheilkundliche *»Psychotherapie im psychosozialen Kontext«*. Nicht nur in Einrichtungen der Jugendhilfe, sondern auch in vielen anderen Feldern werden demnach unterschiedlichste Leistungen nach dem Sozialrecht erbracht (z. B. SGB V, VIII, IX, XII), die Heilkunde darstellen oder auch nicht. Immer häufiger arbeiten beispielsweise im Feld der Jugendhilfe approbierte Kinder- und Jugendlichenpsychotherapeuten neben nichtapprobierten Systemikern. Und es wird dabei sowohl heilkundlich als auch nichtheilkundlich gearbeitet (Bundeskonferenz für Erziehungsberatung, 2005, 2015; Bundespsychotherapeutenkammer, 2014).

Systemische Therapie wird im Sinne des deutschen Heilkunderechts sowohl im Rahmen von heilkundlicher Psychotherapie (z. B. in Kliniken und psychotherapeutischen bzw. psychiatrischen Praxen) durchgeführt, aber vielfach auch gerade nicht als Heilkunde (z. B. im Rahmen der Kinder- und Jugendhilfe, als freiberufliche Tätigkeit, in Beratungsstellen etc.).

Bei Systemischer Therapie handelt es sich schließlich – anders als bei der Psychoanalyse und Verhaltenstherapie[8] – nicht grundsätzlich um ein heilkundliches Psychotherapieverfahren, das regelmäßig auf Basis von Störungsdiagnosen durchgeführt wird. Vielmehr wird von manchen systemischen Konzepten Störungsdiagnostik sogar kritisch gesehen. Moryson (2015, S. 199) beschreibt ein weit verbreitetes systemisches Verständnis von Problemen: »Dies grenzt sich ab vom klassischen, an medizinischen Modellen orientierten Konzept psychischer Störung bzw. Krankheit.« Systemische Diagnostik basiert demnach nicht auf Störungsdiagnosen. Das heißt aber nicht, dass es nicht möglich ist, auch als Systemischer Therapeut heilkundlich mittels Störungsdiagnosen zu arbeiten. Dabei gilt jedoch: »Aus der Kritik am klassischen Diagnoseverständnis aus Sicht systemisch-konstruktivistischer Ideen leiten sich spezifische Anforderungen an eine systemische Haltung zu Diagnosen und eine systemische Diagnostik ab« (S. 199). Schweitzer und von Schlippe (2015, S. 15) unterstreichen ebenfalls, dass ein systemisches Verständnis von Krankheiten nicht deckungsgleich

8 In diesem Punkt gibt es einen zentralen Unterschied zwischen Systemischer Therapie und Verhaltenstherapie. So heißt es in § 15 der Psychotherapierichtlinie 2015 des Gemeinsamen Bundesausschusses zur Verhaltenstherapie: »Sie entwickelt ein entsprechendes Störungsmodell und eine übergeordnete Behandlungsstrategie, aus der heraus die Anwendung spezifischer Interventionen zur Erreichung definierter Therapieziele erfolgt.« www.g-ba.de/downloads/62-492-1099/PT-RL_2015-10-15_iK-2016-01-06.pdf (9.9.2019).

ist mit dem anderer Verfahren: »In den Diskurs der unterschiedlichen psychotherapeutischen Ansätze über deren Krankheits- und Behandlungskonzepte bringt die systemische Psychotherapie pointierte Positionen ein.« Im November 2019 hat dieses systemische Verständnis (z. B. Kybernetik I. und II. Ordnung, zirkuläre Kausalität, Konstruktivismus, Systemtheorie, Chaostheorie, Selbstorganisation, Synergetik etc.) nun auch Eingang gefunden in den offiziellen Katalog an Prüfungsfragen für die Ausbildung von Psychologischen Psychotherapeuten in Deutschland des Instituts für medizinische und pharmazeutische Prüfungsfragen (IMPP, 2019, S. 4).

Die Methodik Systemischer Therapie entstammt also in weiten Teilen nicht allein dem klinischen Kontext. Zur Unterscheidung, ob eine Tätigkeit Heilkunde darstellt oder nicht, kann somit die Verwendung systemischer Methoden nicht als Kriterium herangezogen werden, wie bereits oben in Bezug auf eine verfassungsrechtliche Prüfung aufgezeigt wurde. Es sei denn, es würde sich ausnahmsweise um eine störungsspezifische Methode handeln. Aber selbst da wäre es gegebenenfalls möglich, sie bei Störungen unterhalb der Krankheitsschwelle, jenseits von Heilkunde im rechtlichen Sinne, anzuwenden. Vielmehr basiert die Unterscheidung Heilkunde versus Nichtheilkunde auf der Frage, ob Störungsdiagnosen erstellt werden bzw. ob eine Behandlung auf Basis einer Krankheitsdiagnose durchgeführt wird oder nicht. Heilkundliche Systemische Psychotherapie arbeitet also auf der Basis von Störungsdiagnosen, demgegenüber arbeitet Systemische Therapie jenseits des Heilauftrags ohne Störungsdiagnosen.

Auch wenn etwa Familienaufstellungen als sehr wirksam erlebt werden, so heißt das nicht, dass es sich dabei zugleich um »das Erkennen und die Behandlung psychischer und körperlicher Erkrankungen handelt«. Das wäre aber notwendig, wenn es sich rechtlich um Heilkunde handeln soll.

Es ist rechtlich zu unterscheiden, ob es um die rechtliche Regelung heilkundlicher Tätigkeit (Behandlungsvertrag, d. h. nicht ausschließlich Dienstvertrag) oder um den Schutz von Berufsbezeichnungen geht. Im Psychotherapeutengesetz (§ 1 PsychThG) wird über die heilkundliche Tätigkeit hinaus auch geregelt, welche Berufsbezeichnungen rechtlich geschützt sind (Jerouschek, 2004, S. 13). Das unerlaubte Führen dieser Bezeichnungen ist nach § 132a Strafgesetzbuch (StGB) strafbar. Das gilt auch für Amts- oder Dienstbezeichnungen, akademische Grade und Titel. Geschützt sind beispielsweise nachfolgende Berufsbezeichnungen (jeweils auch anderes Geschlecht):

- Ärztin,
- Dr./Doktor,
- Psychologische Psychotherapeutin,
- Psychotherapeut,

- Kinder- und Jugendlichenpsychotherapeutin,
- Diplom-Pädagoge,
- Diplom-Psychologin,
- Diplom-Sozialarbeiter,
- Diplom-Sozialpädagogin,
- Staatlich anerkannter …

Rechtliche Fragen und mögliche Probleme in der Praxis

Die systematische Einführung Systemischer Therapie in das Feld der Heilkunde und das Gesundheitssystem – nachdem sie sich in Deutschland bereits im Feld der Kinder- und Jugendhilfe etabliert hatte, wirft in der Praxis neue Fragen und Probleme auf. So nutzen seit 2008 die Akteure des deutschen Gesundheitswesens den Begriff »Systemische Therapie« auch im Sinne von heilkundlicher Psychotherapie:

Der Wissenschaftliche Beirat (nach § 11 PsychThG) spricht in seinem Gutachten vom 14.12.2008 von der wissenschaftlichen Anerkennung der »Systemischen Therapie«. Zwar wird aus dem Text des Gutachtens deutlich, dass es sich ausschließlich um die Anerkennung eines Verfahrens im Rahmen von heilkundlicher Psychotherapie handelt, was durch die Verwendung des Begriffs »Systemische Therapie« aber nicht deutlich wird. Das Gutachten stützt sich dabei auf Studien heilkundlicher Behandlung mit entsprechenden Störungsdiagnosen, das heißt, die betrachteten evaluierten Fälle entstammen nicht der Systemischen Therapie jenseits des Heilauftrags wie etwa aus dem Jugendhilfekontext.[9]

»Die Kammerversammlung der PTK NRW beschloss am 23. Mai 2014 in Dortmund die Erweiterung der bestehenden Weiterbildungsordnung um den Bereich der Systemischen Therapie. Am 06.09.2014 trat diese geänderte Weiterbildungsordnung in Kraft.«[10] Immer mehr Psychotherapeutenkammern benutzen den Begriff »Systemische Therapie« für das Tätigkeitsfeld heilkundlicher Psychotherapie.

Der Gemeinsame Bundesausschuss (G-BA) hat am 22.11.2018 Nutzen und medizinische Notwendigkeit der Systemischen Therapie als Psychotherapieverfahren anerkannt sowie am 22.11.2019 die Richtlinie über die Durchführung

9 Auch die vom Wissenschaftlichen Beirat zugrunde gelegte Expertise (von Sydow, Beher, Retzlaff u. Schweitzer, 2007, S. 11) hat als Meta-Inhaltsanalyse schwerpunktmäßig Wirksamkeitsstudien zur Systemischen Therapie/Familientherapie vorgelegt, die auf Störungen des Erwachsenen- und des Kindes- und Jugendalters basieren.

10 www.ptk-nrw.de/de/mitglieder/systemische-therapie.html (9.9.2019).

der Psychotherapie (Psychotherapie-Richtlinie) geändert und »Systemische Therapie bei Erwachsenen« aufgenommen. Somit werden erwachsene Patienten Systemische Therapie künftig als Kassenleistung erhalten.

Damit wird der Begriff »Systemische Therapie« seit 2008 von staatlich legitimierten Institutionen auch als Begriff im Sinne heilkundlicher Psychotherapie gebraucht, was zuvor nicht der Fall war. Es ist möglich, dass die damit geschaffenen Fakten geeignet sein werden, in der Folge über das Wettbewerbsrecht eine Argumentationslinie zur Einschränkung der Berufsfreiheit von nichtapprobierten Systemischen Therapeuten zu entwickeln.

Es ist somit nicht gesichert, ob der Grundrechtsschutz Systemischer Therapeuten in den verschiedenen Ausprägungen in gleicher Weise Bestand haben wird, auch weil Psychotherapeuten von berufsständischen Kammern vertreten werden, Systemische Therapeuten jenseits des Heilauftrags jedoch nicht. Es ist denkbar, dass der Gebrauch des Begriffs »Systemische Therapie« durch den Wissenschaftlichen Beirat (nach § 11 PsychThG), durch Psychotherapeutenkammern, durch den G-BA und infolgedessen durch approbierte Psychotherapeuten (als Zusatzbezeichnung) künftig dazu führt, zu argumentieren, dass »durchschnittliche Verbraucher« davon ausgehen könnten, dass es sich bei »Systemischer Therapie« um ein staatlich geregeltes heilkundliches Verfahren handelt. Mit dieser Argumentation könnte es künftig zu Abmahnungen nach dem Gesetz gegen den unlauteren Wettbewerb (UWG) kommen, und nichtapprobierte und/oder nichtheilkundlich tätige »Systemische Therapeuten (DGSF/SG)« könnten nach § 8 UWG[11] in Verbindung mit § 4 des Unterlassungsklagengesetzes aufgefordert werden, diese Bezeichnung künftig nicht mehr zu führen. Infolgedessen könnte auch die Vergabe des Zertifkats »Systemische(r) Therapeut/-in (DGSF/SG)« an nichtapprobierte Systemiker wettbewerbsrechtlich infrage gestellt werden.

Über das Wettbewerbsrecht könnte es bei einem solchen Szenario – durch die Gestaltung staatlich legitimierter Institutionen – in der Praxis zu einer unverhältnismäßigen Einschränkung der Berufsfreiheit nichtapprobierter bzw. nichtheilkundlich tätiger Systemischer Therapeuten kommen. Schließlich wäre es so möglich, die durch das Grundgesetz garantierte Berufsfreiheit nach Art. 12 GG in der Praxis auszuhöhlen, indem staatlich legitimierte Gremien Fakten schaf-

11 Nach § 8 UWG können »Beseitigung und Unterlassung« verlangen: a) jeder Mitbewerber, b) rechtsfähige Verbände zur Förderung gewerblicher oder selbstständiger beruflicher Interessen, c) qualifizierte Einrichtungen, eingetragen in die Liste qualifizierter Einrichtungen nach § 4 des Unterlassungsklagengesetzes. Die Liste ist im Internet abrufbar auf der Seite des Bundesamtes für Justiz: www.bundesjustizamt.de/DE/Themen/Buergerdienste/qualifizierte_Einrichtungen/Liste_node.html (9.9.2019).

fen, die die Berufsfreiheit für eine große Berufsgruppe einschränken, ohne dass die oben dargelegten verfassungsrechtlichen Vorgaben des Bundesverfassungsgerichts beachtet würden.

Inwieweit dem Grundrechtsschutz nichtapprobierter Systemischer Therapeuten in der Praxis künftig Rechnung getragen wird, ist zumindest fraglich. Bei möglichen Abmahnungen, wie aufgezeigt über das Wettbewerbsrecht oder durch Behörden und Institutionen im Feld der Heilkunde, dürfte erst der Klageweg durch die Instanzen – womöglich bis zum Bundesverfassungsgericht – zu einer endgültigen Klärung führen. Aus den dargelegten verfassungsrechtlichen Gründen ist die Wahrscheinlichkeit allerdings hoch, dass Systemische Therapeuten jenseits des Heilauftrags Recht bekommen. Bei einer empirischen Studie würde vermutlich auch belegt werden können, dass der »durchschnittliche Verbraucher« nicht zwischen heilkundlichen und nichtheilkundlichen Dienstleistungen unterscheiden kann und es vielmehr für den Verbraucherschutz zentral ist, die jeweilige Dienstleistung transparent in ihrer Zielrichtung zu qualifizieren. Vor allem stellt sich hierbei die Frage, ob die genannten staatlichen Institutionen ihren Kompetenzbereich nicht überschreiten und ohne gesetzliche Legitimation die Berufsfreiheit Systemischer Therapeuten, die nicht approbiert sind, ohne gesetzliche Ermächtigung unverhältnismäßig gefährden, indem sie den Begriff »Systemische Therapie« statt »Systemische Psychotherapie« gebrauchen. Jedenfalls wäre es für einen transparenten Verbraucherschutz sinnvoll, keine Bezeichnungen zu verwenden, die sich bereits jenseits der Heilkunde etabliert haben. Die Verwendung der Bezeichnung »Systemische Psychotherapie« im Rahmen des Gesundheitssystems und der Heilkunde wäre demgegenüber zielführender und würde auch zu einer besseren Unterscheidbarkeit für Verbraucher führen, wenngleich der Psychotherapiebegriff als solcher bisher (wie bereits erwähnt) nicht im Einzelnen gesetzlich geregelt ist.

Transparente Vertragsgestaltung bei Dienst- und Behandlungsverträgen

Wie aufgezeigt, zieht es unterschiedliche Rechtsfolgen im Strafrecht, Datenschutzrecht, Steuerrecht etc. nach sich, ob eine Dienstleistung im rechtlichen Sinne Heilkunde darstellt oder nicht. Damit ist es notwendig, bereits zu Beginn einer Dienstleistung als Systemischer Therapeut zu klären, ob es sich um einen Dienstvertrag oder darüber hinaus auch um einen Behandlungsvertrag handelt. Bei dieser Unterscheidung kommt es grundlegend auf die Frage an, welchem

Zweck die jeweilige Dienstleistung dient. Demgegenüber können die konkreten Interventionen, die sich zumeist erst im Laufe des therapeutischen Prozesses als indiziert erweisen oder nicht, bei der vertraglichen Einordnung nicht sinnvoll als Unterscheidungsmerkmal herangezogen werden. Tabelle 5 zeigt grundlegende Erfordernisse auf, die es zu Beginn einer Systemischen Therapie zu beachten gilt.

Tabelle 5: Transparente Vertragsgestaltung bei Systemischer Therapie

Erfordernis	Konkretisierung
Auftrags-konkretisierung	Bei der Auftragsklärung gilt es, vor Beginn der eigentlichen Dienstleistung zu klären, ob bei der Anfrage des Klienten ausschließlich ein Dienstleistungsvertrag nach den §§ 611 ff. BGB zustande kommen würde oder darüber hinaus auch ein Behandlungsvertrag nach den §§ 630a ff. BGB (Heilkunde).
Kompetenzabgleich	Es gilt abzugleichen, ob für die konkrete Anfrage die notwendigen Kompetenzen vorhanden sind, etwa mittels angemessener Qualifikationen, um die Dienstleistung fachgerecht erfüllen zu können.
Erlaubnisabklärung	Es gilt zu klären, ob die rechtlich notwendigen Erfordernisse (z. B. Approbation, Heilpraktikerzulassung) erfüllt sind, um die Dienstleistung rechtlich ausführen zu dürfen.
Weiterverweis	Sollte Kompetenz oder Erlaubnis für die angefragte Dienstleistung nicht vorhanden sein, gilt es, den Anfragenden qualifiziert weiterzuverweisen.
Parallele Dienstleistung	Bereits beim Verdacht auf weitergehende medizinische oder psychotherapeutische Erfordernisse kann eine parallele Dienstleistung, etwa neben einer Familientherapie eine heilkundliche Psychotherapie (z. B. bei Posttraumatischer Belastungsstörung eines Familienmitglieds) angezeigt sein.
Transparente Vertragsgestaltung	Bereits auf Flyern, der Homepage und anderen Werbemitteln gilt es, die angebotenen Dienstleistungen und erworbenen Abschlüsse und Qualifikationen transparent darzustellen und nicht etwa von Störungen zu schreiben, für deren Behandlung beim jeweiligen Systemischen Therapeuten keine Erlaubnis vorliegt. Bei der Vertragsgestaltung ist es sinnvoll, neben der konkreten Beschreibung der Dienstleistung auch darauf hinzuweisen – wenn es sich bei einer Systemischen Therapie nicht um Heilkunde handelt –, dass bereits bei dem Verdacht auf Krankheiten oder Störungen mit Krankheitswert zusätzlich medizinische oder psychotherapeutische Abklärung oder Behandlung anzuraten ist. Insbesondere Freiberuflern ist auch zur eigenen Absicherung zu empfehlen, sich eine solche Aufklärung/Empfehlung schriftlich bestätigen zu lassen. Im Zweifel ist ein zweiter Rat einzuholen, da das Wohl des Klienten Vorrang hat.

Für Systemische Therapeuten – unabhängig davon ob sie eine Approbation oder eine Zulassung nach dem Heilpraktikergesetz haben oder nicht – gilt das vertragliche Transparenzgebot, das sich u. a. aus privatrechtlichen Nebenpflichten (BGB), etwa dem Datenschutzrecht (EU-DSGVO), aber auch aus fachlichen Erwägungen ergibt. So ist zu Beginn einer Dienstleistung mit den Klienten bzw. Patientinnen zu klären, um welche Dienstleistung es sich genau handelt, denn nur dann können diese ihre Rechte (z. B. Patientenrechte oder Datenschutzrechte) auch einfordern. Die vertragliche Vereinbarung in Bezug auf den Zweck der Dienstleistung (Behandlungsvertrag oder ausschließlich Dienstvertrag) zieht, wie oben dargelegt, unterschiedliche Rechtsfolgen nach sich, beispielsweise in Bezug auf Pflichten nach §§ 630a BGB ff., auf eine mögliche Umsatzsteuerpflicht (§ 4 Umsatzsteuergesetz) etc.

Beim Behandlungsvertrag ist eine umfassende Dokumentation (zehnjährige Aufbewahrungsfrist) gesetzlich vorgeschrieben – etwa in Bezug auf Diagnosen, Therapien und ihre Wirkungen, Informationspflichten, Aufklärungen, Einwilligungen – und hat zeitnah zu erfolgen, soll es bei möglichen Haftungsfragen nicht zu einer veränderten Beweislast nach § 630h BGB kommen.

Während die Klärung »Heilkunde oder Nichtheilkunde der Tätigkeiten« innerhalb bestimmter Einrichtungen (z. B. Psychotherapiepraxen, Kliniken oder Beratungsstellen) bereits vertraglich durch die Institution vorgenommen wird (Dreieckskontrakte), sollten insbesondere Freiberufler ihre Dienstleistungen vertraglich in Schriftform gestalten: Gerade ohne Approbation oder Heilpraktikerzulassung ist vor allem bei Einzelsettings die schriftliche vertragliche Abgrenzung zu heilkundlicher Psychotherapie zu empfehlen. Wer nicht heilkundlich tätig ist, kann sich absichern und die Transparenz erhöhen, indem das ausdrücklich benannt und die eigene Dienstleistung konkret beschrieben wird. Anzuraten ist eine schriftliche Bestätigung der Aufklärung der Klienten, dass bereits beim Verdacht auf eine mögliche körperliche Krankheit und/oder psychische Störung neben oder anstelle der vereinbarten Dienstleistung eine ärztliche und/oder psychotherapeutische Untersuchung/Behandlung erfolgen sollte. Das dient zur Aufklärung der Klienten, der vertraglichen Transparenz sowie der eigenen rechtlichen Absicherung. Das Wohl des Klienten und seine Freiheitsrechte sollten dabei im Mittelpunkt stehen.

Bei der Erbringung von Dienstleistungen innerhalb von Organisationen gelten dieselben rechtlichen Vorschriften wie dargelegt. Ob diese vorwiegend über ein bestimmtes Sozialgesetzbuch finanziert werden (etwa bei einem freien Träger der Jugendhilfe über SGB VIII), ist für die Einordnung, ob es sich bei einer einzelnen Dienstleistung um Heilkunde handelt oder nicht, unerheblich. Auch erbringt eine bestimmte Person nicht aufgrund ihres erlernten Berufs auch immer eine entsprechende Dienstleistung. Konkret heißt das, dass z. B. ein angestellter Sozialpädagoge (Arbeitsvertrag ist Sonderform von Dienstvertrag), der approbierter Kinder- und Jugendlichenpsychotherapeut ist und in einer Beratungsstelle ausschließlich außerhalb des Heilauftrags arbeitet (d. h. demnach: keine Feststellung, Heilung oder Linderung von Störungen mit Krankheitswert) z. B. keine Dokumentationspflicht nach dem Patientenrechtegesetz oder der Berufsordnung der Psychotherapeuten hat, wenn seine Tätigkeit keine Behandlung im Sinne von § 630a BGB darstellt. Damit wäre es sogar rechtswidrig, wenn er seine Akten zehn Jahre und damit länger aufbewahren würde, als es in der Beratungsstelle im Sinne der EU-DSGVO bzw. nationalen Datenschutzvorschriften nach fachlichen Grundsätzen vorgesehen ist. Der zugrundeliegende Beratungsvertrag mit der Einrichtung stellt schließlich keinen Behandlungsvertrag, sondern lediglich einen Dienstvertrag dar. Gibt es keine Einzelfallabrechnung bzw. Kostenbeiträge durch die Klienten, ist auch nach steuerrechtlichen Vorschriften keine längerfristige Aufbewahrung der personenbezogenen Daten zu rechtfertigen.

Anders ist das, wenn dieselbe Person in derselben Einrichtung heilkundlich tätig wird. Dann gelten die berufsrechtlichen Regelungen für Kinder- und Jugendlichenpsychotherapeuten, das Patientenrechtegesetz und die Berufsordnung in dieser Tätigkeit.

Das zeigt, dass es bei der Frage, ob es sich um Heilkunde handelt oder nicht, nicht auf den Ort bzw. den institutionellen Rahmen der Leistungserbringung ankommt. Vielmehr ist die Frage maßgeblich, welcher Zweck mit den Vertragsparteien vereinbart wird und damit um welche Vertragsart es sich handelt. So darf in einer Psychiatrischen Klinik ein Systemischer Therapeut unter Aufsicht eines Approbierten im Rahmen einer Behandlung heilkundlich tätig werden, auch wenn er selbst nicht approbiert ist und keine Heilpraktikerzulassung hat. Andererseits kann ein Systemischer Therapeut und Sozialpädagoge etwa im Rahmen des Kliniksozialdienstes auch jenseits des Heilauftrags tätig werden, sodass seine Tätigkeit der Sozialen Arbeit zuzurechnen ist und keine Heilkunde darstellt.

Die Ausdifferenzierung und Vielfalt von Berufen ist konstitutiv für eine moderne Gesellschaft, und so ist es wünschenswert, dass sich die unterschiedlichen Berufe weniger als Konkurrenz verstehen, sondern als Ergänzung unterschiedlicher Zugangs- und Hilfemöglichkeiten, und dass sie in ihren unterschiedlichen Professionen zum Wohle der Klienten zusammenwirken. Allerdings muss ein Sozialstaat auch Regelungen treffen, nach denen bestimmte Leistungsansprüche auch bestimmten Leistungserbringern zugeordnet werden. Und so gilt es, die verschiedenen Sozialleistungen in ihrem wechselseitigen Verhältnis zu sehen, wobei auch hier der Zweck der Dienstleistungen im Vordergrund für die rechtliche Einordnung steht:

> »Auf Grund des Approbationsvorbehalts für die heilkundliche Psychotherapie und des Erlaubnisvorbehalts nach dem Heilpraktikergesetz ist jedenfalls beim Einsatz bestimmter Verfahren der Psychotherapie zu differenzieren, ob sie
> - zum Zweck der Heilbehandlung i.S. des SGB V oder
> - zum Zweck der Hilfe zur Erziehung nach §§ 27 ff. SGB VIII
>
> zum Einsatz kommen.
>
> In einem Überschneidungsbereich können Kinder und Jugendliche Probleme zeigen, die sowohl Krankheitswert haben als auch einen erzieherischen Bedarf der für sie sorgeberechtigten Eltern begründen. Abstrakt wird man sagen können, dass die Kassen zuständig sind, wenn die Probleme vorrangig Krankheitswert haben und der erzieherische Bedarf in den Hintergrund tritt« (Wiesner, 2005, S. 41).

Im Feld der Kinder- und Jugendhilfe ist im Bereich der Hilfe zur Erziehung im SGB VIII ausdrücklich von therapeutischen Leistungen die Rede: § 27 Abs. 3 Satz 1 SGB VIII: »(3) Hilfe zur Erziehung umfasst insbesondere die Gewährung pädagogischer und damit verbundener therapeutischer Leistungen.« Die Hilfe ist für Kinder und Jugendliche zu erbringen, nach § 41 SGB VIII aber auch für junge Volljährige. Eine Verknüpfung pädagogischer mit therapeutischen Leistungen muss dabei nicht zwangsläufig erfolgen. Es kann sich auch nur um pädagogische oder nur um therapeutische Leistungen handeln. Das ist nach dem »erzieherischen Bedarf im Einzelfall« (§ 27 Abs. 2 Satz 2 SGB VIII) zu entscheiden. Das Gesetz benennt im Folgenden einen Katalog von Maßnahmen (§§ 28 bis 35 SGB VIII), der allerdings keine Rangordnung darstellt und wobei die Hilfen nach Bedarf miteinander kombiniert werden können. Psychosoziale Therapie begründet sich somit unmittelbar aus § 27 SGB VIII und wird kein weiteres Mal im genannten Katalog genannt (Nothacker, 2009, S. 64 ff.). Das Leistungsprofil der einzelnen Maßnahmen in diesem Katalog beinhaltet aber jeweils auch therapeutische Leistungen. Das ergibt sich rechtssystematisch daraus, dass die Grundsätze von § 27 Abs 3 SGB VIII für alle nachfolgenden Maßnahmen (§§ 28 bis 35 SGB VIII) gelten.

Beispielhaft sei hier die Erziehungsberatung (§ 28 SGB VIII) genannt, in der sich multiprofessionelle Teams aus unterschiedlichen pädagogischen, psychologischen und therapeutischen Berufsgruppen zum Standard entwickelt haben. Nothacker (2009, S. 66) hält dazu fest: »Es kommen verschiedene psychosoziale Therapieverfahren einschließlich von Psychotherapie im psychosozialen Kontext zur Anwendung (etwa Systemische Therapie, Familientherapie, Gestalttherapie), die nach dem für die Jugendhilfe geltenden Fachkräftegebot (§ 72 Abs. 1 SGB VIII) eine entsprechende Fachausbildung, aber keine Approbation voraussetzen. Umgekehrt schließt Erziehungsberatung zwar Psychotherapie, aber keine heilkundliche Psychotherapie im Sinne des PsychThG ein, so dass selbst von approbierten Psychotherapeuten mit Kassenzulassung im Rahmen der von Trägern der öffentlichen Jugendhilfe zu finanzierenden Erziehungsberatung heilkundliche Psychotherapie mit dem Ziel der Krankenbehandlung und medizinischen Rehabilitation nicht erbracht werden darf; denn Psychotherapie im Rahmen der Erziehungsberatung kann nur auf die gelingende Erziehung und Lebensbewältigung, nicht aber auf Wiederherstellung der Gesundheit ausgerichtet sein.« Nach dem SGB VIII finanzierte Systemische Therapie kann dabei sowohl von approbierten Psychotherapeuten erbracht werden als auch von Systemischen Therapeuten, die ausschließlich jenseits des Heilauftrags tätig sind. Dabei muss es sich allerdings um eine psychosoziale Zielsetzung der Hilfe zur Erziehung handeln und die Therapeuten müssen für diese Zielsetzung qualifiziert sein.

Was die konkrete Erbringung und Qualitätssicherung der jeweiligen Sozialleistungen angeht, so wird das in den unterschiedlichen Sozialgesetzbüchern unterschiedlich gehandhabt. Während in der Gesundheitsversorgung nach SGB V Leistungen zentral vom G-BA geprüft und zugelassen werden, erfolgt eine sozialrechtliche Zulassung von Leistungen nach SGB VIII nicht zentral, sondern durch die zuständigen Leistungsträger vor Ort.

Ist die heilkundliche Behandlung mit Krankheitswert in Deutschland bestimmten Berufsgruppen vorbehalten, so gilt das nicht grundsätzlich in Bezug auf die Entwicklung der Gesundheitsversorgung im Sinne eines umfassenden Gesundheitsverständnisses. So gilt nach der Verfassung der Weltgesundheitsorganisation (WHO): »Health is a state of complete physical, mental and social well-being and not merely the absence of disease or infirmity.«[12] Das Gesundheitsverständnis der WHO ist demnach sehr umfassend, geht über das Fehlen von Krankheit oder Gebrechen hinaus und versteht Gesundheit als Zustand des vollständigen körperlichen, geistigen und sozialen Wohlergehens. Vor diesem Hintergrund wird deutlich, dass Gesundheit nicht allein von Medizin und Psychotherapie wiederhergestellt werden kann, sondern bei Bedarf auch andere Professionen – etwa aus dem Bereich der Bildung, Erziehung und Sozialen Arbeit – einen wichtigen Beitrag leisten können und müssen.

12 http://apps.who.int/gb/bd/PDF/bd47/EN/constitution-en.pdf (9.9.2019).

Damit kommt Systemischer Therapie eine zukunftsweisende Rolle zu, da sie nicht nur von Angehörigen sehr unterschiedlicher Grundberufe und Professionen ausgeübt, sondern auch von verschiedenen wissenschaftlichen Disziplinen erforscht, gelehrt und weiterentwickelt wird. Indem sie in unzähligen Hilfesystemen und Kontexten angewandt wird, ist sie in der Lage, hemmende Engführungen, die in der Praxis immer wieder auftauchen, zu überwinden.

Um dieses Potenzial ausschöpfen zu können, bedarf es bei den aktuellen Entwicklungen allerding der Beachtung des Grundrechtsschutzes bei den sich unterscheidenden Hilfen und systemischen Berufen. So lassen sich die Freiheitsrechte der Verbraucher, Kunden, Klienten und Patienten in Bezug auf ein heterogenes Feld von Hilfen, aber auch die Berufsfreiheit von Systemischen Therapeuten in einem sozialen Rechtsstaat zum Wohle der Allgemeinheit realisieren.

Literatur

Bundeskonferenz für Erziehungsberatung (2005). bke-Stellungnahme – Erziehungsberatung und Psychotherapie. bke Informationen 2/05. www.bke.de/content/application/mod.content/1152713920_erziehungsberatung_und_psychotherapie.pdf (24.7.2019).

Bundeskonferenz für Erziehungsberatung (2015). Gemeinsam an der Brücke zwischen den Systemen arbeiten. Zum Konzept einer differenzierten psychotherapeutischen Versorgung der Bundespsychotherapeutenkammer. Informationen für Erziehungsberatungsstellen, 15 (1), 17–19. www.bke.de/content/application/mod.content/1437577275_Info%20 1-15 %20Stellungnahme%20S17-19.pdf (24.7.2019).

Bundespsychotherapeutenkammer (2014). Versorgung psychisch kranker Menschen verbessern. Konzept einer differenzierten psychotherapeutischen Versorgung. www.bptk.de/fileadmin/user_upload/Publikationen/BPtK-Standpunkte/differenziertes_Versorgungskonzept/20140613_bptk-standpunkt_differenziertes_versorgungskonzept.pdf (12.2.2016).

Deutsches Institut für Medizinische Dokumentation und Information (2019). ICD-10-GM in der Version 2019. www.dimdi.de/static/de/klassi/icd-10-gm/ (24.7.2019).

Dünisch, F. (Hrsg.) (2013). Das Recht des Heilpraktikerberufs und der nichtärztlichen Heilkundeausübung. Bundes- und Landesrecht mit Kommentar zum Heilpraktikergesetz einschließlich Durchführungsverordnung (Teil: Erg.-Lfg. 24). Starnberg: Schulz Verlag.

Falkai, P. (Hrsg.) (2015). Diagnostische Kriterien DSM-5. Göttingen: Hogrefe.

Fasselt, U., Schellhorn, H. (Hrsg.) (2017). Handbuch Sozialrechtsberatung – HSRB (5. Aufl.). Baden-Baden: Nomos.

Gemeinsamer Bundesausschuss (G-BA) (2018). Beschluss vom 22.11.2018 über die Anerkennung des Nutzens und der medizinischen Notwendigkeit der Systemischen Therapie als Psychotherapieverfahren. www.g-ba.de/downloads/39-261-3588/2018-11-22_PT-RL_Nutzen-Systemische-Therapie.pdf (17.1.2020).

Gemeinsamer Bundesausschuss (G-BA) (2019). Beschluss vom 22.11.2019 des Gemeinsamen Bundesausschusses über eine Änderung der Richtlinie über die Durchführung der Psychotherapie (Psychotherapie-Richtlinie): Systemische Therapie bei Erwachsenen. www.g-ba.de/downloads/39-261-4028/2019-11-22_PT-RL_Systemische-Therapie-Erwachsene.pdf (17.1.2020).

IMPP – Institut für medizinische und pharmazeutische Prüfungsfragen (2019). IMPP-Gegenstandskatalog für die schriftlichen Prüfungen nach dem Psychotherapeutengesetz Ausbildungsgang für Psychologische Psychotherapeuten. Mainz: Eigenverlag. www.impp.de/pruefungen/allgemein/gegenstandskataloge.html?file=files/PDF/Gegenstandskataloge/Psychotherapie/GK-PP_20191202.pdf (17.1.2020).

Jaeger, L. (2013). Patientenrechtegesetz. Kommentar zu §§ 630a bis 630h BGB. Karlsruhe: Verlag Versicherungswirtschaft.

Jerouschek, G. (Hrsg.) (2004). Psychotherapeutengesetz. PsychThG. Gesetz über die Berufe des psychologischen Psychotherapeuten und des Kinder- und Jugendlichenpsychotherapeuten, zur Änderung des fünften Buches Sozialgesetzbuch und anderer Gesetze. München: Beck.

Moryson, S. (2015). Systemische Diagnostik. In R. Hanswille (Hrsg.), Handbuch systemische Kinder- und Jugendlichenpsychotherapie (S. 199–234). Göttingen: Vandenhoeck & Ruprecht.

Nothacker, G. (2009). Psychotherapeutische Leistungen im Sozialrecht. Berlin: Eigenverlag der Psychotherapeutenkammer Berlin.

Schweitzer, J., Schlippe, A. von (2015). Lehrbuch der systemischen Therapie und Beratung II. Das störungsspezifische Wissen. Göttingen: Vandenhoeck & Ruprecht.

Sodan, H. (2018) (Hrsg.). Grundgesetz. Kommentar. München: Beck.

Steinig, J., Kersting, A. (2015). Anhaltende komplexe Trauerreaktion – Ein neues Krankheitsbild? PSYCH up2date, 9, 281–295.

Sydow, K. von, Beher, S., Retzlaff, R., Schweitzer, J. (2007). Die Wirksamkeit der Systemischen Therapie/Familientherapie. Göttingen: Hogrefe.

Wenzel, J. (2009). Schutz der Vertraulichkeit der Beratung durch verfassungsrechtliche, datenschutzrechtliche und strafrechtliche Schranken am Beispiel der §§ 16a, 61 SGB II. In: info also – Informationen zum Arbeitslosenrecht und Sozialhilferecht. 27. Jahrgang. Ausgabe 6/2009, S. 248–255.

Wiesner, R. (2005). Psychotherapie im Kinder- und Jugendhilferecht. Gutachten im Auftrag der Psychotherapeutenkammer Berlin. www2.psychotherapeutenkammer-berlin.de/uploads/therapie_nach_kjhg.pdf (29.7.2019).

Wissenschaftlicher Beirat Psychotherapie: Gutachten zur wissenschaftlichen Anerkennung der Systemischen Therapie vom 14.12.2008. www.wbpsychotherapie.de/fileadmin/user_upload/downloads/pdf-Ordner/WBP/GutachtenSystemischeTherapie20081214-1.pdf (18.9.2019).

Rechtsgrundlagen

Bundesärzteordnung (BÄO). www.gesetze-im-internet.de/b_o/index.html

Bundesdatenschutzgesetz (BDSG). www.gesetze-im-internet.de/bdsg_2018/

Bundesversorgungsgesetz (BVG). www.gesetze-im-internet.de/bvg/BJNR104530960.html

Bürgerliches Gesetzbuch (BGB) (z. B. geändert durch Patientenrechtegesetz).www.gesetze-im-internet.de/bgb/

Durchführungsverordnung zum Heilpraktikergesetz. www.gesetze-im-internet.de/heilprgdv_1/BJNR002590939.html

Grundgesetz für die Bundesrepublik Deutschland (GG). www.gesetze-im-internet.de/gg/

Heilpraktikergesetz (HeilprG). Zulassung zur Heilkunde ohne Approbation www.gesetze-im-internet.de/heilprg/index.html

Gesetz gegen den unlauteren Wettbewerb (UWG). www.gesetze-im-internet.de/uwg_2004
Gesetz zur Stärkung der Gesundheitsförderung und der Prävention (Präventionsgesetz – PrävG). www.bmg.bund.de/ministerium/meldungen/2015/praeventionsgesetz.html
Gesetz zur Vermeidung und Bewältigung von Schwangerschaftskonflikten (Schwangerschaftskonfliktgesetz – SchKG). www.gesetze-im-internet.de/beratungsg/
Heilmittelwerbegesetz (HWG). www.gesetze-im-internet.de/heilmwerbg
Jugendgerichtsgesetz (JGG). www.gesetze-im-internet.de/jgg/
Liste zum Recht der medizinischen Berufe. www.rechtliches.de/Gesetze_68.html
Patientenrechtegesetz (Artikelgesetz). www.bmg.bund.de/themen/praevention/patientenrechte/patientenrechte.html
Psychotherapeutengesetz (PsychThG). www.gesetze-im-internet.de/psychthg/index.html
Psychotherapie-Richtlinie des Gemeinsamen Bundesausschusses: Regelung sozialrechtlichen Leistungen für heilkundliche Psychotherapie. www.g-ba.de/informationen/richtlinien/20/
Sozialgesetzbuch I (SGB I). Allgemeiner Teil. www.gesetze-im-internet.de/sgb_1
Sozialgesetzbuch II (SGB II). Grundsicherung für Arbeitsuchende. www.gesetze-im-internet.de/sgb_2
Sozialgesetzbuch III (SGB III). Arbeitsförderung. www.gesetze-im-internet.de/sgb_3
Sozialgesetzbuch IV (SGB IV). Gemeinsame Vorschriften für die Sozialversicherung. www.gesetze-im-internet.de/sgb_4
Sozialgesetzbuch V (SGB V). Gesetzliche Krankenversicherung. www.gesetze-im-internet.de/sgb_5
Sozialgesetzbuch VI (SGB VI). Gesetzliche Rentenversicherung. www.gesetze-im-internet.de/sgb_6
Sozialgesetzbuch VII (SGB VII). Gesetzliche Unfallversicherung. www.gesetze-im-internet.de/sgb_7
Sozialgesetzbuch VIII (SGB VIII). Kinder- und Jugendhilfe. www.gesetze-im-internet.de/sgb_8
Sozialgesetzbuch IX (SGB IX). Rehabilitation und Teilhabe behinderter Menschen. www.gesetze-im-internet.de/sgb_9_2018
Sozialgesetzbuch X (SGB X). Sozialverwaltungsverfahren und Sozialdatenschutz. www.gesetze-im-internet.de/sgb_10
Sozialgesetzbuch XI (SGB XI). Soziale Pflegeversicherung. www.gesetze-im-internet.de/sgb_11
Sozialgesetzbuch XII (SGB XII). Sozialhilfe. www.gesetze-im-internet.de/sgb_12
Strafgesetzbuch (StGB). www.gesetze-im-internet.de/stgb
Umsatzsteuergesetz (UStG). www.gesetze-im-internet.de/ustg_1980/
Unterlassungsklagengesetz (UKlaG). www.gesetze-im-internet.de/uklag/

I

Jan V. Wirth

Soziale Arbeit und Systemische Therapie – Gemeinsamkeiten und Unterschiede

Vorgehensweise

Das »Lexikon des systemischen Arbeitens. Grundbegriffe der systemischen Praxis, Methodik und Theorie« (Wirth u. Kleve, 2012, S. 10 f.) benennt *sieben* professions- und handlungsfeldübergreifende Merkmale des Systemischen Arbeitens. Anhand dieser (fortlaufend nummerierten) Merkmale werden im Folgenden Gemeinsamkeiten und Unterschiede Sozialer Arbeit und Systemischer Therapie ausdifferenziert und erläutert. Nützlich könnte diese Vorgehensweise deswegen sein, weil das Lexikon des systemischen Arbeitens als ein Vorhaben betrachtet werden kann, das zwischen dem sozialen Arbeiten[1] und der systemischen Therapie angesiedelt ist und diese Wirklichkeitsbereiche und Handlungsfelder miteinander zu verknüpfen sucht.

Dass mit lediglich sieben Merkmalen eine erschöpfende Darstellung der Gemeinsamkeiten und Unterschiede von Sozialer Arbeit und Systemischer Therapie misslingt, dürfte auf der Hand liegen. Jede Art von Beschreibung blendet mehr aus, als sie einblendet. Die Konzentration auf sieben Merkmale hat den Vorteil, dass sie einige der bedeutendsten Bausteine *systemischer* Handlungsorientierungen – wenn auch skizzenhaft – darstellen kann. Diese Auswahl ist das Ergebnis meiner Auseinandersetzung mit den Anliegen dieses Buchs. Damit wird der Beobachter in diese Unternehmung mit hineingezogen – getreu dem systemischen Motto, dass eine Beobachtung mehr über den Beobachter sagt als über das Beobachtete. Von meiner beruflichen Sozialisation und Expertise stehe ich der (Systemischen) Sozialen Arbeit in Profession und Disziplin auf generalistische Weise näher als einzelnen Handlungsformen wie der systemischen Therapie.

1 In diesem Beitrag wird »Soziale Arbeit« dann großgeschrieben, wenn es sich um den Beruf und die Profession handelt. Wenn es sich um die nicht an Berufe gebundene Tätigkeit handelt, heißt es »soziale Arbeit«.

Meine Beobachtungen werde ich demnach kritisch überprüfen müssen mit Blick auf voreilige Generalisierungen bzw. Parteinahmen. Die von Heiko Kleve und mir erarbeiteten sieben Merkmale im Lexikon des systemischen Arbeitens habe ich mit gutem Grund zum Fundament dieses Beitrags gemacht. In seiner Fülle und Bandbreite von Beiträgen greift das Lexikon über Soziale Arbeit und Systemische Therapie hinaus bzw. unterläuft die einschlägigen Markierungen. Das Systemische Arbeiten kann in der Tat jenseits von Handlungsfeldern und Domänen als ein Arbeitsansatz charakterisiert werden, der regelmäßig und wiederkehrend durch ein bestimmtes Set von Theorien, Methoden und Haltungen geprägt wird. Dieser Beitrag ist demnach der Versuch, mithilfe von *sieben* grundlegenden Kennzeichen des systemischen Arbeitens *Gemeinsamkeiten und Unterschiede* von Sozialer Arbeit und Systemischer Therapie herauszuarbeiten.

Vier Begriffsbestimmungen sind dem Verstehen des Folgenden förderlich:

- *Soziale Arbeit* ist ein Arbeitsbegriff, der Sozialarbeit (Helfen) und Sozialpädagogik (Erziehen) in ihren Entwicklungslinien aufeinander zulaufen sieht und die Zusammenhänge betont zwischen Armut, Behinderung, Ausgrenzung, Tod auf der einen und Aufklärung, Bildung, Erziehung, Emanzipation auf der anderen Seite. Das Bezugsproblem der Sozialen Arbeit wandelt sich in den letzten Jahren weg von »sozialen Problemen« hin zu »Problemen der Lebensführung« (in) der Gesellschaft.
- *Systemisches Arbeiten* lässt sich erkennen an der konzeptionellen und sprachlichen Verwendung der Unterscheidung von System und Umwelt als Form der Beobachtung.
- *Systemische Soziale Arbeit* betrachtet Ressourcen und Leistungen insbesondere im Hinblick auf die Ermöglichung von Teilnahme (Inklusion) bzw. auf die Nichtermöglichung von Teilnahme, also die Nichtteilnahme (Exklusion) an sozialen Systemen und entwickelt unter dieser Perspektive gemeinsam mit ihren Adressaten und Auftraggebern neue Handlungsmöglichkeiten. Methodisch stützt sie sich auf Verfahren aus verschiedenen beraterischen, pädagogischen und therapeutischen Arbeitsansätzen (wie die Systemische Therapie), denen dieser Grundgedanke vorausliegt: nämlich die Aufmerksamkeit, die Beobachtungen und die Interventionen auf die Beziehungsmuster zwischen den verschiedenen Systemen in ihren Umwelten zu richten (Wirth, 2010).
- *Systemische Therapie* in ihrer nichtheilkundlichen Form ist zumindest ihrer gesetzlichen Verortung nach gemäß des Sozialgesetzbuches VIII § 27 Abs. 3 eine spezielle Hilfeform zur Erziehung für Familien und Personen mit elterlichen Rechten und Pflichten. In diesem Beitrag wird sie nicht nur als Psychotherapie, sondern auch als soziale Therapie begriffen. Damit nimmt sie eine interessante Funktion ein zwischen Psychotherapie (Veränderung psychi-

scher Prozessstrukturen) und Sozialer Arbeit (Veränderungen sozialer bzw. gesellschaftlicher Prozessstrukturen). Systemische Therapie stützt sich seit ihrem Entstehen in den 1950er Jahren auf verschiedene familientherapeutische Schulen, von denen hier nur drei genannt werden (Haselmann, 2007): die klassische systemische Familientherapie (Virgina Satir und andere), der strukturorientierte familientherapeutische Ansatz (Salvador Minuchin etc.) und der kommunikationstheoretisch (konstruktivistisch) orientierte systemische Ansatz (Paul Watzlawick und weitere).

Zur Auftragsklärung dieses Beitrags – ganz im Sinne des Systemischen Arbeitens:

Was ist der Anlass dieses Beitrags?

Der Anlass dieses Beitrags ist der Wunsch der Herausgeber und Autorinnen, Fragen wie diese zu stellen bzw. zu beantworten: »Was kennzeichnet eine systemtherapeutische Arbeit jenseits der Heilbehandlung? Woher nimmt sie ihre Legitimation, wo liegt ihre Grenze – zur psychosozialen Beratung, zur kassenfinanzierten Psychotherapie? Und wie kann systemisches Wissen nutzbar gemacht werden, um die professionelle Sichtweise auf Schwierigkeiten und Problemlagen von und mit Klienten zu erweitern und das Handlungsrepertoire von Fachkräften sowie deren Rollenverständnis weiterzuentwickeln?«

Was soll hier kein Thema sein?

Thema kann hier nicht sein, Soziale Arbeit im Ganzen in ihrer theoretischen wie praktischen (Forschung, Methoden) Vielfalt einzubeziehen. Jedoch sollen wichtige Paradigmen, Handlungskonzepte und Perspektiven der Sozialen Arbeit berücksichtigt werden.

Was wünschen Sie sich selbst, was sich für die Leser-/innen dieses Beitrags verändert?

Ich würde mir wünschen, dass diese besser zwischen verschiedenen Handlungsformen im Bereich der sozialen Berufe – wie Beraten, Heilen, Erziehen, Helfen, Begleiten – unterscheiden können. Denn jenseits der Domänen und Parzellen der Professionen, Disziplinen und Verbände käme es mir darauf an, unterschiedliche Sichtweisen offenzuhalten und auf konkrete Probleme der Lebensführung der Gesellschaft zu beziehen. Dabei geht es mir nicht um ein »harmonisches« Miteinander, da nicht alle Perspektiven stets gleich brauchbar sind. Es ginge mir eher um das fallbezogene Nutzen ihrer Diskrepanzen und Ambivalenz als konstruktives Nutzen der Veränderungsenergie, die beim Durchgang durch diese unterschiedlichen Perspektiven, Positionen und Haltungen entsteht.

Im Folgenden werden die sieben Leitsätze jeweils kurz zitiert und sodann auf die Gemeinsamkeiten bzw. Unterschiede zwischen (Systemischer) Sozialer Arbeit und Systemischer Therapie bezogen.

Wirklichkeit als Konstruktion

1. »Systemisch zu arbeiten heißt, die wissenschaftliche Einsicht professionell zu nutzen, dass der täglichen Realität – mit all ihren Problemen, aber auch mit all ihren Lösungen – keine Wirklichkeit an sich, sondern sinnhaft konstruierte, raum-zeitlich geordnete und symbolisch verfasste Erfahrungen zugrunde liegen.« (Wirth u. Kleve, 2012, S. 10 f.)

Gemeinsamkeit – Fundierung von Erkenntnis

Im Bereich der angewandten Wissenschaften bzw. wissenschaftlich fundierter Berufe haben Theorien oft die Funktion von Handlungsorientierungen. Diese Handlungsorientierungen weisen unterschiedliche Abstraktionsgrade auf. Wir können unterscheiden zwischen Metatheorien, Theorien, Handlungskonzepten, Verfahren, Methoden, Techniken, Mikropraktiken und Haltungen.

Mit diesem Kennzeichen begeben wir uns auf die Ebene der Metatheorie des Konstruktivismus.

Drei Strömungen des Konstruktivismus sind dabei mindestens auseinanderzuhalten: der »radikale Konstruktivismus«, der Wirklichkeit gewissermaßen als neuropsychische Konstruktion beschreibt (von Foerster u. Pörksen, 2003); der »soziale Konstruktivismus«, der Diskurse, Sprache und Aussagen als zentral für die Entstehung von Wirklichkeit behandelt (Gergen, 1999/2002); der »systemtheoretische«, manchmal auch »operative« genannte Konstruktivismus, der die Wirklichkeit als hervorgebracht sieht durch systemisch erzeugte Beobachtungen (Luhmann, 1984).

Trotz ihrer Unterschiedlichkeit lassen sich Konstruktivismen auf *zwei* erkenntnistheoretische Postulate hin bündeln (von Ameln, 2004, S. 3):

- »1) Das, was wir als unsere Wirklichkeit erleben, ist nicht ein passives Abbild der ›Realität‹, sondern Ergebnis einer aktiven Erkenntnisleistung.
- 2) Da wir über kein außerhalb unserer Erkenntnismöglichkeiten stehendes Instrument verfügen, um die Gültigkeit unserer Erkenntnis zu überprüfen, können wir über die Übereinstimmung zwischen subjektiver Wirklichkeit und objektiver Realität keine gesicherten Aussagen treffen.«

Die Nützlichkeit dieser Grundannahmen insbesondere für psychosoziale Beratung und Therapie liegt ebenso auf der Hand wie ihre Kritik aus wissenschaftlicher Perspektive. Was auf bestimmte Weise konstruiert wurde, lässt sich auch *anders* konstruieren. Während der Konstruktivismus in der auf Brauchbarkeit von Modellen angewiesenen Praxis stark verbreitet ist, tut sich die Wissenschaft mit dem Konstruktivismus eher schwer, da er ihren Wahrheitsanspruch erheblich relativiert. Nicht nur die Wahrheit, sondern auch der Konstruktivismus könnte die Erfindung eines Lügners sein. Dieses Argument sticht jedoch nicht in Gänze, weil es die positiven Erfahrungen der Beteiligten in psychosozialer Beratung, Gesprächsführung und Therapie nicht erklären kann bzw. deren Beurteilungsvermögen vernachlässigt. Es könnte nämlich *wahr* sein, dass eine konstruktivistische Grundüberzeugung für die genannten Handlungsformen weithin als brauchbar erlebt wird. Seine Fundierung hat der Konstruktivismus offensichtlich in der Praxis.

Der Konstruktivismus ist die gemeinsame erkenntnistheoretische Fundierung einer systemisch-konstruktivistischen Sozialen Arbeit und Systemischen Therapie. In der Praxis lässt sich zuweilen ein unreflektierter Rückzug der Fachkräfte auf eine radikal konstruktivistische Erkenntnisposition beobachten. Eine solche wahrnehmungsorientierte Position lässt sich erkennen an einer Aussage wie dieser: »Jeder nimmt die Welt auf seine subjektive Weise wahr.« Diese Position blendet das Vorhandensein und die Bedeutung von gemeinsam geteilten und über Symbole angezeigten Bedeutungen aus. Zugegeben etwas streithaft ausgedrückt, kann diese Position nicht erklären, wie es dazu kommt, dass wir unsere Handlungen über Symbole und Sprache koordinieren und zu geteilten Werturteilen kommen.

Unterschiede – »harte« oder »weiche« Realität

Die Unterscheidung von »harter« versus »weicher« Realität stammt sicher nicht aus der weichen Realität. Sie stammt aus den »harten« Naturwissenschaften, die eine jahrtausendealte Tradition haben und deren Wirklichkeitsbeschreibungen entsprechend Zeit hatten, die Gesellschaft zu durchdringen. Dass die Welt *sei* im Sinne der Ontologie (Seinslehre), davon lassen wir uns allzu schnell überzeugen. Selbstverständlich gibt es – wohl ebenso lange – davon sehr unterschiedliche Philosophien, zumal in den jeweiligen Kulturkreisen in östlicher und westlicher Richtung. Dies sei hier nur angemerkt, um die Unterscheidung zwischen christlich-abendländischem Denken und anderen erkenntnisreichen Denkgepflogenheiten anzuzeigen.

Die Einführung des denkenden und seienden Beobachters durch René Descartes markiert einen bedeutenden Schritt der Erkenntnis des Verhältnisses von Natur, Individuum und Gesellschaft, die über Thomas von Aquin, Immanuel Kant, Adam Smith, August Comté, Wilhelm Dilthey, Jane Addams und vielen anderen zur Herausbildung der »weichen« Sozialwissenschaften führt.

Die Unterscheidung von »hart« und »weich« ergibt im Kaleidoskop der heutigen angewandten Sozial- und Therapiewissenschaften wenig Sinn. Das von uns bevorzugte Instrument ist nicht das Stethoskop der Mediziner, der Fragebogen der Psychologen, das Theaterglas der Soziologen oder das Teleskop der Philosophen, sondern das *Kaleidoskop.* Mit ihm lässt sich die Frage beantworten, inwieweit *verschiedene* Metatheorien, Theorien und Handlungskonzepte den Rahmen und die Bezugsprobleme menschlicher Lebensführung zu *beschreiben, erklären* und *bewerten* imstande sind, auf die sie reagieren.

In der Sozialen Arbeit gibt es eine Reihe von Metatheorien und differenzierten Theorien, die nebeneinander – auch zum Teil wohl unverträglich – zur Verfügung stehen. Wahrscheinlich am weitesten verbreitet im deutschsprachigen Bildungsraum ist die »Lebensweltorientierte Soziale Arbeit« von Hans Thiersch (1992/2005), die »Systemistisch-ontologische Handlungslehre« von Silvia Staub-Bernasconi (2007) und die »Systemisch-konstruktivistische Soziale Arbeit«, z. B. mit dem postmodernen Ansatz von Heiko Kleve (1999/2007).

Theorien und Handlungskonzepte der Sozialen Arbeit sind in sich differenzierter und nach außen ausgreifender als (familien)therapeutische Konzepte. Sie haben kritische Aussagen über die Gesellschaft, ihre Organisationen und Teams, ihre Sozialräume, ihre Familien und Einzelpersonen über verschiedene Lebensphasen und Entwicklungsverläufe zu treffen, zumindest zu bündeln und daraus professionelle Handlungen abzuleiten.

Die Systemische Therapie bezieht sich gemäß ihrem Aufgabenbereich in den meisten Fällen auf Interaktionen in Familien und zwischen ihren Mitgliedern. Auch Soziale Arbeit wird als eine »interaktionsbasierte« Profession bezeichnet, ihre Beobachtungsaufgaben erstrecken sich jedoch nicht nur auf Interaktionen, sondern auch auf Organisationen – insbesondere auch die eigene Organisierung – und auf teilgesellschaftliche Sphären und Systeme und deren Prozesse von Inklusion und Exklusion (Bommes u. Scherr, 2012, S. 252 ff.).

Die Unterschiede zwischen Sozialer Arbeit und Systemischer Therapie lassen sich mit der Unterscheidung von *Generalisierung* und *Spezialisierung* auf den Punkt bringen. Die besondere Expertise der Systemischen Therapie besteht darin, problematisch gewordene Interaktionen des Systems *Familie* zu beobachten und mit entsprechenden Verfahren ressourcen- und lösungsorientiert zu begleiten bzw. zu bearbeiten. Die besondere Expertise (und Herausforderung) der Sozialen Arbeit besteht darin, die Lebensführung als Ganzes von vielfältigen Inklusionen und Exklusionen im sozialen Wandel der Weltgesellschaft und -kulturen aufzugreifen.

Lebensführung *als Ganzes* wird gerade nicht von den spezialisierten Berufen und Professionen bearbeitet – auch nicht von einer Systemischen Therapie. Das Verhältnis von Spezialisierung und Generalisierung gleicht ein wenig dem des Allgemeinarztes und des Facharztes, wobei dieser Vergleich mindestens so hinkt, wie er zum Verständnis beiträgt, da er aus der nur medizinischen Sphäre stammt, während Lebensführung nachgerade durch Vielfalt und Ganzheitlichkeit (Teilnahme an Recht, Familie, Erziehung, Wirtschaft, Krankenversorgung, Politik, Medien, Religion, Freizeit usw.) gekennzeichnet ist.

Beobachtung als Ko-Konstruktion

> 2. »Systemisch zu arbeiten drückt aus, sich selbst als Teil und Ko-Erzeuger sozialer Kontexte und ihrer Beobachtungen begreifen und reflektieren zu können. Es gibt keinen archimedischen Punkt, also keinen Punkt außerhalb der als sinnhaft strukturierten sozialen Welt, auf den sich zurückzuziehen möglich wäre und der von dort einen – etwa verantwortungsfreien – Blick auf die Welt verspräche, wie sie wirklich ist.«
> (Wirth u. Kleve, 2012, S. 10 f.)

Gemeinsamkeiten – Bedarf an selbstreflexivem Handeln

Der systemischen Therapie und der Sozialen Arbeit gemeinsam ist der Bedarf am Überdenken, Vordenken, Nachdenken und Erwägen, kurz gesagt an *Reflexivität* des Handelns und *Selbstreflexivität* der eigenen Haltung und Persönlichkeit in Prozessen der psychosozialen Begleitung und Unterstützung. Gemeinsam miteinander und mit unseren Nutzerinnen und Adressaten weben wir durch unsere Aktionen und Interaktionen das Netz der Wirklichkeitskonstruktionen mit. Bereits durch unsere Präsenz verändern sich die sozialen Felder, in denen wir uns bewegen.

Schon durch unsere Wahrnehmung, die sich in unseren Beobachtungen und unserer Kommunikation über Unterscheidungen und Bezeichnungen formiert, ändern sich Verhaltensweisen und Verhältnisse in einer bestimmten, unvorhersehbaren Weise. Bestenfalls betrachten uns unsere Nutzer und Adressatinnen in diesen Momenten als Begleitung, Unterstützung, Ermächtigung und Befähigung, neue Perspektiven und Positionen einzunehmen und daraus neue Haltungen und Fähigkeiten zu gewinnen. Schlimmstenfalls werden wir als Eindringlinge, Kontrolleure, Besserwisser und weltfremde Experten gesehen, die es besser schnell abzuschütteln gilt, bevor das wahre Ausmaß der Probleme offenkundig wird.

Wir miterzeugen die sozialen und geografischen Umwelten, denen wir uns ausgesetzt sehen, sind Teil dieser Umwelten für andere und übernehmen durch die Form der Beobachtungen der Interaktionen als Sozialprofessionelle Verantwortung für die möglichen und unmöglichen Sichtweisen auf die uns jeweils sich zeigenden Ausschnitte der sozialen Wirklichkeit.

Der kulturelle Rahmen unserer Beobachtungen ist nicht ohne Weiteres reflektierbar:

Stellen wir uns Menschen vor, die ihren Lebensort nie verlassen haben; Fachkräfte, die seit vielen Jahren nur die eigene Teamkultur kennengelernt haben; Leitungskräfte, die ihre eigene Führungskultur nicht ohne äußere Unterstützung einblenden können bzw. ohne Feedbackkultur agieren. In diesen Fällen ist es den Sozialprofessionellen nicht möglich, die eigene Kultur des Lebens und Arbeitens mit anderen Kulturen in Beziehung zu setzen, zu relativieren und (selbst)kritisch-distanziert zu prüfen.

Interaktion und Kommunikation sind ein systemisches Geschehen, das nicht einseitig steuerbar ist (Luhmann u. Schorr, 1982). Die gemeinsame Haltung dahinter ist, dass wir gemeinsam – in den Möglichkeiten des Erkennens auf gleicher Augenhöhe – mit den Nutzerinnen und Adressaten unsere subjektiven Sichtweisen in der Kommunikation entfalten und dialogisch nutzen, um über eine vertiefte Analyse der für uns sichtbaren sozialen Prozesse Unterschiede und Unterscheidungen zu stiften, Lernprozesse anzuregen und Kommunikation in jeder Hinsicht ressourcen- und entwicklungsorientiert mitzugestalten. Die – zwar unterschiedlich intensive – Fokussierung von Ressourcen, Lösungen, Bedürfnissen, Rechten und Entwicklungen dürfte sicherlich Bestandteil aller sozialarbeiterischer, sozialpädagogischer und therapeutischer Theorien und Arbeitsweisen sein.

Im Mikrokosmos der Familie in ihrer gesellschaftlichen Funktion, sozialen Ganzheitlichkeit, und als bedeutendstes Hilfenetzwerk der Gesellschaft arbeitet die Systemische Therapie an, mit der und für die Gesellschaft im Kleinen wie im Großen. Jenseits des persönlichen Horizontes und Engagements der Fachkräfte scheint es mir eine wichtige, oft unerledigte Aufgabe für Weiterbildungen zur »Systemischen Therapeutin« in den entsprechenden Gesellschaften zu sein, die Vielfalt gesellschaftlicher Funktionen einzublenden und sich aus dem medizinisch-therapeutischen, auf Heilung bzw. Entstörung bedachten Kontext zu lösen. Interaktionen machen Einzelne in ihren Familien krank und zugleich können diese Interaktionen Effekte aus der Umwelt der Familie sein und Ausdruck von Problemen der globalisierten Gesellschaft bzw. ihrer Teilsysteme.

Unterschiede – Vielfalt der wissenschaftstheoretischen Positionen

Soziale Arbeit hat verschiedene Aufträge in der unter dem Primat der *funktionalen Differenzierung* stehenden Gesellschaft zu erfüllen. Im Laufe ihrer Entwicklung hat sie sich an verschiedene Teilsysteme der Gesellschaft wie dem Erziehungssystem, Krankenversorgungssystem, Rechtssystem, politischen System, Wirtschaftssystem, der Religion, den Massenmedien und sozialen Medien angelagert.

Insofern ist Soziale Arbeit ein Kind der Umstellung der gesellschaftlichen Differenzierung von Schichtendifferenzierung zur funktionalen Differenzierung. Als Teil der Gesellschaft, des Wohlfahrtsstaates und dessen Herrschaftsinstrumente sieht sie sich dem Erhalt des Ganzen verpflichtet. Gleichzeitig ist sie Ansprechpartner für Nutzer und Klientinnen mit ihren Erwartungen und Ansprüchen auf Hilfe (zur Selbsthilfe).

Soziale Arbeit ist eine Handlungswissenschaft und Handlungsprofession mit in der Breite gesteigerten Reflexionsansprüchen. Ihr Handeln zielt ab auf teilgesellschaftliche Teilnahme bzw. Nichtteilnahme an deren Formen und damit aufgeworfene Handlungszusammenhänge der Lebensführung. Es hängt ab von den Beobachtungsmitteln, die ihr zur Verfügung stehen. In der Erfüllung ihrer gesellschaftlichen Funktionen ist sie ideologisch weitgehend abhängig von der Politik, der Sozialpolitik und der von ihr zu verantwortenden Wohlfahrt in ihren Verbänden und Institutionen.

Sie hat beispielsweise Handlungspflichten im Kinderschutz, in der Arbeit mit von Krankheit, Behinderung oder vom bevorstehenden Tod betroffenen Personen, in der Notversorgung von von Wohnungslosigkeit bedrohten oder betroffenen Personen. In vielen Situationen, etwa in den Kinder- und Jugendhilfen, jedoch auch in anderen Handlungsfeldern wie der Sozialen Arbeit mit von Sucht Betroffenen, sieht sie sich in die Pflicht genommen, zu handeln, ohne vorweg lange zu beobachten. Sie übernimmt Verantwortung für die eigenen Beobachtungen und inszeniert sie als *objektiv* gegeben und nützliche Legitimation für sofortiges Eingreifen. Durch ihren Rückbezug auf eine tatsächlich vorhandene (problematische) Wirklichkeit und deren Gegebenheit jenseits von kulturellen bzw. sozialen Gepflogenheiten bzw. Gewohnheiten kann sie bestimmte nicht diskutable Positionen auf eindeutige und selbstgewisse Weise vertreten wie etwa das Plädoyer und den Appell dafür, die Menschenrechte bzw. die internationalen Ethikkodizes einzuhalten.

Diese ontologische Gewissheit und Expertise schaffen Orientierung, Sicherheit und Legitimation im beruflichen Handeln, das sich im Einzelfall auf unzweifelhafte Standpunkte wie den Menschenrechten usw. zurückziehen kann wie etwa im Strafvollzug, Kinderschutz, in der Psychiatrie oder der Sozialen Arbeit mit geflohenen Personen »ohne Status« usw.

Überhaupt haben die Beobachtung und Ko-Konstruktion nicht den gleichen Stellenwert in der (nichtsystemischen) Sozialen Arbeit wie in der Systemischen Therapie. Für so manche Theorien und Handlungskonzepte bleibt in ihrer Selbsterklärung und Systematik offen, was eigentlich Wissen ist, wie das Wissen in die Welt (oder andersherum) gelangt, von welchen Selbstverständlichkeiten die eigene Theorie und damit verknüpfte Handlungskonzeption ausgeht und welche kulturellen Rahmen damit verbunden sind.

Im Gegensatz zur systemischen Therapie und Systemischen Sozialen Arbeit fehlen anderen Theorien und Handlungskonzepten oft der von vornherein eingebaute Imperativ der Selbstbeobachtung, die diese oben genannte Maxime nach sich zieht (nicht so in der Reflexiven Sozialpädagogik und Professionalität von Dewe und Otto, 2005). Diese Reflexionsnotwendigkeit muss anders, etwa aus der Einsicht in die Komplexität konkreter Fälle, bezogen werden. Es lässt sich die Überzeugung vertreten, dass sich im Zuge der Entwicklung von Theorie und Praxis der Sozialen Arbeit verschiedene Theorien und Handlungskonzepte entwickeln werden, die jeweils eigene Schwerpunkte und Expertise aufbringen, um bestimmte Probleme der Lebensführung zu bearbeiten, etwa die Versorgung mit materiellen Gütern (Materialismus), den Zugang zur kommunalpolitischen Mitbestimmung (Empowerment) oder Inklusionsprobleme im Bildungssystem (Aufklärung).

Durch ihre Aufmerksamkeit für Erkenntnis, Konstruktion und Sprache bzw. Kommunikation lassen sich die Systemische Therapie und die Systemische Soziale Arbeit insbesondere gut für psychosoziale Gesprächsführung, Beratung und Therapie einsetzen. Während es bei den einen Theorien und Handlungskonzepten mehr darauf ankäme, die materielle Basis der Lebensführung, die Ansprüche auf Beschaffung von entsprechenden Gütern und Dienstleistungen handlungsorientiert sicherzustellen und umzusetzen, ginge es anderen Theorien und Handlungskonzepten mehr darum, den deutend-kommunikativen Umgang von Personen, Familien und Gruppen mit den jeweils vorhandenen Quellen in der soziogeografischen Umwelt verbessern zu helfen.

Verhalten als kontextabhängig passende Reaktion

> 3. »Systemisch zu arbeiten bedeutet weiterhin, Verhaltensweisen/Kommunikationsmuster mit Bezugnahme auf die sozialen Kontexte zu verstehen, in denen sie z. B. als Dysfunktion, Problem, Störung, Gefahr – oder eben auch als Lösung – etc. pp. beobachtet, beschrieben bzw. gehandelt werden.«
> (Wirth u. Kleve, 2012, S. 10 f.)

Gemeinsamkeiten – Zirkularität von Verhalten und Verhältnissen

Soziale Arbeit und Systemische Therapie teilen das Verständnis darüber, dass Verhalten und Verhältnisse in einem unauflöslichen Zusammenhang stehen. Als *Kontext* stellen Verhältnisse und Umwelten (von Verhalten, Perspektiven, Positionen und Haltungen) besonders wichtige Bezugspunkte für das Systemische Arbeiten dar. Soziale Arbeit lässt sich nachgerade in ihrer Entstehung und Entwicklung als soziales Phänomen begreifen, das sich besonders für die Wechselwirkung zwischen Verhalten (Frust) und Kontext (Armut) bzw. Individuum und Gesellschaft interessiert. Bereits im 19. Jahrhundert findet sich in der amerikanischen Literatur der Hinweis einer Sozialarbeiterin, die beklagt, dass sich die Kolleginnen und Kollegen zu wenig für die familiären Verhältnisse interessieren, in denen sich bestimmte Verhaltensweisen reproduzieren (Eberhart, 2009, S. 82).

Die Berücksichtigung der sozialen Verhältnisse Einzelner und ihrer Familien bei der Gestaltung von Interventionen lässt sich als *implizit* systemisch bezeichnen. Das bedeutet, dass Soziale Arbeit – ohne es ausdrücklich und systematisch beschrieben und konzeptualisiert zu haben – das Ganze in den Blick nehmend vorgegangen ist. Diese Position vertritt beispielsweise Silvia Staub-Bernasconi (2007).

Die Entwicklung einer »Systemtheorie« tritt an verschiedenen räumlichen und zeitlichen Punkten innerhalb der Wissenschaften ein. Insgesamt am bekanntesten ist vielleicht die Entwicklung der Kybernetik (1. und 2. Ordnung) in den zehn interdisziplinären Macy-Konferenzen zwischen 1946 und 1953 in den USA und die Ergebnisse von Forschungen, die das Mental Research Institute (MRI) in Palo Alto (Kalifornien) mit Paul Watzlawick und vielen anderen hervorbrachte (Baecker, 2005).

Innerhalb der (deutschsprachigen) Sozialen Arbeit sind wie gesagt verschiedene systemische Ansätze bekannt und unterscheidbar. Zu nennen wäre indes auch der »ökosystemisch« orientierte Zugang: »In der ökosozialen Systemtheorie steht der Mensch im Umgang mit der Welt im Mittelpunkt sozialer Ordnungsbildung. Dabei geht die ökosoziale Systemtheorie über eine rein biologische Verwendung des Begriffs *Ökologie* hinaus. Mit der im ursprünglichen Begriff *oikos* enthaltenen Bedeutung von Haus, Hauswirtschaft verbindet sie die Auffassung, dass die Welt ökologisch gestaltbar ist« (Lambers, 2018, 348 f.).

Systemischer Therapie (Familie als Gesellschaft im Kleinen) und Sozialer Arbeit (Gesellschaft als Ganzes) geht es gleichermaßen um die passende Intervention in die Passung von Verhalten und Umwelt. Problematisches Verhalten Einzelner wäre gleichermaßen Ausdruck der Anpassung an die Umwelt, wie auch die problematische Umwelt Ausdruck und Effekt wiederkehrender Interaktion sein kann. Dies wäre u. a. davon abhängig, wie weit der nahe und ferne Wirkungsbereich Einzelner bzw. von Familien theoretisch reicht.

Unterschiede – Verarbeitung von Komplexität

Betrachten wir die Vielfalt von Theorien und Handlungskonzepten der Sozialen Arbeit, wird klar, worin die Unterschiede zwischen Systemischer Therapie und Sozialer Arbeit liegen. In der Systemischen Therapie geht es vornehmlich um die Deutung und Bearbeitung von Interaktionskonstellationen in den verschiedenen familiären Subsystemen (Eltern-Kind; Kind-Kind; Eltern-Großeltern usw.) bzw. in der Familie insgesamt und ihre psychosozialen Effekte bzw. die bisher übersehenen Möglichkeiten der Veränderung und des entwicklungsgerichteten Wandels.

In Sozialer Arbeit sind die Kontexte und Handlungsfelder vielfältiger, weiter aufgespannt und offener. Hier kann es um weitere, ganz unterschiedliche teilgesellschaftliche Kontexte gehen wie etwa Verhalten als Schülerin (Erziehungssystem), Patient (Krankenversorgungssystem), Arbeitnehmer (Arbeitsmarkt), Eheleute (Ehesystem), Konsument (Wirtschaftssystem), Auszubildende (Bildungssystem), Rezipientin (Kunstsystem), Gläubige (Religion), Bürger (Öffentlichkeit), Wähler (Politik), Fußballfan (Sport), Angeklagte bzw. Beklagte (Rechtssystem) und schließlich als Teilnehmer an Freizeiten (Jugendkulturen) bzw. in Netzwerken und Protestkulturen, etwa in politischer Hinsicht (Mitgliedschaft in Netzwerken).

Sie findet zumeist in einer organisierten Form statt, d. h. Fachkräfte der Sozialen Arbeit sind zumeist in einem größeren Team- und Organisationzusammenhang aufgehoben und normativ eingebunden. Systemische Therapie etwa als Aufsuchende Familientherapie (AFT) hingegen wird häufig durch Honorarkräfte auf selbstständiger Basis durchgeführt, die sich zudem in mehr oder weniger losen Netzwerken, aber nicht Organisationen, koppeln.

In einem höheren Maße sind Fachkräfte der Sozialen Arbeit daher kontrollierbar durch kollegiale Beratung und Kooperation, fachliche Leitung und die Verwaltung und Umsetzung von internationalem und nationalem Recht und Gesetz sowie administrativen bzw. verwaltungsmäßigen Regelungen von öffentlichen bzw. freien Trägern. Die Kontexte und Umwelten sind insofern seitens der Sozialen Arbeit vielgestaltiger und unübersichtlicher: Einerseits ist die Gesellschaft, mit der sie es zu tun bekommt, facettenreich und dementsprechend sind auch die Formen der Teilnahme bzw. Nichtteilnahme seitens der Nutzer/-innen facettenreich und die daraus resultierenden, von Generation zu Generation weitergegebenen und hervorgebrachten Wechselwirkungen und Problemlagen auf unübersehbare Weise verschlungen. Die dadurch entstehende Komplexität kann bei den Fachkräften der Sozialen Arbeit manchmal nur so gehandhabt werden, dass die personalen und psychischen Erwartungen *oder* die gesellschaftlichen Erwartungen in das Zentrum der Beobachtungen und Handlungsformen rücken. Dies stünde im Gegensatz zu einer systemischen Arbeitsweise, die sich zuvorderst für die damit verbundenen Wechselwirkungen interessiert.

Biopsychosoziale Systemumwelten und Kopplungen

> 4. »Systemisch zu arbeiten meint außerdem, dass biologisch-organische, psychische und Sozialsysteme und ihre Dynamiken in ihren funktionalen und operativen Zusammenhängen betrachtet werden, weil Veränderungen in einem System Veränderungen in den mit ihm gekoppelten Systemen bzw. in seiner Umwelt zur Folge haben.«
> (Wirth u. Kleve, 2012, S. 10 f.)

Gemeinsamkeiten – Ganzheitlichkeit des Menschen

Systemische Theorien beziehen sich auf verschiedene Systemarten, von denen die biologischen, psychischen und sozialen Systeme zu nennen sind. Soziale Arbeit und Systemische Therapie arbeiten im Sozialen, mit dem Sozialen und für das Soziale, d. h. in und mit sozialen Systemen und für deren wertgeschätzten Wandel.

Unweigerlich bekommen sie es auch mit psychischen und biologischen Phänomenen zu tun, da diese funktional voneinander abhängen, ohne dass sich zugleich ihre Operationen überschneiden. Die Fähigkeit, eine Interaktion für sich selbstbestimmt und passend zu gestalten, bleibt – trivial, aber wohl notwendig zu erinnern – abhängig von biologischen und psychischen aktuell verfügbaren Ressourcen der jeweiligen Individuen. Insofern ist ein *biopsychosoziales* Menschenbild den meisten aktuellen Beratungs- und Therapiekonzepten ausdrücklich oder weniger ausdrücklich zu eigen.

Gemeinsam wäre Sozialer Arbeit und Systemischer Therapie, wenn sie sich für die Kopplungen zwischen Systemen und ihren Umwelten mit wiederum anderen Systemen systematisch und handlungsbezogenen interessieren. *Gefühle* sind beispielsweise das Medium für die Kopplung von Körper und Psyche, *symbolische Formen* beispielsweise das Medium für die Kopplung von Psyche und Sozialsystem, *Hilfepläne* beispielsweise das Medium für die Kopplung von Politik und Sozialer Arbeit, *Therapiepläne* im Rahmen von kassenfinanzierten Leistungen beispielsweise das Medium für die Kopplung von Politik und Krankenversorgungssystem.

Allerdings ist es eine Schwierigkeit, die Reichweite und Wirkung von Veränderungen in den jeweils beteiligten Systemen zu identifizieren. Die anhaltenden Debatten um die Wirkung und Wirksamkeit von Sozialer Arbeit in den einzelnen Handlungsfeldern verweisen auf das Problem, wie diese Wirkungen auf wissenschaftliche Weise erhoben werden könnten. Es ist nicht zu viel gesagt, dass es der Politik an Weitsicht und Parteinahme über mehrere Wahlperioden hinaus und vielleicht auch noch der Wissenschaft an Verfahren und Methoden fehlt, die über lineare Zusammenhänge hinaus zuverlässige Angaben machen können. Hier ginge es beispielsweise um die nachhaltige Wirkung von teilhabeorientierter psychosozialer Unterstützung als konkrete Verhinderung und Bekämpfung von Armut, sozialer Ungleichbehandlung und sozialem Ausschluss.

Unterschiede – Verursachung von Problemen

Inwieweit Systemische Therapie auf die sozialen und gesellschaftlichen Kontexte und Rollen ihrer Nutzer und Klientinnen Bezug nimmt bzw. nehmen soll, könnte ein Anlass von Forschungsbemühungen werden. Immerhin ist sie konzeptuell an der Schnittstelle zwischen Sozialtherapie und Psychotherapie, Hilfe und Selbsthilfe, sozialen Problemen und Problemen der familiären Lebensführung, kurz gesagt zwischen Interaktion und Aktion angesiedelt. In meiner empirischen Wahrnehmung scheinen mir diese Vermittlungsfunktion und das dazu nötige Wissen in Handlung und Reflexion zu wenig sichtbar in den Weiterbildungen der Institute der Dachverbände und deren Lerninhalten. Ziemlich weitgehend nur den Mikrokosmos der Familie fokussierend, läuft die Systemische Therapie entgegen ihrer Zielsetzung Gefahr, das (freilich veränderbare) familiäre Bezugssystem selbst als Ursache und nicht auch als Wirkung und Effekt anderweitiger problematischer Lebensumstände zu sehen.

Sozialer Arbeit geht es nach unserem Verständnis generell betrachtet weniger um Störungen, Krankheiten oder eben »Therapie« einzelner Systeme bzw. Kontexte wie etwa der Familie (eine Geburtskomplikation der Systemischen »Therapie«), sondern um viele Kontexte *zugleich* beachtendes und arrangierendes Begleiten, Befähigen, Ermächtigen, Entwickeln und Verwirklichen möglichst selbstbestimmter Lebensführungen als übergeordnete Ziele für ganzheitliche und komplex zusammenhängende Prozesse innerhalb der Gesellschaft, ihrer Teilsysteme inklusive der Familie und ihrer Individuen (Wirth u. Kleve, 2019a, 2019b).

Sicherlich ist damit eine Überforderung bereits vorgezeichnet, der (nicht) leitende Fachkräfte und Organisationen von Beratung und Therapie auch nicht durch die Flucht in die Spezialisierung, organisational eng umrissene Aufgabenprofile oder übersichtlich scheinende Kontexte entgehen können – es sei denn durch die Ablösung von den jeweiligen normativen Wertekompassen der Sozialen Arbeit.

Eine mögliche Umgangsweise mit Komplexität stellt indes das Systemische Arbeiten dar. Ein solches – heilkundlich oder nicht – Arbeiten würde sich nicht festlegen lassen auf bestimmte Handlungsziele, Inhalte bzw. Verfahren. Es wäre der möglichst weitgehenden Selbstorganisation der Lebensführung von Einzelpersonen und Familien auf allparteiliche Weise verpflichtet, die in der Kommunikation Chancen suchen, Perspektiven entfalten, ihre Teilnahmemöglichkeiten an der Gesellschaft verwirklichen oder diese als unrealistisch verwerfen. Und vielleicht ist genau das *inhaltlich Offene* ein kaum bemerktes Element des *Hidden Curriculum* der Systemischen Therapietheorie und -methodik. Gemäß dem Motto: »Wenn du die Lösung kennst, bist du Teil des Problems« (Wirth u. Kleve, 2019a, S. 142).

Systementstehung durch aufeinander bezogene Verhaltensmuster

> 5. »Systemisch zu arbeiten läuft darauf hinaus, vom alltagsgewohnten und im Grunde simplen linearen Ursache-Wirkungs-Denken abzurücken zugunsten der praxisbewährten Erfahrung, dass Verhaltensweisen sich zirkulär formieren, d. h. wechselseitig aufeinander verweisen, unter dem Gesichtspunkt, dass Ereignisse auf vielfältigere Weise sinnstiftend miteinander verknüpft werden (können).«
> (Wirth u. Kleve, 2012, S. 10 f.)

Gemeinsamkeiten – Einschätzung von Interaktionen

Im Mittelpunkt dieses Leitsatzes und dieser Handlungsmaxime steht die *Zirkularität* (Kreisläufigkeit). Das Konzept der Zirkularität lässt sich formtheoretisch am besten darstellen an seinem Gegensatz, seiner Unterscheidung von *Linealität* (Geradlinigkeit): »Ein kausaler Ablauf läßt sich geradlinig nennen, wenn keine Rückkoppelung vorliegt, d. h. die Ursache-Wirkungs-Sequenz nicht zum Ausgangspunkt zurückführt. Solche Geradlinigkeit wird im Kausalitätsverständnis der Umgangssprache fast selbstverständlich vorausgesetzt. [...] Das begriffliche Gegenstück zur ›Geradlinigkeit‹ bzw. ›Linealität‹ ist die Zirkularität, bei der eine Folge von Ursachen so zueinander in Beziehung stehen, daß auf die Anfangsursache zurückgewirkt wird« (Simon, Clement u. Stierlin, 1984/2004, S. 214 f.).

Bei *zirkulären* Zusammenhängen kommt es zu Rückkopplungen zwischen Ursachen und Wirkungen. Genauer gesagt, der Beobachter achtet darauf, wie eine Wirkung (Verhalten B) auf die Ursache (Verhalten A) zurückwirkt. Die beobachteten bzw. angenommenen Wirkungen wirken auf die Phänomene zurück, die als Ursache infrage kommen. Solche kreisläufigen Prozesse können überall dort beschrieben werden, wo sich Ereignisse und Prozesse gegenseitig bedingen und es zwischen ihnen zu Wechselwirkungen kommt: »Rückkoppelung, Feedback-Phänomene und alle Formen der Selbstbezüglichkeit sind nur mit zirkulären Modellen zu erfassen« (Pfeffer, 2001/2004, S. 28). Simon et al. (1984/2004) weisen indes darauf hin, dass es sich bei der Linearität und Zirkularität um zwei verschiedene Sichtweisen handelt, die erst gemeinsam ein vollständiges Bild ergeben würden.

Wie bereits angedeutet, ist sowohl der Zusammenhang als auch die Unterscheidung von Gesellschaft (inklusive Familie) und Individuum in seinen bzw. ihren Wechselwirkungen konstitutiv für sozialberufliche Tätigkeiten. Auch hierüber lassen sich in der Praxis nur hypothetische Aussagen machen. Beispiel: Waren es die Einschätzungen des durch rassistische Aussagen auffallenden Chefs, die Krise in der Wirtschaft, Arbeitsleistungen des Arbeitnehmers oder der tödliche Verkehrsunfall seiner Frau oder das Zusammenfallen dieser Phänomene, die den Nutzer von Systemischer Arbeit aus dem Arbeitsleben beförderten?

Systemische Therapie und Soziale Arbeit wirken gleichermaßen daraufhin, als problematisch erlebte Ereignisse, Prozesse bzw. Umstände, die das menschliche Wohlbefinden beeinträchtigen, bewusst zu machen, zu erklären und zu bewerten, um daraufhin Handlungen zu konstruieren. Die diagnostische Einschätzung von problematischen Interaktionen in der Umwelt bzw. mit der Umwelt ist Voraussetzung für einen planbaren Hilfeprozess als Unterstützung zur Selbsthilfe mit Blick auf die Gestaltung sozialer Situationen. In der multiperspektivischen Mandatierung von Sozialer Arbeit zeigen sich die ersten Unterschiede und Unterscheidungen zur Systemischen Therapie (Lambers, 2018, S. 247).

Unterschiede – Ausbildung und Anspruch

Der durch die Einsicht in die Zirkularität von Verhalten angeregte Perspektivenwechsel ist ein wichtiger methodischer Bestandteil der Systemischen Therapie (und Beratung). Obwohl die Wechselwirkung zwischen Gesellschaft und Individuum im Zentrum der heutigen Sozialen Arbeit steht, greift sie noch zu wenig auf dieses bewährte Instrument zum Forschen und Handeln zurück. Daher kann auch heute das sogenannte *Zirkuläre Fragen* als Interventionsform der Systemischen Therapie zugeordnet werden, die sie üblicherweise von Sozialarbeiterinnen und Sozialpädagogen unterscheidet. Die Erstausbildung im Rahmen von Studiengängen zum Bachelor »Soziale Arbeit« hat bisweilen starke theoretische bzw. methodische Lücken, was dann einer Kreuzfahrt zwischen Skylla und Charybdis gleichkommt: Wenn die Methodik zu kurz kommt, dann tun die Fachkräfte nicht, was sie wissen – wenn die Theorie zu kurz kommt, dann wissen die Fachkräfte nicht, was und warum es zu tun ist.

Hier folgen einige Beispiele für zirkuläre Fragen in sozialem Arbeiten:

»Wie würde es sich Ihr Umfeld erklären, dass Sie mit diesem Problem zu tun haben?«
»Was müssten Sie tun, um das Amt von Ihrer Meinung zu überzeugen?«
»Wie könnten Sie die Wohnung gestalten, damit sie nicht so düster wirkt, wie Sie sagten?«
»Aus welchen Verhaltensweisen besteht nach Meinung von Person X das Problem?«

»Was könnten Sie tun, um die Situation zu verschlimmern? Was noch?«
»Wer außer Ihnen würde sich am meisten freuen, wenn unsere Hilfe Erfolg hätte? Wer am wenigsten von Ihren sozialen Kontakten?«
»In welchem Lebensbereich hat sich zuletzt am meisten positiv verändert?«
»Angenommen, Sie wären ein Personalchef und würden Ihr Bewerbungsschreiben lesen, was könnte Ihnen dabei auffallen?«
»Was müssten Sie tun, um unser Hilfeangebot besser nutzen zu können?«
»Woran werde ich erkennen, dass die Hilfe für Sie (nicht) hilfreich ist?«

Sinnanwendung und Technologiedefizit

6. »Systemisch zu arbeiten trägt dem Umstand Rechnung, dass Psychen und Sozialsysteme, d. h. sinnverarbeitende Systeme, nicht immer gleich, sondern je nach Zustand, Geschichte und Kontext (des jeweiligen Systems) unterschiedlich auf Angebote oder Zumutungen reagieren und dass aus Gründen der schier unendlichen Verknüpfungsfähigkeiten sinnverarbeitender Systeme nicht von vornherein feststeht, in welcher Weise sie dies tun werden.« (Wirth u. Kleve, 2012, S. 10 f.)

Gemeinsamkeiten – Verzicht auf Technologien

Soziale Arbeit und Systemische Therapie arbeiten gemeinsam mit dem Auftrag oder der Aufgabe, Veränderung und Nichtveränderung zu begleiten, anzuleiten und einzuleiten. Menschliches Handeln ist sinnhaftes Handeln, d. h. stets von Sinn begleitet oder wird durch ihn hervorgerufen. Damit steht die *Sinnfrage* im Zentrum der Sozialen Arbeit und sie selbst inmitten der Frage nach der Lebensführung der Gesellschaft und ihrer Individuen.

Über Sinn zu verfügen, bedeutet, mit der Mehrdeutigkeit und Diskrepanz (Ambivalenz) von *Wirklichkeit* und *Möglichkeit* umgehen zu können: Weder ist die Wirklichkeit so wirklich, wie wir dachten – noch ist die Möglichkeit so unmöglich, dass sie nicht irgendwie verwirklicht werden könnte. Die Menschheit reist seit Langem in entfernte Galaxien, wenn auch vorerst noch in Film und Kunst. Aber sie reist. Und niemand würde die Hand dafür ins Feuer legen, dass ihr bzw. ihren Nachfahren das nicht irgendwann auch real gelingt.

Die Diskrepanz zwischen Wirklichkeit und Möglichkeit nennen wir *Ambivalenz*. Ambivalenz heißt mit Zygmunt Bauman (1991), dass es nicht möglich ist, einen Sachverhalt oder ein Ereignis nur einer Kategorie zuzuordnen:

I

Weder ist z. B. die Lebensführung ein rein individueller noch ein rein sozialer Zusammenhang, sondern sowohl individuell als auch sozial geprägt und entsprechend miterzeugt.

Die Bedeutung von Sinn, Bedeutung und Symbolen, die Bedeutungen im aufeinander bezogenen Handeln anzeigen, wird auch in der Sozialen Arbeit nicht unterschätzt – jedenfalls theoretisch. Spätestens mit der Lebensweltorientierung der Sozialen Arbeit nach Hans Thiersch hält die sogenannte »Chicagoer Schule« mit ihrem Ansatz des Symbolischen Interaktionismus nach Margaret Mead und Herbert Blumer Einzug in die Programmatik und Ausbildung Sozialer Arbeit (Lambers, 2018). Auch in der Soziologie, einer bedeutenden Bezugswissenschaft der Sozialen Arbeit, sind *Sinn* und *sinnhaftes* Handeln zentrale Grundbegriffe (Weber, 2004; Schützeichel, 2004).

Die Unmöglichkeit bzw. die Unstatthaftigkeit, einen Menschen (oder eine Familie) in zuverlässig erwartbarer und prozessual sicherer Weise von einem Zustand A in einen Zustand B zu überführen – das Erstere, die Unmöglichkeit, meint das *Technologiedefizit* (Luhmann u, Schorr, 1982) – wird weitestgehend, jedoch in unterschiedlich beschreibender oder bewertender Weise von Sozialer Arbeit, subjekttheoretischer Pädagogik, integrativer psychosozialer Beratung und Therapie geteilt.

Für Coaching- und Therapietheorien gilt das Gesagte nicht unbedingt. Damit sind gemeint deren als Werkzeuge, Instrumente oder Tools bezeichneten Verfahren oder Vorgehensweisen, die planbare Zustandsänderungen nahelegen oder versprechen. Eine Steigerung dieser ethischen Probleme ergibt sich aus der Intransparenz dieser Verfahren. Erwähnt werden soll hier nur das weithin bekannte »Neurolinguistische Programmieren«, einem von Richard Bandler und John Grinder (1981/2007) erfundenen Werkzeugkasten von tranceinduzierenden und hypnotherapeutischen Tools, die den Nutzer oder die Klientin aktiv nicht beteiligen, sondern sich diesen eher unterwerfen als Objekt therapeutischer und individueller Zielsetzungen.

Unterschiede – Reflexion und Aktion

Als Handlungswissenschaft und -profession hat Soziale Arbeit eine relativ hohe pragmatische Ausprägung. In manchen Fällen *soll,* in manchen Feldern *muss* zeitnah und zügig gehandelt werden im Sinne entsprechend den Aufgaben, Aufträgen und Zielsetzungen. Soziale Arbeit adressiert, arrangiert, animiert, beaufsichtigt, berät, beschafft, betreut, diagnostiziert, erzieht, evaluiert, fordert, fördert, heilt, informiert, inkludiert, integriert, interveniert, koordiniert, lenkt, normiert, moderiert, organisiert, plant, relativiert, steuert, strukturiert, terminiert, theoretisiert, utilisiert und zielt schließlich auf die Erfüllung von Aufgaben und Aufträgen, die zumeist in einem nicht ausgewogenen Verhältnis zueinander stehen.

Aus diesen Handlungsimperativen heraus kann sie in ihrer Praxis nur solche Theorien und Konzepte aufgreifen, die deren Umsetzung eher begünstigen als blockieren. Soziale Arbeit blockiert sich vielleicht auch selbst in ihrer Selbstbeschreibung als »Handlungswissenschaft« (Staub-Bernasconi, 2007). In ihrer Kultur und Praxis ist die Soziale Arbeit oft eher an der Aktion interessiert als an der Reflexion. Sinnfindung, Kommunikation und Metakommunikation sind auf Organisationen, Kulturen und Teams angewiesen, die das Verhältnis ausbalancieren von

- Handeln (Aktion, Interaktion, Kooperation),
- Verstehen (Anschluss, Sinn und Metakommunikation) und
- Bedenken (Reflexion, Erwägung und Beurteilung).

Angesichts der teilweise vehementen Probleme – der Lebensführung und ihrer Impressionen auf die Wahrnehmung und ohne kognitive Widerstände – geht dieses Wechselspiel häufig zugunsten des beherzten und pragmatisch begründeten *Handelns* aus.

Systemische Therapie hingegen ist ohne die folgenden, quasi eingebauten Reflexionsnotwendigkeiten gar nicht vorstellbar (Wirth u. Kleve, 2012):

- Auftragsklärung,
- Ambivalenzbearbeitung,
- Kontextualisierung,
- mehrperspektivisches Arbeiten,
- Ressourcenorientierung,
- Hypothesenbildung,
- Zirkuläres Fragen,
- Metakommunikation,
- Reflektierendes Team usw.,
- Supervision bzw. Intervision.

In dieser methodischen Ausgestaltung der Herstellung, Einblendung und Koproduktion von sozioindividuellem bzw. gemeinsamem Sinn als dynamischem, grenzflüchtigem und entwicklungsoffenem Ganzem lässt sich über Systemische Therapie sagen, dass sie fungieren kann als Leuchtturm der *selbstreflexiven Professionalität in sozialberuflichen Handlungsfeldern.*

I

Normative Handlungsorientierungen

> 7. »Systemisch zu arbeiten signalisiert die Bereitschaft, sich festzulegen auf eine Erkenntnis- und Arbeitshaltung, die wertschätzend auf Personen und ihre Lebensräume zugeht, sich primär an ihren Aufträgen und Ressourcen orientiert, um final die Anzahl der Handlungsmöglichkeiten mehren zu helfen, die den Beteiligten/Klienten/Adressaten zur Verfügung stehen. Denn Problemlösung bedeutet im Grunde nichts weiter, als zwischen Möglichkeiten – und das heißt: zwischen ihren Beschreibungen – auswählen zu können.«
> (Wirth u. Kleve, 2012, S. 10 f.)

Gemeinsamkeiten – Entwicklung normativer Horizonte

Normative Handlungsorientierungen und -begrenzungen sind von hoher Bedeutung für das berufliche bzw. professionelle Handeln in Sozialer Arbeit und den in ihr angelegten Beratungsfeldern bzw. -konzeptionen. Wenn wir nicht wissen, wo wir hinwollen, würden wir nur zufällig ankommen und nicht einmal das bemerken. Für das Systemische Arbeiten in Gesprächsführung, Coaching, Erziehung, Bildung, Beratung und Therapie schien es uns eine nicht unbeachtliche *normative* Lücke zu geben. Wir entwickelten daraufhin »W. E. R. A. – den systemischen Wertekompass« (siehe Abbildung 1; ausführlich: Wirth u. Kleve, 2019b).

Seine vier Himmelsrichtungen lauten *Wissen, Erkennen, Reflektieren, Agieren.* In jeder Richtung lassen sich verschiedene relevante normative und ethische Bausteine finden. Gemeinsam ist diesen Wertehorizonten, dass sie, ob in

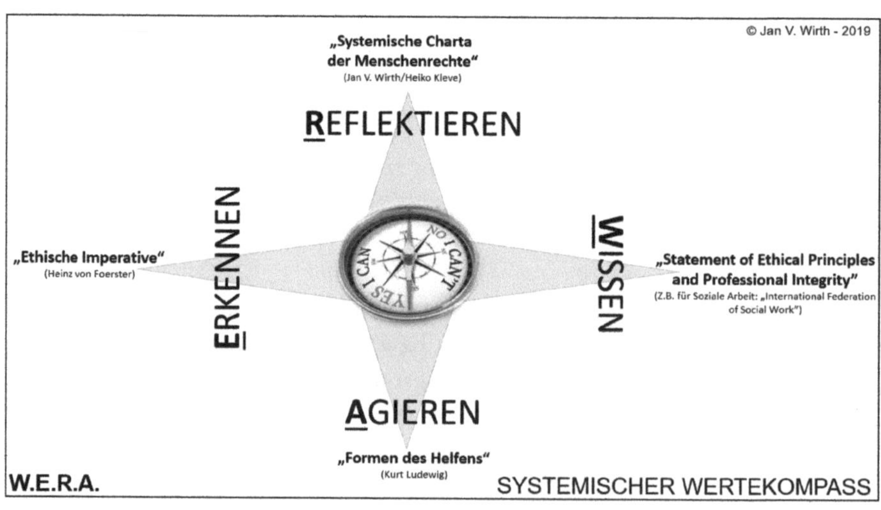

Abbildung 1: W. E. R. A. – ein möglicher systemischer Wertekompass

Sozialer Arbeit, Systemischer Therapie oder aufsuchender sozialpädagogischer Familienhilfe – und wenn auch nur mit zittriger Nadel –, zur gemeinsamen Orientierung in thematisch und sozial unübersichtlichen Gemengelagen genutzt werden können:

- WISSEN: Eine Handlungsorientierung ergibt sich aus dem Wissen von berufsethischen Kodizes wie etwa denen der »International Federation of Social Work« in Verbindung mit handlungspezifischen Kodizes wie etwa denen in Beratung und Therapie in Dachverbänden wie der »Deutschen Gesellschaft für Beratung«.
- ERKENNEN: »Lerne zu handeln und du wirst erkennen« (von Foerster, 1985, S. 41). Im ersten und zweiten Leitsatz hatten wir bereits von der Verantwortung derjenigen gesprochen, die Wirklichkeit konstruieren bzw. ko-konstruieren. Diese Verantwortung lässt sich mit den ethischen imperativen von Heinz von Foerster einblenden und veranschaulichen.
- REFLEKTIEREN: Reflektieren im Handeln: Mithilfe der Systemischen Charta der Menschenrechte (siehe Abbildung 2) wird die weithin bekannte politische Charta der Menschenrechte durch einen systemischen Blickwinkel auf Lebensführung ergänzt (ausführlich in Wirth u. Kleve, 2019, S. 50 ff.).

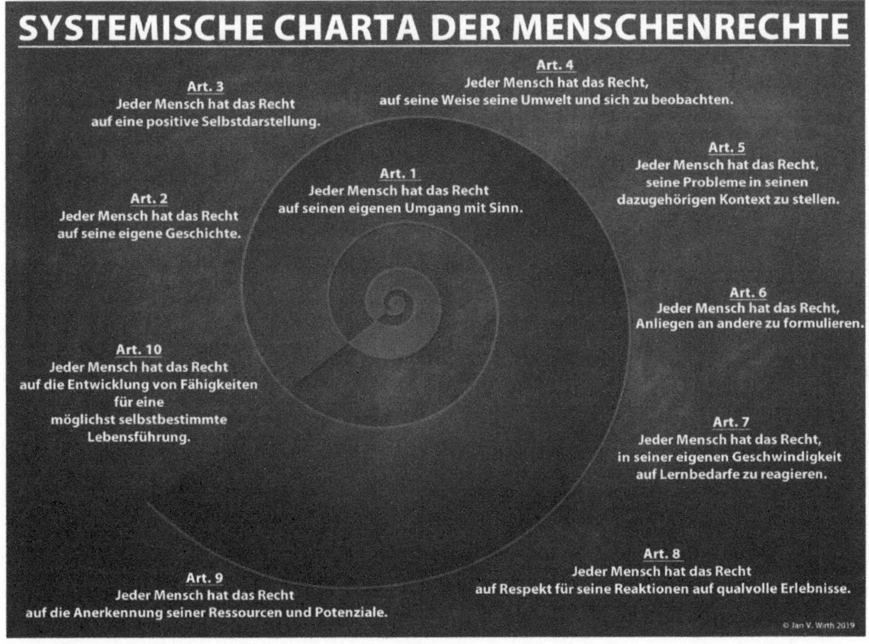

Abbildung 2: Die Systemische Charta der Menschenrechte (SCM)

- AGIEREN: Handeln lässt sich als ein an Aufgaben, Anliegen und Aufträgen orientiertes Agieren beschreiben und benutzen. Hierfür sind die bekannten vier Formen des Helfens von Kurt Ludewig (2005) hilfreich.

Unterschiede – Krank und oder auf Suche nach Lebenssinn

In ihren normativen Handlungsorientierungen haben Soziale Arbeit – in ihrer jeweiligen Ausprägung zwischen Konstruktivismus, Rationalismus und Ontologie – und Systemische Therapie als systemisch-konstruktivistische Handlungstheorie für die Beratung und Therapie von Familien so manche Schnittmengen. Der bedeutsamste Unterschied liegt sicherlich in der Reichweite ihrer Ambitionen. Soziale Arbeit hat im Zuge ihrer Entwicklung verschiedene sogenannte klassische Methoden oder Handlungsverfahren ausgearbeitet: die Einzel(fall)hilfe, die Soziale Gruppenarbeit, die Soziale Arbeit mit oder im Gemeinwesen.

Je nach Ausrichtung kommen verschiedene ethische und normative Horizonte wie Kategorien zum Zuge. Es versteht sich, dass für die Orientierung an und Bearbeitung von Einzelfällen problematisch gewordener Lebensführung von Einzelpersonen oder einzelnen Familien andere normative Maßstäbe angelegt werden als an die soziale Gruppenarbeit oder gar an die soziale Arbeit im Gemeinwesen oder im sozialen Raum.

In einer radikalen Lesart könnte Soziale Arbeit gar zur Position gelangen, dass die Systemische Therapie Ausdruck ist für eine *Therapeutisierung der Lebenswelt* und von Lebensformen, die sich nicht üblichen Standards der Normalität fügen. Mir persönlich scheint diese Position jedoch inhaltlich nicht zutreffend zu sein.

Der Titel »Systemische *Therapie*« ist gleichwohl problematisch. Begriffe wie »Krankheit«, »Diagnostik« und wie hier »Therapie« würde ich – nicht nur aus Gründen der epistemologischen Komplikationen Sozialer Arbeit – heilkundlichen Berufsgruppen vorbehalten. Organismen können krank werden, sie haben Funktionsstörungen und entwickeln Krebszellen. Die Familie ist aber kein Organismus, sondern ein soziales System, das im Medium *Sinn* prozessiert. Alle Operationen machen Sinn, auch wenn sie – für den Beobachter – nicht sinnvoll sind. Eine Familie *leidet* in ihrer aktuellen Wirklichkeit an ihren nicht verfügbaren Möglichkeiten.

In meiner Funktion und beruflichen Aufgabenstellung als »Sozialarbeiter und -pädagoge« würde ich Familien nicht als »krank« oder »behandlungsbedürftig« ansehen und daraus »Therapie« ableiten – hier werden Ursachen und Folgen und somit Aufgaben verwechselt. Armut macht zwar krank, doch Kranksein ist – aus Sicht Sozialer Arbeit – eine Folge, keine Ursache für Armut.

Soziale Arbeit hat zuerst die Aufgabe, Armut zu verhindern und soziales Wohlbefinden zu befördern, was biologisch und psychisch positive Effekte hat. Medizin verhindert bestenfalls Krankheit und befördert biologische Gesundheit, was psychisch und sozial positive Effekte hat.

Lassen Sie uns festhalten: Familien sind keine Organismen, sondern über Sinn verfügende soziale Systeme. Sie benötigen nicht mehr Sinn, der wie aus einem Loch im Eimer verloren gegangen ist, und daher nicht mehr »Therapie«, sondern nur mehr Möglichkeiten, ihre Lebensentwürfe zu verwirklichen.

Damit stehen wir wieder im Kern der Zielvorstellungen »Systemischer Therapie«. Alle wollen die Welt verändern, aber was ist mit uns? Veränderung bedeutet Selbstveränderung. Sollten wir nicht besser erst einmal uns verändern und statt von »Systemischer Therapie« sinntreffender von »Systemischem Coaching« und »Systemischem Familiencoaching« sprechen?

Fazit

Sicherlich ist die Darstellung von Gemeinsamkeiten und Unterschieden zwischen Sozialer Arbeit und Systemischer Therapie ziemlich systemisch geraten. Mir scheint der Grund jedoch nicht die eigene Position zu sein, die sich mit systemischen Arbeitsweisen in der Sozialen Arbeit seit Langem beschäftigt. Auch die Entwicklungslinien der Sozialen Arbeit haben nach meinem Dafürhalten manche systemische Perspektive offenbart. Insofern gehe ich hier mit Silvia Staub-Bernasconi mit, nach deren Ansicht Soziale Arbeit schon immer *systemisch* war.

Als jemand, der sich intensiv mit der Systemtheorie nach Niklas Luhmann beschäftigt hat, würde ich jedoch im engeren Sinne Systemtheorie mit Phänomenen wie Selbstorganisation und Autopoiesis in Verbindung bringen. Damit wären Systeme als sich *autopoietisch reproduzierende,* sich *selbst organisierende* und *operational geschlossene* Systeme gekennzeichnet (Luhmann, 1984).

Die Frage nach Gemeinsamkeiten ebnet Ambivalenzen ein, die Frage nach Unterschieden eröffnet die Frage, welche Ambivalenzen uns bewegen. Im Systemischen Arbeiten als Veränderungsarbeit kann die postmoderne Perspektive ein wertvoller Gewinn sein (Kleve, 1999/2007; Kleve u. Wirth, 2013; Wirth, 2014). Sie fragt nach dem Sinn der aktuellen Lebensführung. Wer aber nach *Sinn* fragt, handelt sich unweigerlich *Ambivalenz* ein. Möglicherweise ist die *klassische* Sinnfrage deswegen in Arbeitskulturen unbeliebt, die gelernt haben oder traditionell gezwungen werden, zu handeln und dabei möglichst wenig Fragen zu stellen, etwa wie:

»Angenommen, es gäbe hier und heute die Chance, etwas zu verändern, was könnte das sein?«
»Was spräche für eine Veränderung, was für eine Nichtveränderung?«
»Wer hätte das größte Interesse daran, dass alles so bleibt - wer nicht?«
»Was sollte nicht passieren in diesem Prozess - was muss passieren?«
»Wer wäre daran zu beteiligen, wer nicht und warum?«
»Woran würden Sie - in sagen wir vier Wochen - erkennen, dass wir nicht nur geredet haben, sondern wirklich was passiert ist und wir die gewünschte Entwicklungsrichtung eingeschlagen haben?«

Die Ambivalenz von Sinn lässt sich nicht abschalten, sondern nur *ignorieren, aushalten/akzeptieren* oder *aktiv nutzen.*

Nehmen wir als Beispiel das Rauchen – Motto: Alt *sein* will keiner, alt *werden* wollen alle –:

- *Ambivalenz ignorieren:* Die gesundheitsschädlichen Folgen des Rauchens ließen sich vor dreißig Jahren ignorieren. Seit es die abschreckenden Bilder auf den Zigarettenpackungen gibt, ist dies nicht mehr möglich.
- *Ambivalenz aushalten und akzeptieren:* Ich kann trotzdem rauchen, die Folgen leidend aushalten und sogar achselzuckend akzeptieren, dass ich die Treppe nicht mehr wie früher hochkomme.
- *Ambivalenz nutzen:* Ist aber die Möglichkeit, gesünder zu leben, begreifbar, als sinnvoll gedeutet und möglichst selbst verwirklichbar, wird das Rauchen über kurz oder lang aufgegeben, da braucht es - aus der Sicht *sinn*voller Sozialer Arbeit - keine Raucherentwöhnungs*therapie.*

Sicher: Ob es wirklich möglich ist, etwas und sich zu verändern, ob in der Familie oder in der Gesellschaft, werden wir erst erfahren, wenn es *für uns selbst möglichst wirklich* wird.

Literatur

Ameln, F. von (2004). Konstruktivismus. Die Grundlagen systemischer Therapie, Beratung und Bildungsarbeit. Tübingen u. Basel: Francke.

Baecker, D. (Hrsg.) (2005). Schlüsselwerke der Systemtheorie. Wiesbaden: VS Verlag für Sozialwissenschaften.

Bandler, R., Grinder, J. (1981/2007). Neue Wege der Kurzzeit-Therapie. Neurolinguistische Programme (14. Aufl.). Paderborn: Junfermann.

Bauman, Z. (1991). Moderne und Ambivalenz. Das Ende der Eindeutigkeit. Frankfurt a. M.: Fischer.

Bommes, M., Scherr, A. (2012). Soziologie der Sozialen Arbeit. Eine Einführung in Formen und Funktionen organisierter Hilfe (2. Aufl.). München: Juventa.

Dewe, B., Otto, H.-U. (2005). Reflexive Sozialpädagogik. Grundstrukturen eines neuen Typs dienstleistungsorientierten Professionshandelns. In W. Thole (Hrsg.), Grundriss Soziale Arbeit – Ein einführendes Handbuch (2. Aufl., S. 179–198). Wiesbaden: VS Verlag für Sozialwissenschaften.

Eberhart, C. (2009). Jane Addams (1860–1935). Sozialarbeit, Sozialpädagogik und Reformpolitik. Bremen: Europäischer Hochschulverlag.

Foerster, H. von (1985). Sicht und Einsicht. Versuche zu einer operativen Erkenntnistheorie. Autorisierte deutsche Fassung von Wolfram K. Köck. Wiesbaden: Vieweg.

Foerster, H. von, Pörksen, B. (2003). Wahrheit ist die Erfindung eines Lügners: Gespräche für Skeptiker (5. Aufl.). Heidelberg: Carl-Auer.

Gergen, K. J. (1999/2002). Konstruierte Wirklichkeiten. Eine Hinführung zum sozialen Konstruktionismus. Stuttgart: Kohlhammer.

Haselmann, S. (2007). Systemische Beratung und der systemische Ansatz in der Sozialen Arbeit. In B. Michel-Schwartze (Hrsg.), Methodenbuch Soziale Arbeit. Basiswissen für die Praxis (S. 155–206). Wiesbaden: VS Verlag für Sozialwissenschaften.

Kleve, H. (1999/2007). Postmoderne Sozialarbeit. Ein systemtheoretisch-konstruktivistischer Beitrag zur Sozialarbeitswissenschaft (2. Aufl.). Wiesbaden: VS Verlag für Sozialwissenschaften.

Kleve, H., Wirth, J. V. (2013). Die Praxis der Sozialarbeitswissenschaft. Eine Einführung (3. Aufl.). Baltmannsweiler: Schneider Verlag Hohengehren.

Lambers, H. (2018). Theorien der Sozialen Arbeit. Ein Kompendium und Vergleich (4. Aufl.). Opladen u. Toronto: Budrich.

Ludewig, K. (2005). Einführung in die theoretischen Grundlagen der systemischen Therapie. Heidelberg: Carl-Auer.

Luhmann, N. (1984). Soziale Systeme. Grundriss einer allgemeinen Theorie. Frankfurt a. M.: Suhrkamp.

Luhmann, N., Schorr, K. E. (Hrsg.) (1982). Zwischen Technologie und Selbstreferenz. Fragen an die Pädagogik. Frankfurt a. M.: Suhrkamp.

Pfeffer, T. (2001/2004). Das »zirkuläre Fragen« als Forschungsmethode zur Luhmannschen Systemtheorie (2. Aufl.). Heidelberg: Carl-Auer.

Schützeichel, R. (2004). Soziologische Kommunikationstheorien. Konstanz: UVK.

Simon, F. B., Clement, U., Stierlin, H. (1984/2004). Die Sprache der Familientherapie. Ein Vokabular. Kritischer Überblick und Integration systemtherapeutischer Begriffe, Konzepte und Methoden (6. Aufl.) Stuttgart: Klett-Cotta.

Staub-Bernasconi, S. (2007). Soziale Arbeit als Handlungswissenschaft. Systemtheoretische Grundlagen und professionelle Praxis – ein Lehrbuch. Bern: Haupt.

Thiersch, H. (1992/2005). Lebensweltorientierte soziale Arbeit. Aufgaben der Praxis im sozialen Wandel (6. Aufl.). Weinheim: Juventa.

Weber, M. (2004). Soziologische Grundbegriffe. In Directmedia (Hrsg.), Max Weber. Gesammelte Werke. Berlin: Directmedia (Elektronische Ressource).

Wirth, J. V. (2010). Was ist Systemische Soziale Arbeit? www.systemische-sozialarbeit.de/soziale-arbeit/was-ist-das/ (6.6.2019).

Wirth, J. V. (2014). Die Lebensführung der Gesellschaft. Grundriss einer allgemeinen Theorie. Heidelberg: Springer Research.

Wirth, J. V., Kleve, H. (Hrsg.) (2012). Lexikon des systemischen Arbeitens. Grundbegriffe der systemischen Praxis, Methodik und Theorie. Heidelberg: Carl-Auer.

Wirth, J. V., Kleve, H. (2019a). Die Ermöglichungsprofession: 69 Leitsätze für systemisches Arbeiten. Heidelberg: Carl-Auer.

Wirth, J. V., Kleve, H. (2019b). Von der gespaltenen zur verbundenen Lebensführung. Systemische Wege für das alltägliche Leben. Göttingen: Vandenhoeck & Ruprecht.

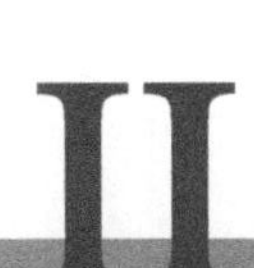

Systemische Therapie in der Sozialen Arbeit

Einleitung zu Teil II

Soziale Arbeit kann als Profession beschrieben werden, die sich den vielschichtigen Herausforderungen des Aufwachsens in Gesellschaft, Familie und Institutionen, den soziale Problemen, sozialen Ungleichheiten und den damit zusammenhängenden Fragen der Inklusion sowie den sozialen Risiken der individuellen Lebensführung und der alltäglichen Lebensbewältigung annimmt. In dieser Weise haben sich in der Sozialen Arbeit vielfältige Arbeitsfelder und Praxiskontexte ausgebildet, in denen den jeweiligen Adressatinnen und Adressaten Hilfe und Unterstützung geboten werden soll. Sozialarbeiterische Praxis ist dabei bestimmt von einer Fülle konzeptioneller und methodischer Zugänge. Insbesondere in Feldern der Klinischen Sozialarbeit – aber nicht nur dort – stellt die Systemische Therapie eine bewährte und hilfreiche Interventionsform dar, um mit Menschen in psychosozial belasteten Situationen zu arbeiten.

In diesem zweiten Teil werden daher Kontexte der Praxis Sozialer Arbeit präsentiert, in denen systemtherapeutisch gedacht, gehandelt und reflektiert wird: in den Feldern Erziehungs- und Familienberatung (*Mathias Berg* und *Wolfgang Loth*), aufsuchende Familientherapie (*Mathias Klasen* und *Claudia Schiffmann*), stationäre Jugendhilfe (*Dina Hollmann* und *Cornelia Schmellenkamp*), Arbeit mit Wohnungslosen *(Marion Ludwig)*, Arbeit mit Pflege- und Adoptivkindern sowie ihren Eltern *(Herta Schindler)*, Schwangerschaftsberatung *(Martina Nassenstein)*, Straffälligenhilfe (*Barbara Welle* und *Jörg Breiholz*), ambulant betreutes Wohnen *(Tanja Kuhnert)* und Arbeit mit migrierten und geflüchteten Menschen *(Benjamin Bulgay)*. Überall dort sind (auch) therapeutische Kompetenzen hilfreich und zuweilen notwendig, um Menschen zu befähigen und psychosozial zu unterstützen.

Dieser Teil stellt die Systemische Therapie in den aufgeführten Arbeitsfeldern zudem in ihrer Vielfalt und Kreativität dar. Teils in konzeptionellen Übersichten, teils in lebendigen Fallgeschichten wird ein Fächer ausgebreitet, der Einblick gibt in die Arbeitsweise von Systemischen Therapeutinnen bzw. Therapeuten und exemplarisch Kontexte hervorhebt, welche die systemische Praxis und Weiterbildung in Deutschland seit Jahrzehnten (mit)prägen.

Mathias Berg und Wolfgang Loth

Systemische Kinder-, Paar- und Familientherapie im Feld der Erziehungsberatung

Erziehungsberatung, vielfach treffender auch als Erziehungs- und Familienberatung bezeichnet, ist eine Leistung der Kinder- und Jugendhilfe (§ 28 SGB VIII), die sich im Kanon der Hilfen zur Erziehung verortet und dort eine Sonderstellung einnimmt: Es ist die einzige Hilfeleistung, die von ihren Adressatinnen und Adressaten ohne Anspruchsprüfung beim zuständigen Jugendamt zurate gezogen werden kann. Einzige Voraussetzung ist das Vorhandensein von Kindern unterhalb von 22 Jahren in einer Familie. In Ausnahmefällen kann die Hilfe jedoch auch länger erfolgen bis zur Vollendung des 27. Lebensjahres (Hundsalz, 2007). Ein großes Spektrum an Anlässen, Fragestellungen und Problemen führt Menschen, vor allem Eltern, Kinder und Jugendliche, in die Erziehungsberatung (Berg, 2019, S. 21 f.), die ihre Leistung fast ausschließlich in Form von institutionalisierten Beratungsstellen erbringt.

In Erziehungs- und Familienberatungsstellen arbeitet ein multiprofessionelles Fachteam aus den Professionen Psychologie, Soziale Arbeit und (Heil-) Pädagogik zusammen. Konstitutiv sind in diesem Arbeitsbereich über alle Professionen hinweg beraterische und – wesentlich häufiger – therapeutische Zusatzqualifikationen, um den vielschichtigen Anliegen der Adressatinnen nachzukommen (Bundeskonferenz für Erziehungsberatung, 2016). Diese eher (psycho-)therapienahe Ausrichtung ist einerseits in der mehr als einhundertjährigen Geschichte der Erziehungsberatung tradiert (Berg, 2020; Menne, 2015), andererseits erwiesen sich in der weiteren Folge insbesondere systemisch-familientherapeutische Ansätze in Beratungsstellen für Eltern, Kinder und Jugendliche als äußerst fruchtbar. Mit Blick auf die Schwerpunktsetzung dieses Buchs soll daher im Weiteren der therapeutische und therapienahe Aufgabenbereich von Erziehungs- und Familienberatungsstellen fokussiert werden.

Der Therapiebegriff gewinnt in diesem Zusammenhang eine andere Bedeutung als im heilkundlichen Bereich. Unter dem Oberbegriff »Systemische Therapie« diskutierte Ludewig (1992, S. 123) in seiner wegweisenden Arbeit noch das gesamte Spektrum klinischer Hilfesysteme: Anleitung, Beratung, Begleitung sowie Therapie. In der grundlegenden Überarbeitung ihres Lehrbuchs differenzieren von Schlippe und Schweitzer (2012, S. 31) dann jedoch eindeutig zwischen systemischer Therapie und systemischer Beratung. Der Therapiebegriff wird ausschließlich für heilkundliche Arbeit im Fall diagnostizierter psychischer Erkrankungen verwendet, während als Beratung die Hilfen bei sozialen und psychischen Problemen gelten. In der systemischen Praxis wird diese Differenzierung jedoch nicht normativ durchgehalten. Auch in der neuesten Publikation der beiden Lehrbuchautoren (von Schlippe u. Schweitzer, 2019) werden Beratung und Therapie wieder eher gemeinsam als »systemische Praxis« dargestellt. Mittlerweile gilt die Bezeichnung »Systemische Therapie und Beratung« als verbreiteter Arbeitsbegriff. In diesem Sinn verwendet, hat sich Systemische Therapie zum dominierenden Verfahren im Bereich der Erziehungsberatung entwickelt. In diesem Beitrag sollen nun neben einem kurzen Überblick Beispiele für die Anwendung systemtherapeutischer Konzepte bei Kindern, Paaren und Familien im Rahmen der Erziehungsberatung aufgezeigt werden.

Zentrale Aufgaben: Prävention, Beratung und Therapie

Folgt man Körner und Hensen (2008), so lassen sich die Kernaufgaben von Erziehungsberatungsstellen in die Bereiche Diagnostik, Beratung und Psychotherapie unterteilen. Obwohl dies nicht abwegig erscheint, macht es aktuell aus vielerlei Hinsicht mehr Sinn, von einem beraterisch-therapeutischen, einem präventiv-informierenden und einem vernetzend-kooperativen Aufgabenbereich zu sprechen (Berg, 2019; Hundsalz, 2007; Sawatzki, 2016). Dabei firmieren Diagnostik und Therapie nur noch äußerst selten als eigenständige »Produkte«. Vielfach werden diese Begrifflichkeiten innerhalb der Kernleistung Beratung als Hilfe zur Erziehung subsumiert (z. B. Menne, 2017; Scheuerer-Englisch, 2018). So fasst Loth (2016, S. 432 f.) zusammen, dass sich im Aufgabenspektrum von Erziehungs- und Familienberatungsstellen »Hilfen für die persönlich-individuellen Lebensweltproblematiken von Ratsuchenden mit gemeinwesenorientierten Hilfen [verbinden], die sich aus der mittlerweile obligaten Sozialraumorientierung der Beratungsstellen ergeben«. Gerade Prävention, Beratung und Therapie sind innerhalb der, vorwiegend mit dem helfenden Gespräch operierenden Erziehungsberatung nicht immer einfach zu differenzieren. Je nach Perspektive und Zusammenhang können Beratungsleistungen mal präventiven, mal therapeutischen Gehalt entwickeln. Mit Prävention wäre gemeint, dass durch Erziehungsberatung familiale Krisen – wie Trennung, Scheidung oder Schulabbrüche – reguliert und gar verhindert werden können. Ebenso können sozial-emotionale und psychische Belastungen aufgefangen werden, bevor sie sich vielleicht zu manifesten klinischen Störungsbildern ausweiten. Therapeutisch wäre die Beratung in dieser Lesart sodann, wenn in Familien suizidale Krisen herrschen, wenn Eltern vertieft über ihr »Gewordensein« reflektieren (z. B. ihr eigenes Aufwachsen) und dabei traumatisierende Erfahrungen erinnern, wenn Kinder oder Jugendliche unter Ängsten, Aggressionen oder depressiven Phasen leiden und in Beratungsstellen Hilfe gefunden werden kann. Erziehungsberatung zielt dabei immer darauf ab, »Kinder, Jugendliche, Eltern und andere Erziehungsberechtigte bei der Klärung und Bewältigung individueller und familienbezogener Probleme und der zugrunde liegenden Faktoren, bei der Lösung von Erziehungsfragen sowie bei Trennung und Scheidung [zu] unterstützen« (§ 28 Satz 1 SGB VIII).

Die Tätigkeit »umfasst insbesondere die Gewährung pädagogischer und damit verbundener therapeutischer Leistungen« (§ 27 Abs. 3 Satz 1 SGB VIII; vgl. auch den Beitrag von Wenzel in diesem Band). Therapie wird insofern hier nicht engführend als abgegrenzter Bereich einer Krankenbehandlung verstanden, sondern als umfassende Stärkung von Menschen in psychosozialen Notlagen. Dies geschieht unter Berücksichtigung körperlicher Befindlichkeiten, psychischer Prozesse des Denkens und Fühlens sowie sozial-interaktionaler Muster der Auseinandersetzung mit sich selbst, mit den signifikanten Nächsten und auch mit gesellschaftlichen Rahmenbedingungen.

Entscheidend ist das unbedingte Ausgehen von der jeweils individuellen Geltung persönlich wirksamer Faktoren. Dabei spielt im Bereich der Erziehungsberatung eine bestimmte systemtheoretische Annahme eine besondere Rolle: Sie geht davon aus, dass Familien die einzige Systemkonstellation darstellen, in denen die Mitglieder so etwas wie umfassende Resonanz einfordern können – in der Sprache soziologischer Systemtheorie: als »Vollperson« adressiert zu werden und adressieren zu können (Luhmann, 1988, S. 83; Schleiffer, 2015, S. 61). Damit ist gemeint, dass in Familien jedes Mitglied im Prinzip erwarten kann, in seiner umfassenden Gesamtheit gesehen und angenommen zu werden – als ganze Person, mit allen Ambitionen, Vorlieben, Stärken und Schwächen.

Dass diese Erwartung enttäuscht wurde, ist in einer Unzahl von Varianten der Stoff, mit dem Erziehungsberatung zu tun hat. Dies gilt nicht nur für enttäuschte Erwartungen innerhalb der eigenen Familie. Häufig ergeben sich ebenfalls folgenreiche Konsequenzen aus Erfahrungen in anderen gesellschaftlichen Funktionssytemen (z. B. Schule), in denen die Vollperson-Zuwendung definitiv nicht greifen kann. Die Konsequenzen können sich sowohl in Form traditionell diagnostizierter Erkrankungen zeigen, aber eben auch in einer Vielzahl von psychischen und sozialen Anpassungsleistungen, die für die jeweilige Person und/oder andere belastend wirken.

Das Therapeutische, das Heilsame also unserer Arbeit bezieht sich insofern auf die explizite oder (meist) implizite Erwartung, als Vollperson angenommen zu werden, sowie auf die Kränkungen, die damit einhergehen, dass diese Erwartung enttäuscht wurde. Erschwerend kommt hinzu, dass nur die Erwartung in der eigenen Hand liegt, nicht das Erfüllen. Daraus ergeben sich immer wieder Komplikationen, sowohl innerhalb der Familie als auch im Umgang mit Personen, die für andere gesellschaftliche Systeme stehen (z. B. Schule). Oft geht es daher um das Erkunden von Möglichkeiten ausreichend kompensatorischer Erfahrungen. Es liegt nahe, dass dieses Erkunden stets ein Mehrpersonensetting betrifft, entweder direkt (es kommen alle oder die notwenigen, die zur Lösung beitragen können) oder implizit (szenisches und/oder verbales Einbeziehen der nicht körperlich anwesenden, jedoch beteiligten Personen).

Inhaltlich eröffnet sich dabei ein weites Feld, »technisch« lässt sich das einerseits beschreiben als das Fördern eines Gespürs für neue Möglichkeiten (Was wäre, wenn …?), und andererseits für tatsächliche Erfahrungen von sozialverträglicher Selbstwirksamkeit (Wie war es, als …?). In Anlehnung an die salutogenetische Trias ließe sich dann beschreiben, dass und wie sich die Hilfesuchenden in ihrer sie fordernden und/oder vernachlässigenden »Welt« besser zurechtfinden, wie sie handhabbare Möglichkeiten erkennen, was sie tun können, und wie sie sich und ihr Handeln sinnhaft zu orientieren vermögen (Antonovsky, 1997; Berg, 2019; Klar u. Trinkl, 2015; Loth, 2014a).

Ausgangspunkt ist dabei immer der erzieherische Bedarf sowie das Kindeswohl. Die Bundeskonferenz für Erziehungsberatung schreibt hierzu (2012, S. 24): »Wenn im Rahmen der Erziehungsberatung psychotherapeutische Interventionen eingesetzt werden, etwa weil Problemlagen eines Kindes sich verfestigt haben oder die lebensgeschichtlichen Erfahrungen von Eltern sie so stark prägen, dass sie zunächst selbst einer Unterstützung bedürfen, bevor ihr Erziehungsverhalten gefördert werden kann, dann orientiert sich dies – dem Auftrag der Jugendhilfe gemäß – am Wohl des Kindes und an der Erziehungsfähigkeit der Eltern.«

Aufgrund der gesetzlichen Rahmenbedingungen und skizzierten Auftragslage der Erziehungsberatung finden sich in ihrer (therapeutischen) Angebotspalette – wenig überraschend – vor allem Vorgehensweisen der Kinder- und Jugendlichentherapie sowie der Paar- und Familientherapie wieder. In dieser Hinsicht lässt sich konstatieren, dass sie eine im Wesentlichen einzelfallorientierte, an sozialen Einbettungen ausgerichtete, therapeutisch geprägte Hilfe zur Erziehung ist, die für sich in Anspruch nimmt, niederschwellig, präventiv, bisweilen sozialräumlich und im Zentrum der Kinder- und Jugendhilfe zu agieren (Berg, 2019, 2020).

Systemische Familientherapie als »State of the Art« im Arbeitsfeld

Grundsätzlich herrscht im Arbeitsfeld Erziehungsberatung eine gewachsene Methodenpluralität. Neben unterschiedlichen (psycho-)therapeutischen Ansätzen finden sich zahlreiche andere psychologische, pädagogische und sozialarbeiterische Methoden und Techniken. Zur Bearbeitung bzw. Behandlung der bereits erwähnten Probleme ist Systemische Therapie/Familientherapie jedoch die mit weitem Abstand am häufigsten vertretene Zusatzqualifikation bei Fachkräften in der Erziehungsberatung (Berg u. Trost, 2014; Sawatzki u. Ruttert, 2018). Dies dürfte sich vor allem aus der kontextuellen Ausrichtung systemischer Therapie ergeben (Übersicht bei von Schlippe u. Schweitzer, 2012). So wird »Kontextsensibilität« von Lieb (2011) als die wesentliche, genuin aus der Systemtheorie abgeleitete Wirkvariable benannt. Insgesamt lässt sich zusammenfassen: Systemische Therapie kann als ein Hilfeangebot verstanden werden, das individuell erlebtes Leiden (an sich, an seinen Nächsten, an der unmittelbaren Umwelt und/oder am Leben generell) als eine Systemdynamik versteht.

Systemdynamik bedeutet hier: Das besagte Leiden ist kein »Ding an sich«, sondern ein Geschehen, das sich in der Wechselwirkung von physischen, psychischen, sozialen und gesellschaftlich-kulturellen Gegebenheiten und Prozessen entwickelt hat (Kriz, 2017, S. 133 f.). Das individuell erlebte Leiden als psychisches Geschehen wird erst über Kommunikation zu einem sozial wirksamen Thema: Jemand berichtet von seinem Leiden und bittet um Hilfe, und/oder jemand beobachtet bei jemand anderem Verhaltensweisen oder einen Körperausdruck, den er/sie als problematisch und hilfebedürftig einschätzt und bietet auf dieser Basis Hilfe an oder veranlasst sie (Loth, 2014b, S. 53 f.).

Mit dieser Beschreibung lassen sich im Prinzip die gängigen Konstellationen im Alltag einer Erziehungsberatung erfassen: Jemand (in der Regel Eltern, oft auch Jugendliche, eher seltener Kinder; aber auch Erzieherinnen, Jugendamtsmitarbeiter) »hat ein Problem« mit dem Verhalten anderer und bittet um Hilfe. Die Situation erscheint ihm oder ihr zu »unhandlich«, als dass es ihnen möglich scheint, allein damit zurande zu kommen. Das Unhandliche kann sich etwa über die Komplexität der Situation ergeben oder über den besonderen Druck, den gesellschaftliche Vorgaben machen, oder über dominierende innere Vorstellungen, wie es sein sollte. Zwei zunächst einmal gegenläufig erscheinende Prozesse sollten dann zum Zuge kommen: zum einen die Fähigkeit und Bereitschaft zum genauen, nicht vorschnell festlegenden Zuhören und zum Einstimmen auf die berichtete Version erlebten Lebens (Fokussieren); zum anderen das Eröffnen eines Spielraums, der sich nicht normativ aus Richtwerten ergibt, sondern aus der stets mitschwingenden Prämisse, dass es auch anders sein könnte (Konstruktivität, Öffnung).

Systemische Therapie eröffnet somit in unserer Arbeit die Möglichkeit, sich auf den Rahmen einzulassen, innerhalb dessen sich berichtete Probleme ergeben. Das schließt u. a. die Möglichkeit ein, das Setting zu erweitern, zu variieren, Spielraum durch unmittelbare Kommunikation zu schaffen und »Lösungen« nicht normativ vorzugeben, sondern aus der wertschätzend erkundeten Systemdynamik heraus entstehen zu lassen. Demnach wird in systemischer Perspektive ein Problem oder ein Symptom nicht als etwas gesehen, das jemand, z. B. ein Kind, hat, sondern als ein Geschehen, an dem viele verschiedene miteinander interagierende Menschen beteiligt sind. Diese Sichtweise scheint ihr enormes Potenzial vor allem in der Erziehungsberatung entfalten zu können, sodass der systemisch-familientherapeutische Ansatz als so etwas wie der »State of the Art« im Feld bezeichnet werden kann; oder wie Loth (2016) konstatiert, sind Beratungsstellen mutmaßlich der Ort, an dem Systemische Therapie bislang am konsequentesten gestaltet werden kann.

Auf diese Weise ist die Erziehungsberatung gegenwärtig durchdrungen von systemischen Konzepten. Beispielhaft beschreibt Wahlen (2011), dass Diagnostik in Erziehungs- und Familienberatungsstellen heutzutage insbesondere die Interaktion zwischen Eltern und ihren Kindern betrifft. Auch psychische Probleme von Kindern werden in den Interaktionszusammenhang der Familie eingebettet gesehen. Diagnostik hieße daher in unserem Arbeitsfeld vor allem, das Zusammenspiel von kindlichem und elterlichem Verhalten zu verstehen (Wahlen, 2011). Die Fachkräfte fungieren nicht als außenstehende Diagnostiker/-innen, sondern lassen sich vielmehr auf das Gespräch mit der Familie bzw. einer Klientin ein und entwickeln Hypothesen über den Umgang der Familienmitglieder miteinander und über das Familiensystem als Ganzes (Berg, 2013, S. 57 f.; Rotthaus, 2015, S. 136 f.).

Die Beratung und Therapie findet dabei in flexiblen, mitunter wechselnden Settings statt, von der Eltern- oder Kindergruppe bis hin zu Einzelsitzungen mit Jugendlichen, die z. B. den Kontakt zu ihren Eltern ablehnen.

So wie viele systemtherapeutische und auch sozialarbeiterische Konzepte favorisiert Erziehungsberatung zudem eine ressourcenorientierte Perspektive. Die Bundeskonferenz für Erziehungsberatung, notiert zur Arbeitsweise der Beratungsstellen (2016, S. 45): »Erziehungsberatung zielt darauf, die spezifischen Ressourcen des Kindes, seiner Familie und seines Umfelds zu fördern und Defizite abzubauen, um das Wohl des Kindes zu fördern und die Erziehungsfähigkeit der Eltern zu stärken. Individuell gestaltete und multimodale Beratung und Therapie ermöglicht die Bündelung der Kräfte bei der Bewältigung der Probleme.«

Für die Arbeit in Familienberatungsstellen zeigt sich die besondere Eignung systemischer Therapie vor allem dadurch, dass es möglich wird, umfassende und passgenaue Kontrakte zu entwickeln: Alle an einer jeweiligen Lösung Interessierte einzubeziehen, therapeutische Aufträge auszuhandeln und zu vereinbaren, Ressourcen, Lösungswege und Sinnprämissen dialogisch zu erkunden und Zusammenarbeit zeitlich variabel, entlang veränderlicher Auftragslagen zu gestalten (Loth, 2016, S. 435).

Nicht zuletzt versteht sich Erziehungsberatung als Institution in einem weit größeren System: als Teil eines psychosozialen Hilfenetzwerks. Kooperation, fallabhängige und fallunabhängige Netzwerkarbeit, wie sie in Beratungsstellen seit Jahrzehnten gepflegt werden (Seus-Seberich, 2018), lassen sich in der systemischen Arbeit mittels Methoden wie der »Familien-Helfer-Map« (Schwing u. Fryszer, 2017, S. 84 f.) oder unterschiedlichen Modellen von Netzwerkkarten (Beushausen, 2012) angemessen visualisieren.

Zusammenfassend kann davon ausgegangen werden, dass sowohl die Beschaffenheit der Anliegen der Adressatinnen und Adressaten der Erziehungsberatung als auch das Problemverständnis der dort tätigen Fachkräfte sowie nicht zuletzt die gesetzlichen und strukturellen Rahmenbedingungen die unbedingte Passung von systemischen Therapieansätzen im Arbeitsfeld sehr begünstigen. Die konkrete Praxis validiert dies auf vielfältige Weise und in unterschiedlichen Facetten der Fallarbeit.

Beispiele für systemtherapeutische Konzepte in der Erziehungsberatung

Praxisbeispiele für gelungene systemtherapeutische Arbeit in unserem Kontext finden sich bereits in zahlreichen älteren und neueren Publikationen (z. B. Berg, 2019; Eickhorst u. Röhrbein, 2019; Hahn u. Müller, 1995; Loth, 1998, 1999, 2001, 2003a, 2003b, 2003c; Zander u. Knorr, 2003). Darüber hinaus können im Tätigkeitsfeld unterschiedliche »Tool-Boxes«, die diverse Anwendungen systemischer Therapie vermitteln, nahezu ohne »methodische Reibungsverluste« angewandt werden (für die Erziehungsberatung z. B. Caby u. Caby, 2017a, 2017b; El Hachimi u. Stephan, 2014; Fischer, Borst u. von Schlippe, 2015). Im Folgenden sollen beispielhaft Konzepte für die Praxis systemischer Therapie in unserem Arbeitsfeld vorgestellt werden. Zunächst steht dabei die Arbeit mit Kindern und Jugendlichen mit einem psychisch kranken Elternteil im Fokus, bevor anhand zweier Beispiele aus Paar- und Familiengesprächen die präzise Unterscheidung zwischen Anlässen, Anliegen und Aufträgen und der Gewinn einer solchen Kontraktentwicklung für die Systemische Therapie und Beratung ausgeführt werden sollen.

Systemische Kinder- und Jugendlichentherapie im Kontext psychischer Erkrankung eines Elternteils

Das Konzept für das Praxisprojekt »Jugendliche und Kinder im Blick« (JuKiB; Berg, Küppers u. Schmitz, 2013; Küppers u. Berg, 2018) entstand im Rahmen einer Erziehungs- und Familienberatungsstelle als Reaktion auf den gestiegenen bzw. von der Fachöffentlichkeit nach längerer Zeit registrierten Bedarf für die Zielgruppe der minderjährigen Kinder und Jugendlichen, die mit einem (oder sogar zwei) psychisch erkrankten Elternteil/-en leben. Aus vielerlei Gründen zeigten sich Familienberatungsstellen als besonders geeignet für Projekte mit dieser Perspektive (Lenz, 2018; Schrappe, 2018) und so konnte auch JuKiB von dem bereits vorhandenen Know-how der Erziehungsberatung profitieren. Die Arbeit in JuKiB schloss Interventionen auf der Mikro-, Meso-, und Makroebene ein. Als Kernkomponente des Projekts kann jedoch die systemtherapeutische Arbeit mit den Kindern und Jugendlichen und ihren Familien bezeichnet werden. Ziel des Projekts war es, die jungen Menschen in einer Weise zu stärken, dass diese ihre Potenziale (wieder) entfalten konnten und ein gesundes Aufwachsen (unter streckenweise widrigen Bedingungen) ermöglicht werden sollte. Grundlage war die Erkenntnis, dass das Risiko von kaum handhabbaren Belastungen bis hin zu eigenen psychischen Krisen und Entwicklungsstörungen bei Kindern und Jugendlichen mit diesen Kontextfaktoren deutlich erhöht ist (Lenz, 2018).

Aus dem Blickwinkel der Erziehungsberatung ist für einen professionellen Umgang mit psychiatrischen Erkrankungen eine Kooperation zwischen Jugendhilfe und Gesundheitssystem unerlässlich. Daher wurde in JuKiB eine enge Zusammenarbeit mit der Gesamtheit der beteiligten Helfer/-innen (z. B. sozialpädagogische Familienhilfe, Erziehungsbeistand, andere Berater und Therapeutinnen) und Hilfesystemen (Klinken, Schulen, sozialpsychiatrische und weitere Dienste) als konstitutiv angesehen. Konzeptionell bedingten schon die Zugangswege für die betroffenen Familien den Kooperationsaspekt, denn JuKiB konnte neben »Selbstanmeldern« in der Erziehungs- und Familienberatungsstelle, direkten Zuweisern wie den psychiatrischen Kliniken und Ärzte, auch von ambulanten Erziehungshilfen und einer kooperierenden Suchtberatungsstelle ins Projekt übermittelt werden.

Die direkte Praxis mit den Klientinnen und Klienten im Projekt war vornehmlich auf eine Subsystemarbeit ausgerichtet. In der Folge wurden die Gespräche mit den Eltern und den Kindern/Jugendlichen zu bestimmten Zeitpunkten in unterschiedlichen Settings (Einzel-, Paar- und Familiensetting) durchgeführt. Zu Beginn der Intervention wurden dabei in einem gemeinsamen Kontraktgespräch regelmäßige periodische Familientermine vereinbart, die gemeinsam mit den weiteren beteiligten Beratern und Therapeuten (meist von einem der beteiligten Kooperationspartner) durchgeführt wurden. Abbildung 1 verdeutlicht das Beratungs- und Behandlungssetting und den Ablauf in JuKiB an einem konkreten Beispiel.

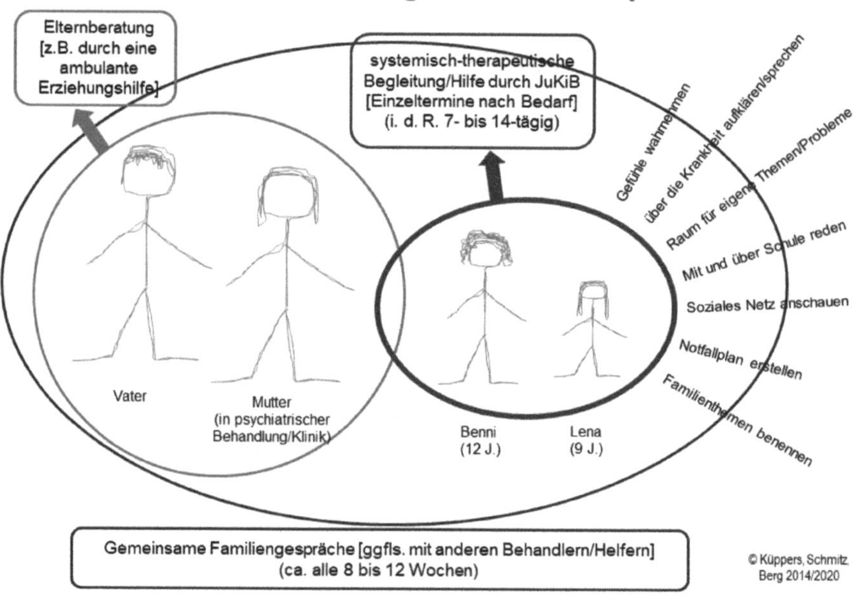

Abbildung 1: Beispielhafter Beratungs- und Behandlungsablauf und -setting im Projekt JuKiB (Küppers u. Berg, 2018)

Als Teil eines Netzwerks spezialisierte sich JuKiB innerhalb der Erziehungs- und Familienberatungsstelle auf die therapeutische Einzelarbeit mit den jungen Menschen. Zu den vielfältigen Erfahrungen, die in der Arbeit mit den Kindern, Jugendlichen und ihren Familien gemacht wurden, gehörte u. a., dass die jungen Menschen häufig durch nicht verarbeitete Erlebnisse sehr hoch belastet waren. Nahezu alle Kinder und Jugendlichen hatten in ihrer Vergangenheit Situationen erlebt, in denen sie direkt oder indirekt verbale oder körperliche Gewalt erfahren hatten, sich hilflos, einsam und überfordert fühlten. Auch wenn die akute Belastung in ihrem Leben nicht mehr vorhanden war, weil der erkrankte Elternteil einer Behandlung zugestimmt hatte, die Symptome der psychischen Störung nicht mehr akut waren, oder der betroffene Elternteil die Familie verlassen hatte, waren die Erinnerungen immer noch belastend für viele Jugendliche und Kinder. Besonders in stressbehafteten Situationen kamen die Erinnerungen an die Belastung und die damit verbundenen Ohnmachtsgefühle wieder zum Vorschein (Küppers u. Berg, 2018, S. 14). Daher war es wesentlich, den Kindern und Jugendlichen einen Raum für sich zu geben, in dem sie ihre eigenen Themen in Ruhe besprechen und bearbeiten konnten, sowie eine unter Schweigepflicht stehende Bezugsperson (therapeutische Fachkraft) zur Verfügung zu stellen, die eine alternative Beziehung anbot und begleitete. Viel Zeit stand für eine Aufklärung über die Krankheit des jeweiligen Elternteils (Psychoedukation) zur Verfügung, angelehnt an die Fragen der Kinder oder Jugendlichen in altersgerechter Sprache und mithilfe von verschiedenen Medien. Die Arbeit mit Gefühlen und eigenen Gefühlszuständen (von Schlippe u. Schweitzer, 2012, S. 64) wurde in JuKiB wenn nötig forciert, um die Entwicklung einer Sensibilität und Ausdrucksmöglichkeiten für die eigene Befindlichkeit bei den Kindern zu fördern. Der Blick der Kinder und Jugendlichen sollte dabei sukzessive auf eigene Stärken und Kompetenzen gelenkt werden, damit diese sich emotional stabiler und sicherer erleben und ihr Selbstbewusstsein erweitern konnten. Ein weiteres bedeutsames Element war die Entwicklung eines Notfallplans mit den jungen Menschen. Darin wurde grundsätzlich festgehalten, was in Notfällen (z. B. wenn sich die Mutter in einem psychotischen Schub verlor) getan werden kann, welche Unterstützung Kinder und Jugendliche brauchen und an wen sie sich konkret wenden können bzw. bei wem sie auch wohnen können, falls das Elternteil stationär untergebracht werden muss.

In der kinder- und jugendtherapeutischen Arbeit wurden neben systemischen auch hypno- und traumatherapeutische Methoden eingesetzt. Die Arbeit gestaltete sich insofern systemisch-integrativ. Dabei lag der Schwerpunkt stets auf der Stabilisierung des Selbstwertes, der Stärkung der Ressourcen und der Aktivierung des Netzwerkes für das Kind und die Familie. Gearbeitet wurde mit vielfältigen Materialien wie Bildkarten, Seilen, Steinen und anderen Symbolen, im Wesentlichen analogem Material, welches es den Kindern und Jugendlichen erleichterte, kaum Verstehbares in Worte zu fassen (Berg, Küppers u. Schmitz, 2013; Retzlaff, 2008, S. 257 f.). Bei den unterschiedlichen Störungsbildern des erkrankten Elternteils wurden daneben spezifische, altersgerechte Bücher eingesetzt, die entweder gemeinsam angeschaut/gelesen wurden oder den Jugendlichen empfohlen wurden (vgl. z. B. Eder, Rebhandel-Schartner u. Gasser, 2013; Tilly u. Offermann, 2012).

Zu den nachhaltigsten Erfahrungen im Projekt JuKiB gehörte es, dass Kinder und Jugendliche von psychisch erkrankten Eltern in der Lage sind, sehr viel auszuhalten und trotz widriger Umstände die Fähigkeit besitzen, zu lernen, zu lachen und zu spielen: Eine Perspektive der Resilienz, die sich in der Praxis vielfach in Übereinstimmung mit einer ressourcenorientierten systemischen Therapie befindet.

Systemische Paar- und Familientherapie

Sowohl im Hinblick auf Probleme als auch auf Lösungen lässt sich jeweils eine Vielfalt einbettender Beziehungen beschreiben. Das eröffnet nicht nur Möglichkeiten, sondern verlangt auch besondere Sorgfalt beim Entwickeln von Kontrakten (Loth, 1998, 2003b, 2005, 2011a, 2011b). In Supervisionen zeigte sich immer wieder, wie notwendig das aufmerksame Unterscheiden von Anlässen, Anliegen und Aufträgen ist. Schnell und leicht ergeben sich Sackgassen, Enttäuschungen, Verwirrungen, wenn diese Unterscheidungen nicht mit der notwendigen Sorgfalt getroffen werden. Sie können jedoch nicht einseitig, erst recht nicht vorschreibend getroffen werden, sondern brauchen, um anschlussfähig zu sein, unbedingt das kooperative Abstimmen mit den Ratsuchenden selbst. Je umfangreicher das Setting, umso notwendiger wird die Aufgabe.

Zwei Beispiele sollen das Vorgehen verdeutlichen. Sie beinhalten alltägliche und typische Anfragen an die Erziehungsberatung. Die Angaben zur Person sind anonymisiert und die Beispiele verdichtet, stellen insofern nur einzelne Aspekte eines umfangreicheren Geschehens dar. Sie veranschaulichen jedoch, um was es hier geht. Auf der linken Seite finden sich die jeweiligen Abschnitte aus dem Modell des Entwickelns klinischer Kontrakte (Loth, 1998, 2003b, 2003c, 2011a), im Kasten rechts daneben die entsprechenden Erkundungen, durch Pfeile mit dem Raster verknüpft. Im ersten Beispiel steht eine Anfrage im Mittelpunkt, die auf das Anraten einer Erzieherin der Kita hin erfolgte. Die dreijährige Tochter komme dort nicht zurecht. Verdeutlicht wird hier das Unterscheiden von Anlässen und Anliegen, und es geht darum, welche Erkundungen dabei einfließen können (siehe Abbildungen 2 bis 5).

Basisarbeit

- einen wertschätzenden und einladenden Rahmen bereitstellen: ***Willkommen!***
- Kooperative Atmosphäre ermöglichen

Anlässe:
- Welche Sorgen bewegen zum Aufsuchen der Hilfe?
- Wer teilt diese Sorgen?
- Wer hat entschieden, um Hilfe zu fragen?
- Unter welchen Umständen sind die Sorgen immer da, unter welchen vielleicht weniger?

Anliegen/Motivation:
- Wer hofft auf welche Veränderungen als Folge der Hilfe?
- Was sollte getan werden? Und von wem?
- Wie können unterschiedliche Anliegen verschiedener Beteiligter koordiniert werden?
- Was kann zum Zusammenarbeiten bewegen?
- Falls andere den Anstoß gaben: Was müsste geschehen, damit diese sich keine Sorgen mehr machen?

Anmeldekontakt [Beispiel]

Eine Mutter nimmt Kontakt auf, schildert ihre Sorgen um ihre Tochter, die in der KiTa nicht zurechtkomme.

Die Erzieherin hat dringend angeraten, deswegen eine Beratungsstelle aufzusuchen.

Außerdem nässe ihre Tochter regelmäßig ein.

Was wünscht sich die Mutter von der Beratung?
Was möchte sie gerne erreichen? Bei sich? Bei anderen?

> *Tochter soll besser zurechtkommen in der KiTa*
> *Erzieherin soll aufhören, über Tochter zu klagen*
> auf Nachfragen:

… ja, sie selbst möchte gerne auch „etwas ruhiger werden", besonders, „wenn Tochter morgens nicht in die Pötte kommt"

… ja, und auch, wenn ihr Mann (= der leibliche Vater der Tochter) sie anmacht, weil „morgens immer so viel Brass ist"

> Sonst noch? (und Zeit lassen….)

Abbildung 2: Ausgangslage, Anmeldekontakt (Loth, 2017)

Basisarbeit

- einen wertschätzenden und einladenden Rahmen bereitstellen: ***Willkommen!***
- Kooperative Atmosphäre ermöglichen

Anlässe:
- Welche Sorgen bewegen zum Aufsuchen der Hilfe?
- Wer teilt diese Sorgen?
- Wer hat entschieden, um Hilfe zu fragen?
- Unter welchen Umständen sind die Sorgen immer da, unter welchen vielleicht weniger?

Anliegen/Motivation:
- Wer hofft auf welche Veränderungen als Folge der Hilfe?
- Was sollte getan werden? Und von wem?
- Wie können unterschiedliche Anliegen verschiedener Beteiligter koordiniert werden?
- Was kann zum Zusammenarbeiten bewegen?
- Falls andere den Anstoß gaben: Was müsste geschehen, damit diese sich keine Sorgen mehr machen?

noch Anmeldekontakt

- Gibt es Zeiten, in denen die Mutter von der Erzieherin schon einmal Gutes über ihr Kind hört?
  Ist der Mutter aufgefallen, wann ihre Tochter weniger einnässt? Vielleicht schon einmal eine Zeitlang gar nicht?

[entsprechende Informationen zu Ausnahmen vom Problem sammeln, Zeit lassen…..]

- Wen hätte die Mutter gerne bei weiteren Kontakten dabei?

[***Motto:*** Eingeladen sind alle, die an einer guten Entwicklung interessiert sind; *Querverbindung* zu: Klären von Aufträgen]

> *In diesem Fall hätte die Mutter gerne ihren Mann und die Erzieherin dabei; Kind lieber nicht, möchte es nicht belasten*

Da immer noch Anmeldekontakt:

- Information über Umgang mit personenbezogenen Daten, Schweigepflicht, möglicher Entbindung davon; Info über Zusammenwirken im Team, Regularien: siehe:

> Aufnahme weiterer demographischer Daten

Abbildung 3: Anmeldekontakt, weitere Erkundungen (Loth, 2017)

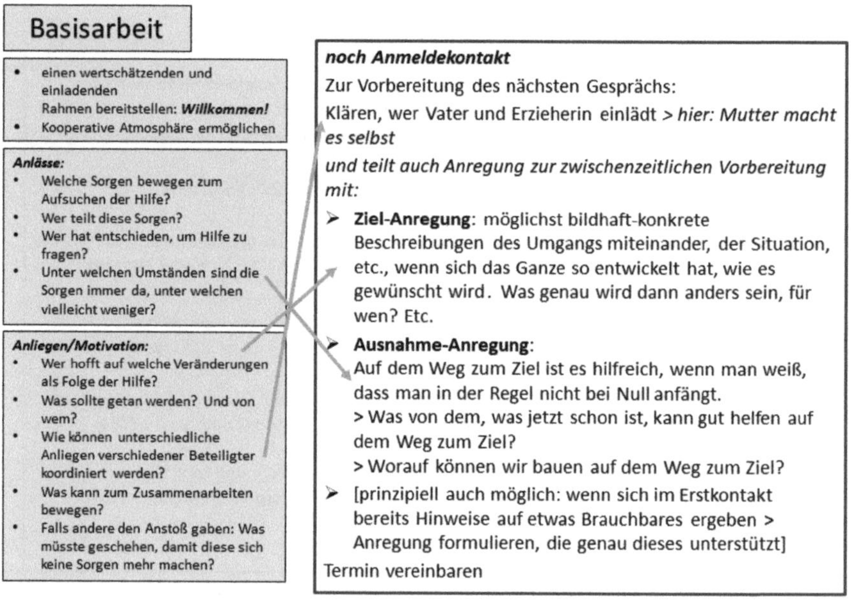

Abbildung 4: Anmeldekontakt, Anregungen (Loth, 2017)

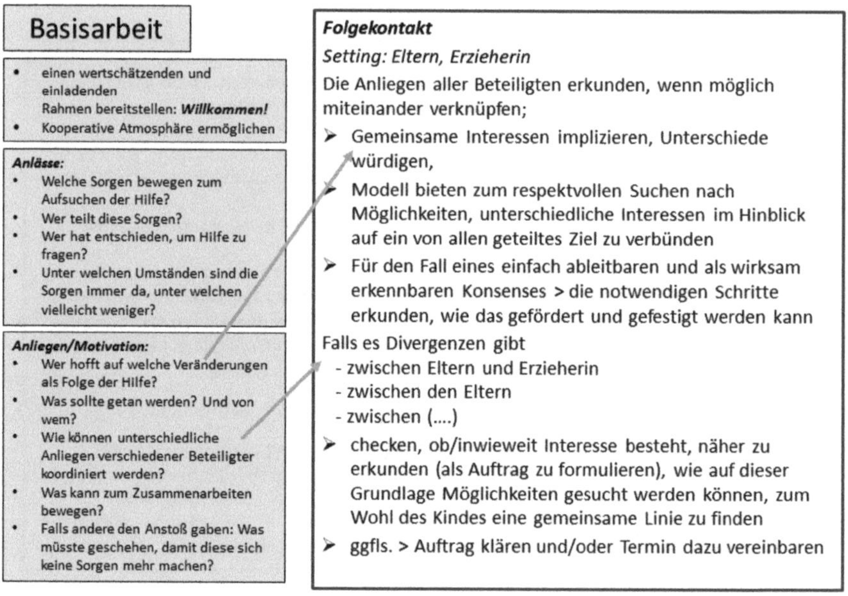

Abbildung 5: Folgekontakt (Loth, 2017)

II

In einem weiteren Beispiel (siehe Abbildungen 6 bis 8) steht das Herausarbeiten von Aufträgen im Vordergrund. Ludewig (2005, S. 82) hat seinerzeit einen überzeugenden Vorschlag unterbreitet, wie Anliegen und Aufträge unterschieden werden können. Anliegen haben in dieser Version die idealtypische Form: »Bitte helfen Sie mir/uns dabei, dass …« Aufträge, die sich daraus entwickeln lassen, haben dann die idealtypische Form: »Unser gemeinsames Anliegen ist es, …« Im hier skizzierten Beispiel stimmten die Beteiligten (Ratsuchende und Helfer) schließlich darin überein, die Beratung solle den Eltern und Großeltern helfen, sich gegenseitig gute Absichten zu unterstellen und auf dieser Basis ihre je unterschiedlichen Schlussfolgerungen und Impulse nicht als Angriff zu bewerten. Auf dieser Grundlage sollten sie lernen, sich darüber zu verständigen, wie sie sich bei dem Umsetzen der guten Absicht unterstützen können. Dies ist keine triviale Angelegenheit, die Abbildungen 6 und 7 mögen dies verdeutlichen. Die entwickelten Aufträge sind dabei nicht in Stein gemeißelt, sondern sollten immer wieder auf ihre Gültigkeit hin überprüft werden (siehe Abbildung 7).

Entwickeln von Aufträgen

mit Motivation arbeiten:
- Welche allgemeinen Ziele zeigen sich? überdauernde Lebenseinstellungen, bevorzugte Werte?
- Regulationsstile: extern, introjiziert, identifiziert, integriert, intrinsisch
- Veränderungsbereitschaft und Beziehungsform:
  - Vorfeld, Abwägen, bereit zum Handeln, Rückfall?
  - Kundschafts-, Interessenten-, Klage-, Besuchs-Beziehung?

Setting:
Interessen und Teilnahmewünsche anderer berücksichtigen.
Motto „Eingeladen sind alle, die dazu beitragen möchten, dass sich etwas ändert“

Aufträge handhabbar formulieren:
Wird allen Beteiligten klar genug, wie sie zum Gelingen beitragen können?
- Wovon kann ich ausgehen? Was brauche ich zusätzlich?
- Was kann ich schon und was baut darauf auf?
- Welche Richtungen ergeben sich von da aus?
- Wo erlebe ich mich als Ursache einer erwünschten Wirkung?
- Was liegt in meiner Hand, wofür brauche ich Verbündete?
- Was ist jetzt ein nächster guter Schritt?

Folgekontakt *(anderes Beispiel)*

Im Erstkontakt war Anlass: *Eltern klagten, dass ein Großelternteil regelmäßig Absprachen unterlaufe, wie viele Geschenke es geben sollte; teilweise lautstarke Auseinandersetzungen darüber; zeitweise Funkstille; Kinder reagierten schon „nervös“, wenn es um die Großeltern gehe.*
Die Mutter (als Tochter dieser Großeltern) leidet darunter und zeigt psychosomatische Beschwerden (Schlafstörungen, Kopfschmerzen).

Anliegen war: *Mit den Großeltern einen Modus vereinbaren, an den sie sich auch halten. So dass dann auch die Beschwerden der Mutter nachlassen*
(...).

Setting: *Eltern und Großeltern*

!!: Anliegen > Das Anliegen ist als Anliegen in dieser Form völlig in Ordnung, auch wenn dessen Erfüllung so nicht in der Hand der Berater liegt. >> Erarbeiten eines Auftrags, der für die Berater ein Handeln ermöglicht, das (im Sinne der salutogenetischen Kriterien) überschaubar, handhabbar und sinnvoll ist.

>> Zunächst einmal: Anliegen aller Anwesenden sammeln > checken, ob eine gemeinsame Basis plausibel ist.

Abbildung 6: Entwickeln von Aufträgen – Ausgangspunkt: Anlass und Anliegen (Loth, 2017)

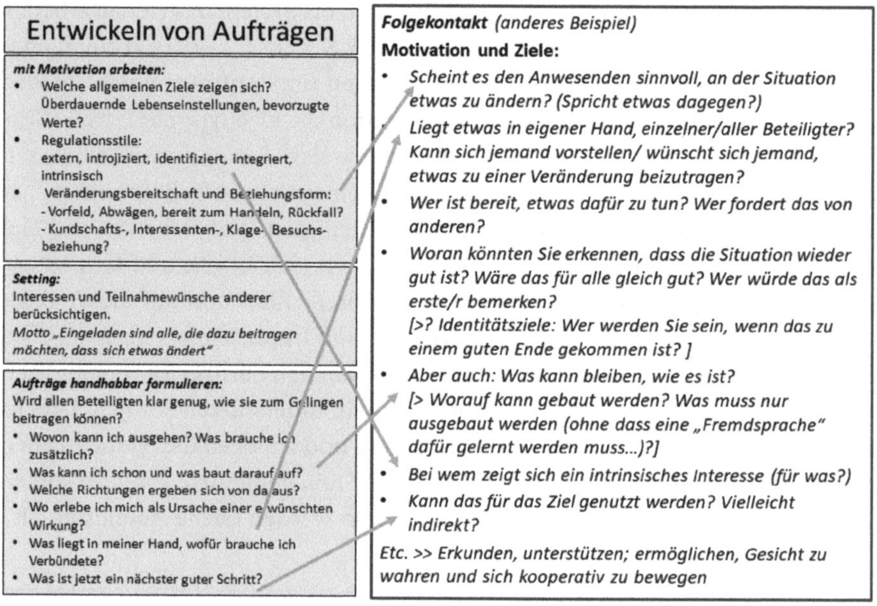

Entwickeln von Aufträgen

mit Motivation arbeiten:

- Welche allgemeinen Ziele zeigen sich? Überdauernde Lebenseinstellungen, bevorzugte Werte?
- Regulationsstile: extern, introjiziert, identifiziert, integriert, intrinsisch
- Veränderungsbereitschaft und Beziehungsform:
  - Vorfeld, Abwägen, bereit zum Handeln, Rückfall?
  - Kundschafts-, Interessenten-, Klage-, Besuchsbeziehung?

Setting:

Interessen und Teilnahmewünsche anderer berücksichtigen.
Motto „Eingeladen sind alle, die dazu beitragen möchten, dass sich etwas ändert"

Aufträge handhabbar formulieren:

Wird allen Beteiligten klar genug, wie sie zum Gelingen beitragen können?

- Wovon kann ich ausgehen? Was brauche ich zusätzlich?
- Was kann ich schon und was baut darauf auf?
- Welche Richtungen ergeben sich von da aus?
- Wo erlebe ich mich als Ursache einer erwünschten Wirkung?
- Was liegt in meiner Hand, wofür brauche ich Verbündete?
- Was ist jetzt ein nächster guter Schritt?

Folgekontakt *(anderes Beispiel)*

Motivation und Ziele:

- *Scheint es den Anwesenden sinnvoll, an der Situation etwas zu ändern? (Spricht etwas dagegen?)*
- *Liegt etwas in eigener Hand, einzelner/aller Beteiligter? Kann sich jemand vorstellen/ wünscht sich jemand, etwas zu einer Veränderung beizutragen?*
- *Wer ist bereit, etwas dafür zu tun? Wer fordert das von anderen?*
- *Woran könnten Sie erkennen, dass die Situation wieder gut ist? Wäre das für alle gleich gut? Wer würde das als erste/r bemerken?*
  [>? Identitätsziele: Wer werden Sie sein, wenn das zu einem guten Ende gekommen ist?]
- *Aber auch: Was kann bleiben, wie es ist?*
  [> Worauf kann gebaut werden? Was muss nur ausgebaut werden (ohne dass eine „Fremdsprache" dafür gelernt werden muss...)?]
- *Bei wem zeigt sich ein intrinsisches Interesse (für was?)*
- *Kann das für das Ziel genutzt werden? Vielleicht indirekt?*

Etc. >> Erkunden, unterstützen; ermöglichen, Gesicht zu wahren und sich kooperativ zu bewegen

Abbildung 7: Entwickeln von Aufträgen – Motivation, Setting, Handhabbarkeit (Loth, 2017)

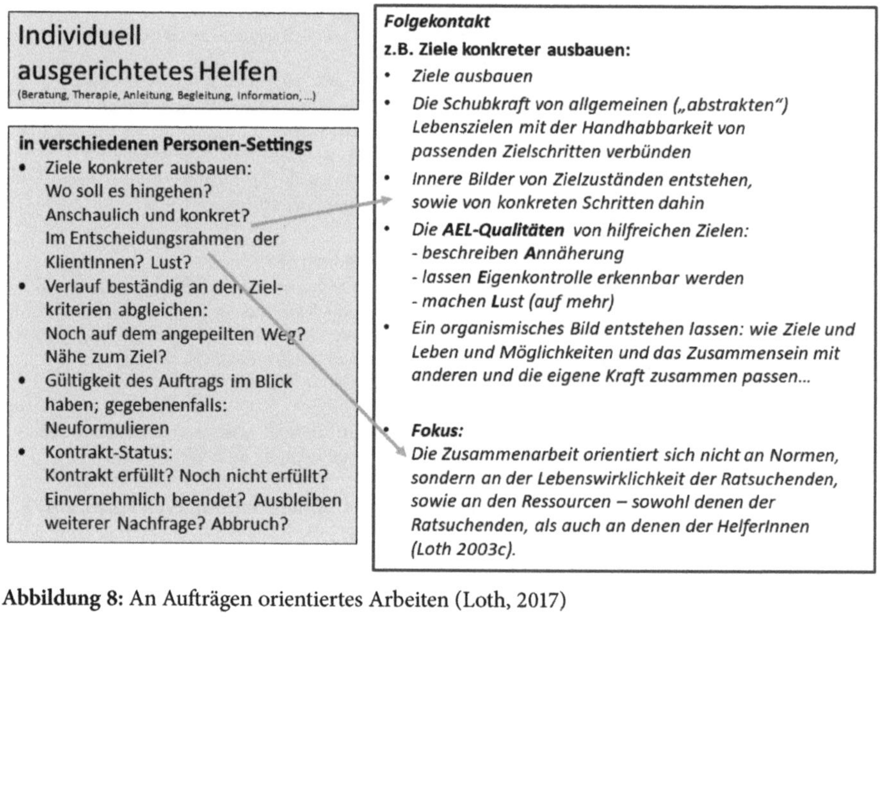

Individuell ausgerichtetes Helfen
(Beratung, Therapie, Anleitung, Begleitung, Information, ...)

in verschiedenen Personen-Settings

- Ziele konkreter ausbauen: Wo soll es hingehen? Anschaulich und konkret? Im Entscheidungsrahmen der KlientInnen? Lust?
- Verlauf beständig an den Zielkriterien abgleichen: Noch auf dem angepeilten Weg? Nähe zum Ziel?
- Gültigkeit des Auftrags im Blick haben; gegebenenfalls: Neuformulieren
- Kontrakt-Status: Kontrakt erfüllt? Noch nicht erfüllt? Einvernehmlich beendet? Ausbleiben weiterer Nachfrage? Abbruch?

Folgekontakt

z.B. Ziele konkreter ausbauen:

- *Ziele ausbauen*
- *Die Schubkraft von allgemeinen („abstrakten") Lebenszielen mit der Handhabbarkeit von passenden Zielschritten verbünden*
- *Innere Bilder von Zielzuständen entstehen, sowie von konkreten Schritten dahin*
- *Die **AEL-Qualitäten** von hilfreichen Zielen:*
  - *beschreiben **A**nnäherung*
  - *lassen **E**igenkontrolle erkennbar werden*
  - *machen **L**ust (auf mehr)*
- *Ein organismisches Bild entstehen lassen: wie Ziele und Leben und Möglichkeiten und das Zusammensein mit anderen und die eigene Kraft zusammen passen...*
- ***Fokus:***
  Die Zusammenarbeit orientiert sich nicht an Normen, sondern an der Lebenswirklichkeit der Ratsuchenden, sowie an den Ressourcen – sowohl denen der Ratsuchenden, als auch an denen der HelferInnen (Loth 2003c).

Abbildung 8: An Aufträgen orientiertes Arbeiten (Loth, 2017)

Erziehungsberatung und systemische Praxis: eine generisch wirksame Wahlverwandtschaft

Der Eindruck drängt sich auf, dass im Kontext der Bemühungen um zunächst die wissenschaftliche und später die berufsrechtliche Anerkennung der systemischen Therapie – und vielleicht umso mehr jetzt nach der erfolgten sozialrechtlichen Anerkennung – systemische Praxis zunehmend mit bestimmten Methoden und Techniken gleichgesetzt wird. Es scheint jedenfalls so, und der Methodenkoffer ist zum Leitsymbol geworden. Erst einmal ist es auch naheliegend, dass sich Praxis durch die profunde Kenntnis von Anwendungswissen definiert. Zu einem Problem dürfte es erst dann werden, wenn die Verbindung von Anwendungswissen und reflektierter Begründung versandet. Wenn also der *Spirit* unkenntlich wird, der diese bestimmte Art des Eingehens auf menschliche Probleme und Leidenszustände einmal genährt und weitergebracht hat. Dann könnte es sein, dass die Prämissen des Helfens mit der Zeit von einer Sicht der Dinge dominiert werden, die den Kontext des Helfens ausklammert – die jeweilige Beziehung und deren Ausgestaltung, die familiären, gesellschaftlichen und berufspraktischen Rahmenbedingungen – und die Methode an sich, die Technik an sich als »unabhängige Variable« ansieht. Wenn dies der Fall ist, kann es passieren, dass Methoden und Techniken in der Forschung zu beziehungslosen Parametern verkommen und in der Praxis zu unhinterfragten Mythen oder Allgemeinplätzen: Die beständige Aufmerksamkeit dafür, wie es miteinander vorangeht, das persönlich und im Einzelfall validierte Hilfegeschehen wird umgewandelt in einen Formalismus. In der Praxis etablieren sich dann womöglich Routinen des Bescheidwissens und in offiziellen Leitlinien dann möglicherweise eine vorgeschriebene, statistisch am Mittelwert orientierte Norm.

Die Arbeit im Bereich der Erziehungsberatung bietet dazu ein starkes Gegengewicht – jedenfalls bis jetzt. Sowohl die Themen und Fragestellungen, die Ratsuchende zur Sprache bringen (und sei es durch ihr Verhalten anstoßen), als auch die Rahmenbedingungen unserer Arbeit sprechen für eine systemische Praxis, die sich einlässt auf die oft verwirrenden Bezüge in Beziehungen, und die sich orientiert an kontextsensiblen Herangehensweisen an das Verstehen und Ermutigen. Nicht zuletzt ist Erziehungsberatung der Ort, an dem die verstörenden Erfahrungen grundsätzliche Aufmerksamkeit erfahren, die sich aus der nicht erfolgten Adressierung als Vollperson (vgl. Anfangskapitel »Zentrale Aufgaben«) ergeben. Dieser existenziellen Erfahrung kann über reduktionistische Vorgehensweisen nicht angemessen begegnet werden. Die Verbindung von Erziehungsberatung und systemischen Perspektiven eröffnet insofern generisch wirksame Hilfen.

Literatur

Antonovsky, A. (1997). Salutogenese. Zur Entmystifizierung der Gesundheit (erw. Herausgabe von A. Franke). Tübingen: dgvt.

Berg, M. (2013). Bindungswissen und Bindungsdiagnostik in der Erziehungsberatung. Fragen – Befunde – Perspektiven. Coburg: ZKS.

Berg, M. (2019). Die Wirksamkeit systemischer Beratung. Erhöht Erziehungs- und Familienberatung die Bindungssicherheit von verhaltensauffälligen Kindern? Göttingen: V&R unipress.

Berg, M. (2020). Erziehungs- und Familienberatung – Schnittmengen Sozialer Arbeit und Psychotherapie. In M. Bösel, S. B. Gahleitner (Hrsg.), Soziale Interventionen in der Psychotherapie. Interdisziplinär und interpersonell denken und handeln. Stuttgart: Kohlhammer.

Berg, M., Küppers, K., Schmitz, B. (2013). »Die unsichtbaren Dritten« in der systemischen Behandlung von Kindern und Jugendlichen mit einem psychisch kranken oder suchtkranken Elternteil. Erfahrungen aus dem Projekt JuKiB – Jugendliche und Kinder im Blick. Systhema, 27 (3), 259–272.

Berg, M., Trost, A. (2014). Der professionelle Blick auf die Eltern-Kind-Beziehung. Bindungswissen in der Erziehungsberatung – Ergebnisse einer Untersuchung in Nordrhein-Westfalen. In H. Scheuerer-Englisch, A. Hundsalz, K. Menne (Hrsg.), Jahrbuch für Erziehungsberatung (Bd. 10, S. 188–207). Weinheim u. Basel: Beltz Juventa.

Beushausen, J. (2012). Genogramm- und Netzwerkanalyse. Die Visualisierung familiärer und sozialer Strukturen. Göttingen: Vandenhoeck & Ruprecht.

Bundeskonferenz für Erziehungsberatung e. V. (bke) (2012). Familie und Beratung. Memorandum zur Zukunft der Erziehungsberatung. Fürth: bke.

Bundeskonferenz für Erziehungsberatung e. V. (bke) (2016). Das multidisziplinäre Fachteam. Aufgaben, Kompetenzprofil und Arbeitsweise der Erziehungsberatung. Fürth: bke.

Caby, A., Caby, F. (2017a). Die kleine Psychotherapeutische Schatzkiste – Teil 1. Tipps und Tricks für kleine und große Probleme im Kindes-, Jugend- und Erwachsenenalter. Dortmund: verlag modernes lernen.

Caby, F., Caby, A. (2017b). Die kleine Psychotherapeutische Schatzkiste – Teil 2. Weitere systemisch-lösungsorientierte Interventionen für die Arbeit mit Kindern, Jugendlichen, Erwachsenen oder Familien. Dortmund: verlag modernes lernen.

Eder, S., Rebhandel-Schartner, P., Gasser, E. (2013). Annikas andere Welt – Hilfe für Kinder psychisch kranker Eltern. Salzburg: Edition Riedenburg.

Eickhorst, A., Röhrbein, A. (Hrsg.) (2019). Systemische Methoden in Familienberatung und -therapie. Was passt in unterschiedlichen Lebensphasen und Kontexten? Göttingen: Vandenhoeck & Ruprecht.

El Hachimi, M., Stephan, L. (2014). Paartherapie – Bewegende Interventionen. Tools für Therapeuten und Berater. Heidelberg: Carl-Auer.

Fischer, R., Borst, U., Schlippe, A. von (2015). Was tun? Fragen und Antworten aus der systemischen Praxis. Ein Kompass für Beratung, Coaching und Therapie. Stuttgart: Klett-Cotta.

Hahn, K., Müller, F.-W. (Hrsg.) (1995). Systemische Erziehungsberatung und Familienberatung. Wege zur Förderung autonomer Lebensgestaltung. Mainz: Matthias Grünewald.

Hundsalz, A. (2007). Erziehungs- und Familienberatung. In F. Nestmann, F. Engel, U. Sickendiek (Hrsg.), Das Handbuch der Beratung. Bd. 2: Ansätze, Methoden und Felder (2. Aufl., S. 977–988). Tübingen: dgvt.

Klar, S., Trinkl, L. (Hrsg.) (2015). Diagnose: Besonderheit. Systemische Psychotherapie an den Rändern der Norm. Göttingen: Vandenhoeck & Ruprecht.

II

Körner, W., Hensen, G. (2008). Erziehungsberatung: Strömungen, Entwicklungen und Standortbestimmung der institutionellen Beratung in der Jugendhilfe. In G. Hörmann, W. Körner (Hrsg.), Einführung in die Erziehungsberatung (S. 10–26). Stuttgart: Kohlhammer.
Kriz, J. (2017). Subjekt und Lebenswelt. Personzentrierte Systemtheorie für Psychotherapie, Beratung und Coaching. Göttingen: Vandenhoeck & Ruprecht.
Küppers, K., Berg, M. (2018). JuKiB – Jugendliche und Kinder im Blick. Hilfen für Jugendliche und Kinder mit sucht- oder psychisch kranken Eltern. Abschlussbericht 2011–2018. Caritas Erziehungs- und Familienberatungsstelle Kerpen. www.beratung-caritasnet.de/fileadmin/user_upload/Eltern-_und_Jugendberatung/Kerpen-Horrem/Caritas_JuKib_Abschlussbericht_web.pdf (15.8.2019).
Lenz, A. (2018). Kinder psychisch erkrankter Eltern – Belastungen, Resilienzen und Basisinterventionen. In S. Witte (Hrsg.), Erziehungsberatung. Standpunkte, Entwicklungen, Konzepte (S. 159–173). Freiburg i. Br.: Lambertus.
Lieb, H. (2011). Kontextsensibilität: Eine aus der Systemtheorie abgeleitete Wirkvariable. In H. Schindler, W. Loth, J. von Schlippe (Hrsg.), Systemische Horizonte (S. 25–37). Göttingen: Vandenhoeck & Ruprecht.
Loth, W. (1998). Auf den Spuren hilfreicher Veränderungen. Das Entwickeln Klinischer Kontrakte. Dortmund: verlag modernes lernen.
Loth, W. (1999). Systemische Hilfen als Kooperation nachweisen – »Kontraktorientierte Leistungsbeschreibung«. Familiendynamik, 24 (3), 298–319.
Loth, W. (2001). »Wo soll das noch hinführen?« – Kontraktorientiertes Arbeiten in Familien mit kleinen Kindern. In A. von Schlippe, G. Lösche, C. Hawellek (Hrsg.), Frühkindliche Lebenswelten und Erziehungsberatung. Die Chancen des Anfangs (S. 200–219). Münster: Votum.
Loth, W. (2003a). Kontraktorientierte Hilfen in der institutionellen Erziehungs- und Familienberatung. Praxis der Kinderpsychologie und Kinderpsychiatrie, 52 (4), 250–265.
Loth, W. (2003b). Was zusammenprallt, kann auch zusammenwirken: Vom Konflikt zum Kontrakt. In M. Weber, H.-W. Eggemann-Dann, H. Schilling (Hrsg.), Beratung bei Konflikten. Wirksame Interventionen in Familie und Jugendhilfe (S. 25–44). Weinheim u. München: Juventa.
Loth, W. (2003c). Ressourcen bewegen. In H. Schemmel, J. Schaller (Hrsg.), Ressourcen. Ein Hand- und Lesebuch zur therapeutischen Arbeit (S. 29–49). Tübingen: dgvt.
Loth, W. (2005). »Einiges könnte ganz schön anders sein« – Systemische Grundlagen für das Klären von Aufträgen. In H. Schindler, A. von Schlippe (Hrsg.), Anwendungsfelder systemischer Praxis. Ein Handbuch (S. 25–54). Dortmund: Borgmann.
Loth, W. (2011a). Klinische Kontrakte entwickeln – Gemeinsames Anstiften von Sinn. In A. Lenz (Hrsg.), Empowerment – Ein Handbuch für die ressourcenorientierte Praxis (S. 137–160). Tübingen: dgvt.
Loth, W. (2011b). Was bewegt systemische Therapie? Versuch über Motivation in der systemischen Therapie. In H. Schindler, W. Loth, J. von Schlippe (Hrsg.), Systemische Horizonte (S. 57–68). Göttingen: Vandenhoeck & Ruprecht.
Loth, W. (2014a). Kurze Skizze eines langen Weges – Versuch über den systemischen Umgang mit Ungewissem. Zeitschrift für Systemische Therapie und Beratung, 32 (2), 51–62.
Loth, W. (2014b). Systemische Therapie zwischen Erwartung und Erfahrung. In S. Trautmann-Voigt, B. Trautmann (Hrsg.), Brückenschläge. Beiträge zur Psychodynamischen Psychotherapie (S. 73–94). Köln: Claus Richter.
Loth, W. (2016). Familien-, Ehe-, Lebens- und Erziehungsberatung. In T. Levold, M. Wirsching (Hrsg.), Systemische Therapie und Beratung – das große Lehrbuch (S. 431–435). Heidelberg: Carl-Auer.

Loth, W. (2017). Entwickeln Klinischer Kontrakte als Methode der Fallkonzeption. Workshop auf dem Kongress der Carl-Auer Akademie »Was ist der Fall? Und was steckt dahinter? – Diagnosen in systemischer Theorie und Praxis«, Heidelberg 25.–27.5.2017.

Ludewig, K. (1992). Systemische Therapie. Grundlagen klinischer Theorie und Praxis. Stuttgart: Klett-Cotta.

Ludewig, K. (2005). Einführung in die theoretischen Grundlagen der systemischen Therapie. Heidelberg: Carl-Auer.

Luhmann, N. (1988). Sozialsystem Familie. System Familie, 1 (2), 75–91.

Menne, K. (2015). Psychotherapeutisch kompetente Erziehungsberatung – ihre Rahmenbedingungen und rechtlichen Grundlagen. Praxis der Kinderpsychologie und Kinderpsychiatrie, 64 (1), 4–19.

Menne, K. (2017). Erziehungsberatung als Hilfe zur Erziehung. Weinheim u. Basel: Beltz Juventa.

Retzlaff, R. (2008). Spiel-Räume. Lehrbuch der systemischen Therapie mit Kindern und Jugendlichen. Stuttgart: Klett-Cotta.

Rotthaus, W. (2015). Ängste von Kindern und Jugendlichen. [Störungen systemisch behandeln, Bd. 3]. Heidelberg: Carl-Auer.

Sawatzki, M. (2016). Therapeutisierung der Erziehungsberatung? Verortung und Auftrag der Erziehungsberatung im Kontext der sozialpädagogisch-orientierten Kinder- und Jugendhilfe – eine qualitative Studie. Hamburg: Disserta.

Sawatzki, M., Ruttert, T. (2018). Personalmanagement und -entwicklung in der Erziehungsberatung. In S. Rietmann, M. Sawatzki (Hrsg.), Zukunft der Beratung: Von der Verhaltens- zur Verhältnisorientierung? (S. 185–235). Wiesbaden: Springer VS.

Scheuerer-Englisch, H. (2018). Die Kernaufgabe von Erziehungs- und Familienberatungsstellen: Beratung als Hilfe zur Erziehung für Kinder, Jugendliche, junge Menschen und Erziehungsberechtigte. In S. Witte (Hrsg.), Erziehungsberatung. Standpunkte, Entwicklungen, Konzepte (S. 63–90). Freiburg i. Br.: Lambertus.

Schleiffer, R. (2015). Fremdplatzierung und Bindungstheorie. Weinheim: Beltz Juventa.

Schlippe, A. von, Schweitzer, J. (2012). Lehrbuch der systemischen Therapie und Beratung I: Das Grundlagenwissen. Göttingen: Vandenhoeck & Ruprecht.

Schlippe, A. von, Schweitzer, J. (2019). Gewusst wie, gewusst warum. Die Logik systemischer Interventionen. Göttingen: Vandenhoeck & Ruprecht.

Schrappe, A. (2018). Kinder und ihre psychisch erkrankten Eltern. Kompetent beraten, sicher kooperieren. Weinheim u. Basel: Beltz Juventa.

Schwing, R., Fryszer, A. (2017). Systemisches Handwerk. Werkzeug für die Praxis. Göttingen: Vandenhoeck & Ruprecht.

Seus-Seberich, E. (2018). Erziehungsberatung im Sozialraum/Vernetzung. In S. Witte. (Hrsg.), Erziehungsberatung. Standpunkte, Entwicklungen, Konzepte (S. 38–50). Freiburg i. Br.: Lambertus.

Tilly, C., Offermann, A. (2012). Mama, Mia und das Schleuderprogramm. Bonn: Balance.

Wahlen, K. (2011). Diagnostizieren in der Erziehungs- und Familienberatung? Informationen für Erziehungsberatungsstellen, 2/2011, 10–17.

Zander, B., Knorr, M. (Hrsg.) (2003). Systemische Praxis der Erziehungs- und Familienberatung. Göttingen: Vandenhoeck & Ruprecht.

Mathias Klasen und Claudia Schiffmann

Aufsuchende Familientherapie – eine Hilfeform für die Arbeit mit Familien in besonderen Lebenslagen

Allgemeine Aufgaben und Rahmenbedingungen

Die Aufsuchende Familientherapie (AFT) ist eine spezifische Form der systemischen Therapie, die mit Familien in ihrem Lebensumfeld stattfindet. Sie setzt die Forderung des SGB VIII nach Unterstützung der Eltern in ihrer Erziehungsfunktion mit einer wertschätzenden, an den Ressourcen orientierten Haltung und durch wirksame therapeutische Methoden um. Etabliert wurde diese Hilfeform von Marie-Luise Conen (2002/2011) in Anlehnung an die in den USA verbreitete »Home-Based Familiy Therapy«, um Familien in multiplen Problemlagen wirksam zu unterstützen. Viele dieser sogenannten Multiproblemfamilien haben mit mehreren Problemen gleichzeitig zu kämpfen, sodass ein Hilfebedarf besteht, der sich mit herkömmlichen sozialpädagogischen Interventionen nicht abdecken lässt, da es diesen an »klinischer Strukturqualität« mangelt (Heekerens u. Ohling, 2007).

Die AFT findet im Auftragsdreieck von Familie, Jugendamt und Therapeutinnen-/Therapeutenteam im Rahmen von Hausbesuchen statt. Dies trägt der besonderen Lebenssituation der Familien Rechnung, die traditionellen Hilfeangeboten eher zurückhaltend gegenüberstehen und von klassischen »kommstrukturierten« Hilfeangeboten oft nicht erreicht werden (Beitzel, 2010). Die AFT orientiert sich an den Fähigkeiten und Möglichkeiten der Familie und bezieht neben den Kindern, Jugendlichen und ihren Eltern auch den größeren sozialen Kontext der Familie – Verwandte, Freunde, Lehrer und professionelle Helfer – mit in die Arbeit ein. Sie dient zum einen der Prävention bei Familien, in denen eine Eskalation der Situation absehbar ist. Zum anderen hilft sie bei der Stabilisierung und Neuorganisation von Familien, in denen die Situation bereits aus dem Ruder gelaufen ist. Die Arbeitsform ist die Co-Therapie, d. h. die Gespräche finden idealerweise im Tandem von Therapeut und Therapeutin statt. Damit können genderspezifische Perspektiven sowie die verschiedenen Blickwinkel der Eltern- und der Kindesebene sensibel und differenziert betrachtet werden.

Eine zentrale systemische Vorgehensweise stellt hierbei die Methode des Reflecting Teams (Andersen, 1990) dar. In dieser besonderen Form des Gesprächs tauschen die Co-Therapeutinnen und -Therapeuten sich offen und wertschätzend über ihre Beobachtungen, Gedanken und Ideen aus. Da dieser Austausch auf der Ebene der Metaposition stattfindet, ist es möglich, dass sich die Familientherapeuten vor den Familien offen beispielsweise über die guten Gründe, die für ein Beibehalten der bestehenden Problematik sprechen, austauschen können.

Im Rahmen der Hilfe werden die Familien dabei unterstützt, destruktive Problemlösungsstrategien aufzugeben, positivere und hilfreichere zu entwickeln und diese im Alltag anzuwenden. Zusätzlich unterstützen und begleiten die Therapeutinnen die Familie in Krisensituationen. Ziel der AFT ist es somit, Familien wirksam zu befähigen, ihre Angelegenheiten wieder selbst in die Hand zu nehmen und erneute Krisen selbstständig zu meistern.

Damit die AFT wirksam werden kann, ist die Bereitschaft der Familienmitglieder zur Therapie und Mitarbeit wichtig. Hauptansatzpunkt der Arbeit ist daher die Orientierung an den Ressourcen der Familie, um wieder Hoffnung auf Veränderung und auf Zukunftsperspektiven zu wecken.

Dies ist insofern eine Herausforderung, da Familien in multiplen Problemlagen durch sich wiederholendes Misserfolgserleben oftmals nicht mehr von ihrer Selbstwirksamkeit überzeugt sind bzw. wiederholt die Erfahrung gemacht haben, dass Veränderungen eher zu einer Verschlechterung ihrer jeweiligen Situation beigetragen haben. Tausendfreund, Knot-Dickscheit, Knorth, Strijker und Schulze (2012) weisen hierbei auf die Wechselwirkungen zwischen sozioökonomischen und psychosozialen Problemlagen bei Multiproblemfamilien hin und auf die Schwierigkeiten, die sich daraus für diese Familien bei der Gestaltung eines gelingenden Alltags ergeben. Familien in multiplen Problemlagen erfahren ihre Probleme oft als sehr langwierig und nicht veränderbar, was dazu führt, dass sie kein Vertrauen in ihre Fähigkeit, Probleme nachhaltig lösen zu können, entwickeln und sich negative Interaktionen und Erwartungshaltungen manifestieren. Durch einen ressourcenorientierten Blick werden Ablehnung und Skepsis gegenüber der AFT und/oder den Therapeutinnen bzw. Therapeuten als Ausdruck des Schutzes der Familie vor weiteren Enttäuschungen und damit als Ressource betrachtet.

Bei drohender oder vermuteter Kindeswohlgefährdung zielt die AFT auch darauf ab, Fremdplatzierungen zu vermeiden. Die Eltern werden dabei unterstützt, wieder die volle Verantwortung für das Wohlergehen und die gesunde Entwicklung ihres Kindes zu übernehmen. Wie bereits erläutert, ist die AFT – wie jede andere Therapieform – auf den Veränderungswillen der Klientinnen und Klienten angewiesen. In der Praxis kommt es jedoch vor, dass die Hilfemotivation der Eltern zu Beginn unzureichend ist oder dass vom Allgemeinen Sozialen Dienst des Jugendamtes z. B. aufgrund des Verdachts der Kindeswohlgefährdung eine Auflage formuliert wird. Dieser von Conen (2015) beschriebene Zwangskontext stellt dann zunächst die Grundlage der Zusammenarbeit zwischen den Co-Therapeutinnen und der Familie dar. Der systemische Ansatz eignet sich aufgrund seiner wertschätzenden Haltung und der Offenheit für die Lösungsangebote der Familie oft als Türöffner unter solchen Bedingungen. Dabei wird mit den Auflagen der Hilfe und der anfänglichen Unfreiwilligkeit der Klienten offen umgegangen. So werden die Auflagen und ihre Bedeutung für die AFT mit den Eltern besprochen. Es wird gemeinsam nach Wegen gesucht, dass die Besuche der Therapeutinnen für die Familie als hilfreich erlebt werden und sich so die Lage für das Kind verbessert.

Ziele und Inhalte

Die Arbeit in der AFT orientiert sich an den im Hilfeplan des Jugendamtes gemeinsam mit der Familie formulierten Zielen. In den Therapiesitzungen werden diese Ziele dann weiter ausdifferenziert und mit den Familienmitgliedern in ihre Nah- und Fernziele konkretisiert.

Im Unterschied zu anderen Formen der Erziehungshilfe geht es im Rahmen der AFT jedoch nicht um konkrete Alltagsunterstützung. Sie versteht sich als eine Hilfe, die Veränderungen im gesamten System ermöglicht, was bedeutet, dass sich nicht nur einzelne Verhaltensweisen bzw. einzelne Familienmitglieder innerhalb der Familie verändern, sondern die Familie darin begleitet wird, neue familiäre Strukturen, Muster und Problemlösungsfähigkeiten individuell passend für ihre Familie zu entwickeln. Die Therapeutinnen und Therapeuten bringen daher keine konkreten Anleitungen und Veränderungsaufforderungen ein, da nach systemischer Prämisse instruktive Maßnahmen nicht möglich und auch nicht hilfreich sind. Eltern und Kindern wird die größtmögliche Verantwortung für sich und ihr Tun zugeschrieben, und es wird davon ausgegangen, dass sie selbst in der Lage sind, ihre Probleme zu lösen oder sozial akzeptierte Wege zu finden, um sich Unterstützung zu suchen.

Immer wiederkehrende Ziele, für die erfahrungsgemäß die AFT erfolgreich eingesetzt werden kann, sind u. a.:

- (Wieder-)Ausübung der Erziehungsfunktion durch die Eltern,
- (Wieder-)Achtung angemessener Grenzen in der Familie,
- Entwicklung konstruktiver Kommunikationsformen zwischen den Familienmitgliedern,

- adäquate Rollenverteilung in der Familie,
- Erweiterung von Problemlösungsstrategien,
- Vermeidung von Kontaktabbrüchen als Lösungsversuch,
- Stabilisierung des familiären und sozialen Beziehungsgefüges,
- Ausgewogenheit von Eigenständigkeit und Bindung für alle Familienmitglieder,
- Offenlegung von Ressourcen und Entwicklung neuer Handlungsmöglichkeiten.

Durch die lösungs- und ressourcenorientierte Herangehensweise entsteht meist schon nach kurzer Zeit eine therapeutische Beziehung, und es stellen sich die ersten Verbesserungen ein, was das Vertrauen und die Motivation der Familie zur Mitarbeit stärkt. Außerdem lernen die Eltern, in Überforderungssituationen rechtzeitig und von sich aus Hilfebedarf zu artikulieren und diesen auch anzunehmen.

Aus der Praxis

Im Folgenden soll die AFT am Beispiel der Arbeit von »egon+klara – Systemische Praxis für Familien, Teams und Organisationen« in Freiburg in Kooperation mit dem Jugendamt des Landratsamtes Breisgau Hochschwarzwald als Auftraggeber und Kostenträger der Hilfe näher beleuchtet werden. Wir beschreiben dabei sowohl die Kriterien, die unserer Tätigkeit als systemische Familientherapeuten der Praxis egon+klara zugrunde liegen, als auch Erfahrungen aus einem konkreten therapeutischen Prozess mit einer Familie.

II

Die Therapeutinnen und Therapeuten unseres Teams arbeiten je nach Problemlage der Familie und deren Anliegen in unterschiedlichen Settings und mit individuell auf die Familie zugeschnittenen Methoden. Gemäß der systemischen Prämisse »So lang wie nötig und so kurz wie möglich« ist die AFT auf einen Zeitraum von 6 bis 10 Monaten ausgelegt. Angelehnt an Marie-Luise Conen (2002/2011) arbeiten wir mit einem Konzept, das sich in unterschiedliche Phasen aufteilt. Da jede Familie als einzigartig betrachtet wird, sind die Lösungswege, welche wir mit den Familien beschreiten, entsprechend vielseitig. So passen wir die Therapie in Intensität und Ablauf der jeweiligen Familie und ihrer Entwicklung an. Das Angebot ist modular aufgebaut und gliedert sich in drei Phasen:

- Phase I: Beziehungsaufbau, Auftragsklärung und Lösungssuche,
- Phase II: Lösungserprobung,
- Phase III: Stabilisierung.

Familienübergreifend orientieren wir uns an der Struktur gemäß Abbildung 1.

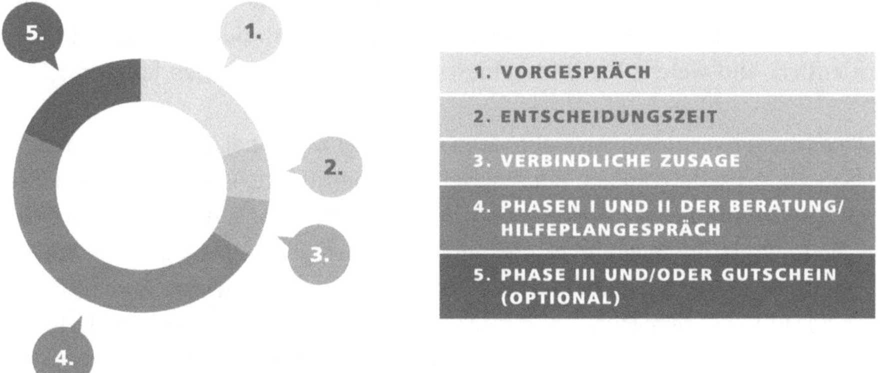

Abbildung 1: Ablauf der Aufsuchenden Familientherapie von »egon+klara – Systemische Praxis für Familien, Teams und Organisationen«

Die Struktur lässt sich im Einzelnen wie folgt beschreiben:

1. Vorgespräch: Zu einem ersten Gespräch wird möglichst die ganze Familie eingeladen. Die Arbeitsweise sowie der zeitliche Rahmen werden den Familienmitgliedern vorgestellt. Neben den Therapeuten nimmt auch die zuständige Kollegin des Jugendamtes teil.
2. Entscheidungszeit: Die Entscheidungszeit gilt für die Familie, das Jugendamt und die Therapeutinnen.
3. Verbindliche Zusage von allen Parteien: Mit der Zusage aller Beteiligten beginnt die Hilfe und die Arbeit an den im Hilfeplan mit der Familie gemeinsam vereinbarten Zielen.
4. Phase I und II der Familientherapie
5. Hilfeplangespräch: Bilanzierung der Hilfe auf Basis des Prozessberichts in einem gemeinsamen Gespräch mit der Familie und den zuständigen Kollegen des Jugendamtes.
6. Phase III und/oder Gutschein (optional): Diese Phase fällt je nach Problemlage und Bedarf aus.

II

Familie Sommer

Anhand der nachfolgenden, anonymisierten Falldarstellung soll beispielhaft aufgezeigt werden, an welchen Inhalten sich die Arbeit in den jeweiligen Phasen orientiert und welche Methoden hierbei zum Einsatz kommen können.

Nach einem zweimonatigen stationären Aufenthalt wurde bei der fünfzehnjährigen Lisa neben »mittelgradigen depressiven Episoden« und »Absencen« eine »Autismusspektrumsstörung« diagnostiziert, in deren Folgen eine ambulante Kinder- und Jugendtherapie durchgeführt wurde. Auf Anraten der Kinder- und Jugendtherapeutin von Lisa wendeten sich Herr und Frau Sommer an den Allgemeinen Sozialen Dienst mit der Bitte um familientherapeutische Unterstützung. Die Eltern schilderten im Gespräch mit dem Jugendamt, dass sich die Besonderheiten von Lisa insbesondere in Krisensituationen auch auf das gesamte Familiensystem krisenhaft auswirken würden. Sie erlebten sich als Eltern in »Dauerhabachtstellung«, da sie befürchteten, dass positive Phasen von Lisa jederzeit in problemhaftes, eventuell erneut selbstverletzendes Verhalten umschlagen könnten. In dieser Folge äußerten Herr und Frau Sommer auch die Sorge, ihre beiden jüngeren Töchter Anna und Sarah kämen mit ihren Bedürfnissen und Wünschen oftmals zu kurz, da Lisa in der Familie eine »Sonderrolle« zukäme, was alle Familienmitglieder in ihrem Verhalten beeinflusse und emotional belaste. Die Kündigung des Vaters bei seiner Arbeitsstelle aufgrund depressiver Episoden und einer damit verbundenen Burn-out-Problematik stellte eine weitere Belastung für die Familie dar.

Phase I: Beziehungsaufbau, Auftragsklärung und Lösungssuche

Zu Beginn steht der Beziehungsaufbau, das Kennenlernen des gesamten Familiensystems, das »Ausgraben« verschütteter Ressourcen der Familie und das erste Erspüren von Lösungsmöglichkeiten und Verhaltensalternativen im Mittelpunkt der Hilfe. Die Auftragsklärung erfolgte im gemeinsamen Gespräch mit der Familie und dem Jugendamt. Lösungsorientierte systemische Fragen regten einen selbstreflexiven Prozess an, in dem die Anliegen der einzelnen Familienmitglieder sowie deren Erwartungen geklärt wurden.

In dem oben beschriebenen Fall äußerte die Mitarbeiterin des Jugendamtes den Wunsch nach einer Stabilisierung des Familiensystems durch eine Reduzierung der Geschwisterkonflikte und Konkurrenzsituationen. Hierzu sollte mit der Familie ein Krisenmanagement erarbeitet werden. Die Eltern wünschten sich, die Bedarfe der einzelnen Familienmitglieder in den Blick zu nehmen und gleichermaßen auf die

Bedürfnisse der Kinder einzugehen. Im Hinblick auf den Umgang mit Lisa wünschten sich die Eltern Beratung hinsichtlich der Erziehung. Ein Blick sollte im Besonderen auf pubertäts- und autismusspezifische Themen gelegt werden.

Um einen Zugang zur Familie zu gewinnen, arbeiteten die beiden Therapeutinnen in dieser Phase der AFT mit einer klar ressourcenorientierten Haltung. In den ersten Sitzungen mit Familie Sommer wurde deutlich, dass allen Familienmitgliedern der familiäre Zusammenhalt innerhalb der Kernfamilie ein besonderes Anliegen war. Die Eltern und Kinder beschrieben dies in Form sowohl von gemeinsamen Aktivitäten innerhalb der Familie zu Hause als auch gemeinsamen Freizeitaktivitäten außerhalb. Besonders hervorzuheben war dabei, dass alle Familienmitglieder miteinander wechselseitig in Beziehung waren bzw. es allen Familienmitgliedern wichtig war, eine gute Beziehung zueinander zu pflegen. Insbesondere Anna und Sarah erlebten die Therapeutinnen im Vergleich zu gleichaltrigen Kindern und Jugendlichen auffallend offen und verbal gut in der Lage, ihre Wünsche, Gedanken, Hoffnungen und Befürchtungen klar zu benennen. Herr und Frau Sommer wurden als reflektierte Eltern wahrgenommen, die stets alle Kinder zu gleichen Teilen im Blick haben wollten und stets versuchten, den Wünschen und Bedürfnissen aller Töchter gerecht zu werden.

Durch die Methode der »Symbole der gegenseitigen Wertschätzung« wurde deutlich, wie sehr sich Herr und Frau Sommer sowohl als Elternteile schätzen und achten als auch auf der Paarebene sehr liebevoll zueinander in Beziehung sind. Auch den Töchtern gelang es in der Kindersitzung, sich gegenseitig als »tolle Schwestern« wertzuschätzen. Diese genannten Punkte erachteten die Therapeutinnen als wichtige Ressource und meldeten dies der Familie in gemeinsamen Gesprächen zurück.

Phase II: Lösungserprobung

Unterschiedliche Lösungsalternativen wurden im weiteren Verlauf der AFT entwickelt und von den Familienmitgliedern auf ihre Tauglichkeit hin überprüft. In dieser Zeit bilanzierten die Therapeutinnen mit der Familie den bisherigen Hilfeverlauf und erstellten auf dieser Grundlage zum Ende der Phase II einen Zwischenbericht, der zunächst mit der Familie besprochen und im Anschluss daran dem Jugendamt übermittelt wurde. Dieser spiegelte auch nach Wahrnehmung der Familie wichtige Punkte des bisherigen Therapieprozesses wider:

»In Bezug auf ihre Tochter Lisa mit ihren Besonderheiten erlebten die beiden Therapeutinnen Herrn und Frau Sommer in ihrer Haltung als Eltern unterschiedlich.

Obwohl sich beide Elternteile gleichermaßen um das Wohl von Lisa sowohl in schulischer als auch in persönlicher Hinsicht sorgten und sich wünschten, dass ihre

Tochter gute Bedingungen für eine positive Zukunft habe, fiel es Frau Sommer noch schwer, Lisa diesbezüglich mehr zuzutrauen und auch zuzumuten. Herr Sommer wünschte sich für seine Frau im Hinblick auf das Kümmern und Sorgen um Lisa mehr Entlastung und äußerte, dass er Vertrauen darauf habe, dass sich alles gut entwickle. Frau Sommer sprach in diesem Zusammenhang an, dass sie sich häufig für die Launen von Lisa verantwortlich fühle und das Gefühl habe, alles dafür tun zu müssen, damit eine Krisensituation wie im letzten Sommer verhindert werden könne. Frau Sommer gelang es im weiteren Verlauf der Beratung, sich die ›roten Knöpfe‹, die bei ihr zu ›schlechtem Gewissen‹, zu ›vorauseilendem Gehorsam‹ und zu ›Durchdenken und Vorwegnehmen führten: Was passiert wenn?‹ vorhanden waren, bewusst zu machen und erste Schritte des ›Loslassens‹ zu benennen und auszuprobieren, um einerseits Lisas Selbstständigkeit und Eigenverantwortlichkeit zu fördern und andererseits für sich selbst und ihre eigene Entlastung zu sorgen.

Im Gesprächssetting mit Herrn Sommer und seinen Töchtern wurde deutlich, dass sich seine Töchter mehr väterliche Präsenz zu Hause und eigene ›Zeit mit dem Papa‹ wünschen. Dazu konnte Herr Sommer erste Schritte formulieren und auch umsetzen. Darüber hinaus äußerten alle Töchter im Rahmen der AFT, dass die eigene elterliche Haltung und Meinung vom ›Papa‹ für sie nicht immer eindeutig erkennbar sei. Durch die Methode des Rollenspiels ›auf verschiedenen Stühlen der Familienmitglieder sitzen‹ wurde sichtbar, dass es den Kindern häufig noch schwer fällt, den Vater in diesem Punkt einzuschätzen. Dies wurde auf Wunsch der Kinder im Elternsetting von den Therapeutinnen nochmals aufgegriffen und gemeinsam erarbeitet, wie und an welchen Punkten Herrn Sommer dies besser gelingen kann.

In der Sitzung mit Frau Sommer und Lisa wurde die manchmal ambivalente Beziehung zwischen Mutter und Tochter deutlich. Einerseits wollte Lisa dem Wunsch ihrer Mutter nach diesem Setting entsprechen, andererseits wirkte sie anfänglich eher genervt und unmotiviert, was bei Frau Sommer wiederum ein Gefühl der Wut auslöste. Gleichzeitig war es beiden jedoch im Laufe der Therapiesitzung möglich, sich gegenseitig wertzuschätzen und auch Dinge anzusprechen, die sie an der jeweils anderen stören. Dies bedurfte jedoch therapeutischer Interventionen, die es für die Therapeutinnen auch erlebbar machten, welchen Energieaufwand Frau Sommer häufig betreiben musste, um Lisa für ihre Anliegen zu gewinnen. Frau Sommer machte in diesem Setting die Erfahrung, dass es ihrer Tochter gut möglich war, ihre Wertschätzung gegenüber der Mutter in ihrer Art und Weise zu äußern und dass auch kritische Rückmeldungen keinen Beziehungsabbruch oder gar eine Krise bei Lisa auslösen. Lisa war es gut gelungen, trotz anfänglicher Widerstände ihre Mutter zu loben und Rückmeldungen über sich anzuhören, zu prüfen und gemeinsame Absprachen für zukünftiges Verhalten zu treffen« (Auszug aus dem Abschlussbericht der Hilfe).

Phase III: Stabilisierung

Um die gemachten positiven Erfahrungen und veränderten Handlungsmuster im Sinne der Nachhaltigkeit der Hilfe zu stabilisieren, wurde die Familie weiter begleitet. Das Sitzungsintervall wurde auf monatliche Termine erhöht, um die Selbstorganisation der Familie weiter zu fördern. Neue Anliegen seitens der Familie an die Therapie in dieser Phase wurden dabei von den Therapeutinnen daraufhin geprüft, ob diese an die Stabilisierung des bereits Erarbeiteten anknüpften und nicht neue »Fässer« eröffnet würden, welche in dieser Phase die Familie überfordern und erneute Negativerfahrungen erzeugen könnten. So wurde mit der Familie daran gearbeitet, wie sie die bereits als hilfreich erlebten Musterunterbrechungen und Verhaltensänderungen weiterentwickeln kann.

Nach Abschluss dieser Phase und somit Beendigung des eigentlichen Therapiezeitraumes wünschte sich die Familie die Möglichkeit von Beratungsgutscheinen, welche optional in Krisensituationen bzw. zu deren Prävention nach Abschluss der Stabilisierungsphase von Familien im Rahmen der AFT zweimalig genutzt werden können. Diese wurden allerdings nicht eingesetzt, stattdessen erhielten die Therapeutinnen von Frau Sommer einige Monate später folgende Rückmeldung per E-Mail:

»Liebe Frau Schiffmann, liebe Frau Thiele,
Wie versprochen möchten wir Ihnen berichten, wie es uns seit Schulanfang ergangen ist. Nach sehr erholsamen und harmonischen Ferien ist der Schulstart unerwartet positiv gelungen. Lisa hat eine sehr nette Klasse und geht das erste Mal gerne zur Schule, hat guten Kontakt zu den Mitschülern und verständnisvolle Lehrer, die sehr auf sie eingehen, ohne sie zu schonen. Mathe läuft immer noch nicht, aber wir haben sie machen lassen, bis sie selber gemerkt hat, dass sie Hilfe braucht. Nun nimmt sie diese auch an. Letzte Woche hat sie sich eigenständig ein Praktikum im dm besorgt, um zu sehen, ob der Beruf der Drogistin etwas für sie wäre. Sarah geht mittlerweile in die 5. Klasse des Gymnasiums und geht gerne in die neue Schule. Anna ist weiterhin die unabhängigste der drei Mädels. Am letzten Ferienwochenende sind mein Mann und ich alleine!!!!! nach Barcelona geflogen, Sarah war mit einer befreundeten Familie campen und Anna und Lisa haben es sich alleine zu Hause gut gehen lassen (Pizzataxi und Netflix sei Dank). Es war toll, ohne Bedenken wegfahren zu können. Vor einem Jahr noch undenkbar!!!! Letztes Wochenende haben die Mädels ihren ›Papatag‹ im Europapark eingefordert und hatten eine Menge Spaß. Meinem Mann und mir fehlen die guten Gespräche mit Ihnen beiden und wir finden es sehr schade, dass wir momentan keinen guten Grund haben, unsere Gutscheine einzulösen.
Herzliche Grüße,
Anke Sommer.«

Reflexion und Zusammenfassung

Aus unserer Sicht ist anzumerken, dass es sich bei dem oben beschriebenen Therapieprozess mit Familie Sommer um einen idealtypischen Verlauf der AFT handelte. Anders als von Marie-Luise Conen (2015) als Zielgruppe beschrieben, war Familie Sommer keine Multiproblemfamilie im klassischen Sinne und verfügte bereits über viele Ressourcen, die sie im Rahmen der AFT rasch (re-) aktivieren konnte sowie über eine große Motivation zur Veränderung. Dieser Aspekt findet sich auch bei vielen anderen Familien wieder, mit denen wir im Rahmen der AFT bei »egon+klara – Systemische Praxis für Familien, Teams und Organisationen« arbeiten. Sozioökonomischer Druck und der sogenannte »Zwangskontext« stellen nur einen geringen Anteil innerhalb der familientherapeutischen Hilfen in unserer Praxis dar. Unsere Erfahrung deckt sich in diesem Punkt mit den Erkenntnissen von Riedel und Epple (2004), welche die Indikationsfrage der AFT ebenfalls nicht am sozioökonomischen Status, sondern am Hilfebedarf und der Erreichbarkeit bemessen.

Wenn, wie bei Familie Sommer, familiäre Ressourcen durch erhebliche, psychisch bedingte innere Blockaden nicht zugänglich sind, entscheiden sich die Mitarbeitenden des Allgemeinen Sozialen Dienstes oftmals für die AFT im Rahmen der Hilfen zur Erziehung, da diese an der Reflexion grundlegender innerer Prozesse und Haltungen ansetzt.

Andere aufsuchende familienbezogene Hilfen, wie beispielsweise die sozialpädagogische Familienhilfe (SPFH), unterstützen die Familien eher bei der Bewältigung von Alltagsproblemen und arbeiten nicht an den zugrundeliegenden Mustern. Die oben beschriebenen Veränderungen der Denk- und Verhaltensmuster innerhalb des familientherapeutischen Prozesses führten für die Eltern sowie die Kinder zu neuen, positiven Lebens- und Beziehungserfahrungen.

Ebenfalls anders als zu Beginn erläutert, bestand das Team aus zwei Therapeutinnen, da für diesen Prozess ein heterogen-geschlechtliches Team nicht zwingend von Familie Sommer gewünscht wurde, obwohl Herr Sommer neben seinem Familiensystem nun auch in der therapeutischen Begleitung auf Aspekte weiblicher Wahrnehmung traf.

Herr und Frau Sommer erklärten sich die Wirksamkeit der AFT einerseits damit, dass diese bei ihnen zu Hause stattfinden konnte und ihnen somit ein langer Anfahrtsweg nach Freiburg erspart wurde. Gleichzeitig erachteten sie die eingesetzten, systemischen Methoden in der Therapie als für sie und ihre Familie passend. Andererseits benannten sie auch die tragfähige therapeutische Beziehung zu den Therapeutinnen und dass es mit diesen »einfach gut gepasst«

habe als wichtigen, hilfreichen Faktor für die gelungene Unterstützung durch die AFT. Diese Wirkfaktoren decken sich mit den Ergebnissen einer qualitativen Studie von Schmidt, Ahrens, Grones, Willnath und Jungbauer (2013) zur AFT aus Sicht von Klienten und Klientinnen.

Im Unterschied zur klassischen Familientherapie stellt die AFT insoweit eine Sonderrolle dar, als dass sie im Kontext der Jugendhilfe und somit in der Zusammenarbeit mit dem Allgemeinen Sozialen Dienst des Jugendamtes stattfindet. Für viele Familien stellt dieser Kontext insofern eine Herausforderung dar, da sie sich zunächst als Familie »gescheitert« erleben. Aus unserer Erfahrung ist daher eine gelungene Kooperation mit den Mitarbeitenden des Jugendamtes ebenfalls ein wichtiger Aspekt, der dazu beiträgt, es den Familien zu ermöglichen, ihre vorhandenen Ressourcen zu nutzen, um ihren eigenen Lösungsweg zu gehen.

Literatur

Andersen, T. (Hrsg.) (1990). Das reflektierende Team. Dortmund: Modernes Leben.

Beitzel, E.-M. (2010). Das Hilfeparadoxon: Familien in Multiproblemlagen niedrigschwellig helfen. Marburg: Tectum.

Conen, M.-L. (Hrsg.) (2002/2011). Wo keine Hoffnung ist, muss man sie erfinden – Aufsuchende Familientherapie (5. Aufl.). Heidelberg: Carl-Auer.

Conen, M.-L. (2015). Zurück in die Hoffnung – Systemische Arbeit mit »Multiproblemfamilien«. Heidelberg: Carl-Auer.

Heekerens, H.-P., Ohling, M. (2007). Die Aufsuchende Familientherapie: eine eigenständige Hilfe zur Erziehung. Neue Praxis, 37 (5), 502–515.

Riedel, R., Epple, H. (2004). Aufsuchende Familientherapie: Den Ressourcenreichtum der ganzen Familie für die Therapie nutzen. Systeme, 18 (1), 22–31.

Schmidt, E., Ahrens, W., Grones, L., Willnath, M., Jungbauer, J. (2013). Aufsuchende Familientherapie (AFT) aus Sicht von Klientinnen und Klienten. Familiendynamik, 38 (4), 298–306.

Tausendfreund, T., Knot-Dickscheit, J., Knorth, E. J., Strijker, J., Schulze, G. C. (2012). Familien in Multiproblemlagen: Hintergründe, Merkmale und Hilfeleistungen. Schweizerische Zeitschrift für Soziale Arbeit, 12, 33–51.

Dina Hollmann und Cornelia Schmellenkamp

Stationäre Jugendhilfe – Hilfe zur Erziehung und Inobhutnahme: Sozialpädagogik und Systemische Therapie Hand in Hand

Vorbemerkung

Es wurde schon viel geschrieben über systemisches Arbeiten in der stationären Jugendhilfe, es wurden Konzepte erarbeitet und Einrichtungen gegründet oder umgestellt. Unsere Ausgangssituation als langjährige Fach- und Leitungskräfte in der Inobhutnahme und der Erziehungshilfe ist folgende Fragestellung: Welche Möglichkeiten bieten uns systemtherapeutisches Wissen und Denken in einem nicht systemisch denkenden und handelnden Jugendhilfesystem?

Diese Frage drängt sich vor allem bei Hilfeverläufen auf, die durch Ohnmacht und Hilflosigkeit der Fachkräfte gekennzeichnet sind. Unser Blick fiel auf eine Jugendliche, die über längere Zeit in unseren Einrichtungen lebte. Ihre Situation verschlechterte sich und spitzte sich immer stärker zu. Hilflosigkeit und Überforderung im Helfersystem vergrößerten sich zunehmend und die gesamte Entwicklung nahm einen negativen Verlauf.

Ausgehend von einer zentralen Annahme der systemischen Haltung, »die Beschreibungen zu hinterfragen, über die Wirklichkeit als problematisch erfahren wird« (von Schlippe u. Schweitzer, 2012, S. 200), richteten wir den Blick darauf, was die bisherigen Möglichkeiten erweitert oder neue schafft. In der Rückschau auf den Hilfeverlauf stellten wir folgende Fragen:

- Welche Besonderheiten fallen uns auf?
- Welche Ressourcen blieben unerkannt?
- Was wurde vergessen?
- Was/wer wurde nicht beachtet?
- Welche Potenziale und Lösungsideen könnten sich ergeben?
- Welche anderen Wege wären möglich (gewesen)?
- Welche neuen Sichtweisen und Ansatzpunkte könnten gefunden werden?

Um es mit Johannes Herwig-Lempp zu sagen: »Es könnte auch anders sein«, d. h., »es gibt immer mindestens sieben Möglichkeiten« (Herwig-Lempp, 2019, S. 9 f.).

Wir rekonstruierten die Abläufe bei den verschiedenen, an dem Prozess beteiligten Akteurinnen und Akteuren: die Jugendliche, die Familie, das Jugendamt, die Einrichtungen. Gibt es zeitliche Zusammenhänge? Inhaltliche Korrelationen? Welche Fragen wurden nicht gestellt? Ebenso fragten wir nach den Funktionen des als negativ gewerteten und als belastend geltenden Verhaltens der Jugendlichen und auch der anderen Akteure: »Das systemische Denken verlässt somit die Kategorien von Ursache-Wirkung (und damit Schuld) zugunsten einer zirkulären Sichtweise. Alles im System ist aufeinander in Wechselwirkung bezogen. Menschen sind keine isolierten Einzelwesen, und daher ist jede Handlung darauf zu befragen, welche Bedeutung sie für das System hat, in dem der Mensch lebt« (von Schlippe, 1995, S. 30).

Antworten lassen sich auf diese Fragen im Nachhinein natürlich nicht finden, aber sie können unseren Blick darauf lenken, dass es verschiedene und andere Wege und Möglichkeiten gibt, wenn wir einen systemischen Blick wagen und nicht in Hilflosigkeit und Ohnmacht verfallen oder gar Klientinnen und Klienten als »schwierig« oder »schwer vermittelbar« einstufen.

Möglichkeiten und Grenzen systemisch-therapeutischer Sichtweise in einer Inobhutnahmeeinrichtung und einer stationären Wohngruppe

Grundsätzlich ist systemische und systemtherapeutische Expertise im Kontext stationärer Jugendhilfe sinnvoll und notwendig. Klassische pädagogische Herangehensweisen allein werden in den meisten, in der Regel sehr komplexen, Fallverläufen kaum als hilfreich erlebt.

Die Erfahrung, die vermutlich alle in diesem Bereich Tätigen teilen, zeigt uns, dass die Herkunftssysteme der Klientinnen und Klienten u. a. geprägt sind durch Multi-Belastungen, wie (sexualisierte) Gewalt, Armut und strukturelle Vernachlässigung, Isolation, Sucht, Bindungsabbrüche. Diese Belastungen können schwere persönliche Krisen, Traumatisierungen und Verhaltensauffälligkeiten nach sich ziehen und sollten bzw. müssen therapeutisch beachtet und begleitet werden.

Inobhutnahme

Eine Inobhutnahmeeinrichtung oder in diesem Fall Jugendschutzstelle nimmt im Auftrag des Jugendamtes Jugendliche zu jeder Zeit auf (inobhut):

- die entweder selbst darum bitten,

- wenn eine dringende Gefahr für das Wohl des Kindes bzw. hier der/des Jugendlichen dies erfordern,
- wenn ein ausländischer Jugendlicher unbegleitet nach Deutschland kommt und sich weder Personensorge- noch Erziehungsberechtigte im Inland aufhalten (SGB VIII, § 42; BMJV, 2019a).

In einer Inobhutnahmeeinrichtung/Jugendschutzstelle besteht die Besonderheit, dass die Erfassung der Situation in einer sehr kurzen Zeitspanne und oft intuitiv erfolgen muss, da in der Regel kein Vorlauf und keine Vorbereitung auf eine/-n Jugendliche/-n erfolgt. Hier kann der systemische Ansatz von großem Nutzen sein, da es sich um eine Haltung handelt, die für jegliche Begegnungen zwischen Menschen eine Grundlage bilden kann. Diese Haltung lädt dazu ein, »andere (oder auch mich selbst) ein(zu)laden, sich auf neue, bisher unerkannte Perspektiven einzulassen« (Herwig-Lempp, 2019, S. 1). Bei dem systemischen Ansatz geht es in besonderer Weise darum, »Menschen dabei zu unterstützen, dass sie selbst etwas tun können, um in ihrem Leben etwas zu verändern« (S. 1) und sie dadurch ihre Selbstwirksamkeit erfahren.

Da der Aufenthalt in der Einrichtung kurzfristig ist bzw. sein sollte und in einer akuten Krisensituation erfolgt, geht es hier in der Regel um Stabilisierung und nicht um therapeutisches Arbeiten, die auch mittels systemtherapeutischer Methoden erfolgen kann.

An dieser Stelle kann es hilfreich sein, nicht »das Problem« oder die Verhaltensauffälligkeiten zu betrachten, sondern mit einem systemischen Blick dazu zu verhelfen, sich wieder als handlungsfähig zu begreifen, auf die Ressourcen zu blicken, sich zu stärken und eigene Handlungsoptionen zu erkennen.

Anders ausgedrückt: »Man kann das Pferd zum Wasser führen, aber man kann es nicht zum Trinken zwingen. Das Trinken ist seine Sache. Aber wenn Ihr Pferd durstig ist, kann es nicht trinken, solange Sie es nicht zum Wasser führen. Das Hinführen ist Ihre Sache« (Bateson, zitiert nach Herwig-Lempp, 2019, S. 5).

Stationäre Wohngruppe

In einer stationären Wohngruppe erfolgt eine eher längerfristig angelegte Unterbringung der Jugendlichen nach § 34 SGB VIII (BMJV, 2019b). Je nach Alter der oder des Jugendlichen, Schweregrad der Problematik und familiären Situation ist das Ziel der Unterbringung entweder eine Rückführung in die Herkunftsfamilie oder der Übergang in ein selbstständiges Leben. Inzwischen ist es selbstverständlich, dass das System der Herkunftsfamilie in die Arbeit einbezogen wird. Dies erfolgt in vielen Gruppen durch eine oftmals systemisch qualifizierte Fachkraft. Obwohl der systemische Ansatz damit Berücksichtigung findet, verfügen jedoch noch längst nicht alle pädagogischen Mitarbeiter über ein vertieftes systemisches Wissen oder gar eine systemische Haltung in der Beziehungsgestaltung zu den Klientinnen und Klienten. Wesentliche Merkmale der Heimerziehung (u. a. die Parteilichkeit für die Jugendlichen, die Arbeit in einem in der Regel nicht freiwilligen Kontext, die zeitweise Notwendigkeit restriktiver pädagogischer Interventionen und die erschwerte Auftrags- bzw. Zielklärung) unterscheiden sich jedoch ebenfalls von den Bedingungen in einem systemischen Beratungs- und Therapiekontext, bei dem z. B. Freiwilligkeit und die Haltung der Allparteilichkeit grundlegend sind (Gehrmann, 2015, S. 25). Die Heimerziehung hat sich in den letzten Jahrzehnten in nahezu allen relevanten Bereichen stark verändert und ist in weiten Teilen heute von einer interdisziplinären Methodenvielfalt gekennzeichnet. Dennoch scheinen störungsbezogene Fokussierungen und verhaltenstherapeutische Ansätze noch immer stärker etabliert als das systemische Denken.

Systemische Analyse der Fallvignette »Sarah[1]«

In der folgenden Fallvignette beziehen wir uns auf Dokumentationen des Jugendamtes und der beteiligten Einrichtungen. Ärztliche Befunde, Therapie- und Klinikberichte sowie unser ganz persönlicher Eindruck von der Jugendlichen fließen ebenfalls ein und bilden damit eine subjektive Wirklichkeit ab. Es ist daher eine Möglichkeit, den Hilfe*verlauf* zu betrachten. Darüber hinaus gibt es viele andere. Personalisierte Angaben wurden aus datenschutzrechtlichen Gründen nicht gemacht bzw. verändert.

Vorgeschichte und Beginn der Hilfe

Sarah war 14 Jahre alt, als sie nach einem mehrwöchigen Aufenthalt in der Kinder- und Jugendpsychiatrie (KJP) aufgrund von akuter Suizidalität in der Inobhutnahmeeinrichtung aufgenommen wurde. Die Krise zwischen ihr, ihrer Mutter und deren Lebensgefährten hatte sich innerhalb von zwei Jahren so stark zugespitzt, dass die ambulante Verhaltenstherapie von Sarah für die Jugendliche keine ausreichende Stütze mehr geboten hat. Als Diagnosen standen für die ambulante Psychotherapie eine mittelgradige depressive Episode sowie selbstverletzendes Verhalten im Vordergrund. In den sporadischen Kontakten mit dem Jugendamt wurden mit der

1 Name geändert.

Familie verschiedene Hilfen in Betracht gezogen. Aus der stationären psychiatrischen Behandlung heraus wurde neben einer Fremdunterbringung dringend eine Familientherapie empfohlen. Die Mutter von Sarah lehnte jedoch eine ambulante Familienhilfe ab und so konzentrierte man sich ausschließlich auf Sarah, die sich von ihrer Mutter nicht geliebt und nicht verstanden fühlte, weshalb es heftige Auseinandersetzungen innerhalb der Familie gegeben hatte.

Was wäre möglich geworden, wenn die Empfehlung, die Mutter – z. B. in Form einer Familientherapie – mit in die Verantwortung einzubeziehen, umgesetzt bzw. konsequent verfolgt worden wäre?

Bereits mit der Entscheidung, sich ganz auf Sarah zu konzentrieren, geriet das Familiensystem aus dem Blickfeld. »Wir können Kinder aus Familien nehmen, aber die Familien nicht aus den Kindern« (Portengen, zit. nach DGfPI, 2018). Dies wäre vermutlich nicht geschehen, wenn systemisches Wissen in die Fallarbeit eingeflossen bzw. handlungsleitend gewesen wäre.

Das Jugendamt initiierte zunächst ein Clearing, das durch einen freien Träger ambulant in der Familie Sarahs durchgeführt wurde. Der Träger kam zu dem Ergebnis, dass Sarah extern untergebracht werden sollte. Genauere Angaben, wie es zu dieser Einschätzung kam, sind nicht bekannt. Sarah selbst stand einer Fremdunterbringung positiv gegenüber und bat darum, nicht nach Hause zurückkehren zu müssen. Sie lebte bis dahin gemeinsam mit der jüngeren Schwester im Haushalt der Mutter. Die Mutter hatte nach einem Sorgerechtsstreit das alleinige Sorgerecht zugesprochen bekommen und lebte inzwischen mit einem neuen Partner zusammen. Sarah hatte Zweifel daran, ob der ihr bekannte leibliche Vater, zu dem früher ein sporadischer Kontakt bestand, dies wirklich ist. Sie fühlte sich belogen.

Was wäre hier möglich geworden, wenn die gesamte Familie auch während der Unterbringung im Fokus geblieben wäre?

Sarah deutete mit ihren Aussagen Familiengeheimnisse bzw. Tabus an. Niemand verfolgte diese Themen nachhaltig. Welche Möglichkeiten hätte es gegeben, wenn das Helfersystem das Misstrauen Sarahs und damit Sarahs mögliche Funktion einer Geheimnisträgerin hinterfragt bzw. ernst genommen und dem Familiensystem gegenüber diese Fragen gestellt hätte?

Ihre engste Bezugsperson innerhalb der Herkunftsfamilie war die Oma mütterlicherseits, die sich immer wieder für Sarah einsetzte. Die Beziehung zwischen der Oma und der Mutter schien sehr konfliktbelastet und von Schuldvorwürfen geprägt. Dies wurde z. B. sowohl in Telefonaten, die Sarah von der Wohngruppe aus mit der

Mutter bzw. der Oma führte, als auch in einem später stattfindenden Hilfeplangespräch zwischen Oma und Mutter deutlich.

Was wäre aufgefallen, wenn das ganze Familiensystem über mehrere Generationen in den Blick genommen und das Verhalten von Sarah als Symptom eines möglichen Konflikts über Generationen hinweg gesehen worden wäre?

»Nahezu alle Menschen sind – entsprechend ihrer Generation, ihrem Alter und ihrem Geschlecht, um nur einige der wichtigsten Faktoren zu nennen – im Familiensystem organisiert. Die Position, die der Einzelne in der Familienstruktur einnimmt, kann sein funktionales bzw. dysfunktionales Verhalten, die von ihm bevorzugten Beziehungsmuster und den in der nächsten Generation gegründeten Familientypus nachhaltig beeinflussen« (McGoldrick u. Gerson, 2005, S. 17).

Sarah zeigte sich zu Beginn der Inobhutnahme den pädagogischen Fachkräften gegenüber eher ängstlich und starr und forderte täglich sehr viel Aufmerksamkeit. Depressives Erleben, der Drang, sich selbst zu verletzen, suizidale Gedanken und ein starker Fokus auf das Thema »Abnehmen« sowie regelmäßiges Zuspätkommen prägten die erste Zeit. Sarah verstrickte sich zunehmend in die Probleme der anderen Jugendlichen, begann die Schule zu schwänzen und zeigte große Schwierigkeiten, sich auf pädagogische Interventionen einzulassen. Ihr Wunsch, Gewicht zu verlieren, führte zu entsprechenden Symptomen einer Essstörung. Die ambulante Psychotherapie (siehe oben) wurde aufgrund dessen, dass sie einen »zu hohen Bedarf hatte«, eingestellt, und es kam nach einem Suizidversuch mit Alkohol und Medikamenten zur erneuten Aufnahme in die KJP.

Die Suche nach einer geeigneten Wohngruppe gestaltete sich schwierig. Sarah wehrte sich gegen jegliche Enge und lehnte verschiedene Angebote ab. Ebenso erteilten Einrichtungen eine Absage. Erst nach knapp sechs Monaten wurde eine Mädchenwohngruppe gefunden, und es kam zur Aufnahme.

Was wäre gewesen, wenn diese besonders lange Zeit der Einrichtungssuche nicht der »Vermittlungsschwierigkeit« der Jugendlichen zugerechnet worden wäre, sondern mit allen Beteiligten (dem Helfersystem und dem Familiensystem oder mit Blick auf den Familienkontext) reflektiert und hinterfragt worden wäre? Wären andere Hilfen gefunden und/oder wirksamer gewesen, wenn die Verzögerung durch Sarah in ihrer Sinnhaftigkeit betrachtet worden wäre? Was wäre Sarah und/oder der Familie passiert oder was hätten die Beteiligten gedacht, was passieren könnte, wenn sie sich für eine Einrichtung entscheiden würden?

Zeit in der Wohngruppe

Sarah lebte insgesamt mehrere Monate in der Mädchenwohngruppe. Sie lehnte den Kontakt zu ihrer Mutter gänzlich ab und weigerte sich, sich auf Familiengespräche einzulassen. Die Mutter zeigte ebenso kaum Motivation und schien nicht undankbar, sich nicht intensiver kümmern zu müssen.

Bereits nach den ersten zwei Wochen wurde deutlich, dass Sarah das Setting der Wohngruppe durch ihr Verhalten und ihre hohe emotionale Bedürftigkeit »sprengte«, weshalb es von Beginn an durch die Mitarbeitenden der Wohngruppe Rückmeldungen an das Jugendamt gab, in denen deutlich gemacht wurde, dass Sarah ein therapeutisches Umfeld benötige. Die pädagogischen Fachkräfte der Gruppe gerieten schnell an ihre fachlichen und persönlichen Grenzen. Sämtliche Themen brachen abwechselnd wie Feuer aus. Ess-Brechverhalten, suizidale Gedanken, Selbstverletzung, depressives Verhalten, Regelwidrigkeiten, extreme Gefühlsschwankungen und Affektausbrüche dominierten Sarahs Alltag in der Gruppe. Die ambulante Psychotherapie, die wieder aufgegriffen werden konnte, wurde nach zwei Sitzungen erneut durch die Therapieeinrichtung beendet, da Sarah in den Sitzungen dermaßen eskalierte, dass die Situation nicht tragbar schien. Es konnte eine tagesklinische Betreuung initiiert werden, durch die es überhaupt nur möglich war, Sarah noch in der Wohngruppe zu halten. Engster Austausch unter den Fachkräften half, sie engmaschig zu strukturieren und Spaltungstendenzen so wenig wie möglich wirksam werden zu lassen.

Das Jugendamt reagierte lange Zeit nicht auf die Rückmeldungen und meldete sich nicht auf Kontaktversuche zurück, sodass zwar die Frage der weiteren Unterbringung Sarahs in der Wohngruppe seitens der Fachkräfte im Raum stand, das Jugendamt jedoch zu möglichen Alternativen keine Stellung bezog. Ein schließlich durch die Wohngruppe und Tagesklinik initiiertes Fachgespräch zwischen den beteiligten Institutionen bzw. Helfersystemen und unter Einbeziehung der Mutter und Oma mütterlicherseits empfahl die Suche nach einer therapeutischen Einrichtung für Sarah, worauf sich die Jugendliche jedoch nicht einlassen wollte. Dieser Wunsch wurde seitens des Jugendamtes respektiert und der Jugendlichen gegenüber bestätigt – weitere konkrete Schritte blieben aus.

Als Sarah deutlich wurde, dass sie dennoch keine dauerhafte Bleibeperspektive in der Wohngruppe hatte (die Wohngruppe hatte eine Beendigung der Maßnahme durch das Jugendamt eingefordert), brach sie mit vorheriger verbaler Ankündigung die Behandlung in der Tagesklinik ab. Ihr aggressiv-verzweifeltes Verhalten verstärkte sich und wurde scheinbar appellativer (z. B. wüste Beschimpfungen der Fachkräfte: »Ihr könnt mir alle eh nicht helfen.«, »Nur über meine Leiche gehe ich in eine Intensivgruppe.«, Vortäuschen von Schwindel und der Unfähigkeit, normal gehen zu können etc.). Sarahs Impulsdurchbrüche verstärkten sich, sogenannte

Abgängigkeiten, d. h. ganze Nächte, in denen Sarah draußen unterwegs war, wurden zur Tagesordnung. Sie schien wie auf der Flucht und gefährdete sich und andere.

Die Maßnahme wurde nach vorheriger Absprache mit dem Jugendamt zu einem festen Termin durch die Wohngruppe beendet und Sarah wurde daraufhin durch das Jugendamt erneut in der Inobhutnahmeeinrichtung untergebracht.

Anders als erwartet, brachte die externe Unterbringung Sarahs keine sichtbare Entlastung für sie und auch keine Verbesserung ihres Wohlbefindens. Möglicherweise war es der schnelle Wechsel und die Dynamik ihrer Themen, der u. a. mitverhinderte, dass nach der Funktion bzw. nach »dem guten Grund« ihres Verhaltens gefragt wurde. Eine Hypothesenbildung, die als ein grundlegendes Instrument systemischen Arbeitens gilt (Schwing u. Fryser, 2006/2015, S. 129 ff.), fand zudem nicht statt. So ist nicht aufgefallen, dass Sarah zwar unendlich viele Themen ins Spiel gebracht hat, sie jedoch das Thema Freundschaft, Liebe und Sexualität gänzlich vermieden hat. Könnte dies ein Hinweis sein, dass genau dieses Themenfeld von Bedeutung für sie ist? Es ist kritisch anzumerken, dass keine Prozesssteuerung stattgefunden hat, sondern lediglich ein Reagieren auf das Verhalten der Jugendlichen. Wäre eine systemische Herangehensweise verankert, würde gezielt auch nach den Lücken geschaut und der Prozess bliebe in der Steuerung der Fachkräfte. Mit dem systemischen Blick wären folgende Fragen möglich gewesen:

- Inwieweit stecken in den Symptomen Lösungsversuche bzw. Antworten auf erlebte Herausforderungen?
- Welche guten Absichten (auch bei negativen Folgen) könnten unterstellt werden?
- Wenn wir die Symptome als Metaphern für wichtige Themen im System begreifen – welche Themen hat Sarah symbolisch durch ihr »Problemverhalten« zum Ausdruck gebracht?
- Was wäre, wenn Sarahs Verhalten als Hinweis auf eine Dysfunktion im Familiensystem gedeutet worden wäre und eine außerfamiliäre Unterbringung damit konträr zu ihrem Anliegen stünde?

Hätten die Fachkräfte eine systemische Perspektive eingenommen, wäre untersucht worden, ob und wie sich die äußeren Systemwechsel für Sarah auswirken. Mögliche deutlich werdende Muster bzw. Musterunterbrechungen hätten zu Hypothesen und Interventionen anregen können. Stattdessen wurden Diagnosen gesucht, die Sarahs Störungen im Verhalten erklären. Dabei wurde nach linearen Kausalitätszusammenhängen gesucht und ein systemischer Blick, der multifaktorielle Entstehungszusammenhänge berücksichtigt hätte, vermieden.

Sarah wurde für sich allein betrachtet, als immer »kränker« wahrgenommen und das Extremerwerden ihres Verhalten (z. B. verstärkte Delinquenz) als Verschlimmerungen »ihrer« Störung betrachtet.

Verlauf nach Entlassung aus der Wohngruppe
In der Aufnahmeeinrichtung wurde sie zunächst sehr depressiv erlebt. Sie schlief lange und viel und verweigerte den Schulbesuch. Nach einigen Tagen wurde ihr Verhalten zunehmend aggressiver. Sarah war gezeichnet durch die letzten Monate, sah abgekämpft und müde aus und fiel auf durch forderndes, lautes und bedrohliches Verhalten. Sie blieb oft die ganze Nacht weg oder kam erst spät von ihren Touren zurück. Es kam zudem vermehrt zu delinquentem Verhalten. Sarah kiffte und trank vermehrt Alkohol und geriet in Konflikte mit den Ordnungsbehörden. Dabei sah sie sich durchweg als Opfer, beschuldigte andere, zeigte zuletzt Mitarbeitende der Einrichtung an und erhob schwerwiegende Vorwürfe, die sich als ungerechtfertigt erwiesen. Ein weiterer Verbleib war auch hier nicht mehr möglich, nachdem sie versuchte, sich gewaltsam Zutritt zum Haus zu verschaffen und Mitarbeitende anging.

Systemisch betrachtet, könnte gesagt werden, dass die Arten der Hilfe nicht zur gewünschten Veränderung geführt haben und Sarahs Anliegen womöglich nicht verstanden worden ist. Eine Botschaft, die sich in ihren Verhaltensweisen ausgedrückt haben könnte, wurde nicht in Betracht gezogen oder nicht gehört, sodass sich die Problemdynamik verstärkt haben könnte.

Nach dem systemischen Beratungs- und Therapieansatz werden Klientinnen als »Expertinnen ihrer selbst« angesehen. Es geht darum, Ressourcen zu aktivieren und Handlungsoptionen zu erweitern. Durch die Fallanalyse wurde für uns deutlich, dass es Sarah anscheinend sehr wichtig war, die Kontrolle über ihr Leben und ihre Beziehungen zu haben und sich nicht in Abhängigkeiten zu begeben. Dieses Bedürfnis drückte sich in ganz unterschiedlichen Weisen aus (z. B. in ihrem Essverhalten und in dem Wunsch, wenig Grenzsetzung von außen zu erfahren). Mit der Annahme »des guten Grundes« würde diesem Kontrollwunsch eine sinnhafte Funktionalität zugesprochen, welche es zu respektieren und zu würdigen gegolten hätte. Vermutlich wäre es für Sarah wohltuend gewesen, hätte man ihr starkes Bestreben nach Selbstbestimmung und Kontrolle ernster genommen und das Verhalten in seinem hohen Stellenwert für Sarah akzeptiert. Vor dem Kontext des familiären Hintergrundes wäre es vermutlich hilfreich gewesen, Sarahs Ambivalenz in Bezug auf ihre Bedürfnisse nach Nähe einerseits und ihrer Angst vor dem Verlust von Eigenkontrolle andererseits näher zu betrachten. Durch gezielte systemtherapeutische Fragen hätten Sarahs Assoziationen und Erfahrungen mit Nähe, Enge und Kontrolle innerhalb des Familiensystems deutlich werden und Lösungsschritte erarbeitet werden können.

Ausblick

Wir wagen an dieser Stelle die Hypothese, dass der beschriebene Hilfeprozess nicht nur anders, sondern auch weniger zugespitzt verlaufen wäre, wenn systemtherapeutisches Denken und Handeln angewandt worden wäre. Die Wechselwirkungen in den Systemen hätten die notwendige Beachtung gefunden, sodass es vermutlich mehr Raum für kreative Lösungen für und mit allen Familienmitgliedern gegeben und der Fokus nicht exklusiv auf den Symptomen gelegen hätte, die sich dadurch immer weiter potenziert haben.

Welche Möglichkeiten gibt es nun, wenn in einem Kontext, in dem nicht durchgängig systemische Denkweisen vorherrschend sind, dennoch systemtherapeutisches Wissen hilfreich Anwendung finden soll?

- Sicher ist es eine Möglichkeit, unseren Klientinnen und Klienten mit einer grundlegend wertschätzenden und ressourcenorientierten Haltung gegenüberzutreten und nicht das häufig als »schwierig« und »defizitär« bewertete Verhalten in den Vordergrund zu stellen und sich daran »abzuarbeiten«.
- Weiter ist eine Haltung hilfreich, die das gezeigte Verhalten als sinnhaft im jeweiligen Kontext ansieht. So wird der Blick für andere Veränderungsmöglichkeiten und neue Interventionen geweitet (Gehrmann, 2015, S. 40 f.).
- Zuhören ist ein weiterer wichtiger Baustein, um einen Weg zu finden, der aus einer krisenhaften Situation führt. Zuhören kann tragbare Lösungsansätze und konstruktive Ressourcen offenbaren.
- Das Einbeziehen des gesamten Familiensystems kann ein Verhalten anders erklären, als es zunächst den Anschein macht. Das heißt, das in der Jugendhilfe mittlerweile häufig standardmäßig gemachte Genogramm sollte nicht nur eine Übersicht über eine Familie geben, sondern nach Zusammenhängen, Funktionsweisen von Verhalten, nach Beziehungsmustern, nach Tabus (nicht besprochenen Themen) oder Auffälligkeiten im Familiensystem erstellt und befragt werden. Hilfreich ist hier sicherlich, das Genogramm nicht nur nach Aktenlage zu erstellen, sondern gemeinsam mit den betroffenen Familienmitgliedern (ob separat oder gemeinsam richtet sich dabei natürlich nach der Situation). Erfahrungsgemäß erleben die Klientinnen diese Arbeit als Wertschätzung und sind gerne bereit, mitzuarbeiten.
- In Fallbesprechungen können diverse Formen des Reflecting Teams eine sinnvolle und mit wenig Aufwand machbare Methode sein, um zu Ideen

und neuen Handlungsmöglichkeiten zu kommen. Das Fachgespräch hätte unter diesen Gesichtspunkten im Fallbeispiel z. B. durch ein Reflecting Team erweitert werden können. Dadurch wäre einerseits das Augenmerk auf die Interaktionen zwischen Sarah, ihrer Mutter und der Großmutter und andererseits auf die Interaktionen zwischen dem Helfersystem und der Familie geworfen worden.

- Im Einzelkontakt gibt es darüber hinaus natürlich noch weitere zahlreiche Möglichkeiten, die uns zur Verfügung stehen, um mit unseren Klientinnen und Klienten systemisch zu arbeiten.
- Systemische Fragen – wie zirkuläre Fragen, Unterschiedsfragen, Skalierungsfragen, ressourcenorientierte Fragen, Fragen nach Ausnahmen, Verschlimmerungsfragen, hypothetische Fragen, paradoxe Fragen, lösungsorientierte Fragen oder die Wunderfrage – sind hilfreich, um Klienten zu stabilisieren, Veränderungen in Denkprozessen anzustoßen, gewohnte Sichtweisen zu irritieren und auch verlassen zu können und auch (neue) Zusammenhänge zu erkennen und Ideen zu entwickeln – sowohl bei Klientinnen als auch bei Fachkräften (von Schlippe u. Schweitzer, 2012, S. 249–279).
- Zur Stabilisierung eignen sich auch Methoden zur Ressourcenentdeckung und sozialpsychologischen Verankerung, wie z. B. ein Ressourcenkoffer oder auch eine Netzwerkkarte.
- Die verschiedenen Möglichkeiten der Arbeit mit Lebenslinien sind in diesem Zusammenhang ebenso zu nennen (S. 291 f.).
- Die Arbeit mit Figuren, Klötzchen oder dem Familienbrett kann dazu beitragen, Strukturen im Familiensystem darzustellen, Positionen und Beziehungen deutlich werden zu lassen und auch Veränderungsschritte zu erkennen. Das gilt gleichermaßen für die Fallarbeit im Team wie auch in der Arbeit mit Klienten. Die Erfahrung zeigt, dass sich Elemente hiervon auch gut z. B. in Gesprächen als unterstützende Intervention »nebenbei« einsetzen lassen.
- Es können auch gut andere Hilfsmittel wie Stühle oder Karteikarten genutzt werden, um Perspektiven zu wechseln und mit inneren Anteilen oder Konflikten zu arbeiten.
- Darüber hinaus ist es sicherlich gewinnbringend, wenn die systemische Denk- und Handlungsweise viel stärker als bisher in den pädagogischen Ausbildungs- und Studiencurricula verortet und für pädagogische Fachkräfte in den stationären Erziehungshilfen gezielte systemische Weiterbildung konzipiert würde.

Hervorzuheben bleibt noch das Schöne an systemischen Methoden- und Interventionen: Sie sind naturgemäß nicht starr anzuwenden, sondern kreativ und kontextbezogen einsetzbar. Denn: »Es gibt immer mindestens sieben Möglichkeiten.«

Literatur

BMJV – Bundesministerium für Justiz und Verbraucherschutz (2019a). Inobhutnahme von Kindern und Jugendlichen. www.gesetze-im-internet.de/sgb_8/__42.html (30.7.2019).

BMVJ – Bundesministerium für Justiz und Verbraucherschutz (2019b). Heimerziehung, sonstige betreute Wohnformen. www.gesetze-im-internet.de/sgb_8/__34.html (4.8.2019).

DGfPI – Deutsche Gesellschaft für Prävention und Intervention bei Kindesmisshandlung, -vernachlässigung und sexualisierter Gewalt e. V. (2018). 17. Dilborner Fachtagung zum Thema »Resilienzförderung in Heimerziehung und Milieutherapie mittels EQUALS und Traumapädagogik«. www.vianobis-jugendhilfe.de/fileadmin/user_upload/KH_ViaNobis_Jugendhilfe/Fachtagungen/Vortraege_2018/Schmid_Resilienzfoerderung_in_Heimerziehung_und_Milieutherapie.pdf (4.8.19).

Gehrmann, U. (2015). Ressource Jugendhilfe. Systemische Sozialpädagogik in stationären Jugendwohngruppen. Göttingen: Vandenhoeck & Ruprecht.

Herwig-Lempp, J. (2019). Systemisch als Haltung. In R. Becker, S. Schmitt, Beratung im Kontext Rechtsextremismus. Felder – Methoden – Positionen (S. 291–316). Frankfurt a. M.: Wochenschau-Verlag. www.herwig-lempp.de/daten/181117-Herwig-Lempp-Systemisch-als-Haltung.pdf (23.6.2019).

McGoldrick, M., Gerson, R. (2005). Genogramme in der Familienberatung. Bern: Huber.

Schlippe, A. von (1995). Familientherapie im Überblick. Paderborn: Junfermann.

Schlippe, A. von, Schweitzer, J. (2012). Lehrbuch der systemischen Therapie und Beratung I. Das Grundlagenwissen. Göttingen: Vandenhoeck & Ruprecht.

Schwing, R., Fryszer, A. (2006/2015). Systemisches Handwerk. Werkzeug für die Praxis (7. Aufl.). Göttingen: Vandenhoeck & Ruprecht.

Marion Ludwig

Systemische Therapie im Rahmen des Therapeutischen Einzel- und Gruppenwohnens für psychisch beeinträchtigte, wohnungslose Menschen

Der Arbeitskontext

Therapeutisches Einzel- und Gruppenwohnen für psychisch beeinträchtigte, wohnungslose Menschen

Dieser Themenbeitrag bezieht sich auf ein ambulantes Therapeutisches Einzel- und Gruppenwohnen in einem Wohnverbund für psychisch beeinträchtigte, wohnungslose Menschen in Berlin. Die Leistungen zur Sozialen Teilhabe sind seit dem 01.01.2020 sozialrechtlich im SGB IX (Sozialgesetzbuch Neuntes Buch) verortet.[1] Die Hauptziele der Eingliederungshilfe sind Integration und Teilhabe am gesellschaftlichen Leben.[2] Der Wohnverbund verfügt über ein multiprofessionelles Team, das (sozial-)pädagogische, pflegerische, systemische, psychologische, kunsttherapeutische sowie körperpsychotherapeutische Angebote in Einzel- und Gruppensettings zur Verfügung stellt.

1 Das Bundesteilhabegesetz (BTHG) ist das Gesetz zur Stärkung der Teilhabe und Selbstbestimmung von Menschen mit Behinderungen. Die Leistungen zur Sozialen Teilhabe werden in § 113 SGB IX und die Assistenzleistungen in § 78 SGB IX beschrieben.
Berlin hat sich mit dem Teilhabeinstrument Berlin (TIB) dafür entschieden, ein eigenes Instrument zu entwickeln.
Quellen für weitere Informationen sind in der Literaturliste zu finden (berlin.de), (sgb.de).

2 Leser, die sich über die Lebenssituation psychisch beeinträchtigter, wohnungsloser Menschen und die Angebote und deren organisatorischen Rahmenbedingungen der Berliner Wohnungslosen- und Eingliederungshilfesysteme informieren möchten, sind herzlich eingeladen, mein Buch »Wohnungslos – Umgang mit Exklusion« (Ludwig, 2018) zu lesen.

Die Lebenssituation psychisch beeinträchtigter, wohnungsloser Menschen im Berliner Eingliederungshilfesystem

Wohnungslose Menschen werden in das Hilfesystem der Eingliederungshilfe aufgenommen, wenn Suchterkrankungen oder psychische Beeinträchtigungen eine auffallend große Rolle spielen und die Hilfeangebote der Wohnungslosenhilfe nicht ausreichend sind.

Vor der Aufnahme im Therapeutischen Wohnen machten oft krisenhafte Situationen, Selbstverletzungen, suizidale Verhaltensweisen und psychische Erkrankungen einen mehrwöchigen Aufenthalt in einer psychiatrischen Klinik notwendig. Im Therapeutischen Wohnen reflektieren viele der Klientinnen und Klienten ihre schmerzhafte Lebenssituation, ohne familiären Anschluss oder Freunde zu sein: Es erfordert große Ehrlichkeit, viel Mut und Reflexionsvermögen, sich mit den Zusammenhängen ihrer psychischen Beeinträchtigung und den Lebensbereichen Wohnen, Gesundheit, Arbeit und soziale Beziehungen auseinanderzusetzen.

Systemische Therapie in diesem Kontext

Die Systemische Beratung, die von mir als Diplom-Sozialpädagogin/Systemischer Therapeutin, und die psychologische Beratung, die von zwei Diplom-Psychologinnen angeboten wird, werden in unserem Arbeitskontext nicht therapeutisch genannt, da sie nicht explizit mit einem Heilauftrag verbunden sind. Mittelpunkt der psychologischen Beratung ist Psychoedukation, Krisenintervention, Anleitung von Entspannungsverfahren, Motivation zu Klinikaufenthalten oder Arztkontakten sowie Einleitung ambulanter Psychotherapie (Ludwig, 2016, S. 56).

Da die Ziele und Methoden der systemischen Angebote jedoch durchaus therapeutisch sind, wird in diesem Beitrag die Bezeichnung Systemische Therapie verwandt. Ziel der Systemischen Therapie ist es, dysfunktionale Lösungsversuche und einschränkende Familienerzählungen sowie symptomfördernde familiäre Interaktionen infrage zu stellen und die Entwicklung neuer gesundheitsfördernder Lösungsversuche, Erzählungen und Interaktionen anzuregen (von Sydow u. Borst, 2018, S. 47).

Ein entscheidender *Unterschied* zur psychologischen Beratung scheint immer wieder die *systemtherapeutische Haltung* zu sein, den Klienten als Profis in eigener Sache zu begegnen und eine vorübergehende Unwissenheit explizit therapeutisch einzusetzen. Die Termine stehen im Zeichen des Empowerments, d. h., dass die Förderung der Selbstwirksamkeit mit dem Ziel, die Klientenrolle zu verlassen, im Vordergrund steht. Hierbei ist es wichtig, den Klienten als ebenbürtig zu begegnen und sie auf dem Weg zu begleiten, ihre Gefühle, inneren und äußeren Stressoren sowie Ziele und nächsten Schritte in ihrer Weiterentwicklung zu explorieren.

Wichtige Aspekte meiner Arbeit sind die Achtung der Autonomie der Klienten sowie Respekt und Wertschätzung gegenüber deren Lebensleistungen. Hierbei finden lösungs- und ressourcenorientierte Methoden Anwendung, wobei der Fokus auf gegenwartsbezogene Möglichkeiten und Handlungskompetenzen, auf bereits Gelungenes sowie auf die Exploration gesunder Anker gerichtet ist. In Unterscheidung zu gesprächspsychotherapeutischen oder verhaltenstherapeutischen Sitzungen können die Klienten bei den systemtherapeutischen Terminen ihre Kommunikationsstrukturen reflektieren und somit Alternativen zu generalisierenden Haltungen und Bewertungen von Erlebnissen entwickeln. Beispielhafte Erklärungen für die *Zirkularität von Kommunikation* sorgen oftmals für verblüffende und Augen öffnende Reaktionen, was unweigerlich neue Handlungsstrategien nach sich zieht.

Ein weiterer deutlicher Unterschied ist die Haltung, *Symptome als Lösungsversuche* zu betrachten und gemeinsam mit den Klientinnen auf die Suche nach dem Sinn und der Funktion ihrer Symptome zu gehen. Das Ziel ist hierbei, Symptome nicht mehr »weghaben zu wollen«, sondern einen Zusammenhang zwischen ihren Gedanken, (unterdrückten) Gefühlen und Symptomen herzustellen (z. B. durch Gedankenexperimente) und einen hilfreichen Umgang mit ihren Symptomen zu erlernen (bis sie sich gegebenenfalls verändern).

Nach Rotthaus (2019) werden psychische Störungen als Störung der System-Umweltpassung definiert. Individuelle Symptome werden als Ergebnis von krankheitserzeugenden- und aufrechterhaltenden Beziehungsmustern im Kontext wichtiger Bezugspersonen gesehen. Durch diese therapeutische Sichtweise werden die Klienten in die Verantwortung genommen und die Rolle des »Störungstäters« statt des »Störungsopfers« reflektiert. Den Klienten wird Veränderung zugetraut und zugemutet.

Daher ist ein wesentlicher therapeutischer Aspekt meiner Arbeit das Einbeziehen verschiedener Kontextfaktoren. Hierbei ist die Reflexion der Beziehungskomponente der psychischen Störung und die Exploration von Gefühlen (meist unterdrückte Wut, Traurigkeit und Scham), Bedürfnissen (meist nach Nähe und Kontakt – zu sich und anderen) und Verhaltensweisen (vor allem mit Blick auf Einflussmöglichkeiten und die Themen Selbstfürsorge, gesunde Abgrenzung, Konfliktklärung) im Beziehungskontext unerlässlich. Körperbezogene Interventionen stellen den deutlichsten Unterschied zur psychologischen Beratung dar. Sie ermöglichen den Klienten einen unmittelbaren Zugang zu ihren Gefühlen, wodurch Verhaltensweisen reflektiert und Veränderungsprozesse direkt erlebt und gestaltet werden können.

Beispielhafte systemtherapeutische Methodenanwendung

Erstgespräch und Auftragsklärung im systemtherapeutischen Einzelsetting

Im Erstgespräch wird die Arbeitsweise vorgestellt und eine vertrauensvolle Atmosphäre geschaffen. Ziel ist u. a. das Erlangen einer neuen Sicht auf die Lebenssituation, die neue Handlungsmöglichkeiten eröffnen kann. Es wird nach dem Problem gefragt und es werden dessen Entstehungsbedingungen und Auswirkungen gemeinsam erforscht. Hierbei steht das Erkunden von Ressourcen und Möglichkeiten zur Problemlösung im Vordergrund. Jedes Erstgespräch hat seine eigene Dynamik und macht eine entsprechende Anpassung im Ablauf des Gesprächs, der Phasen und gegebenenfalls der Fragen notwendig.

Mögliche Fragen können hierbei sein: Was ist der Anlass? Was möchten Sie (nicht)? Von wem? Wirklich von mir? Ist jetzt der richtige Zeitpunkt für die Systemische Therapie? Bis wann? Ab wann würde der Auftrag nicht mehr gelten? Wozu dient die Systemische Therapie ganz konkret? Welche Veränderungen wünschen Sie sich? Oftmals wird diese Frage mit »Ich möchte nicht mehr …« beantwortet. Dann wird erfragt, was stattdessen da sein wird und wie dieser Zustand ganz genau sein wird. Weitere Fragen können sein: Wozu sollte die Therapie auf keinen Fall dienen? Wie viele Ziele gibt es? Welches Ziel steht am Ende der Therapie? Wie viele Termine sollen es sein?

Neben biografischen Angaben und Angaben zur psychischen Erkrankung geht es auch um wiederkehrende Muster/Schemata. Wichtig sind hierbei vor allem Interaktions-, Beziehungs-, Konflikt-, Problem-, Lösungs- und Ressourcenmuster (vgl. Wirth u. Kleve, 2012, S. 27).

Systemtherapeutischer Umgang mit psychischen Störungen und Problemen

Folgt man Ludewigs Definition psychischer Störungen, der sie als polysystemische, biopsychosoziale Phänomene beschreibt (Ludewig, 2009, Folien 45 f.), kann im Einzelsetting abgewogen werden, welcher Aspekt am ehesten als veränderungsfähig erscheint. Meines Erachtens ist eine systemtherapeutische

Herangehensweise bezüglich der Zuschreibung und Definition von Problemen unabdingbar, da soziale Phänomene überwiegend auf kommunikativer Ebene stattfinden. Für die Exploration der Entstehung und Aufrechterhaltung von Problemen ist es hilfreich, den Begriff »Problemsystem« zu verwenden. Er eröffnet die Frage, wer Mitglied des Problemsystems ist, und es kann nach Ideen gesucht werden, welche nicht problembehafteten Mitgliedschaften außerdem möglich sind (von Schlippe u. Schweitzer, 2016, S. 159). Hierbei können beispielsweise ein Familienbrett genutzt oder Rollenspiele initiiert werden, um Interaktionsprozesse zu verdeutlichen. Im Vordergrund steht der Perspektivenwechsel und die Verantwortung für das eigene Handeln. Das Augenmerk liegt hierbei auf der Veränderbarkeit von Problemen. Hilfreich sind Fragen nach Ausnahmen des Problems sowie nach dem Leben vor der Erkrankung. Die Exploration früherer Wünsche löst die Problemfixierung auf und rückt den Fokus auf gegenwartsbezogene Möglichkeiten und Handlungskompetenzen.

Ein Beispiel für den Sinn einer Problematik: Eine Klientin mit mangelndem Selbstwertgefühl, Angstsymptomatik und Zukunftsängsten hat bisher nicht gelernt, mit Geld umzugehen, u. a. weil sich ihr Lebenspartner um die finanziellen Belange kümmerte. Nach Beendigung der Beziehung übernahm er immer wieder das Bezahlen ihrer Schulden. Die Wunderfrage (»Stellen Sie sich vor, Sie würden über Nacht reich sein und Sie hätten keine Schulden und keine Geldsorgen mehr … Wer merkt das als erste/erster?«) eröffnete eine neue Perspektive und verdeutlichte den Sinn ihres Problems. Sie antwortete: »Na, mein Ex! Aber dann hätte ich gar keinen Kontakt mehr zu ihm. Er würde sich ja nicht mehr kümmern!«

Die Therapeutin fragt weiter: »Was würde sich dann in der Beziehung zu ihrem ehemaligen Lebenspartner verändern? Was könnten in Ihren Augen Ihre nächsten Veränderungsschritte sein, um unabhängiger zu werden? Was müssten Sie (wieder) können?« Die Fragestellung »wofür?« ermöglicht neue Blickrichtungen und neue Fragestellungen. Wenn Entscheidungen anstehen, können Verschlimmerungsfragen (»Was wäre das Schlimmste, das geschehen könnte, wenn …?«) und das Externalisieren von Gefühlen sehr hilfreich sein.

Das Besondere an der systemtherapeutischen Herangehensweise in meinem Arbeitskontext ist der Fokus auf den sozialen Kontext psychischer Störungen. Dieser hilft den Klienten, einen Ausweg aus ihrem exkludierten Dasein von Arbeitslosigkeit, Armut, Wohnungslosigkeit, Isolation, psychischer und körperlicher Beeinträchtigung zu erahnen. Sie sehen die Schuld ihrer prekären Lebenssituation nicht mehr allein in ihrer Person begründet und können so zu aktiven Akteuren des weiteren Geschehens werden.

Viele der Klienten erleben sich durch das jahrelange Verweilen im Wohnungslosen-/Eingliederungshilfe- und/oder Psychiatriesystem nicht mehr als selbstwirksam Handelnde, sondern als passive Hilfeempfänger. Somit ist das Erarbeiten einer Eigenmotivation und dementsprechender Kooperationsbereitschaft von herausfordernder zentraler Bedeutung. Hierbei kann es sehr hilfreich sein, wertschätzende und anerkennende Kommentare zum jeweiligen therapeutischen Prozess zu machen, die einen passenden Beziehungskontext und ein entsprechendes Joining voraussetzen (Fryszer u. Schwing, 2017, nach von Sydow u. Borst, 2018, S. 239 f.). Auch die Umdeutung (Reframing) ist eine wichtige Grundlage im Kontakt mit psychisch beeinträchtigten, wohnungslosen Menschen. Von Schlippe und Schweitzer (2010) betonen, dass es sich hierbei eher um eine Haltung als um eine Intervention handelt. Ich stelle immer wieder fest, dass sich Umdeutungen im Kontakt mit Klienten, Kolleginnen sowie Kooperationspartnern als hilfreich erweisen.

Systemisch-körperpsychotherapeutische Einzeltermine

Im systemischen Sinn stellen problematisch erlebte Gefühle, Gedanken oder Handlungen unglückliche Versuche dar, Beziehungen zu gestalten. Ich ermutige die Klientinnen und Klienten ihren Körper als Ressource zu nutzen, Gefühle zuzulassen, zu reflektieren und sie in einen Zusammenhang mit dem eigenen Verhalten zu bringen. Ungelöste Erfahrungen und Traumata – z. B. durch Vernachlässigung, Missbrauch oder nicht altersgerechte Verantwortung – schränken Gedanken und Entscheidungsfähigkeit ein. »Mit Hilfe des Körpers, d. h. Atmung, Berührung, Bewegung, Interaktion und Stimme, können Reaktionsmuster, die dem aktuellen Kontext nicht mehr angemessen sind, weiterentwickelt werden« (Wienands, 2014, S. 108). Durch körperpsychotherapeutische Methoden können die Klienten in Kontakt mit sich selbst kommen, ihren Körper als Ressource nutzen, neue Erfahrungen machen und so handlungsfähiger werden.

Das Besondere der körperpsychotherapeutischen Herangehensweise ist demnach der Mut, die Komfortzone des Therapiesessels zu verlassen und mit der Klientin »mitzuschwingen«. Eine Herausforderung stellt dabei auch das Einnehmen einer kultursensitiven Perspektive und das entsprechende Anpassen der Interventionen und Übungen dar. Ferner benötigt der Therapeut eine ausreichende Expertise, um sich der Grenzen der körperpsychotherapeutischen Angebote gewahr zu sein. Nach Keleman (gemäß Thielen, 2010) verfügt die Körperpsychotherapie über Methoden und Techniken zur Aktivierung und Stimulierung des emotionalen Erlebens, das für die Veränderung von neurotischen Erlebens- und Verhaltensmustern nach neurowissenschaftlichen Erkenntnissen von zentraler Bedeutung ist. Nach Vogt (2010), Dressler-Bellmund und Willach-Holzapfel (2010) und Gottwald (2010) verfügt sie ferner über Methoden und Techniken zur Herunterregulierung von überhöhter Affektivität oder Affektdurchbrüchen sowie strukturierender und Halt gebender Körperarbeit bei Dissoziation infolge von Traumatisierungen. Tabelle 1 führt exemplarisch mögliche Ziele und körperpsychotherapeutische Interventionen auf.

Tabelle 1: Mögliche Ziele und körperpsychotherapeutische Interventionen

Ziele	Interventionen
- Exploration, Wahrnehmung, Reflexion und Annehmen von Gefühlen und Bedürfnissen - Erweiterung des Erfahrungsspielraumes - Erleben alternativer Verhaltensweisen (Empowerment) - Selbstentfaltung	- Spiegeln von Körperhaltung, Mimik und spontanen Gefühlsäußerungen - Verkörperung der (non)verbalen Äußerungen im Stehen (durch die Klientin) - Oftmals werden die Klientinnen mutiger, wenn die Therapeutin die (non)verbale Äußerung mitmacht.
- Entladen des sogenannten negativen Gefühls, z. B. Ärger → »Freilegen« des dahinterliegenden Bedürfnisses, z. B. Leichtigkeit und Freude. Dies kann zum Handlungsimpuls führen, sich besser von der entsprechenden Interaktionspartnerin abgrenzen zu wollen. - Spektrumserweiterung der eigenen Haltung von »entweder - oder« in »sowohl - als auch«	- Verstärken der belastenden Gefühle (paradoxe Intervention): Klientin nimmt jeweils ein Yogakissen in die Hand als Gewicht für das benannte belastende Gefühl, das sie im Kontakt mit einer nahestehenden Interaktionspartnerin hat (Enttäuschung, Misstrauen, Neid, Ärger etc.) → Das Zunehmen der Gewichte/des Drucks führt zu Entladungsimpulsen (Wienands, 2010).
- Körperliches Nachvollziehen von Unterschieden - Empowerment - Arbeit mit Ambivalenzen - Verdeutlichen von positiven/negativen Entwicklungen - Entscheidungsfindung	- Bodenanker (Platzsets in unterschiedlichen Farben, auf denen die Klientin steht, z. B. Gegenüberstellung von symptomatischem vs. symptomfreiem Verhalten; »Opferrolle« vs. Handlungs- und Verantwortungsgefühl) - Bei Skalierungsfragen (Skala 1–10) können Bodenanker nummeriert werden (z. B.: »Mit wie viel Energie haben Sie Ihre Freundin am Wochenende besucht, und mit wie viel Energie sind Sie wieder zurückgekehrt?«).

Systemisch-körperpsychotherapeutische Selbststeuerungsgruppe

Ein ganzheitliches Angebot, in der biopsychosoziale Aspekte berücksichtigt werden, bietet eine systemisch-körperpsychotherapeutisch orientierte Selbststeuerungsgruppe, die für unseren Wohnverbund konzipiert und erstmals in diesem Jahr angeboten wurde. Das Gruppenangebot, bestehend aus zehn Modulen, wurde für eine gleichbleibende Konstellation von vier bis sechs Teilnehmenden konzipiert. Die Selbststeuerungsgruppe ist durch eine Befindlichkeits- und Abschlussrunde gerahmt, die den Teilnehmenden Sicherheit im Ablauf gibt. Der Mittelteil besteht aus thematischen Schwerpunkten, die teilweise aufeinander aufbauen und gleichzeitig durch eine flexible Gestaltung der Intensität gekennzeichnet sind. Dies ermöglicht, die Bedürfnisse und gesundheitliche Situation der Klienten und Klientinnen zu berücksichtigen. Die verschiedenen potenziell kurativen Faktoren eines Gruppensettings (Yalom, 1986) sind beschrieben in Papadopoulos (2011, S. 162). Tabelle 2 führt unterschiedliche Settings, mögliche Interventionen und deren Ziele auf.

Tabelle 2: Struktur und Ziele der systemisch-körperpsychotherapeutischen Selbststeuerungsgruppe

Setting/Interventionen	Ziele
- Gruppenatmosphäre (Regeln) - Begegnung auf Augenhöhe mit Co-Therapeutenteam	- Förderung von Offenheit und Vertrauen - Verbundenheit trotz klarer Rollendefinition
- Befindlichkeitsrunden mit Therapiekarten: • Fische: »Heute bin ich« (van Hout) • Eulen (Howind-Vieregge)	- Sensibilisierung der Selbstwahrnehmung - Wahrnehmen der Zusammenhänge zwischen Körperempfindungen, Gedanken, Gefühlen - Gefühl der Verbundenheit mit anderen Teilnehmenden
- Arbeit (in Dyaden oder) in der Gruppe (Yalom, 1986)	- Förderung der Gefühle, des Willens/Handelns, im Denken und im Kontakt - Achtsamkeit für erlebte Unterschiede - Exploration und Bezeugen (Witnessing) von Ressourcen, gesunden Anteilen, Stärken, Gefühlen, Verhaltensänderungen - Sensibilisierung der Selbststeuerungs- und Veränderungsprozesse
- Abschlussrunde (ggf. mit zirkulären Fragestellungen)	- Bezug zur körperlichen Wahrnehmungsebene - Verdeutlichen zirkulärer Rückkopplungsprozesse von (Selbst-)Verbalisation, Gefühlen (v. a. Scham, Schuld, Ausgeschlossensein) und Verhalten - Erkennen kontextueller Zusammenhänge - Perspektivenerweiterung - Veränderung von Verhaltensmustern - Etablieren, Intensivieren von sozialen Beziehungen

Mögliche Schwerpunkte und Interventionen der verschiedenen Module	Ziele
1. Modul - Fokussierte Erzählung (von Sydow u. Borst, 2018, S. 745) in Form eines Dyaden-Interviews: »Was gibt dir Kraft?« → Interviewer notiert das Gesagte und übergibt es als Geschenk.	- Erweiterung von Ressourcen und Perspektiven durch 5-minütige Fokussierung auf dieselbe Fragestellung (während des Erzählens und Zuhörens)
2. Modul - Darstellen von Strukturen mithilfe unterschiedlicher Seile, die in Bezug der jeweils unterschiedlichen Zugehörigkeiten um die Teilnehmenden gelegt werden	- Reflexion von Systemen (gesamte Gruppe), Subsystemen (Frauen, Männer, Mitbewohner einer Therapeutischen Wohngemeinschaft, Paare), Hierarchien (Teilnehmende, Anleitende) und Kommunikationsstrukturen sowie unterschiedliches Erleben im Kontakt (je nach Geschlecht, Vertrautheit, Sympathie, Rollen) - Reflexion von Gefühlen (Zugehörigkeit vs. Ausgeschlossen-Sein etc.) und flexibler, diffuser sowie rigider Grenzen und deren Wirkungen (Minuchin, Colapinto u. Minuchin, 2000) - Wahrnehmen unterschiedlicher Nähe- und Distanzbedürfnisse
3. Modul - Selbstmassage (mit Igelbällen) - Achtsamkeits- und Imaginationsübungen (Bodyscan, »innerer sicherer Ort«, »innerer sicherer Garten«, »Tresor-Übung«) (Reddemann, 2017)	- Wahrnehmen eigener Körpergrenzen - Stressreduktion, Spannungsregulation - Präsenz im »Hier und Jetzt« anstelle auf Gedanken/Grübeln/Ablenkung (PC, Fernsehen, Handy, Spiele, Alkohol etc.)
4. Modul »Stopp«-Übung: A geht auf B zu, B signalisiert durch Handzeichen, wann A stehen bleiben soll → Variieren in Tempo	- Veränderung der Beziehungsgestaltung: Wahrnehmen, Einhalten und Setzen von Grenzen (beider Übungspartner) - Wahrnehmen des Bedürfnisses nach Kontakt → Verbesserung von Selbstachtung, Selbstvertrauen, Selbstbehauptung und Selbstwirksamkeit
5. Modul »Stopp«-Übung: - A dirigiert B (heranwinken bzw. weiter wegschicken) - bewusstes Atmen (Wienands, 2010)	- Reflektieren unterschiedlicher Rollen (Führender oder Geführter) - Reflektieren unterschiedlicher Gefühle (z. B. des Sichabgelehntfühlens). - Achten auf eigene Grenzen (beide Übungspartner) - Gefühlsregulation (Verringerung von Anspannung, Angst)

II

6. Modul Begegnungsübung: - A und B stehen eine Armlänge entfernt, zeigen per Fingeranzahl (»1«, »2«), in welcher Art sie sich begegnen möchten. - 1 = stehen bleiben + Blickkontakt - 2 = Hände reichen - Die niedrigere Zahl ist der kleinste gemeinsame Nenner. Die Dauer der Begegnung bestimmen die Teilnehmenden selbst.	- Wahrnehmen von Gefühlen (Scham, Angst, Trauer, Ärger, Freude, Ekel, Mut) - Reflexion von Gefühlen, im Blickkontakt zu sein oder diesen nicht auszuhalten - Wahrnehmen eigener Körpergrenzen - Bewusstes Atmen zur Gefühlsregulation - Zulassen von Nähe und Begegnung - Achten auf kleinste Zeichen der Veränderung - Verdeutlichen zirkulärer Prozesse (z. B. des sich gegenseitig bedingenden Verhaltens, aufgrund von Annahmen, welches Bedürfnis nach Begegnung das Gegenüber gehabt haben mag)
7. Modul »Ja-Nein-Übung«: - A + B halten jeweils das Ende eines Handtuchs und ziehen daran, während sie ihrem Gegenüber ihre jeweilige Position (»Ja«/»Nein«) verbal verdeutlichen (Wienands, 2005) - Verbale Übung ohne Handtuch - Nonverbale Übung ohne Handtuch	- Stärken der Selbstbehauptung auf körperlicher, geistiger und emotionaler Ebene - Bewusstwerden des eigenen Körpers als Medium - Veränderung des Körpergefühls und der emotionalen Stimmung durch Bewegung - Exploration der Wirkung verschiedener Körperhaltungen, Gesichtsausdrücke, Stimmlagen und Lautstärken - Verdeutlichen der Wichtigkeit von Körperhaltung, Mimik, Gestik zum Vertreten der Positionen (»Ja«/»Nein«) - Körperliche Verankerung der Ausdruckskraft von Körperhaltung, Mimik und Gestik
8. Modul Erdungsübungen/Grounding (Clauer u. Koemeda-Lutz): - Rücken-an-Rücken Sitzen: Bodyscan mit Fokus auf den Rücken, achtsame Loslösung vom Rücken des Partners	- Aufbau positiver innerer Bilder und Erfahrungsinseln - ganzheitliche Verankerung des Wärme und Halt gebenden Moments des Sich-Anlehnens, Loslassens - Wahrnehmen von Unterschieden (vorher/nachher, angelehnt vs. selbstständiges Sitzen) und Reflektieren der Gefühle
9. Modul Selbstliebe: - Erzählung (von Sydow u. Borst, 2018, S. 745) in Form eines Dyaden-Interviews (in zwei Teilen: »Wie verhindere ich es, mich selbst zu lieben? Wie gelingt es mir, mich selbst zu lieben?« → Interviewer notiert das Gesagte des zweiten Teils und übergibt es als Geschenk)	- Stärkung von Ressourcen und Erweiterung von Perspektiven durch 10-minütige Fokussierung auf die gleichen beiden Fragestellungen

II

10. Modul	
- Reflexion, welche der Übungen, Interventionen, Gespräche, Themen die Teilnehmenden am ehesten berührt, am ehesten Veränderungsprozesse »in Gang« gesetzt haben	- Stärkung des Gefühls, verbunden zu sein und in manchen Themenbereichen ähnliche oder aber auch unterschiedliche Erfahrungen gemacht zu haben

Die Begegnung als Menschen steht im Fokus der Selbststeuerungsgruppe. Hüther (2013) beschreibt in Vorträgen und Interviews sehr eindrücklich, wie das Gefühl der Zugehörigkeit und der Verbundenheit mit anderen Menschen dazu beiträgt, dass die Erfahrungen, die wir machen, auch neuronal nachhaltig wirken. Wenn Wertschätzung und Sinnhaftigkeit erfahren wird, dann werden Integration und Inklusion zur Realität (Ludwig, 2016, S. 42). Auch nach Thielen (2010) ist die Körperpsychotherapie sowohl von ihrem Menschenbild, ihrem dialektischen Verständnis von Psyche und Soma und Beziehungs- und Körperarbeit als auch ihrem reichhaltigen und vielfältigen Interventionsrepertoire in besonderer Weise geeignet, Selbstregulation und Selbstaktualisierung und damit die psychische Gesundheit der Klientinnen zu unterstützen.

Das Besondere an der körperpsychotherapeutischen Herangehensweise ist das Schaffen eines Raumes für Resonanzerfahrungen. Levold (2019, S. 33) beschreibt die Wichtigkeit, auf Antworten, Erzählungen und Fragen der Klientinnen so einzugehen, dass solche Resonanzerfahrungen entstehen können. Für empathische Resonanz braucht das Zuhören begleitende (verbale und nonverbale) Ausdrucksformen, die dem Gegenüber ein Resonanzerleben ermöglichen. Nach Levold ist Empathie das Ergebnis gegenseitigen Einstimmens und Miteinanderteilens von Empfindungen (S. 35 f.). Dies kann in einer körperpsychotherapeutischen Gruppe möglich werden.

Fazit

In der Arbeit mit psychisch beeinträchtigen, wohnungslosen Menschen ist systemtherapeutisches Denken und Handeln unabdingbar. Das Einbeziehen von Kontextfaktoren in den Entstehungsprozess ihrer Lebenssituation einerseits und in den Veränderungsprozess andererseits ist ausschlaggebend, da diese Menschen oft jahrelange Stigmatisierung und Exklusion erlebt haben. Auch wenn systemtherapeutische und vor allem körperpsychotherapeutische Methoden bisher in Wohnverbünden für psychisch beeinträchtigte, wohnungslose Menschen nur selten Anwendung finden, bin ich optimistisch, dass sich diese Angebote etablieren werden. Hierfür müssen allerdings auch die professionell Helfenden mutiger werden, dem Körper als Ressource mehr Raum zu geben, denn durch das Berührtsein (in doppeltem Sinn) werden Veränderungsprozesse initiiert und neue Erfahrungen erlebbar. Es stimmt mich optimistisch, dass ich die Freude und Erleichterung der Klienten miterleben darf, wenn sie sich als selbstwirksam erleben – insbesondere, da es nicht selten herausfordernd ist, sie beim Verändern dieser Wahrnehmung oder gar Haltung zu begleiten.

Ein sozialpolitischer Aspekt zum Schluss: Systemtherapeutische und körperpsychotherapeutische Angebote sollten gerade psychisch beeinträchtigten, wohnungslosen Menschen als staatlich finanzierte Standardleistung in ambulanten Wohnformen zugänglich sein, da die kassenfinanzierten systemtherapeutischen Praxissitze vermutlich nicht ausreichen werden und Körperpsychotherapie bislang noch privat bezahlt werden muss.

Literatur

berlin.de (2019). Aktueller Stand zur Umsetzung des Bundesteilhabegesetzes in Berlin. www.berlin.de/sen/soziales/themen/menschen-mit-behinderung/bundesteilhabegesetz/aktuelles (3.6.2019).

Clauer, J., Koemeda-Lutz, M. (2011). Behandlung depressiver Erkrankungen in der Bioenergetischen Analyse. In F. Röhricht (Hrsg.), Störungsspezifische Konzepte in der Körperpsychotherapie (S. 60–74). Gießen: Psychosozial-Verlag.

Dressler-Bellmund, M., Willach-Holzapfel, A. (2010). Behandlung von Posttraumatischen Belastungsstörungen. Beispiele aus ambulanter und stationärer Praxis. In M. Thielen (Hrsg.), Körper – Gefühl – Denken. Körperpsychotherapie und Selbstregulation (S. 295–306). Gießen: Psychosozial-Verlag.

Gottwald, C. (2010). Komplexe, chronische Posttraumatische Belastungsstörungen. Körperpsychotherapeutische Beiträge. In M. Thielen (Hrsg.), Körper – Gefühl – Denken. Körperpsychotherapie und Selbstregulation (S. 307–321). Gießen: Psychosozial-Verlag.

Hüther, G. (2013). Neurobiologie des Glücks. Kongress-Vortrag des Tiroler Instituts für Logotherapie in Wels, 2012 (DVD). Auditorium Netzwerk.

Levold, T. (2019). Hören 1. und 2. Ordnung. Warum Zuhören mehr ist als Wissen, was gesagt worden ist. Kontext, 50 (1), 26–44.

Ludewig, K. (2009). Zum Störungsbegriff in der systemischen Therapie – sowie ein kurzes Update vorweg (Vortrag für die Weinheimer Kontakte, Düsseldorf 21.11.2009, Powerpoint-Präsentation). www.kurtludewig.de/allg-Texte.htm#Dr (5.6.2019).

Ludwig, M. (2018). Wohnungslos – Umgang mit Exklusion. Göttingen: Vandenhoeck & Ruprecht.

Minuchin, P., Colapinto, J., Minuchin, S. (2000). Verstrickt im sozialen Netz. Heidelberg: Carl-Auer.

Papadopoulos, N. (2011). Tanz- und Bewegungstherapie bei Angststörungen. In F. Röhricht, (Hrsg.), Störungsspezifische Konzepte in der Körperpsychotherapie (S. 160–166). Gießen: Psychosozial-Verlag.

Reddemann, L. (2017). Imagination als heilsame Kraft. Zur Behandlung von Traumafolgen mit ressourcenorientierten Verfahren. Stuttgart: Klett-Cotta.

Röhricht, F. (Hrsg.) (2011). Störungsspezifische Konzepte in der Körperpsychotherapie. Gießen: Psychosozial-Verlag.

Rotthaus, W. (2019). Was heißt systemisch? Grundsätzliches zum systemischen Arbeiten (Website Deutsche Gesellschaft für Systemische Therapie, Beratung und Familientherapie e. V.). www.dgsf.org/service/was-heisst-systemisch (5.6.2019).

Schlippe, A. von, Schweitzer, J. (2010). Systemische Interventionen (2. Aufl.). Göttingen: Vandenhoeck & Ruprecht.

Schlippe, A. von, Schweitzer, J. (2016). Lehrbuch der systemischen Therapie und Beratung I. Das Grundlagenwissen (3. Aufl.). Göttingen: Vandenhoeck & Ruprecht.

sgb.de (2020). Aktuelle sozialrechtliche Gesetzeslage zur Umsetzung des Bundesteilhebegesetzes. www.sozialgesetzbuch-sgb.de/sgbix/113.html (28.05.2020).

Sydow, K. von, Borst, U. (2018). Systemische Therapie in der Praxis. Weinheim: Beltz.

Thielen, M. (Hrsg.) (2010). Körper – Gefühl – Denken. Körperpsychotherapie und Selbstregulation. Gießen: Psychosozial-Verlag.

Vogt, R. (2010). Modelle der Selbstregulation in der körperorientierten und körperpsychotherapeutischen Behandlung von komplexen Psychotraumata. In M. Thielen (Hrsg.), Körper – Gefühl – Denken. Körperpsychotherapie und Selbstregulation (S. 273–294). Gießen: Psychosozial-Verlag.

Wienands, A. (2005). Choreographien der Seele. Lösungsorientiere systemische Psycho-Somatik. München: Kösel.

Wienands, A. (2010). Einführung in die körperorientierte systemische Therapie. Heidelberg: Carl-Auer.

Wienands, A. (Hrsg.) (2014). System und Körper. Der Körper als Ressource in der systemischen Praxis. Göttingen: Vandenhoeck & Ruprecht.

Wirth, J. V., Kleve, H. (Hrsg.) (2012). Lexikon des systemischen Arbeitens. Grundbegriffe der systemischen Praxis, Methodik und Theorie. Heidelberg: Carl-Auer.

Yalom, I. (1986). Theory and practice of group psychotherapy (3th ed.). New York: Basic Books.

Herta Schindler

Systemtherapeutische Biografiearbeit im Pflegekinder- und Adoptionsbereich

Die Arbeit im Pflegekinder- und Adoptionsbereich umfasst komplexe Ebenen. Was die systemische Biografiearbeit darin leisten kann, wird von den beteiligten Fachkräften zunehmend erkannt. Dies zeigt sich zum einen in der Aufnahme von Biografiearbeit als Hilfeplanziel, zum anderen in Biografiearbeit als Weiterbildungsthema für Fachkräfte und aufnehmende Eltern. Um diese Arbeit nicht didaktisch zu be- und ergreifen, sondern als komplexes Prozessgeschehen, ist ein systemtherapeutisches Verstehen und Handeln angezeigt.

In diesem Beitrag wird die Entwicklung des autobiografischen Gedächtnisses und dessen Bedeutung für die Identitätsentwicklung umrissen. In einem zweiten Schritt stelle ich vier wesentliche Aspekte der Elternschaft vor. Systemtherapeutisch verstandene Biografiearbeit integriert die Übernahme dieser Elternschaftsaspekte durch mehrere Personen und Institutionen, um die Identitätsentwicklung des Kindes zu unterstützen, deren Grundlage wiederum das autobiografische Gedächtnis ist. Denn »Identitätsbildung ist in der Theorie Eriksons ein systemischer Prozess: Bereits das Kind bildet Teilidentitäten aus, die sich (erst) im Jugendalter – durchaus krisenhaft – zu einem System koordinieren« (Rauh, 2017, S. 234). Beispiele aus der Praxis runden das Thema ab.

In Anton Tschechows tragisch-gesellschaftskritischem Lustspiel »Der Kirschgarten« beschäftigt sich die Gouvernante Scharlótta mit der im wörtlichen Sinne unerhörten Frage nach ihrer Herkunft. In ihrem Monolog erlebt sie die Leere, die die Antwortlosigkeit hinterlässt, als einen Zustand des »Immer, immer allein«-Seins, trotz der Gegenwart »kluger Leute«: Scharlótta (nachdenklich): »Ich besitze keinen Pass und hab keine Ahnung, wie alt ich bin, aber ich glaube, ich bin ganz jung. Als ich klein war, sind mein Vater und meine Mutter über die Jahrmärkte gefahren und haben was vorgeführt, ganz schön. Ich konnte Salto mortale und solche Sachen. Und als Papa und Mama gestorben sind, nahm mich eine deutsche Dame bei sich auf und gab mir Unterricht. Gut. Ich bin groß geworden und wurde Gouvernante. Aber woher ich bin und wer ich bin – ich weiß es nicht … Wer meine Eltern waren, vielleicht waren sie gar nicht verheiratet …, keine Ahnung. Ich weiß nichts. (Pause) Ich würde gern mit jemandem reden, aber es gibt niemanden … ich hab niemand … Diese klugen Leute sind alle so blöd, kein Einziger, mit dem ich reden kann … Immer, immer allein, niemand gibt es und … und wer ich bin, wozu ich bin, ich hab keine Ahnung (geht ohne Eile ab)« (Tschechow, 1903/2013, S. 1).

Für die Biografiearbeit mit *herkunftsfremd untergebrachten Kindern* (diesen Begriff ziehe ich *fremduntergebracht* vor) braucht es demnach mehr als Klugheit. Wessen es bedarf, damit die »klugen Leute« im Sinne von Tschechow mehr als klug, nämlich antwortgebend sind, findet sich – kind- und familiengerecht erzählt – in der heilsamen Geschichte von den Lebensfäden »Das gehäkelte Leben« von Linde von Keyserlingk (von Keyserlingk, 1998, S. 105–118). Dort kommt der Großmutter zweier Kinder die stabilisierende, durch das emotionale und äußerliche Chaos durchtragende Rolle zu. An dieser Aufgabe der Großmutter, der *großen Mutter,* lässt sich die Haltung in der Biografiearbeit mit Kindern erläutern: Es ist die Haltung einer Person, die zugehörig ist und zugleich Abstand hat und dem Kind in seiner verwirrenden Situation und seinen zerrissenen Loyalitäten zur Orientierung verhilft. Eine Figur, die den Prozess führt, aber nicht wertet – und die neben den Kindern auch diejenigen einbezieht und begleitet, die zu den Kindern gehören. Zugegebenermaßen eine herausfordernde Aufgabe – sind doch sowohl leibliche Eltern als auch Pflege- und Adoptiveltern, die mit der sozialen Elternschaft die größte Alltagsnähe zum Kind haben, emotional sehr involviert.

Was also braucht es, um dem Kind eine stabile Beziehung zu bieten, in dem Ambivalenzen und Schmerzen im biografischen Prozess aufgefangen werden können?

Zum einen umsichtige Fachkräfte, die mit der emotionalen Leere und Desorientierung des Kindes umgehen können (innere Ebene) und die die Suche nach Gewesenem (äußere Ebene) und die Einordnung des Gefundenen und auch der (noch) bleibenden Leerstellen in der Gegenwart unterstützen.

Des Weiteren braucht es systemtherapeutische Unterstützung für die aufnehmenden Familien. Wenn deren eigene familiäre Betroffenheiten/Geschichten/Sinnkonstruktionen auf das aufgenommene Kind und dessen Herkunftssystem übertragen werden und zu Spaltungsprozessen führen, gilt es auch, über systemische Erkundungsprozesse mit ihnen an ihren Familienthemen zu arbeiten. Denn neben den Personen verbinden sich mit dem aufgenommenen Kind und der aufnehmenden Familie mehrere Herkunftssysteme und deren Dynamiken.

Von Anwesenden und Abwesenden

Für die Fachkräfte gilt es, komplexe Dynamiken zu steuern. Es finden sich ein: Fachkräfte des Jugendamtes, leibliche Eltern, leibliche Großeltern, Pflegeeltern bzw. Adoptiveltern. Oft kommen diese aus verschiedenen Kulturen, aus sehr unterschiedlichen sozialen Milieus und geografischen Orten. Relevante Personen können sein:

- *die direkt erreichbaren Anwesenden,* also Pflegeeltern, Adoptiveltern, Fachkräfte des Jugendamtes, aber auch Herkunftseltern;
- *bekannte Abwesende:* Personen, die nicht erreichbar und doch bedeutsam sind, z. B. bei einem Pflegekind die leibliche Mutter, die zu Hilfeplangesprächen oder vereinbarten Besuchen nicht erscheint; Jugendamtsmitarbeiterinnen, die in wichtigen Phasen zuständig waren, jetzt aber nicht mehr erreichbar sind;
- *unbekannte Abwesende:* z. B. der leibliche Vater eines Pflegekindes, leibliche Eltern bei Adoptivkindern, für eine zweite Pflegefamilie die ersten Pflegeeltern;
- *Abwesende, von deren Abwesenheit man nichts weiß, obwohl sie bedeutsam sind,* z. B. Geschwister und Halbgeschwister, ein leiblicher Vater, dessen Identität überdeckt ist durch irreführende Angaben der Mutter, bedeutsame ehemalige Entscheider, z. B. im Ausland oder bei einem Wechsel des Jugendamtes.

Wer für wen bekannt, unbekannt oder nicht vorhanden ist, variiert je nach Rolle. Es entstehen vielschichtige Systemdynamiken, die aus verschiedenen Standorten heraus unterschiedlich wahrgenommen, sortiert und verkraftet werden wollen – und in denen sich das betroffene Kind oftmals nicht auskennt.

II

Gedächtnisräume

Eine zentrale Aufgabe systemischer Biografiearbeit ist es deshalb, dem Kind für diese seine wechselvolle Geschichte einen sozialen Gedächtnisraum zur Verfügung zu stellen, in dem es für seinen Patz in der Welt Orientierung finden und dadurch allmählich relativ stabile Selbst-Gewissheit erlangen kann. Dieser Gedächtnisraum ist zugleich Voraussetzung für eine ausreichend gute Entwicklung des autobiografischen Gedächtnisses von herkunftsfremd untergebrachten Kindern.

Das autobiografische Gedächtnis ist das komplexeste der fünf Langzeitgedächtnisse. Es liegt im Hippocampus, im Frontal- und im Temporallappen.

Seine wichtigsten Merkmale sind, dass emotional bedeutsame Ereignisse in die Dimensionen von Zeit und Ort eingeordnet werden und dass diese Inhalte an das Bewusstsein und die Selbstreflexion gekoppelt sind (Alley, 2019). Abbildung 1 verdeutlicht dies.

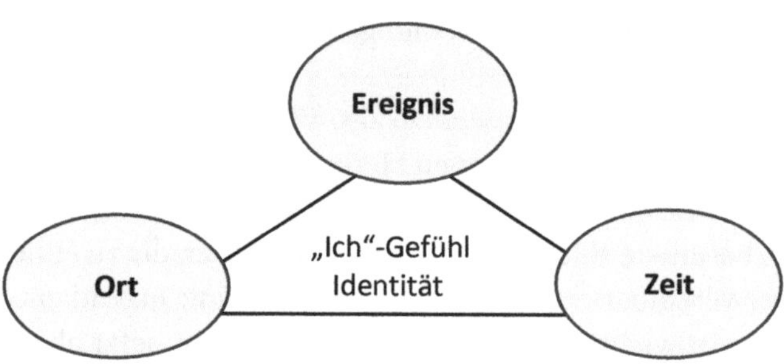

Abbildung 1: Ich-Gefühl/Identität: Struktur der Speicherungen im autobiografischen Gedächtnis

Wie entwickelt sich das autobiografische Gedächtnis, das in der Regel keine bewussten Erinnerungen an die ersten drei Lebensjahre enthält? »Indem ein Kind zunächst passiv, später aktiv über eine repräsentationale Sprache zu verfügen lernt, wird es ihm möglich, sich jenseits seiner unmittelbaren Gegenwart zu imaginieren« (Pflegeelternnetz.de: Newsletter 03/2010) – z. B. als jemand, der *gestern* (Zeit) im *Kindergarten* (Ort) Geburtstag gefeiert hat (mit Emotionen verbundenes Ereignis).

Normalerweise haben Kinder in ihren Familien die Möglichkeit, nach Erlebnissen aus ihrer Vergangenheit zu fragen bzw. diese tauchen als Anekdoten, Bemerkungen, auch Beschwerden in der Alltagskommunikation auf: »So war das bei deiner Geburt«, »Wo bin ich denn mit meinem Roller hingefallen?« »Das erste, was du gegessen hast, waren Bratkartoffeln«.

Dadurch können die unbewussten Erfahrungen der ersten Lebensjahre verbalisiert, spätere Erinnerungen konkretisiert und mögliche Fehldeutungen der Erinnerungen korrigiert werden. So formt und differenziert sich die innere Landkarte des eigenen Lebens aus. Markowitsch und Welzer gehen davon aus, dass die Fähigkeit zur selbstständigen autobiografischen Erinnerung erst mit Beginn des jungen Erwachsenenalters erreicht wird: »Dies ist auch deswegen so wichtig, weil die Autobiografie jenen Fixpunkt im Fluktuieren der Rollen und Situationen bereitstellt, der einem selbst und anderen die Vergewisserung bietet, dass man es über Zeiten und Räume und Geschichten hinweg stets mit einem und demselben Ich zu tun hat und dass dieses auch in Zukunft noch dasselbe sein wird« (Markowitsch u. Welzer, 2006, S. 21). Damit sich das biografische Gedächtnis des Kindes entwickelt, braucht es also nahe Menschen, die mit ihm über seine Erlebnisse kommunizieren, so die Biografie quasi (mit)aufbauen und diese dadurch in ein übergeordnetes, soziales Gedächtnis einordnen.

Elternschaften: Ein Unterschied, der einen Unterschied macht

Pflege- und Adoptivkinder leben – zumindest in Teilen – mit einer zerrissenen inneren Landkarte. Erfahrungen, Zeiten und Orte sind darin nicht recht verbunden, fluktuieren chaotisch und oftmals schmerzhaft, vieles fügt sich nicht zueinander. *Ein Etwas, ein Nichts* geistern diffus herum, beunruhigen, führen zur Desorientierung über die eigene Person, die die Vergangenheit nicht klar genug verorten und die Gegenwart nicht wirklich genug spüren kann. Professionelle, bindungssichere *biografische Geburtshelfer* sind nötig, damit das Kind seine wesentlichen, mit tiefen Erschütterungen verbundenen Fragen entwickeln und stellen kann:
- Zu wem gehöre ich und auf welche Weise?
- Wer bin ich? Was ist (mit) mir passiert?
- Wie geht es weiter mit mir?

Dabei macht es einen Unterschied, ob wir von Adoptions- oder Pflegekindern sprechen. Dieser Unterschied wird erkennbar in den vier wesentlichen Aspekten der Elternschaft. Die Aufgaben der Fachkräfte bei der Entwicklung des biografischen Gedächtnisses für herkunftsfremd untergebrachte Kinder/Jugendliche resultieren aus der Verteilung der vier wesentlichen Aspekte der Elternschaft, wie sie in Abbildung 2 dargestellt sind.
- Leibliche Elternschaft: Die Zeugung und die daraus entstehende Schwangerschaft macht (in der Regel) zwei Menschen zu gemeinsamen Eltern eines dritten Menschen. Die *embryonale Grunderfahrung* während der Schwangerschaft heißt »Ich wachse« und »Mein Leben geschieht im Raum der Beziehung« (vgl. Korte, 2018); diese Grunderfahrungen in ihren jeweiligen förderlichen und hinderlichen Ausprägungen und Tönungen sind im Körpergedächtnis gespeichert und bilden die Ausgangslage für das *zweite, das nachgeburtliche Leben.*
- Soziale Elternschaft: Die fürsorgliche, verantwortliche Elternschaft gegenüber den leiblichen, seelischen und geistigen Bedürfnissen und Entwicklungen des Kindes; die »Alle-Tage-Eltern«, die den Alltag für das Kind gestalten und mit dem Kind leben und (nach der Kaffeekantate von Johann Sebastian Bach) in »hunderttausend Hudeleien« eingebunden sind.

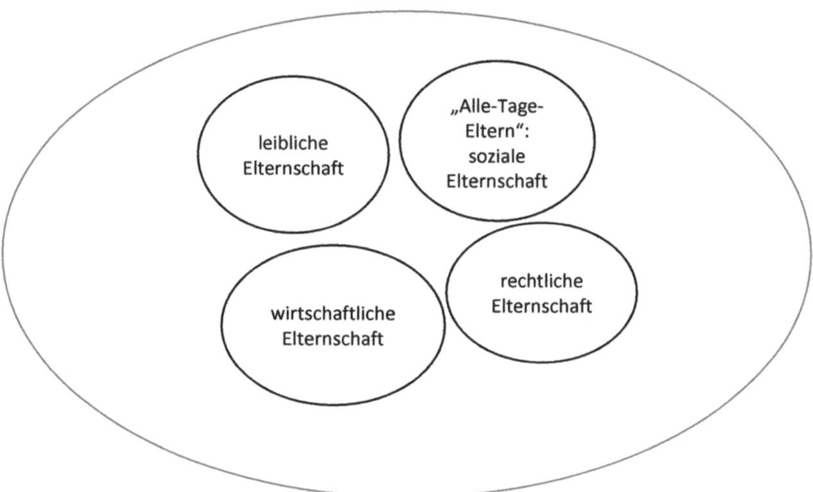

Abbildung 2: Vier wesentliche Aspekte der Elternschaft (nach Lattschar u. Wiemann, 2007)

- Die wirtschaftliche Elternschaft: Sie stellt die finanziellen Mittel für die alltägliche Elternschaft bereit und sichert die Entwicklungsbedürfnisse des Kindes materiell ab.
- Die rechtliche Elternschaft: Im gesetzlichen Sinne ist es die elterliche Sorge/das Sorgerecht und damit die Entscheidungsbefugnis im Sinne des Aufenthaltsbestimmungsrechts, der Gesundheitsfürsorge etc.

Bei Adoptivkindern bleibt lediglich die leibliche Elternschaft unverändert. Alle anderen Elternaspekte gehen auf die Adoptivfamilie über. Jugendamt und Familiengericht bleiben als Übergangselternschaften mit einstmals zentralen Entscheidungsbefugnissen biografisch gesehen bedeutsame Größen im Leben der Betroffenen.

Bei Pflegekindern sind die vier Elternaspekte oft über viele Jahre auf mehrere Institutionen (Jugendamt, Vormund) und (wechselnde) Personen (Fachkräfte, Bereitschaftspflegeeltern, Pflegeeltern) verteilt, die miteinander in einem mehr oder weniger kontinuierlichen und konstruktiven Austausch stehen.

Die Herausbildung des biografischen Gedächtnisses ist für herkunftsfremd untergebrachte Kinder also eine besondere Herausforderung, und damit neben den Adoptiv- bzw. Pflegeeltern auch für die sie begleitenden Fachkräfte. Es gilt, für das Kind einen Gedächtnisraum zu konstruieren.

Dazu gehört zum einen das Zusammentragen von Informationen über das soziale Umfeld und die bedeutsamen Menschen und Erfahrungen des Kindes, was eine Begegnung/Zusammenarbeit verschiedener Elternschaften impliziert, sowie in einem nächsten Schritt die Unterstützung des Kindes bei der möglichst konkreten Auseinandersetzung mit seiner bisherigen Lebensgeschichte.

Zum anderen gehört dazu ein systemtherapeutischer Umgang mit den Bedenken und Ängsten Erwachsener, die die Elternaspekte vertreten (also Pflegeeltern, leibliche Eltern, Fachkräfte), in Bezug auf die Biografiearbeit, was wiederum zur punktuellen Arbeit mit deren eigenen biografischen Themen führen kann. Systemtherapeutische Biografiearbeit unterstützt neben den Kindern die zuständigen Erwachsenen darin, die Herkunftsgeschichte des Kindes mit allem damit verbundenem Schmerz emotional akzeptieren zu können. Denn erst dann können Adoptions- und Pflegeeltern für die Reaktion eines Kindes in Bezug auf seine Geschichte einen sicheren Beziehungsboden bieten. Biografiearbeit bezieht sich damit einerseits auf die »Gedächtnisarbeit« mit dem Kind und andererseits auf die Sensibilisierung und Begleitung der beteiligten Erwachsenen.

Denn das Besondere im Pflegekinder-/Adoptionskontext ist, dass Fachkräfte es mit Nicht-Fachleuten, also Adoptiv-/Pflege-/Großeltern zu tun haben, die intensive Unterstützung brauchen bei der Entwicklung dieser quasitherapeutischen Grundhaltung: den Umgang mit den schmerzvollen Erfahrungen des Kindes, seiner herkünftlichen Familiengeschichte und dem eigenen Familienkontext. Verbindlich bleiben in einem oftmals fordernden bis überfordernden Alltag. Eine Herausforderung, die von den aufnehmenden Eltern immer neu zu entwickeln ist

- in Bezug auf das Verhalten der Kinder (Abwehr nicht persönlich nehmen),
- in Bezug auf die (großherzige) Einbeziehung der Herkunftskontexte.

Es geht um nichts Geringeres – um in der Sprache von Wolf Haas' Romanfigur »Brenner« zu sprechen – als um *Hilfskonstruktion: Lebensweisheit* (Haas, 2009).

Die in systemischer Ausbildung befindliche Pflegemutter einer 16-jährigen Pflegetochter beschreibt ihre Erfahrungen und Entwicklungen folgendermaßen: »Die Ursachen der Probleme meiner Pflegetochter treten für mich mehr in den Hintergrund. Ich möchte nicht sagen, dass das Hintergrundwissen für mich unwichtig oder unerheblich ist, nein, ich rege mich nur nicht mehr so darüber auf. Es dient nun mehr dem Verstehen ihrer Verhaltensweisen. Zurzeit schreibe ich mit meiner Pflegetochter eine Geschichte, eine Art Märchen, angeregt durch den narrativen Ansatz in der systemischen Therapie. Sie hat Spaß dabei, ist der Sache gegenüber sehr aufgeschlossen. Sie bekommt eine neue Haltung, hat eine andere Sichtweise auf ihr bisheriges Leben und entwickelt viel Fantasie. Ich fungiere als Koautorin und schreibe es für sie nieder, weil ihr das Schreiben schwerfällt. Das hört sich einfacher an, als es in der Realität ist. Es hat mich viel Kraft und Energie gekostet, mir so eine Haltung anzueignen.«

Die Motivationen, sich diesen Anstrengungen auszusetzen, sind oftmals die Zugewandtheit und Liebe für das Kind und der Wunsch, ihm die Integration seiner Erfahrungen zu erleichtern. Federführend sind dabei oft, nicht immer, die Mitarbeitenden der Jugendämter, die die Schnittstelle darstellen für die Lebensorte des Kindes.

Systemtherapeutische Kompetenzen

Die nötigen systemtherapeutischen Kompetenzen für die Arbeit mit den Kindern und den zuständigen Elternschaften lassen sich wie folgt beschreiben (Schindler u. Schiffner, 2007, S. 80):

- *Neutralität/Verstehende Haltung:* Ein Verstehen entwickeln, das es möglich macht, sich über die leiblichen Eltern von Kindern in solch einer Weise zu äußern, dass sich das Kind in seine biografische Linie stellen kann, ohne Angst vor seiner Herkunft zu bekommen, d. h. auch ohne Angst vor sich selbst zu bekommen. Neutralität beinhaltet hier, ohne Bewertungen und Verurteilungen der Elternpersonen wahrheitsgemäß und kindgemäß auf seine Fragen nach deren Verhalten zu antworten.
- *Demut und Bescheidenheit, Würdigung und Respekt* gegenüber dem Schicksal des Kindes (und d. h. auch gegenüber dem Schicksal der Eltern) erlauben den verantwortlichen Erwachsenen/professionellen Helfern, die Lebensschicksale anzuschauen, ohne ändern zu müssen, was sie nicht ändern können. Es entsteht eine innere Balance zwischen reifer/professioneller Distanz und fördernder Beziehung. Diese Balance ermöglicht Handeln.
- *Umgang mit der eigenen Betroffenheit* erwächst aus der Fähigkeit, sich zu distanzieren und gleichzeitig im Kontakt zu bleiben. In Distanz zu bleiben, meint, die Geschichte des Kindes (und der Eltern) im Wesentlichen nicht durch Verknüpfung mit eigenen Erlebnisanteilen zu absorbieren. Im Kontakt zu bleiben bedeutet, bereit zu sein, die Gefühle des Kindes in Bezug auf seine Geschichte weitgehend wahrzunehmen und zu begleiten. Starke eigene Gefühle gegenüber einzelnen Familienmitgliedern und ihren Handlungen können dabei als Übertragungsgefühle wahrgenommen werden. Der bewusste Umgang mit ihnen ermöglicht Handlungsfreiheit.
- *Bereitschaft, eigene Grundannahmen zu überprüfen und zu relativieren,* z. B.: »Diese Erfahrung hat keinen Sinn«, »Ein gutes Leben ist ein leichtes Leben«. Dies erfordert die Bereitschaft zur Ausdifferenzierung und Veränderung von inneren Landkarten und Sinnkonstruktionen.

- *Humorvolle Haltung im Umgang mit der Adoptiv-/Pflegefamilie und mit sich selbst:* Humor erleichtert das Herstellen von Beziehung und erweitert die Spielräume für neue Zugänge und Facetten im Blick auf die jeweiligen Biografien. Die humorvolle Sichtweise auf Situationen ist eine Form der positiven Verwirrung, die der Musterunterbrechung dient. Der Effekt ist die Auflösung der Anspannung und wahrgenommene Entlastung. Ziel des Humors ist, sowohl miteinander als auch über sich selbst lachen zu können. Dies bewirkt eine gesunde Distanzierung, die eine kreative Erschließung von Ressourcen und Lösungsmöglichkeiten eröffnet. Die eigene Position als Adoptiv-/Pflegeeltern/Fachkräfte humorvoll beleuchten und relativieren zu können, schützt einerseits vor Überforderung/Erschöpfung und kann andererseits den Betroffenen zu mehr Fehlerfreundlichkeit und Toleranz im Miteinander verhelfen.
- *Ressourcenorientierung:* Dazu gehört zum einen, die vorhandenen *Wurzelfäden,* die das Kind im Boden der Pflege-/Adoptivfamilie entwickelt hat, immer wieder zu schätzen und zu pflegen, z. B. durch Erzählen(lassen) guter gemeinsamer Erfahrungen. Zum anderen bedeutet es, dass die Pflegeeltern/Fachkräfte das Kennen(lernen) der biografischen Wurzeln des Kindes als Ressource für die Zukunft erkennen: Sie führt das Kind zu eigenen biografischen Erfahrungen.
- *Bereitschaft zur Auseinandersetzung mit den eigenen biografischen Wurzeln,* wenn spürbar ist, dass eine oder mehrere dieser systemischen Haltungen immer wieder als besondere Herausforderungen oder Ärgernis erlebt werden. Die Richtung der eigenen Biografiearbeit wäre dann möglicherweise die Trauer über und die Versöhnung mit den Begrenzungen der eigenen Eltern und das eigene Schicksal.

Aus der Praxis erzählt

Grundlagen und Methoden der Biografiearbeit sind gut ausgearbeitet und in Fachkreisen bekannt. Sehr zu empfehlen ist das Buch von Lattschar und Wiemann (2007) »Mädchen und Jungen entdecken ihre Geschichten«, das praxisnah und mit Einfühlungsvermögen Biografiearbeit mit Kindern vermittelt. Das »Lebensbuch« von Ter Horst und Mohr (2012) bietet mit seinen Arbeitsblättern vielfältige Anregungen. Genauso bedeutsam erscheint mir die systemtherapeutische Begleitung komplexerer Prozesse, die sich vielschichtig über lange Zeiträume erstrecken. Mit Beispielen aus meiner Praxis möchte ich dies zugleich verdeutlichen und abrunden.

Eine Pflegemutter (Erzieherin, in systemischer Weiterbildung) schreibt für ihren Pflegesohn (17 Jahre, entwicklungsverzögert) eine heilsame Geschichte nach Anregungen von Linde von Keyserlingk (1998) und einen Lebensbrief nach Anregung von Lattschar und Wiemann (2007). Mithilfe systemtherapeutischer Begleitung hat sie sich zuvor intensiv mit ihrer Geschichte als Pflegefamilie und mit der Herkunftsgeschichte des Pflegesohnes auseinandergesetzt. Es folgt ein Auszug aus ihren Reflexionen:

»Dirk[1] hörte beim Vorlesen des Lebensbriefes aufmerksam zu und reagierte spontan mit folgenden Sätzen: ›Wie bei mir‹ – da die Mutter als Kind zeitweise woanders untergebracht war – und ›Deshalb kann ich auch oft nicht schlafen‹ – bezogen auf den verschobenen Wach-Schlaf-Rhythmus der Herkunftsfamilie. Ich hatte den Eindruck, Dirk findet Schnittstellen mit seiner Herkunftsfamilie. Er kann sich erklären, warum er nachts oft wach ist. Er hat ein Bild, wie es bei ihm in der Herkunftsfamilie war und warum er dort nicht bleiben konnte: ›War ganz schön versifft, das war nichts für Kinder.‹ Dirk zeigt Verständnis für seine Mutter: »Meine Mama hat es auch nicht leicht gehabt.‹ Neben Verständnis und Gemeinsamkeit äußert er auch Kritik: ›Verschiedene Männer find ich nicht gut.‹

Dirk fragt dann noch nach seinem Vater: ›Woran ist er denn gestorben?‹ Ich habe ihm gesagt, soweit bekannt ist, hat er wohl zu viel getrunken und man hat ihn tot gefunden.

Dann sprechen wir über die Möglichkeit einer Kontaktaufnahme zu seiner Mutter, z. B. durch einen Brief. Aber das möchte Dirk nicht so schnell, wenn überhaupt. So offen hatte ich bisher noch nie über seine Eltern gesprochen. Da Dirk aus sehr schwierigen Verhältnissen kommt und er auch nie weiter fragte, war immer die Sorge bei uns, inwieweit er die Wahrheit verkraftet. Diese Sorge war unbegründet.

Wenn ich skalieren müsste, auf welcher Beziehungsstufe ich vor dieser Arbeit und jetzt zu Dirk stehe, würde ich antworten: Vor der Arbeit war ich zeitweise auf 3–4 und jetzt stehe ich in Beziehung zu Dirk bei 7–8. Unser Verhältnis hat sich verbessert. Dirk tritt häufiger in Beziehung und macht seine Aufgaben, ohne ständig aufzubrausen. Es hat mich gefreut, wie Dirk, der oft verschlossen wirkt, offen und neugierig gegenüber den Angeboten war.«

Nach der Vorarbeit der Pflegemutter beginnen beide mit der Gestaltung eines »Lebensbuches« für Dirk (Ter Horst u. Mohr, 2012).

Das nächste Beispiel ist dem Adoptionskontext entnommen. Hier dient Biografiearbeit dazu, für das Adoptivkind das soziale Gedächtnis zu erhalten, indem wichtige Bindungspersonen im Kontakt miteinander bleiben:

1 Alle Namen der an therapeutischen Prozessen Beteiligten sind in diesem Beitrag geändert.

Die dreijährige Maja hat seit ihrer Geburt in der Bereitschaftspflegefamilie gelebt. Ein angebahnter Adoptionsprozess ist gescheitert. Im Übergangsprozess zur neuen Adoptivfamilie arbeitet die systemtherapeutisch ausgebildete Fachkraft mit der Trauer der abgebenden Bereitschaftspflegeeltern, den Ängsten bei der aufnehmenden Adoptivmutter, der Symptomsprache des Kindes. Als es zu Spannungen zwischen der abgebenden und der aufnehmenden Familie kommt, mindern biografische Erzählungen über deren eigene Herkunftskontexte die Konfliktdynamik: Das als fremd und unangemessen empfundene Verhalten der jeweils anderen Familie kann nun als Erfahrungsunterschied auf der kulturellen und sozialen Ebene aufgefasst und verstanden werden. Vorverurteilungen werden aufgegeben, Unterschiede nicht mehr persönlich genommen. Entspannung tritt ein, Begegnungen sind wieder möglich. Beide Kontexte mit ihren relevanten Bindungen und Umwelten und damit auch Gedächtnissen können so für das Kind erhalten bleiben.

Das letzte Beispiel macht deutlich, wie wichtig die Arbeit mit den aufnehmenden Familien ist, um eine gute Grundlage für die Biografiearbeit mit dem Kind zu legen:

In einem Pflegeelternseminar zur Biografiearbeit, das systemtherapeutisch angeleitet wird, sagt eine Pflegemutter am Ende: »Ich warte noch, bevor ich mit meinem Pflegekind über seine Biografie spreche. Da gab es so viel Gewalt. Die macht mir Angst. Aber jetzt weiß ich, dass ich mich mit meiner Angst beschäftigen muss.«

Diese Pflegemutter hat sich also auf den Weg gemacht, Antworten geben zu können.

II

Biografiearbeit ist Beziehungsarbeit

Biografiearbeit bietet dem Adoptiv- oder Pflegekind an: Du kannst deine Geschichte mit mir/uns abwarten, anschauen, erkunden, aushalten, durchstehen, neu zusammensetzen, beiseitelegen, wieder hervorholen, weiterentwickeln, leben. Ich/wir stehen für die Fähigkeit des Lebenkönnens mit dieser Geschichte in einer lebbaren Gegenwart.

Dies fordert die begleitenden *Elternsysteme* zur ressourcenorientierten Zusammenarbeit auf. Für die meisten Pflege- und Adoptiveltern stellt dies eine viel größere Entwicklungsherausforderung dar, als sie sich bei der Aufnahme eines Pflege- oder Adoptivkindes haben träumen lassen: Erlebte Vernachlässigung, Gewalt und Verlustschmerzen des Kindes akzeptierend da sein zu lassen und einen lebensfördernden Umgang damit zu entwickeln, stößt eigene Entwicklungen an.

Angesichts dieser Herausforderungen bietet systemtherapeutisches Denken und Handeln den fallführenden Kräften der Jugendämter einen tragfähigen Boden und breiten Horizont.

Literatur

Alley, J. (2019). Unser Vergessen – unsere Identität. In A. Wettengl (Hrsg.), Vergessen. Warum wir nicht alles erinnern. Für das historische Museum Frankfurt (S. 41–50). Petersberg: Imhof.

Haas, W. (2009). Der Brenner und der liebe Gott. Roman. Hamburg: Hoffmann und Campe.

Keyserlingk, L. von (1998). Neue Wurzeln für kleine Menschen. Von Trennungen und Neuanfängen. Freiburg i. Br. u. a.: Herder.

Korte, M. (2018). Wir sind Gedächtnis. Wie unsere Erinnerungen bestimmen, wer wir sind. Müllheim: Auditorium Netzwerk.

Lattschar, B., Wiemann, I. (2007). Mädchen und Jungen entdecken ihre Geschichte. Grundlagen und Praxis der Biografiearbeit. Weinheim u. München: Juventa.

Markowitsch, H. J., Welzer, H. (2006). Das autobiografische Gedächtnis. Hirnorganische Grundlagen und biosoziale Entwicklung. Stuttgart: Klett Cotta.

Rauh, H. (2017). Vorgeburtliche Entwicklung und frühe Kindheit. Kindheit und Jugendzeit aus entwicklungspsychologischer systemischer Sicht. In R. Stachowske (Hrsg.), Leben ist Begegnung: Systemische Therapie und Beratung (S. 231–240). Kröning: Asanger.

Schindler, H., Schiffner, B. (2007). Nimm deine Wurzeln und geh. Biografiearbeit unter systemischer Perspektive in der Arbeit mit Adoptions- und Pflegekindern und deren Eltern. Systhema, 21 (1), 70–82.

Ter Horst, K., Mohr, K. (2012). Mein Lebensbuch. Für Pflege- und Adoptivkinder. Bad Bentheim: Eylarduswerk.

Tschechow, A. (1903/2013). Der Kirschgarten (Uraufführung 1904 in Moskau). Bühnenfassung Staatstheater Kassel, Spielzeit 2013/2014.

II

Martina Nassenstein

Komplexität in sich verändernden Systemen: Schwangerschafts- und Familienberatung

Allgemeines Profil von Beratungsstellen für Schwangere und Familien

Die Tätigkeit in einer Beratungsstelle für Schwangere und Familien ist vielschichtig und gleichzeitig geprägt von der Vorstellung, dass überwiegend Beratung im Hinblick auf Schwangerschaftskonflikte geleistet wird. Zum Profil der Beratungsstelle gehören darüber hinaus die individuelle psychosoziale Beratung und konkrete Hilfe vor, während und nach einer Schwangerschaft bis zum dritten Lebensjahr des Kindes sowie psychologische Beratung bei Fragen, Komplikationen und Konflikten im Kontext von Schwangerschaft und Geburt. Respekt vor der Entscheidungsverantwortung sowie Neutralität kennzeichnen die Haltung im Kontakt mit den Klientinnen und Klienten. In Anlehnung an die Grundidee, dass es sich um ein niedrigschwelliges und kostenloses Angebot für Schwangere, Frauen und Männer aller Nationalitäten und Konfessionen handelt, ist systemtherapeutisches Wissen eine bedeutsame Grundlage. Dadurch wird es erst möglich, Problem und Kontext in Zusammenhang zu bringen, um daraus ableitend Ideen und Perspektiven zu entwickeln, die Veränderung bewirken.

Die Bedeutung niedrigschwelliger Multiprofessionalität

Im Rahmen der hier angebotenen psychosozialen und psychologischen Beratung steht die Komplexität menschlichen Lebens und Zusammenlebens insbesondere mit der Perspektive auf die Veränderung des Systems durch die Geburt eines Kindes im Vordergrund. Elternpaare kommen aus verschiedenen Systemen, die jeweiligen Erfahrungen und Wertvorstellungen haben stets Auswirkung auf die eigene Rolle als Eltern und die Gestaltung gemeinsamen Lebens. Ein Perspektivenwechsel im Rahmen lösungsorientierter Interventionen bietet die Möglichkeit, individuelle Zusammenhänge zu erkennen und Veränderung zuzulassen. Eine gegenseitige Wertschätzung hinsichtlich der Unterschiede im jeweiligen Rollenerleben bietet zudem neue Möglichkeiten des Zusammenlebens ohne Konkurrenz.

Beratung bedeutet auch hier stets, in einen kommunikativen, ressourcen- und lösungsorientierten Prozess einzusteigen. Dies beinhaltet, in jedem neuen Prozess wachsam dafür zu sein, was der Auftrag der Hilfesuchenden ist. Denn auch wenn ein häufiges Anliegen die finanzielle Unterstützung aus Mitteln der Bundesstiftung Mutter und Kind[1] (und sei es »nur« zur Beschaffung der Babyerstausstattung) ist, hat dieses grundlegende und existenzsichernde Bedürfnis oft eine Art *Türöffnerfunktion* für innerpsychische Anliegen und Aufträge. Darüber hinaus ist die Niedrigschwelligkeit in Kombination mit multiprofessionellen Angeboten für viele Menschen ein entscheidendes Kriterium, da es gesellschaftlich immer noch anerkannter ist, Beratung statt Therapie in Anspruch zu nehmen.

Da Beratung über die Geburt hinaus in Anspruch genommen werden kann, nehmen Frauen, Männer und Paare aus unterschiedlichen Gründen Kontakt auf. Mögliche Anliegen sind Probleme und besondere Herausforderungen im Zusammenhang mit Schwangerschaft und Geburt, Beratung bei Paarkonflikten, Trennung, postpartaler Depression und Anpassungsschwierigkeiten des Babys sowie Trauerbegleitung nach Tod- und Fehlgeburt. In vielen Fällen nehmen Klientinnen und Klienten mehrfach Kontakt mit jeweils unterschiedlichen Fragestellungen auf, was darauf zurückzuführen ist, dass das Angebot der Beratungsstelle viele Bereiche und Herausforderungen des täglichen (Zusammen-)Lebens anspricht.

Die folgenden Fallbeispiele beschreiben exemplarisch beraterische/therapeutische Prozesse unter Berücksichtigung fließender Übergänge von Beratung und Therapie in Abgrenzung zu heilkundlichen Prozessen. Bei allen genannten Klientinnen und Klienten sind die Namen geändert.

Vom Genogramm zur Zukunftsperspektive

Frau Lux sucht die Beratungsstelle auf und formuliert als Auftrag die Beantragung finanzieller Mittel aus der Bundesstiftung Mutter und Kind. Sie ist 21 Jahre alt und laut Mutterpass in der 28. Schwangerschaftswoche. In diesem fortgeschrittenen Stadium der Schwangerschaft ist diese in der Regel kaum noch zu übersehen. Bei Frau Lux ist eine Schwangerschaft jedoch nur bei sehr genauem Hinschauen zu erkennen. Darüber hinaus wirkt sie sehr unsicher, energielos und insbesondere

1 www.bundesstiftung-mutter-und-kind.de

traurig. Dem Auftrag zufolge wird der Antrag an die Stiftung aufgenommen. In diesem Zusammenhang berichtet Frau Lux, dass sie ein Berufskolleg besucht, von dort finanzielle Förderung und eine Wohnmöglichkeit erhält.

Sie hat keinen Kontakt mehr zum Kindsvater. Dieser habe sich von ihr getrennt, nachdem die Schwangerschaft bekannt wurde und jeden weiteren Kontakt verweigert. Die Beziehung sei von Anfang an wenig verbindlich und instabil gewesen.

Zu Beginn des Gesprächs ist ihre Anspannung deutlich zu spüren und auch, dass sie nicht so recht weiß, was sie in der Beratungsstelle erwartet. Eine Lehrerin des Berufskollegs hat sie an die Beratungsstelle vermittelt mit dem Hinweis, dass sie dort Stiftungsgelder beantragen kann. Über die Möglichkeit, dass darüber hinaus Beratung zu innerpsychischen Anliegen angeboten wird, wurde sie nicht informiert. Obwohl ein klar formulierter Auftrag vorliegt, wird deutlich, dass dieser nur einen Teil der Lebenssituation - die finanzielle Absicherung - berücksichtigt. Wie in vielen anderen Fällen ist auch bei Frau Lux eine innere Lähmung spürbar, die häufig entsteht, wenn Probleme unlösbar erscheinen und die Perspektive für eine positive Zukunft fehlt. Vor dem Hintergrund der multifaktoriellen Belastung weist sie eine depressive Symptomatik auf. Die behutsame Frage, ob es vertraute Personen gibt, die sie unterstützen, wird verneint. Sie habe sich niemandem außer der Lehrerin anvertrauen können. Zu ihren Eltern habe sie seit Jahren ein schwieriges Verhältnis und seit Beginn der Schwangerschaft gar keinen Kontakt. Diese würden sie verurteilen und vermutlich wieder wegschicken, da sie eine Haltung einnehmen, in die eine uneheliche, nicht geplante Schwangerschaft unmöglich hineinpasst. Ansonsten sei niemand da, dem sie von ihrer Situation erzählen könne. Sie selbst habe aber trotz der schwierigen Situation nicht anders entscheiden können, als das Kind auszutragen.

Der Respekt vor der Entscheidungsfähigkeit der Klientin führt zur Hypothese, dass die Krise sie hindert, Beziehung zu spüren und Unterstützung im System zu finden, was eine Zukunftsperspektive mit Kind erleichtern würde. Es erfolgt noch im Erstgespräch eine erneute Auftragsklärung unter Bezugnahme auf die Hypothese, dass im familiären System Unterstützung zu erwarten ist. Das Erstellen eines Genogramms (McGoldrick, Gerson u. Petry, 2009) macht die Beziehung zu ihrer Großtante Katharina deutlich, die für sie bereits als Kind eine Art Vertraute gewesen ist. In den letzten Jahren sei der Kontakt aber ein wenig eingeschlafen. Während Frau Lux von der Großtante erzählt, taucht immer mal wieder ein Lächeln in ihrem Gesicht auf. Dieser emotionale Ausdruck bestätigt die Hypothese dahingehend, dass die Großtante eine Ressource bei der Umsetzung der herausfordernden neuen Lebensgestaltung darstellen könnte. Zirkuläre Fragen (Levold u. Wirsching, 2016), die Ideen aktivieren und verfolgen, wie die Großtante reagieren könnte, wenn sie von der Schwangerschaft erfahren würde, führen zu dem Ergebnis, dass Frau Lux

Kontakt zu Katharina aufnehmen und ihr von der ungeplanten Schwangerschaft erzählen möchte. Ein Folgetermin wird vereinbart.

Eine Woche später erscheinen die beiden gemeinsam zum vereinbarten Termin. Frau Lux wirkt bereits bei der Begrüßung sichtlich gelöst. Die Großtante bringt ihre Dankbarkeit für die Intervention, die zu einer Kontaktaufnahme führte, zum Ausdruck. Gleichzeitig formuliert sie Respekt vor der Verantwortung für die zu entwickelnde Perspektive. Die offenbar zielführende Intervention lässt darüber hinaus ein körperliches Phänomen deutlich werden: Der innere Konflikt, resultierend aus der Lebenssituation, in die eigentlich kein Kind passt, äußerte sich im Körperausdruck dahingehend, dass der Bauch im Erstkontakt kaum sichtbar war. Dieses Phänomen ist bei Frauen zu beobachten, die ihre Schwangerschaft verleugnen (wollen). Obwohl dies kaum vorstellbar erscheint, ziehen sie den Bauch unbewusst ein. Die ungeborenen Kinder sind durch die Verleugnung unterdurchschnittlich klein, auch dadurch bedingt, dass sich die Frauen durch die persönliche Situation nicht schwangerschaftskonform verhalten. Die gelungene Anbindung an eine vertraute Person sowie die Idee einer möglichen Perspektive haben bei Frau Lux im Verlauf der Woche scheinbar zu einer positiven Bindung zum Ungeborenen geführt. Der Bauchumfang entspricht nun dem Stadium der Schwangerschaft.

Der weitere Verlauf der Beratung und die Evaluation verschiedener Möglichkeiten unter fachlichen und persönlichen Gesichtspunkten führen zu der Entscheidung, dass Frau Lux zunächst in eine Mutter-Kind-Einrichtung ziehen möchte. Sie trifft diese Entscheidung auf der Grundlage einer realistischen Selbsteinschätzung, dass sie bei der neuen Aufgabe zunächst Unterstützung in einem geschützten Rahmen benötigt, um Sicherheit zu gewinnen. Diese ist begleitet von einem positiven Blick in die Zukunft und Unterstützung aus dem System. Die emotionale Unterstützung durch die Großtante sowie die fachliche Begleitung bei der Umsetzung der Entscheidung und der fortlaufende Kontakt bis zum Umzug vermitteln Frau Lux das Gefühl von Anbindung, was ihre Selbstgestaltungskompetenz fördert.

Ein positives Beispiel also für die systemtherapeutische Grundannahme, dass Systeme sich selbst regulieren.

Mehrwert durch systemische Grundhaltung

Aus der Vielfalt möglicher Anfragen und Aufträge ergibt sich die Notwendigkeit multiprofessionellen Handelns. Einerseits basiert dies auf der Grundlage sozialarbeiterischen Handelns, hier konkret die Beantragung von Stiftungsgeldern und praktischer Unterstützung bei der Suche nach einer entsprechenden Einrichtung. Das systemtherapeutische Wissen und die systemische Haltung bilden ergänzend die Basis und den Rahmen für den gelungenen Prozess. Die Kombination beider Kompetenzen ermöglicht, dass Frau Lux aktiv Interesse an der Erarbeitung von Lösungen und entwicklungsfördernde Potenziale entwickeln konnte. Für den zielgerichteten Prozess war entscheidend, dass kein Druck aufgebaut wurde, der die Entscheidung, in eine Mutter-Kind-Einrichtung zu ziehen, fokussiert. Dies hätte sie in ihrer Wahrnehmung gestärkt, keine gute Mutter sein zu können und inkompetent im Hinblick auf die persönliche Lebensgestaltung zu sein. Die positive Bindung zum Kind wäre fortlaufend beeinträchtigt gewesen. Stattdessen erfuhr sie Unterstützung bei der Entwicklung von Selbstwirksamkeit und Handlungsoptionen. In diesem Prozess hat das Genogramm nicht primär familiäre Muster transparent gemacht, sondern wichtige Personen zurück in die Erinnerung geholt. Da das Erstellen von Genogrammen zusätzlich kreativ Bewegung in einen Prozess bringt, konnte Frau Lux bereits im Erstgespräch Perspektiven entwickeln. Dies ermöglichte ihr, von der Lähmung ins aktive Handeln zu kommen.

Was ist nun der Mehrwert einer systemtherapeutischen Ausbildung für die Praxis in der Schwangerschafts- und Familienberatung? Grundsätzlich ist die Frage nach dem Mehrwert und der Abgrenzung von Therapie und Beratung naheliegend, da in einer Beratungsstelle für Schwangere und Familien laut Stellenbeschreibung keine Therapie angeboten wird. In der Praxis ist der Mehrwert unabhängig davon persönlich im eigenen Denken und Handeln spürbar und darüber hinaus auch in der Erkenntnis, dass die Grenze nicht streng zu definieren und umzusetzen ist. Eine systemische Grundhaltung, die systemisches Handeln ermöglicht, differenziert sich nach meiner Auffassung nicht in der Definition der unterschiedlichen Begriffe. Stattdessen sollte die Entwicklung einer systemischen Grundhaltung die Basis einer systemtherapeutischen Ausbildung sein, aus der sich Interventionen und Methodenvielfalt entwickeln, die eine Zielorientierung im Sinne der Auftragsklärung erleichtern. Folglich sind die Ergebnisse, sei es durch Therapie oder Beratung, vergleichbar oder sogar identisch und Grenzen demnach fließend.

Ein weiterer positiver Aspekt lässt sich daraus ableiten, dass niedrigschwellige Angebote Menschen erreichen, die es nicht unbedingt für möglich gehalten haben, dass innerpsychische Prozesse angeregt und Lösungen im Sinne einer höheren Selbstwirksamkeit, Handlungsfähigkeit und Lebensqualität erarbeitet werden können. Insbesondere die Grundidee, dass der Fokus auf dem gemeinsamen Erarbeiten von Lösungen für eine positivere Zukunft liegt, macht die Bedeutung der Multiprofessionalität deutlich. Die Kombination ermöglicht, dass Problemkonstellationen und Symptome in Zusammenhang gebracht, entwicklungsfördernde Eigenschaften aktiviert und im Prozess zielführend verwertbar gemacht werden (Containing).

Aus meiner Perspektive beinhaltet die grundlegende Fachkompetenz das Wissen über innerpsychische Prozesse und Krisen, die Dynamik sozialer Systeme, Nähe und Distanz sowie die Fähigkeit zur Geduld, um nicht vorschnelle, dem eigenen inneren Prozess stimmig erscheinende Lösungen anzubieten.

In Bezug auf das beschriebene Fallbeispiel ist wie in allen Settings das Wissen um die Bedeutung einer gelungenen und dennoch immer wieder zu aktualisierenden Auftragsklärung eine elementare Grundlage.

Darüber hinaus ist die Kenntnis psychiatrischer Störungsbilder von Bedeutung. Hätte Frau Lux eine manifeste depressive Symptomatik aufgewiesen, wäre die Arbeit mit ihr im Kontext der Beratungsstelle in Abgrenzung zu heilkundlichen Verfahren ohne weitere fachkundige Begleitung nicht möglich gewesen. Allgemein ist störungsspezifisches Fachwissen in der alltäglichen Arbeit unabdingbar, um Grenzen der eigenen Handlungsoptionen zu erkennen und im Zweifel sich selbst zu schützen.

Der Körper als Ressource in der Prozessgestaltung

Bevor ein weiteres Fallbeispiel folgt, erscheint es sinnvoll, auf die Bedeutung körperorientierter Elemente in der Beratung einzugehen. Die Embodimentforschung (Storch, Cantieni, Hüther u. Tschacher, 2017) hat dazu beigetragen, dass auch in systemischen Fachkreisen der Körper als Ressource an Bedeutung gewinnt.

Meine langjährige Erfahrung mit tiefenpsychologisch fundierter tanztherapeutischer Gruppenarbeit in einer sozialpsychiatrischen Einrichtung hat daran anknüpfend den Wunsch verstärkt, das Fachwissen systemtherapeutisch zu erweitern. Ausschlaggebend waren die Beobachtungen, dass bewegungstherapeutische Interventionen nicht nur Bewegungsmuster im Sinne der Analyse pathologischer Strukturen erkennen, sondern insbesondere kreative Potenziale entdecken lassen. Dies ermöglicht Umorientierung durch Perspektivenveränderung und distanziert von pathologischen Strukturen sowie der Analyse des Symptoms. Veränderung erfolgt durch eine veränderte Wahrnehmung der eigenen Körperlichkeit, was Um- und Neugestaltung des eigenen Lebens und der Systeme ermöglicht und Handlungsspielräume eröffnet. Welch elementare Ressource der Körper insbesondere bei Menschen mit einer psychiatrischen Symptomatik darstellt, bei denen Denkprozesse eingeschränkt und blockiert sind, war eine nachhaltige Erfahrung und für die Prozessgestaltungen vielfältig gewinnbringend.

Auch im Alltag der Beratungsstelle eröffnet dies vielfältige Handlungsoptionen und erweitert den Möglichkeitsraum sowie das Methodenrepertoire. Der Aspekt, dass menschliche Kommunikation auch in Körperhaltung und Mimik zum Ausdruck kommt, bietet wichtige Informationen zum inneren Erleben der Klientinnen. Der Kommunikationsraum wird erweitert, die Verknüpfung von Körpersprache und verbalem Ausdruck ermöglicht somit Lösungsbewegungen (Wienands, 2014) und eine Steigerung der Lebensqualität.

Die Bedeutung der Trauerbegleitung nach dem Verlust eines ungeborenen Kindes

Das folgende Fallbeispiel beschreibt einen meiner Tätigkeitsschwerpunkte – die Trauerbegleitung nach Tod- und Fehlgeburt. Die gute Kooperation mit Geburtskliniken hat in den letzten Jahren dazu geführt, dass betroffene Frauen nach dem Verlust eines Kindes zeitnah vermittelt werden. Wenn der Tod am Anfang des zu erwartenden Lebens steht, ist mit erschwerten Trauerprozessen zu rechnen. Entsprechende unterstützende Angebote, die zeitnah und bei Bedarf vom Klinikpersonal vermittelt werden, sind für betroffene Eltern bedeutsam.

Frau Siegel kommt gemeinsam mit ihrem Mann zum Erstgespräch, nachdem sie einige Tage zuvor, in der 19. Schwangerschaftswoche ohne kritischen Vorbefund eine Fehlgeburt erlitten hat. Das Paar hat lange versucht, auf natürlichem Wege ein Kind zu bekommen, bevor sich die beiden zu einer reproduktionsmedizinischen Behandlung entschieden, die im dritten Zyklus bis zur Fehlgeburt komplikationslos verlief.

Die Erfahrung zeigt, dass Frauen und Männer nach dem Verlust eines Kindes mit einem hohen Druck und dem Bedürfnis in die Beratung kommen, dass es ihnen nach dem ersten Termin spürbar besser geht. Gleichzeitig haben sie das Gefühl, nicht *richtig* zu trauern und dass dadurch bedingt der Zustand langfristig unverändert bleibt. Eine Atmosphäre und einen Rahmen zu schaffen, der Respekt und Wertschätzung vermittelt und gleichzeitig die Haltung, dass es ein *Richtig* und *Falsch* in der Trauer nicht gibt, deshalb alle Gefühle willkommen sind und eine Berechtigung haben, bei gleichzeitigem (unausgesprochenem) und verständlichem Auftrag, schnell Linderung zu verspüren, ist die besondere Herausforderung in der Begleitung.

Erschwerend kommt hinzu, dass es in unserer Gesellschaft keine verbindliche Trauerkultur gibt, über Tod und Sterben wird kaum gesprochen. Von

Trauernden wird aus dem persönlichen Umfeld häufig eine hohe Erwartung wahrgenommen, möglichst schnell wieder dem vorherigen Bild zu entsprechen. Verstärkt wird der Druck durch Äußerungen wie »Das Kind hat doch noch gar nicht gelebt«, es könne also so schwer nicht sein, und der Angst, bei länger anhaltender Trauer eine psychische Störung zu entwickeln. Die Pathologisierung von Trauerreaktionen im ICD[2] und DSM[3] – im DSM-III wurde 1982 noch eine Trauerreaktion von einem Jahr als *normal* angesehen, im DSM-5 im Jahr 2013 lediglich nur noch ein Zeitraum von 2 Wochen (Nuber in Bender, 2014) – verstärkt dieses Empfinden und führt nicht selten zu Schamgefühlen.

Dem von Grinder und Bandler aus der von Milton Erickson entwickelten Ja-Haltung entwickelten Begriff des »Pacing« (Schmidt, 2013) kommt in solchen Begegnungen eine besondere Bedeutung zu. Nach dem plötzlichen, unerwarteten Verlust eines nahestehenden Menschen sind Betroffene in ihrem internen Kontrollerleben zutiefst verunsichert und haben das Gefühl, die Orientierung verloren zu haben. Einen Begegnungsraum zu schaffen, der Sicherheit und Anteilnahme und gleichzeitig Respekt vor der Autonomie vermittelt, indem sich Berater und Therapeutinnen auf das Erleben und das Tempo des Gegenübers einstellen, ist die Grundlage einer gelingenden Begleitung.

Stabilisierung durch körpertherapeutische und hypnosystemische Interventionen

Eine Auftragsklärung ist in diesem Stadium nachrangig, da Stabilisierung und Begleitung – mitunter auch im Rahmen von Krisenintervention – im Vordergrund stehen.

Nach drei gemeinsam wahrgenommenen Terminen entscheidet Herr Siegel, dass er keine weitere Begleitung in Anspruch nehmen möchte und benötigt. Frau Siegel möchte den Prozess fortsetzen und formuliert nun als Auftrag, dass sie sich Unterstützung wünscht, um das »schwarze Loch«, in dem sie sich emotional befindet und wodurch sie sich in ihrem Alltag sehr beeinträchtigt fühlt, zu überwinden. Da zirkulär wirkende Interventionen wichtige Hinweise auf Ressourcen bieten können, folgt die Frage an Herrn Siegel, wie er seine Frau in krisenhaften Lebenssituationen erlebt. »Sie ist eine Kämpferin, ein Mensch, der in schwierigen Zeiten in Bewegung bleibt, um nicht unterzugehen.« Diese von ihm benannte Kompetenz bestätigt sich

2 International Statistical Classification of Diseases ans Related Health Problems.
3 Diagnostisches und Statistisches Manual Psychischer Störungen.

in den nächsten Sitzungen dahingehend, dass es Frau Siegel gelingt, das »schwarze Loch« nicht mehr als Bedrohung anzusehen. Stattdessen akzeptiert sie die Trauer um den totgeborenen Sohn als einen Weg, der schmerzhaft und lang ist, aber bewältigt werden kann.

Fotokarten (Luz u. Limone, 2015), auf denen verschiedene Wege abgebildet sind, können hilfreich sein, um Orientierung zu bieten. Frau Siegel wählt eine Karte, die einen Weg abbildet, der in einen mit wildem Dickicht bewachsenen Wald führt, an dessen Ende Licht zu sehen ist.

Vor dem Hintergrund, dass Trauer nicht als ein linearer, sondern sehr dynamischer Prozess verstanden wird (Kachler, 2014), in dem sich das Verarbeiten des Verlustes mit schmerzhafter Bewältigung und Orientierung abwechselt, erscheint diese Karte sehr passend.

Trauerarbeit bedeutet immer auch Arbeit an der inneren Beziehung zum verlorenen Menschen.

Die besondere Herausforderung, sich von einem totgeborenen Kind zu verabschieden, wird durch Imaginations- und Atemübungen unterstützt, indem Frau Siegel im Liegen den Atem dorthin lenkt, wo sie den Verlustschmerz am meisten spürt, und die Atmung vertieft. Im weiteren Verlauf fordere ich sie auf, ein Bild zu finden, in dem ihr Sohn gut eingebettet ist und dieses zu verankern.

Die Intervention bietet Sicherheit und Stabilisierung sowie Distanzierung von der häufig als traumatisierend erlebten Situation. Diesem Ansatz liegt ein hypnosystemisches Verständnis von schweren Verlusten sowie die Arbeit mit dem (inneren) sicheren Ort zugrunde (Kachler, 2014).

Körpertherapeutisch orientierte Interventionen sind bei Verlust eines Kindes während der Schwangerschaft sehr wirksam. Die betroffenen Frauen fühlen sich verantwortlich, fremd im eigenen Körper und vulnerabel. Bewegung des Körpers bringt die Trauer ins Fließen, wodurch neue Lebensenergie spürbar und der Bezug zur eigenen Körperlichkeit wiederhergestellt wird.

Vor diesem Hintergrund werden weitere Atemübungen, mit dem Ziel Anspannung und Unsicherheit zu reduzieren, für Frau Siegel zum täglichen Ritual, da sie sich dadurch intensiver wahrnimmt, ein anderes Körperbewusstsein entwickelt und sich selbst regulieren kann. Da sie gerne Musik hört, nutzen wir diese Affinität sowie die Kompetenz, in Krisen in Bewegung zu bleiben, ergänzend zu den Atemübungen, indem sie zu ihrer Lieblingsmusik ihren Körper in Bewegung bringt, ohne die Bewegungen bewusst zu lenken.

Rituale spielen bei Verlusterfahrungen eine wesentliche Rolle, da die Wiederholungen Struktur und Halt geben.

Krisenbewältigung und Neuorientierung

Während Trauerprozessen ist häufig zu beobachten, dass Neuorientierung stattfindet und Lebensthemen deutlich werden.

Durch eine neurologische Erkrankung musste Frau Siegel einige Jahre zuvor ihren Beruf aufgeben. Der Alltag wurde durch die fehlende Struktur zur Herausforderung und belastete phasenweise die Paarbeziehung. Die Perspektive auf ein Leben mit Kind gab ihr in dieser Hinsicht Zuversicht und mehr Stabilität. Die Arbeit mit der »Timeline« (Levold u. Wirsching, 2016) führt zur Konkretisierung ihrer Bedürfnisse und weiteren Lebensplanung. Nun denkt sie über eine berufliche Neuorientierung nach, das gleichzeitig entstehende Distanz- und Autonomiebestreben kommuniziert sie in intensiven Gesprächen mit ihrem Mann. Die Beziehung ist zunächst gefordert, im weiteren Verlauf gelingt es den beiden aber, sie zu intensivieren.

Die Wahrnehmung der eigenen Körperlichkeit hat zu einer neuen Identität und Position innerhalb des Systems geführt, was gleichzeitig Orientierung beinhaltet.

Die Gespräche gewinnen für Frau Siegel erneut an Bedeutung, als sich das Paar entscheidet, die reproduktionsmedizinische Behandlung wieder aufzunehmen. Die ersten zwei Zyklen bleiben erfolglos, was Frau Siegel emotional und körperlich sehr fordert. Ihre Ausdauer und Zielstrebigkeit befähigen sie, einen weiteren Versuch zu starten, der erfolgreich verläuft. Die gemeinsam entwickelten Rituale erlebt sie während der Schwangerschaft als wichtige Ressource, um aufkommende Ängste und Unsicherheiten zu regulieren.

Fazit – Mehrwert durch integrative Therapiemethoden

Die bewusst ausführlich beschriebenen Prozesse sind positive Beispiele für Prozessoptimierung und Exploration von Handlungsoptionen hin zu gelingendem Leben.

Wie im zweiten Fallbeispiel deutlich wird, ist systemtherapeutisches Wissen sowie die Anwendung hypnosystemischer und körperorientierter Methoden in der Trauerbegleitung hilfreich, da sie den Prozess durch Beziehungsgestaltung zu Verstorbenen unterstützen und Handlungskompetenz spürbar werden lassen.

Die Bedeutung der Fähigkeit der Klientin zur Geduld und Selbstreflexion war sehr präsent, da eine reproduktionsmedizinische Behandlung eine enorme emotionale und körperliche Belastung bedeutet. Dies hat mehr als einmal die Frage aufkommen lassen, ob die Grenzen einer Kinderwunschbehandlung thematisiert werden sollten. Da Frau Siegel über ein hohes Maß an Zielorientierung, Geduld und Ausdauer verfügt, war hingegen spürbar, dass sie diese persönliche Grenze noch nicht erreicht hat. Vor diesem Hintergrund war die Begleitung bis zur Geburt des Sohnes, insbesondere im Rückblick, eine große Bereicherung. Das Bild der *Kämpferin* hat sich vervollständigt, was die Bedeutung zirkulärer Fragen hervorhebt. Dadurch ist es gelungen, Ressourcen zu aktivieren, die für den Prozess hilfreich und zielführend waren. Inwieweit die körperorientierten Methoden die erfolgreiche reproduktionsmedizinische Behandlung unterstützt haben, lässt sich nicht belegen. Da vorhandene und von Frau Siegel benannte Spannungszustände körperlich spürbar waren und eine Reduzierung der Spannung auf körperlicher Ebene durch entsprechende Methoden stattfand, ist dies jedoch anzunehmen.

Methodenvielfalt gestaltet Prozesse lebendig, was neue Lebensenergie und (Neu-)Orientierung fördert. Die Kenntnis der Dynamik im Krisengeschehen ist für Beraterinnen/Therapeuten hilfreich, da es bei einer innerpsychischen Krise eine enorme Herausforderung bedeutet, damit Neuorientierung gelingt.

Die Kombination von Körper-/Bewegungstherapie und systemischer Therapie unterstützt den innerpsychischen Prozess der Krisenbewältigung und die Steigerung der Lebensqualität. Die Stärkung der Körperwahrnehmung fördert Ressourcenaktivierung und die Kompetenz zur Veränderung nicht stimmig erlebter Lösungsstrategien. In der täglichen Arbeit ist die Bedeutung und Kombination beider therapeutischer Weiterbildungen transparent und spürbar, da diese Form der Prozessgestaltung ohne die ergänzende systemtherapeutische Ausbildung und Entwicklung einer systemischen Haltung auf diesem Niveau kaum realisierbar gewesen wäre. Dadurch wurde erst möglich, ein ausreichendes Maß an Sicherheit in Bezug auf die Wahrnehmung und Lösung krisenhafter Situationen zu gewinnen. Dazu gehört auch die Kompetenz, Stille auszuhalten, Bedürfnisse individuell wahrzunehmen und nicht vorschnell vermeintlich wirksame Methoden und Lösungen anzubieten.

Die Qualität der Arbeit im Setting Beratungsstelle hat auch in der Außenwirkung enorm zugenommen, da Klientinnen gezielt von anderen Institutionen vermittelt werden oder persönlich Beratung anfragen, die über die Vermittlung kurzfristiger Hilfen hinausgeht.

Voraussetzung für eine gute Prozessbegleitung sind neben Fachkompetenz Rahmenbedingungen, die individuelle Aufträge berücksichtigen und ermöglichen, dass die Klientinnen und Klienten Offenheit und Wertschätzung erfahren.

Literatur

Bender, S. (2014). Systemische Tanztherapie. München: Ernst Reinhardt.

Kachler, R. (2014). Hypnosystemische Trauerbegleitung. Ein Leitfaden für die Praxis. Heidelberg: Carl-Auer.

Levold, T., Wirsching, M. (2016). Systemische Therapie und Beratung – Das große Lehrbuch. Heidelberg: Carl-Auer.

Luz, M., Limone, G. (2015). Wege: Fotokarten für Supervision, Coaching und Beratung. Bezug: www.gigi-limone.de.

McGoldrick, M., Gerson, R., Petry, S. (2009). Genogramme in der Familienberatung. Bern: Huber.

Schmidt, G. (2013). Einführung in die hypnosystemische Therapie und Beratung. Heidelberg: Carl-Auer.

Storch, M., Cantieni, B., Hüther, G., Tschacher, W. (2017). Embodiment: Die Wechselwirkung von Körper und Psyche verstehen und nutzen. Bern: Hogrefe.

Wienands, A. (Hrsg.) (2014). System und Körper. Der Körper als Ressource in der systemischen Praxis. Göttingen: Vandenhoeck & Ruprecht.

Barbara Welle und Jörg Breiholz

»Papa, sag dem Chef, du hast genug gearbeitet, und komm nach Hause!« Systemische Therapie mit Straffälligen und deren Familien

Einleitung

> »Zähmen, das ist eine in Vergessenheit geratene Sache, sagte der Fuchs. Es bedeutet, sich vertraut zu machen.«
> *(Antoine De Saint-Exupery: Der Kleine Prinz)*

Angst, Misstrauen, umrahmt und gefangen von einem sachlichen, paragrafenorientierten Justizrahmen – so sieht die Begegnung mit »unseren Mauerfamilien« aus. Systemische Therapie von straffällig gewordenen Menschen und deren Angehörigen beinhaltet das gleichzeitige Arbeiten in und mit zwei ganz unterschiedlichen, durch eine Mauer getrennten Systemen: dem Strafvollzug hinter der Mauer und dem Lebensalltag vor der Mauer.

Einführung zur Thematik Strafvollzug

Der Beitrag befasst sich mit der systemischen Therapie im Erwachsenenvollzug der Justizvollzugsanstalt (JVA) Freiburg i. Br., ein Gefängnis für Männer. Ebenfalls befindet sich in der JVA Freiburg die Sicherungsverwahrung (von Baden-Württemberg) für männliche Erwachsene, die nach der Endstrafe gegebenenfalls greift. Darüber hinaus gibt es noch eine kleine Abteilung Untersuchungshaft für männliche Jugendliche.

Die Familientherapie ist in der Regel ein freiwilliges Angebot, das im Vorgespräch mit dem Inhaftierten und dessen Angehörigen entweder zusammen oder im Einzelsetting besprochen wird. Wenn beide das Angebot annehmen möchten, wird dies in der Besuchsabteilung bekannt gegeben. Jede Beratung muss in der Besuchsabteilung zu den entsprechenden Öffnungszeiten dieser Abteilung terminiert werden und natürlich für alle Beteiligten möglich sein. Die vorgegebenen Rahmenzeiten sind wiederum in Abhängigkeit des komplett durchstrukturierten Gefängnisalltags zu verstehen. Die Beratungszeiten gelten als Sonderbesuche und werden nicht auf die dem Gefangenen zustehenden Besuchszeiten angerechnet.

Bevor die Angehörigen diesen Termin wahrnehmen können, müssen sie sich eine halbe Stunde vor Beginn der Therapie an der Pforte der JVA anmelden. Danach durchlaufen sie die Sicherheitskontrollen. Den Angehörigen wird ein vorgegebenes Besucherzimmer zugewiesen. Dies ist ein Einzelzimmer im Unterschied zum Besucherraum. In diesem Zimmer gibt es einen Tisch mit Stühlen und einen kleinen Schrank mit wenigen Spielsachen. Die Tür ist aus Glas und aus Sicherheitsgründen wird somit jeder Besuch optisch von den Beamten eingesehen. Die Therapeutinnen und Therapeuten müssen zwischenzeitlich nicht mehr die offiziellen Sicherheitskontrollen durchlaufen, sondern passieren vier verschlossene Türen. Dabei müssen sie warten, bis diese per Knopfdruck geöffnet werden.

Von Vollzugsbeamten wird der Gefangene vom sogenannten Haupthaus mit anderen Gefangenen in die Besuchsabteilung gebracht und wartet in einem extra Wartezimmer auf die Kontrolle. Danach kann er zu dem Einzelzimmer kommen.

Das ist der örtliche Rahmen der Therapie, während der inhaftierte Vater seine Strafe in Strafhaft absitzt.

Anhand des Werdeganges während der Strafhaft, hat der Gefangene in der Regel vor der Endstrafe Zugang zu sogenannten vollzugsöffnenden Maßnahmen. Er wird im Regelfall bereits im Haupthaus stufenweise auf die Entlassung vorbereitet. In dieser beginnenden Lockerungsphase wird er in den sogenannten offenen Vollzug verlegt. Dieser befindet sich ca. 25 Kilometer von der JVA Freiburg entfernt. Dort erhält er für drei Monate eine Arbeitserprobung, vorwiegend im landwirtschaftlichen Gemüseanbau und einem Holzverarbeitungsbereich. Zusätzlich hat er gesetzlichen Anspruch auf Ausgänge von acht Stunden beginnend bis zu mehreren Tagen am Stück. In dieser Zeit kann er den offenen Vollzug verlassen und z. B. seine Familie zu Hause besuchen und dort auch übernachten. Er erhält Alkohol-, Drogen- und Fahrverbot und muss die Adresse angeben, bei der er sich aufhält.

Auch kann er Ausgänge außerhalb der JVA erhalten, z. B. zum Wahrnehmen der Therapie oder Ähnlichem. Diese Ausgänge sind psychisch gesehen eine enorme Herausforderung, da z. B. bei einem Zuspätkommen in den offenen Vollzug, der Strafgefangene wieder in die Strafhaft (JVA Freiburg) zurückverlegt werden kann.

Wenn die Zeit des offenen Vollzugs beanstandungsfrei abgelaufen ist, zieht der Gefangene wieder zurück nach Freiburg in das sogenannte Freigängerhaus, direkt hinter der JVA. Als sogenannter »Freigänger« muss er innerhalb von zehn Tagen eine Arbeit auf dem allgemeinen Arbeitsmarkt finden (in der

Regel über Leiharbeitsfirmen). Dann geht er tagsüber dieser Arbeit quasi als freier Mann außerhalb der Mauer nach. Nach Arbeitsende wird er wiederum zum Inhaftierten hinter der Mauer. In dieser Zeit hat er auch Möglichkeiten, Urlaub zu nehmen sowie Ansprüche auf Ausgänge.

In der Lockerungsphase und im Freigängerstatus kann der Gefangene für Familientherapie auch Extraausgänge beantragen.

Systemische Paar- und Familientherapie mit Strafgefangenen und ihren Familien[1]

Problematik

Die Inhaftierung bedeutet für alle Betroffene einen erheblichen Einschnitt in die zuvor gelebten Familienstrukturen und stürzt insbesondere die Angehörigen in eine Lebenskrise und eine zwingende Lebensänderung.

Die Inhaftierung kann sichtbar und psychisch einen Bruch in der Partnerschaft auslösen sowie den Verlust von sozialen Beziehungen. Sie bedeutet oftmals eine starke Ambivalenz zwischen Wunsch nach Nähe zum Partner sowie Wut, Hass auf und Angst, Verlustängste, um den Partner.

Gibt es ein gemeinsames Kind, sind alle psychosozialen Lebensbereiche des Kindes und der Partnerin betroffen wie etwa Kindergarten, Schule, Beruf, Freunde und werden begleitet von der Angst, »entdeckt« zu werden. Der Alltag der Familie *draußen* muss allein bewältigt werden. Dazu gehören Entscheidungen in der Kindererziehung genauso wie die Existenzsicherung. In ihrer Hilflosigkeit und Überforderung ziehen sich die Frauen mit Kindern oftmals aus der Gesellschaft zurück; isolieren sich von ihrer Umwelt, gegebenenfalls auch ihrer Herkunftsfamilie und der des Partners. Oder sie werden von ihrer Herkunftsfamilie und/oder der des Partners »ausgestoßen«, etwa nach dem Motto: »Wenn du mit dem noch zusammenbleibst, wollen wir von dir bzw. von euch nichts mehr wissen!«

Das Leben hinter der Mauer mit seinen ganz eigenen Regeln muss ebenso bewältigt werden – eine reine Männerwelt mit durchstrukturiertem Alltag und wenig Entscheidungsfreiheit. Manche profitieren davon und erleben Sicherheit, andere fühlen sich bedroht oder entmündigt.

---

1 Siehe dazu auch: Cocon e. V., Freiburger Verein für Systemische Therapie von straffällig gewordenen Menschen, deren Angehörigen sowie Menschen in schwierigen Situationen. www.cocon-freiburg.de (8.4.2020).

II

Zwei Welten mit unterschiedlichen Herausforderungen treffen also im getrennten Zusammensein aufeinander.

Die mögliche Kommunikation beschränkt sich auf das Briefeschreiben; zeitlich begrenzte Telefonate sowie vorgegebene Besuchszeiten, die auf jeden Fall optisch überwacht werden. Das heißt konkret, bei Telefonaten wird der Gefangene von den Beamten/Beamtinnen beobachtet und während der Besuchszeiten sind die Gefangenen und ihre Familien durch eine Glasscheibe zum Besucherraum für sie sichtbar.

Der Inhaftierte wird im juristischen Sinne auf seine begangene(n) Straftat(en) fokussiert und reduziert; ist er Vater, so wird seine Vaterrolle, die er weiterhin funktional leben könnte, auf ein Minimum eingeschränkt.

Die systemtherapeutische Arbeitsweise im Gefängnis

Grundsätzlich wird im Co-System gearbeitet (Eberle Grass u. Hess, 1993): eine weibliche Therapeutin und ein männlicher Therapeut – was sich im Gefängnis sehr bewährt hat. So kann jederzeit auch im therapeutischen Prozess geschlechtsspezifisch reagiert werden. Therapeut und Co-Therapeutin können vor dem Paar oder der Familie so mögliche weitere Schritte offen miteinander aushandeln und bieten quasi eine erlebbare Vorbildfunktion an.

Die co-therapeutische Arbeitsweise wird als unabdingbar vorausgesetzt. Nur so ist es möglich, dass die Gefangenen beide Geschlechter als gleichgestellte Unterstützer erleben und sich mit geschlechtstypischen Männer- und Frauenbildern auseinandersetzen können. Die Inhaftierten erleben den männlichen Therapeuten u. a. als Vaterersatz, als männliche Identifikationsfigur, was ihnen hilft, sich mit ihrem eigenen, in der Regel eher gering ausgeprägten Selbstwert auseinanderzusetzen. Gleichzeitig werden sie mit dem Rollenbild der Therapeutin konfrontiert sowie ihre Frauen mit dem Rollenbild des Therapeuten.

Die Tatsache, dass die Therapeutinnen und Therapeuten keine Mitarbeitenden des Systems Gefängnis sind, sondern von *draußen* kommen, ermöglicht ein neutrales therapeutisches Arbeiten. So werden sie von den Inhaftierten nicht als *verlängerter Arm* der Justiz erlebt bzw. geraten nicht so leicht in die Falle, sich mit dem Gefangenen gegen das System Gefängnis zu verbünden. Nur so können sie den Inhaftierten primär als Mensch begegnen, der eine Straftat begangen hat und weiterhin verantwortlich für sich und seine Partner- und Vaterrolle ist.

Therapie im Gefängnis ist grundsätzlich anders als Therapie außerhalb der Mauer: Der therapeutische Prozess bezieht den vorgegebenen Rahmen der Justiz mit ein, um so wirksam im Kontext der Gefängniswelt sein zu können. Gemeinsam erarbeitete neue Verhaltensmuster können nur bedingt zusammen ausprobiert werden. Es liegt in der Verantwortung der Therapeuten, den Prozess der Familientherapie unter Einbezug des jeweiligen Status der Inhaftierung zu gestalten.

»Satir erkannte, daß Menschen psychologisch wachsen und sich entwickeln wollen« (Moskau u. Müller, 2002, S. 15, vgl. S. 257). In diesem Sinne ist die Basis der Arbeit der wachstumsorientierte Ansatz, d. h. jeder Mensch kann nach Erkennen und *Wieder*entdecken seiner ganz individuellen Ressourcen neue Handlungsmuster erproben (Satir u. Baldwin,1988). Speziell in diesem Rahmen werden die begangenen Straftaten miteinbezogen, um auf diesem Hintergrund neue Perspektiven zu eröffnen.

Es wird mit allen Familienmitgliedern, unabhängig vom Alter gearbeitet und in den gegebenen Settings entschieden, wann es hilfreich, sinnvoll und notwendig ist, die betroffenen Kinder miteinzubeziehen.

Zusammengefasst ist es das Ziel der Therapie, einmal die von der Mauer getrennte und extrem belastende Beziehung zur Sprache zu bringen, zu reflektieren und zu überprüfen. Des Weiteren wird die psychosoziale Situation der einzelnen Familie vor Ort eruiert, um gemeinsam die bestmöglichste individuelle Unterstützung der einzelnen Familienmitglieder zu finden. Langfristig ist angestrebt, die Betroffenen derart zu stabilisieren, sodass sie aktiv ihre eigene Lebenssituation gestalten können.

Während der Strafhaft

In diesem Zeitraum spielt primär das sich gegenseitige Kennenlernen eine große Rolle. Immer wieder zeigt sich, dass die Partner sehr wenig voneinander wissen. In der Anfangsphase der Therapie nehmen oft aktuelle und praktische Alltagsprobleme sehr viel Raum ein. Viel Wert wird dabei auf das Erkennen der bisher gelebten Beziehungsmuster vor der Straftat bzw. der Strafhaft gelegt.

Eine große Bedeutung nimmt die Tatsache der Inhaftierung ein, die damit erlebten Schwierigkeiten und damit verbundenen Emotionen. Die Welt von *drinnen* und die Welt von *draußen* klaffen regelrecht auseinander und erzeugen weitere Reibungspunkte. Ziel ist, die gestörten Kommunikationsmuster zu entschlüsseln, um produktive Gespräche zu ermöglichen. Ein nächster Schritt ist das vertiefte Kennlernen der Herkunftsfamilien, den damit verbundenen Rollenmustern und familiären *Aufträgen* sowie der Verbindung zur Straftat. Oftmals fühlt sich der Gefangene in seiner Vaterrolle beschämt und verunsichert.

Die Notlüge: Abseits der Gesellschaft zu sein; geächtet und ausgestoßen; gegebenenfalls in der Schule gemobbt und ausgegrenzt zu werden, das sind weitere Belastungsfaktoren der Angehörigen. Wenn Frauen von den Straftaten ihrer

Männer wenig bis gar nichts mitbekommen haben, geraten viele bei der Verhaftung in schockähnliche Zustände. Sie spalten aus Schutz ihre Gefühlswelten ab und versuchen nur noch zu funktionieren, um irgendwie lebensfähig durch den Alltag zu kommen. Manche von ihnen geraten in posttraumatische Zustände; entwickeln Angstzustände und Depressionen; suizidale Gedankengänge häufen sich und sogenannte *Helfer* wie Tabletten, Drogen und Alkohol werden gebraucht.

Vor diesem Hintergrund ist verständlich, dass sie ihren Kindern gegenüber eine Notlüge aufbauen, um den wahren Aufenthalt des Vaters verschweigen zu können. Papa ist dann »bei der Arbeit, im Ausland, im Krankenhaus, beim Zoll« usw. Die Mütter haben keine psychische Energie mehr, das Geheimnis zu entlüften, und leiden gleichzeitig darunter, ihre Kinder anzulügen. Manchmal wird den älteren Kindern gesagt, dass der Vater im Gefängnis sei, jedoch verbunden mit dem Auftrag, den jüngeren Geschwistern dies nicht zu erzählen. Diese seien noch zu jung, um es verstehen zu können, glauben die Mütter in ihrer Not. So gesehen verkompliziert sich die Notlüge und erhält ihren Höhepunkt an Komplexität, wenn die Geschwister das Geheimnis verraten mit der Botschaft, dies dürfe die Mutter nicht wissen.

Das Aufdecken der Notlüge ist nur dann möglich, wenn die Eltern – insbesondere die Mütter – hierfür genügend Stärke und psychische Energie haben. Entsprechend den unterschiedlichen Familiensituationen gibt es hierfür unterschiedliche Prozesse und Lösungsmuster.

Während der Lockerungsphase

Neue Belastungen für die Familien und Paare melden sich durch die veränderte Haftsituation an. Ein erstes Kennenlernen des alten oder neuen Alltags draußen wird möglich mit all seinen Konsequenzen. Ausgelöst durch die *neue Erprobung* treffen alte Verhaltensmuster auf das Familiengefüge, das wie ein Mobile anfängt zu tanzen. Die Bereiche der Tabuisierung und Notlüge müssen auf diesem Hintergrund neu geklärt werden. Das soziale Umfeld spielt jetzt eine größere Rolle. Die eingespielte Rolle – Frau besucht Mann – wird verändert. Insbesondere die Kinder werden erneut sehr belastet. Sie können oft nicht verstehen, dass Papa, der endlich nach Hause kommt, wieder *wegmuss* und daheim nicht bleiben darf.

Freigängerstatus

Hier beginnt für das Familiensystem eine äußerst harte Bewährungsprobe. Der Mann lebt real nun in zwei Welten, was direkte Auswirkungen auf die Angehörigen hat. Tagsüber geht er in der Gesellschaft arbeiten; abends ist er wieder in Haft. Emotionale Wechselbäder finden statt. Die Beziehung steht unter Hochspannung. Zusätzlich spielen finanzielle Belastungen und soziale Kontakte eine bedeutende Rolle. Es kommt vermehrt zu Krisen.

Entlassung - Bewährungszeit

Eine kurzfristige Erleichterung durch die Entlassung ermöglicht allen Familienmitgliedern ein Durchatmen, um wieder Kraft zu sammeln. Jetzt beginnt das sogenannte *ganz normale* Familienleben, das aufgrund der Vergangenheit aber schier unmöglich erscheint. Das gesamte Familiensystem muss sich neu einpendeln, ausloten; die Umwelt stürmt mit Herausforderungen aller Art ein; gegebenenfalls »melden sich« liegen gebliebene Altschulden, was die Familie erneut belastet.

Entsprechend der Straftat, muss der Entlassene immer wieder ausloten, ob er in finanziellen Krisenzeiten der Verlockung widerstehen kann, seine früheren Verhaltensmuster, die zur Straftat führten, nicht erneut als vermeintliches Lösungsmuster einsetzt. Die Straftat hat nicht immer einen finanziellen Hintergrund, aber durch die Straftat entstehen nach der Entlassung finanzielle Engpässe oder Krisenzeiten (Gerichtskosten etc.), sodass frühere Verhaltensmuster wieder auftauchen und somit versucht wird, an Geld zu kommen und erneut straffällig zu werden, evtl. hat die eine Straftat dann nichts mit anderen zu tun oder ist dieser ähnlich. Die früheren Verhaltensmuster fördern andere neue Straftaten.

Dies bedeutet eine extreme psychische Belastung, die erneut auf das Familiensystem einwirkt.

Wie eine *normale* Familie zu leben, wird nicht mehr möglich sein. Familienleben anders zu gestalten, heißt die neue Herausforderung für alle Familienmitglieder. Eine gelungene Resozialisierung ist das Ziel, die ihre Basis in § 2 Strafvollzugsgesetz (StVollzG), dem Vollzugsziel, hat. Dort heißt es: »Im Vollzug der Freiheitsstrafe soll der Gefangene fähig werden, künftig in sozialer Verantwortung ein Leben ohne Straftaten zu führen.«

Therapeutischer Ablauf

In den ersten drei Sitzungen, die ca. 14-tägig stattfinden, wird ein erstes Kennenlernen ermöglicht sowie ein erstes Erfassen der aktuellen familiären Situation – sowohl in Bezug auf die Haft als auch auf die Straftat.

Entsprechend der Haftzeit, der begangenen Straftat(en) und den Wünschen seitens der Betroffenen wird ein fortlaufender Therapieplan aufgestellt und zu gegebenem Zeitpunkt überprüft.

Die Sitzungen finden wie beschrieben in einem eigenen kleinen Besuchsraum innerhalb der Besuchsabteilung der JVA Freiburg statt. Sie müssen sich in den vorgegebenen Besuchszeiten der JVA abspielen und extra beantragt werden.

Es hat sich ergeben, dass eine durchschnittliche Therapiedauer von ca. drei Jahren notwendig ist, sofern keine psychischen Erkrankungen – wie Persönlichkeitsstörungen und Suchtprobleme – vorliegen. Die Sitzungen finden in der Regel ein- bis zweimal pro Monat statt, in einem Zeitraum von ca. 1,5 Stunden.

Methoden

Das Herausarbeiten des innerfamiliären Beziehungsgeflechts und der jeweiligen Herkunftsfamilien; das Entdecken und Entwirren von generationsübergreifenden Aufträgen und Rollenmustern; das schrittweise Entknoten des Beziehungsgeflechts – das sind sehr wichtige Inhalte der Therapie. All das zusammen wird zusätzlich mit der Straftat in Verbindung gesetzt, damit verbundene Geheimnisse entlüftet und die Stellung und Bedeutung der kriminellen Handlungen herausgearbeitet werden können.

Immer wieder zeigt sich, dass innerhalb der Familien oder/und der Herkunftsfamilien ein Familienmitglied bei der Justiz oder Polizei arbeitet, so als ob das Familiensystem versuche, sein Gleichgewicht zu erlangen oder zu erhalten.

Folgende Instrumente aus der Familientherapie haben sich in der Arbeit mit den Straffälligen und ihren Familien sehr bewährt.

Genogrammarbeit

Die Genogrammarbeit ist eine wichtige Basis der therapeutischen Arbeit mit Straffälligen und ihren Familien. Genogramme sind eine praktische Methode, um grafisch und bildlich vielfältige, detaillierte und komplexe Informationen darzustellen. Man bedient sich bestimmter Symbole und Kategorien, die in der Familientherapie üblich sind (McGoldrick u. Gerson, 2000). Die Genogrammarbeit ist eine Methode, die über mehrere Generationen greifen kann. Üblich ist eine Darstellung bis in die Großelterngeneration. Dies hat sich in der Therapie mit Straffälligen bewährt. Systemzeichnungen und verschiedene Chronologien von familiären Ereignissen, Prozessen, Problemen oder eben auch Straftaten sind sinnvoll (von Schlippe u. Schweitzer, 1997). Sie machen oft Zusammenhänge und Muster sehr deutlich. Da das Genogramm eine Art Drehbuch der Familie ist, kann es auch »umgeschrieben« werden (Roedel, 2009). Das bedeutet, der Straffällige kann für sich entscheiden, übliche, schädigende und auch zur Straftat beitragende Muster, die in der Genogrammarbeit erkannt wurden, zu verändern. Diese bewusste Entscheidung der Veränderung hat wiederum positiven Einfluss auf die Entwicklung der Kinder und insgesamt auf das Familiensystem.

Klötzchenskulptur

Die Klötzchenskulptur wird nach Wnuk-Gette und Wnuk (1997) angewandt, die diese in ihrem Ausbildungsinstitut Wenger-Mühle-Centrum, Bad Wurzach, gelehrt haben. Die Klötzchen haben in der Regel eine Höhe von 10–20 cm und sind ohne »Gesicht«. Der Vorteil dieser Art der Darstellung der Familienbeziehung ist, dass sie schon mit Kindern ab fünf Jahren angewendet werden kann. Ziel ist es, die unterschiedliche Sichtweise der einzelnen Familienmitglieder in ihren Beziehungen darzustellen. Zusätzlich wird mithilfe von Fragestellungen des Therapeuten die Interaktion und Kommunikation untereinander gefördert. Deutlich werden hierbei die neuen Beziehungskonstellationen durch die »Gefängnissituation« (z. B. ältester Sohn übernimmt die Vaterrolle). Die Klötzchenskulptur wird in der Anfangszeit der Therapie eingesetzt. Jedes Familienmitglied erhält so viele Klötzchen wie Familienmitglieder. Es gibt einen klaren vorgegeben Ablauf und eine Aufgabenstellung.

Nach einer Einführung folgt die Übergabe der Klötzchen an die Familienmitglieder mit den Worten: »Das seid ihr drei« (bzw. vier, fünf etc. je nach Anzahl der Mitglieder). Jedes einzelne Familienmitglied erstellt seine Klötzchenskulptur an seinem Platz auf dem Tisch (im Besucherraum steht ein Tisch, an dem die Familienmitglieder und die Therapeuten sitzen). Danach beginnt die Bauphase und schließlich die Interaktionsphase. In der Interaktionsphase unterhält sich die Familie über das Dargestellte der einzelnen Familienmitglieder. Varianten der Klötzchenskulptur sind die Wunschskulptur (Wie wünsche ich es mir?), die Vergangenheitsskulptur (Wie war es vorher?) und die Zukunftsskulptur (Was könnte in Zukunft sein, wenn dies oder das passiert?).

Familienaufstellung mit Figuren

Das Familienaufstellen mit Figuren ist eine andere Form der Darstellung als das Aufstellen auf dem Systembrett, hat jedoch einen ähnlichen Hintergrund. Es dient zur Beschreibung von Dynamiken, Darstellung bestehender und möglicher Bezugssysteme, zum Auflösen versteckter Verwirrungen, zur Abbildung innerer Emotionen, Gedanken, Befindlichkeiten, Beziehungen und dazu, deren Muster aufzudecken etc. (Polt u. Rimser, 2006). Genutzt werden kleine ca. 10–15 cm große Püppchen, deren Äußeres unterschiedlich ist. Somit hat die Familie eine Auswahl von Personen, die annähernd der »Realität« entspricht. In der Therapie mit dem Straffälligen und seiner Familie können in der Aufstellung auch noch andere wichtige oder auf das System Einfluss nehmende Personen dazukommen. Dies können z. B. der Vollzugsbeamte, Anwalt und Richter sowie die Vermittlerin des Jobcenters, die Familienhelferin sein. Andere Elemente können ebenfalls einbezogen werden, wie Klötze (z. B. aufgebaut als Mauer), Stoffbänder (Grenze aufzeigend), Symbol für die Straftat.

Einbezug der Herkunftsfamilien

»Das Leben eines Einzelnen ist ein Roman. Sie und ich, wir leben als Gefangene in einem unsichtbaren Spinnennetz, einem Netz, das wir zugleich selbst weben« (Schützenberger, 2007, S. 18). In ihrem Buch beschreibt Schützenberger eindrucksvoll, welchen Einfluss Herkunftsfamilien auf den Einzelnen haben. In Lebenssituationen, in denen es einem gut geht, sieht es so aus, als ob der Einfluss der Herkunftsfamilie ein wenig hintenansteht. In Krisensituationen scheint der Einfluss der Herkunftsfamilie stärker zu sein: Muster des Erlebten in der Herkunftsfamilie kommen zum Tragen. Dies ist auch die Erfahrung in der therapeutischen Arbeit mit Straffälligen und ihren Familien. Wenn in dieser schwierigen Krisensituation die Muster der Herkunftsfamilien deutlicher werden, wirkt dies auf alle Lebensbereiche des Paares bzw. der Familie – hinter und außerhalb der Mauer. Umso wichtiger ist es, in jeder Sitzung die Herkunftsfamilien im Blick zu haben und je nachdem in Interventionen einzubeziehen. Dies gilt insbesondere für die beschriebene Klötzchenskulptur und Genogrammarbeit (Genogramm der Familie von Vater und Mutter erstellen). Auch eine aktive Lebensraumerforschung anhand von Fotos, Dokumenten oder Urkunden (nicht in der Strafhaft möglich), aber auch durch das Erzählen von Geschichten und Anekdoten können sinnvoll sein. Insbesondere das in der Familientherapie bekannte zirkuläre Fragen ist sehr hilfreich (von Schlippe u. Schweitzer, 1997).

Spielen mit den Kindern

»Wie spielen die Eltern mit dem Kind? Spielen sie überhaupt mit ihm? Erwachsene mögen dies für unwichtig halten. Aus Sicht des Kindes ist es aber ungeheuer wichtig. Aus systemischer Sicht bietet das Spiel Eltern und Kindern eine optimale Möglichkeit, ihre Beziehung zueinander zu stärken« (Gammer, 2007, S. 146 ff.). Eigentlich selbstverständlich – und unabdingbar notwendig für eine gesunde Entwicklung eines Kindes – mit seinen Eltern spielen zu können. Bei den »Mauerfamilien« ist dies während der Inhaftierung des

Vaters – zumindest mit dem Vater – fast bis gar nicht mehr möglich. Aus diesem Grund bedeutet das Spielen mit der Familie eine therapeutische Intervention, die bewusst und gezielt eingesetzt wird – auch als diagnostisches Instrument. Hierbei können gleichzeitig die intrafamiliären Interaktionsmuster beobachtet werden und die Geschwisterebene, die Kind(er)-Elternebene, die Eltern- und Paarebene auf deren Funktionalität hin überprüft sowie die Vaterrolle eingeschätzt, gefördert und gestärkt werden. Auch wird dabei die Mutter-Kind-Interaktion beobachtet.

Und was in diesem Kontext dabei (im Spiel) ganz von allein passiert, ist, dass die Mauer *verschwindet;* im Moment nicht als Grenze und Trennung wahrgenommen wird, sondern eine Momentaufnahme von *Familiesein* erlebt und erspürt werden kann.

Einbezug anderer Institutionen

Entsprechend der individuellen Familienkonstellation wird im Bedarfsfall mit anderen Institutionen – wie Fachdienste der JVA, Gerichte, Staatsanwaltschaft, Regierungspräsidium, Anwälte, Bewährungshilfe, Jugendamt, Schule, Kindergärten – zusammengearbeitet. Der Austausch findet nach Absprache mit den Betroffenen unter Einhaltung des Datenschutzes statt.

Wie die jahrelange Erfahrung zeigt, ist die familientherapeutische Begleitung im Gefängnis nur dadurch möglich, dass die Mitarbeitenden der Pforte und Besuchsabteilung die Therapeuten wertschätzend und hilfreich unterstützen sowie die Anstaltsleitung dieses Angebot in der JVA willkommen heißt.

Aufsuchende Familientherapie

Spätestens nach der Entlassung, werden die Paare/Familien zu Hause aufgesucht (im örtlichen Nahbereich), um einen Einblick in den privaten Wohnraum zu erhalten. Entsprechend dem systemischen Ansatz wird die gewählte Wohnumgebung, Kontakte zur Nachbarschaft, Integration vor Ort usw. mit in die Settings einbezogen. Bei Bedarf findet Therapie auch in den *eigenen vier Wänden* statt. Diese aufsuchende Familientherapie ist ein Konzept, welches sich durch die Orientierung an den Ressourcen und der Niederschwelligkeit auszeichnet. Sie wird größtenteils im Rahmen der Jugendhilfe als Hilfe zur Erziehung (§ 27 SGB XIII) durchgeführt. In der therapeutischen Arbeit mit Straffälligen und ihren Familien hat sich dieses Konzept bewährt, da die Familien gerade nach der Entlassung mit neuen Multiproblemen des Alltags konfrontiert sind (Conen, 2002).

Praxisbeispiel

Herr Q. (Name geändert) wurde zu 5,5 Jahren wegen schweren Raubes verurteilt. Zu Beginn der Familientherapie waren die Söhne 6 und 4 Jahre alt; die Tochter ein Jahr. Frau Q. war gerade in Elternzeit und stand kurz vor dem psychischen Zusammenbruch.

Herr Q. reiste mit seinen Eltern und Geschwistern im Alter von 6 Jahren in die BRD ein und lebt seit 27 Jahren hier. Er besitzt jedoch keinen deutschen Pass und war somit zusätzlich von der Ausweisung und Abschiebung bedroht, da seine Haftzeit über zwei Jahre war.

Im Verlauf der Beratung wurde der älteste Sohn eingeschult; die Tochter kam in den Kindergarten. Frau Q. musste nach der Elternzeit Arbeit in Vollzeit aufnehmen, um eine unbefristete Aufenthaltsgenehmigung beantragen zu können (d. h., sie konnte zu der Zeit noch keine staatliche Ergänzungsleistung erhalten).

Wichtige Aspekte und Stationen der Therapie:

- *Wertneutrale Haltung* der Therapeuten gegenüber dem Ehemann und Vater, der eine Straftat verübt hat gegenüber einer verengten sozialarbeiterischen Sichtweise, die sagt: »Endlich ist der Täter, der die Familie in Schwierigkeiten bringt, in Haft.«
- *Genogrammarbeit* mit Familie Q. und beiden Herkunftsfamilien mit dem Ziel, die Straftat verstehen zu lernen: Hier lag eine besondere Verquickung der Straftat mit innerfamiliären Verhältnissen vor: Herr Q. war wie seine Geschwister und Mutter Opfer von extremer häuslicher Gewalt des Vaters (Alkoholiker, spielsüchtig). Dieser schlug u. a. brutal mit verschiedenen Gegenständen seine Frau und Kinder nieder. Die Mutter wurde dadurch so schwer verletzt, dass sie ihre Kinder vorübergehend nicht mehr versorgen konnte. Die ältere Schwester übernahm als ca. 8-Jährige dann die Mutterersatzrolle. Als diese Schwester vor 6 Jahren selbst schwer in ihrem Heimatland erkrankte und finanziell zusätzlich in Not geriet, spürte Herr Q. erneut seine Hilflosigkeit; geriet in Flashbacks (seine Ersatzmama ist in Not). Er ließ sich zu einer schweren Straftat verleiten - auf Initiative seines Bruders; dieser nutzte ihn noch zusätzlich finanziell aus (vertraute und erlernte Opferrolle wurde aktiviert).
  Therapeutische Strategie: *Aufarbeitung und Verständnis der Straftat* versus verengte Sicht: »Bei einer so hohen Gewaltausübung und gefährlichen Tat muss der Straftäter lange in Haft bleiben.« *Entwirrung des Beziehungsgeflechts/Erarbeitung von zugrundeliegenden Familienaufträgen* hilft, die Familie im Hier und Jetzt zu stärken. Etwa, wenn sich die Herkunftsfamilie meldet. Verengtes Gegenbild: »Frau Q., seien Sie doch froh, wenn ihr Schwager noch mit Ihnen spricht!«
- *Strategie gegen die Notlüge:* Herr Q. erhielt den Stellungsbefehl für den Haftantritt. Den Abend zuvor gab es bei Familie Q. eine Abschiedsfeier für die neue

II

»Arbeitsstelle« des Vaters. Zu Beginn der Beratung wird der Ort des Besuchs tabuisiert bzw. den Kindern in den Mund gelegt (»Der Chef gibt dem Papa so viel Arbeit, dass er nicht nach Hause kann«). Der älteste Sohn stellte bei Besuchen immer mehr Fragen wie: »Warum kommst du nicht zum Schulfest wie andere Papas, warum sind da Gitter vor den Fenstern« etc. Er reagierte morgens zunehmend mit Bauchweh vor der Schule, so brachte er seine Verlustängste »zur Sprache«. Das Netzwerk Schule wurde miteinbezogen; in der Therapie mit den Eltern wurde dies gemeinsam vorbereitet und die Mutter gestärkt für Gespräche mit der Lehrerin; zunächst in Begleitung der Therapeutin.
Netzwerkarbeit gegen die intrapsychischen und psychisch-somatischen Belastungen (etwa des Sohnes) versus verengte Sicht: »Gehen Sie zum Kinderarzt; sagen Sie nichts in der Schule; womöglich wird Ihr Kind gemobbt und ausgegrenzt.«

- *Einbezug des aktuellen Systems Vater-Kind,* hier bei den Schulhausaufgaben: Stolz und glücklich machte der älteste Sohn in einer Sitzung zusammen mit seinem Vater Hausaufgaben (Sohn zum Vater: »Die anderen Kinder müssen diese Aufgabe auch mit ihrem Papa machen«). Um das möglich zu machen, war der *Einbezug des aktuellen Systems der Besuchsabteilung* nötig (Chef der Besuchsabteilung ermöglicht Ausnahme und erlaubte, dass das Schulheft mit hineingebracht werden konnte) – versus verengte sozialarbeiterische Sicht: »Zu Besuch darf nichts mitgebracht werden.«
  Stärkung der Vaterrolle/Förderung der Vater-Kind-Interaktion versus verengte Sicht: »Dein Vater kann in der Haft mit dir nicht Hausaufgaben machen.«
- *Strategie gegen Überforderung in der Kindererziehung/Ressourcenarbeit:* Frau Q. musste auch samstags arbeiten, um auf ihre Stunden einer Vollzeitstelle zu kommen. Nach einer 6-Tage-Woche kam sie erschöpft nach Hause und hatte keine Kraft mehr zu konsequenter Grenzziehung. Die Kinder würden ihr auf dem Kopf herumtanzen. In der Beratung wurde diese Situation aufgegriffen, besprochen und die Ressourcen erarbeitet, um alternative Handlungsmuster in den Blick zu bekommen. Konkret rief Herr Q. z. B. samstags zu Hause an und beruhigte so seine Kinder und die gesamte familiäre Situation vor der Mauer.
  Stärkung der Elternebene: Ein Straftäter kann ein guter und unterstützender Vater sein versus: »Der Straftäter ist hinter der Mauer und die Familie dadurch vor ihm geschützt.«

Fazit

Die systemische Familientherapie von straffällig gewordenen Menschen und deren Angehörigen bewegt sich zeitgleich in zwei Welten bzw. in zwei Systemen; eines vor und eines hinter der Mauer. Beide sprechen eine ganz eigene Systemsprache und können sich nicht ohne Weiteres miteinander verständigen. Der Straftäter, oftmals auf seine Straftat reduziert, hat als Basis die nüchterne, linear-kausale Gesetzeswelt; ist von der Justiz umrahmt und begrenzt. Die Angehörigen sind von der sachlichen Paragrafenwelt überfordert und fühlen sich angegriffen, da diese nicht mit ihren intrapersonellen Bedürfniswelten und Gefühlen wie Wut, Enttäuschung, Hoffnung in Einklang zu bringen ist.

Wertneutral dem Menschen gegenüberzutreten, der eine oder mehrere Straftaten begangen hat, sowie das co-therapeutische Arbeiten (idealerweise ein Therapeut und eine Therapeutin) bilden die Basis dieses besonderen Arbeitsfeldes.

Das fachliche und professionelle Wissen der realen Abläufe und Systemregeln einer Justizvollzugsanstalt muss ein Therapeut des Co-Systems unbedingt mitbringen. Nur so gelingt es, lösungsorientierte Ansätze gemeinsam zu erarbeiten, ohne in die Fänge der Justizsprache (»Die Mitarbeitenden der JVA sind schuld und gegen mich«) zu geraten und dann als Verbündeter mit dem Inhaftierten gegen die Anstalt aussichtslos und in unendlichen Schleifen zu kämpfen.

Es geht nicht darum, dass die Familie vor dem »schwarzen Schaf« geschützt werden muss, sondern dass die Inhaftierung auf die Familie einwirkt – unabhängig davon, ob vor der Haft eine funktionale oder dysfunktionale Familienstruktur vorlag; ob während der Haft Kontakte stattfinden oder nicht; ob Angehörige innerhalb des eigenen Familiensystems oder der des Mannes ausgegrenzt werden; ob der Straftäter seine Vaterrolle wahrnehmen kann oder nicht; ob die Kinder zusätzlich eine Notlüge mittragen müssen oder nicht.

Die systemische Haltung, Respekt vor dem Gegenüber und dem *Anderssein*, ermöglicht zunächst, systemerhaltende Regeln der JVA zu akzeptieren, deren Sinn zu erfassen und in die Therapie wirkungsvoll und lösungsorientiert einzubauen.

Respekt vor der Lebensgeschichte von anderen, ohne sie zu bewerten und/oder zu be- oder verurteilen, schenkt den Therapeutinnen und Therapeuten die Freiheit, zu verantwortungsvollen und gleichzeitig unkonventionellen Handlungs- und Lösungsmustern während der Zeit der Inhaftierung zu gelangen.

All dies zusammen zeichnet die besondere Arbeit mit den »Mauerfamilien« aus.

Literatur

Bundesministerin der Justiz und für Verbraucherschutz – Bundesamt der Justiz (1976/2019). Gesetz über den Vollzug der Freiheitsstrafe und der freiheitsentziehenden Maßregeln der Besserung und Sicherung (Strafvollzugsgesetz – StVollzG), Art. 2: Aufgaben des Vollzugs. www.gesetze-im-internet.de/stvollzg/ (16.7.2019).

Conen, M.-L. (Hrsg.) (2002). Wo keine Hoffnung ist, muss man sie erfinden. Aufsuchende Familientherapie. Heidelberg: Carl-Auer.

Eberle Grass, S., Hess, T. (1993). Systemische Ko-Therapie – Versuche einer Rehabilitierung. Familiendynamik, 18 (2), 163–177.

Gammer, C. (2007). Die Stimme des Kindes in der Familientherapie. Heidelberg: Carl-Auer.

McGoldrick, M., Gerson, R. (2000). Genogramme in der Familienberatung. Bern: Huber.

Moskau, G., Müller, G. F. (Hrsg.) (2002). Virgina Satir – Wege zum Wachstum. Paderborn: Junfermann.

Polt, W., Rimser, M. (2006). Aufstellung mit Systembrett. Münster: Ökotopia.

Roedel, B. (2009). Praxis der Genogrammarbeit. Dortmund: Borgmann.

Satir, V., Baldwin, M. (1988). Familientherapie in Aktion. Die Konzepte von Virginia Satir in Theorie und Praxis. Paderborn: Junfermann.

Schlippe, A. von, Schweitzer, J. (1997). Lehrbuch der systemischen Therapie und Beratung. Göttingen: Vandenhoeck & Ruprecht.

Schützenberger, A. A. (2007). Oh, meine Ahnen! Wie das Leben unserer Vorfahren in uns wiederkehrt. Heidelberg: Carl-Auer.

Wnuk-Gette, G., Wnuk, W. (1997). Systemisch-integrative Familientherapie/-beratung in sozialen Diensten. System Familie, 10 (2), 81–87.

II

Tanja Kuhnert

Mittendrin statt nur dabei – systemtherapeutisches Arbeiten im Kontext des ambulant betreuten Wohnens

Ambulant betreutes Wohnen – Kontextmarkierungen

Der hier dargestellte Arbeitskontext wird allgemein als ambulant betreutes Wohnen bezeichnet (BeWo). Dahinter verbergen sich jedoch laut Definition verschiedene Angebote, Kostenträger und unterschiedliche Konzepte (hierzu ausführlicher Konrad u. Rosemann, 2016). Gemein ist allen, dass sie laut Gesetzgebung eine Eingliederungsmaßnahme darstellen. Der Rechtskontext dieses Beitrags sind §§ 53 ff. Sozialgesetzbuch (SGB) XII in Verbindung mit § 75 SGB XII (Konrad u. Rosemann, 2016, 23). Es wird deutlich, dass sich diese Unterstützungsleistung im Leistungssystem der Sozialgesetzbücher befindet.[1]

Alle Bürgerinnen und Bürger der Bundesrepublik Deutschland haben Anspruch auf diese Leistung, wenn sie (Konrad u. Rosemann, 2016, S. 23):

1. an einer chronischen Erkrankung leiden,
2. in deren Folge wesentlich behindert oder von wesentlicher Behinderung bedroht und
3. bedürftig sind, d. h. nicht über eigene finanzielle und materielle Möglichkeiten zur Abwendung ihrer Situation verfügen.

Mit Behinderung sind hier geistige, körperliche und seelische Beeinträchtigungen gemeint.

Die Eingliederungshilfe beinhaltet eine Vielzahl unterschiedlicher Unterstützungsleistungen, »die von den Hilfen im Alltag und in der Wohnung bis zu psychotherapeutisch geprägten Gesprächen reichen« (S. 15).

Die Entwicklung in den letzten Jahren zeigt, dass sich in den ambulanten Hilfen Klientinnen und Klienten finden lassen, die psychisch und oftmals auch

---

1 Im Rahmen der Schaffung des Bundesteilhabegesetzes wird die Eingliederungshilfe aus der Sozialhilfe herausgelöst und in ein Rehabilitationsrecht (SGB IX) eingegliedert (Konrad u. Rosemann, 2016, S. 27). Die in diesem Artikel diskutierten Fragen bleiben davon unbenommen.

körperlich stark beeinträchtigt sind. Sie haben häufig eine von Lebenskrisen geprägte Biografie mit Erfahrungen von Gewalt, Sucht, Wohnungslosigkeit, finanziellen Schwierigkeiten und wenige bis keine aktuellen Bezugspersonen. Außerdem haben sie häufig wechselnde und sehr unterschiedliche, hilfreiche und nicht hilfreiche Erfahrungen mit Fachkräften gemacht: Sie berichten, dass sie im Hilfesystem immer wieder Ohnmacht erleben und ihnen Entscheidungs- und Handlungskompetenzen abgesprochen werden – andere, wie z.B. gesetzliche Betreuerinnen, Ärzte, Sozialarbeiterinnen, Pflegekräfte, entscheiden für sie. Auch therapeutische Erfahrungen werden immer wieder als negativ und wenig hilfreich erlebt.

Das führt dazu, dass als hilfreich erlebte ambulante Angebote sehr individuell, personenzentriert und ausgerichtet auf den Bedarf, die Wünsche und den gemeinsam erarbeiteten Auftrag gestaltet werden müssen. Eingliederungshilfe findet im Wohn- und Lebensumfeld der Klientinnen statt, ist eine ambulante, aufsuchende, im Alltag begleitende Unterstützungsleistung. Es geht sowohl um die Befriedigung und Erfüllung der Grundbedürfnisse wie auch um die Ermöglichung der Teilhabe an der Gesellschaft (Konrad u. Rosemann, 2016, S. 21 f.).

Kontextbedingungen und Anforderungen an Fachkräfte des ambulant betreuten Wohnens

Neben diesen rechtlichen und klientenspezifischen Kontextbedingungen bietet das Arbeitsfeld selbst zahlreiche Aspekte, die berücksichtigt werden müssen. In der Eingliederungshilfe begegnen sich Sozial- und Gesundheitswesen und manches Mal auch das Justizsystem: Das bedeutet, verschiedene Systemlogiken, Muster, Sprachen, Kontextbedingungen und Codes (Luhmann, 2009) treffen aufeinander.

Aufgrund des systemtheoretischen Verständnisses von verschiedenen Gesellschaftssubsystemen als eigenständig wirkende, selbstorganisierte Systeme (Luhmann, 2009, 1987/2012) haben systemische Therapeuten ein Bewusstsein dafür, dass die verschiedenen Systeme ihre eigene Logik haben. Somit werden Mitarbeitende aus unterschiedlichen Systemen häufig über die gleichen Menschen zu unterschiedlichen Einschätzungen kommen.

Die Komplexität dieses Arbeitsfeldes erfordert von den Fachpersonen des ambulant betreuten Wohnens die Übernahme verschiedener Aufgaben und Rollen:

- Alltagbegleitung: Begleitung zu Ämtern, gemeinsame Bearbeitung von Unterlagen, Anträgen usw., Begleitung zu Ärztinnen und anderen medizinischen/psychiatrischen Versorgungsangeboten;

- Unterstützung und Anleitung bei hauswirtschaftlichen Tätigkeiten, Einkäufen, Planung des Alltags, der finanziellen Budgetierung;
- Gestaltung des Tages-/Wochenablaufes, Planung und Begleitung bei Freizeitgestaltung, der Pflege von Hobbys und Freundschaften sowie familiären Kontakten;
- Gesprächpartner sein: Führen von Krisen- und Motivationsgesprächen, Gesprächen rund um die Vorbereitung, Durchführung und Reflexion oben genannter Kontakte;
- Übersetzung, Vermittlung zwischen verschiedenen Fachkräften untereinander und zwischen Klient-/in und anderen Fachpersonen: zwischen den Logiken der verschiedenen Systeme, deren Abläufe und Sprachunterschiede. Case Managerin sein, die die Protagonisten der verschiedenen Hilfe- und Unterstützungsangebote je nach Bedarf zusammenbringt oder bei Unstimmigkeiten und Konflikten zwischen ihnen vermittelt.

Für die Zuordnung und Unterscheidung der Aufgaben der Fachperson des ambulant betreuten Wohnens ist das Modell von Ludewig (2005, 2013) hilfreich.

Tabelle 1: Aufgabenbereiche im ambulant betreuten Wohnen

Erziehung/Anleitung: »Hilf mir, mein Wissen zu erweitern!«	Hauswirtschaftliche Tätigkeiten: - Hygienetätigkeiten im Wohnraum (Putzen, Saugen usw.) - Körperhygiene - Einkaufen - Finanzielle Planung, Budgetierung - Vorbereitung auf Termine, Gespräche - Ggf. technische Fragen rund um die verschiedenen Medien, Geräte u. a.
Begleitung: »Hilf mir, meine Lage zu ertragen!«	- Begleitung bei verschiedenen Gesprächsterminen, die persönlich oder telefonisch stattfinden können
Beratung: »Hilf mir, meine Lage zu verbessern!«	Sie sollte anliegenorientiert sein! Vorbereitung und Reflexion verschiedener Gesprächstermine, je nachdem, was die Klientinnen besprechen bzw. klären möchten: - veränderungsorientiert; - Identifizierung von Hindernissen und Schwierigkeiten; - Erarbeitung, wie der Alltag leichter werden könnte.
Therapie: »Hilf mir, mein Leiden zu beenden!«	- Bewältigung von Krisen - Bearbeitung von Kommunikationsschwierigkeiten/Erarbeitung von Kommunikationserleichterungen - Reflexion der Krankheitserfahrungen - Entwicklung eines Selbstverständnisses hinsichtlich der eigenen psychischen und sozialen Situation - Vorbereitung für die Aufnahme therapeutischer Angebote

Warum systemtherapeutisches Denken und Handeln im ambulant betreuten Wohnen?

»[P]sychische Störungen [werden] als Elemente in komplexen Wechselwirkungsprozessen größerer biopsychosozialer Systeme verstanden, in die ein Patient eingebunden ist [...] eine neue Richtung der [...] akademischen Psychologie und Psychiatrie geht immer mehr von der Annahme aus, dass psychische Störungen in der Regel nicht durch einzelne spezifische Elemente von Systemprozessen (z. B. Gene, spezifische frühe Erfahrungen), sondern durch zirkuläre Wechselwirkungsprozesse auf mutiple ›Pathways‹ entstehen. [...] eine Therapie, die solche komplexen Wechselwirkungsprozesse zu beeinflussen versucht, ist daher notwendigerweise mehr oder weniger systemisch.«

(Borst, 2013, S. 40f.)

Wenn ambulant betreutes Wohnen bedeutet, Menschen dabei zu begleiten und zu unterstützen, ihre alltäglichen Schwierigkeiten in der Kommunikation und Interaktion mit anderen, in der Gestaltung ihres Alltags (Freizeit, Selbstverständnis, Psycho- und Körperhygiene) u. a. zu verstehen, zu bewältigen und Neues zu entwickeln, dann ist es per se auch therapeutisch und aufgrund der Komplexität der Problemlagen, die sowohl psychische und körperliche (biologische) als auch soziale Bedeutung haben, systemtherapeutisches Denken und Handeln hier *das* angezeigte Denk- und Handlungsmodell.

Systemtherapeutisch Denken und Handeln im ambulant betreuten Wohnen – synergetische Prämissen

Wie bereits beschrieben befinden sich die Klientinnen und Klienten des ambulant betreuten Wohnens in komplex-belasteten Lebenssituationen. Daraus ergibt sich, dass professionelles Handeln der Fachkräfte über eine Bandbreite von Möglichkeiten verfügen muss, um je nach Situation und Bedarf passende Angebote machen zu können – auch therapeutisch orientierte.

Um in der Arbeit mit psychisch belasteten oder als »krank« bezeichneten Menschen hilfreich zu sein, benötigt es ein umfangreiches Fachwissen und Handwerkszeug. Zum einen bedeutet dies, klinisches Wissen über psychische Krisen zu besitzen, und zum anderen Handlungsansätze zu kennen, die über pflegerisches, sozialarbeiterisches und auch beraterisches Handeln hinausgehen.

Beratung geht davon aus, dass der Fokus der Zusammenarbeit auf der Verbesserung der aktuellen »Lebensführung« und »Lebensgestaltung« (Hoff u. Zwicker-Pelzer, 2015, S. 17) liegt. Menschen, die psychisch zum Teil über Jahre und Jahrzehnte stark beeinträchtig sind und auch chronische Verläufe aufzeigen, benötigen meiner Meinung nach mehr: Sie benötigen Rahmenbedingungen, die sie darin unterstützen, dass sie in ihrer aktuellen Situation stabiler, sicherer, symptomfreier, beschwerdefreier und auch mit mehr Verständnis für ihre eigenen Bedürfnisse leben können. Wenn auch die praktische Arbeit im ambulant betreuten Wohnen pflegerisch oder sozialarbeiterisch geprägt ist, so ist ihre Intention bzw. Auswirkung und auch Ausrichtung aufgrund des Bedarfs unter Umständen auch therapeutisch, weil sie zur Heilung und Linderung von Leiden beiträgt. Klientinnen und Klienten im ambulant betreuten Wohnen befinden sich über lange Zeit in psychischen Krisen und benötigen mehr als Alltagsunterstützung.

Da die Schwierigkeiten vieler Klienten gerade in der Interaktion und Kommunikation mit anderen Menschen liegen, bietet sich der systemtherapeutische Ansatz besonders an – wobei es selbstverständlich ist, dass zu einem breiten Fachwissen auch gehört, andere Ansätze und Verfahren zu kennen und gegebenenfalls zu nutzen.

Das systemtheoretische Wissen auf Grundlage der Synergetik[2] bietet einen Rahmen, der deutlich macht, was lebende Systeme, zu denen natürlich auch Menschen gehören, benötigen, um Veränderungen sowie Instabilitäten (Krisen) aushalten und händeln zu können, um anschließend zu neuer Stabilität zu finden (Schiepek, Eckert u. Kravanka, 2013):

Systemische Therapeutinnen und Therapeuten verfügen über Wissen darüber,

- dass es ressourcenstärkende Faktoren braucht, welche die Systemstabilität fördern, und wie motivationsfördernde Faktoren begünstigt werden können;
- wie relevante Muster von Systemen erkennbar werden können;
- welche Bedeutung der richtige Moment im Hinblick auf Veränderungsimpulse von außen in das System hat;
- dass Verhalten in unterschiedlichen Lebenskontexten eine Bedeutung hat und sinnhaft ist;
- welche Bedeutung Destabilität und Fluktuation in Systemen haben;
- welche Bedeutung die Verankerung neuer Handlungsmuster im System zur Förderung der Nachhaltigkeit hat und was Wiederholung, positive Verstärkung als Re-Stabilisierung neuer Handlungs- und Denkmuster bedeutet, um Nachhaltigkeit zu fördern.

2 »Die Synergetik ist die Theorie und Wissenschaft der Selbstorganisation. Sie erklärt, wie Muster entstehen und sich verändern, wie das Neue in die Welt kommt, warum Systeme oft sehr rigide und stabil funktionieren und andere oder dieselben zu anderen Zeiten nach kleinsten äußeren oder sogar inneren Schwankungen ein völlig geändertes Verhalten aufweisen« (Schiepek et al., 2013, S. 30).

Wenn diese synergetischen Prinzipien in Unterstützungsprozessen beachtet werden, trägt dies maßgeblich zu positiven Veränderungen bei. Deshalb sollten sie handlungsleitend für alle Fachkräfte sein. Systemtherapeutisches Denken und Handeln ist maßgeblich an diesen Prinzipien ausgerichtet.

Es braucht ressourcenstärkende Faktoren, die Systemstabilität fördern, sowie motivationsfördernde Faktoren

Grundlage systemtherapeutischen Denkens und Handelns ist die Orientierung an Ressourcen und Fähigkeiten von Menschen. Konsequent wird nach Momenten und Erlebnissen, Gefühlen und Verhaltensweisen gesucht, die als positiv wahrgenommen werden. Die Begründer/-innen der lösungsorientierten Kurzzeittherapie haben den Satz geprägt: »Wenn du weißt, was funktioniert, mache mehr davon!« (Berg, 2006, S. 31). Sie entwickelten die Vorstellung einer *Problemtrance,* die blockiert und Menschen eher demotiviert, und einer *Lösungstrance,* die aktiviert und für neue Ideen und Wege motiviert (Trost u. Wienand, 2000). Systemtherapeutisch Handelnde versuchen, gemeinsam mit dem Klientensystem eine Lösungstrance zu initiieren, um neue Wege zu entwickeln und positive Veränderungsenergie aufkommen zu lassen.

Im ambulant betreuten Wohnen treffen Fachkräfte auf Menschen, die zum Teil seit Jahren eher in einer Problemtrance leben. Auch das relevante Sozialsystem um sie herum ist eher in einer Problemtrance gefangen. So ist es eine Herausforderung, das fast starre Problemsystem in Bewegung zu bringen, und gleichzeitig aus systemischer Sicht der erforderliche Weg, um neue Wege, Lösungen und Perspektiven zu entwickeln – wenn das Klientinnensystem das überhaupt möchte. Somit kann es für die Klientinnen auch systemdestabilisierend wirken, wenn plötzlich jemand von außen lösungsorientierte Ideen anbietet. Das bedeutet, die offenbar problemstabilisierenden und -trancehaften Muster im System können als Ressource wahrgenommen werden. Unter anderem aus folgenden Gründen:
- Sie bieten möglicherweise Stabilität und Vertrautheit.
- Sie geben Sicherheit, weil sie bekannt und erprobt sind.
- Sie sind eingeübt und ohne viel Aufwand umsetzbar.

Darin sind relevante Ressourcen enthalten, die von den Fachkräften gewürdigt werden und nicht mit allen Mitteln infrage gestellt und kritisiert werden sollten. Diese Systemmuster haben eine Bedeutung für den Erhalt des Systems.

Zur Veränderung braucht das System dann eine ausreichende Balance zwischen Altem, das Sicherheit bietet, und Neuem, das interessant und attraktiv genug ist, um Veränderung zu wagen.

Klientinnen und Klienten im ambulant betreuten Wohnen haben in ihrem Leben viel Unsicherheit und Übergriffigkeiten/Grenzüberschreitungen erlebt. Die Wahrung ihrer Grenzen und der respektvolle Umgang mit ihren Mustern und Regeln ist Basis zur Entwicklung einer hilfreichen Arbeitsbeziehung. Dazu gehört auch die Akzeptanz, dass manche Muster sich nicht verändern lassen und Klienten ein anderes (Veränderungs-)Tempo haben, als manche Fachkraft oder mancher Kostenträger sich wünscht. Dennoch ist es sinnvoll, immer wieder auch andere Perspektiven im Kontakt einzubringen und aufzuzeigen, dass es sich trotz eines Erlebens von *Festgefahrensein* oder sogar empfundener Hoffnungslosigkeit lohnt, hin und wieder in eine andere Zukunftsvorstellung zu schauen. Hirnphysiologisch ist heute nachweisbar (Schmitt, 2008), dass alles, was positive Perspektiven fördert, auch Hoffnung erzeugt und – in kleinen Schritten und mit Durchhaltevermögen – auch Veränderungen bewirken kann.

Relevante Muster von Systemen erkennen und Impulse setzen

Mustererkennung ist eine relevante Herangehensweise systemtherapeutischen Arbeitens. Muster haben in Systemen eine erhaltende und sichernde Bedeutung. Diese zu erkennen, ermöglicht es erst, deren Wichtigkeit einzuschätzen und Möglichkeiten zur Veränderung entwickeln zu können.

Es gibt eine große Anzahl von verschiedenen Methoden, die hilfreich sind, um Systeme, Systemmitglieder und deren relevante Regeln und Muster darzustellen und dadurch erkennbar werden zu lassen:

- Genogramm: eine grafische Darstellung von Familiensystemen (McGoldrick, Gerson u. Petry, 2008).
- Netzwerkkarte: eine grafische Darstellung von relevanten Menschen – Familie, Freundeskreis, Arbeitsplatz, wichtige Peers, Nachbarn, Helfersystem u. a. – die aus ressourcenorientierter Sicht hilfreich für das System sind (Beushausen, 2012).
- Skulpturarbeit: eine Darstellung von Beziehungsmustern in Systemen mithilfe anderer Personen, die sich skulpturartig zueinander in einem Raum positionieren und dabei Mimik, Gestik und Körperhaltungen nutzen (Lauterbach, 2011).
- Aufstellungsarbeit: eine Darstellung im Raum, die Beziehungsmuster visualisiert, indem sie auf Nähe und Distanz sowie Blickrichtungen fokussiert (Drexler, 2015). Hiervon abgeleitet haben sich verschiedene Formen von Aufstellungsarbeit zur Darstellung von Systemmustern entwickelt, z. B. das Familienbrett bzw. die Arbeit mit Symbolen, Bodenankern und anderen

Figuren. Hierbei sind auch Kombinationen aus Psychodrama und Aufstellungsarbeit entstanden (Lauterbach, 2011).

- Fragetechniken (hier insbesondere die zirkulären Fragen): Zirkuläre Fragen eignen sich besonders, um zirkuläre Dynamiken in Systemen sowie Wechselwirkungen in Kommunikationen und Interaktionen deutlich werden zu lassen (Simon u. Rech-Simon, 2001; Schwing u. Fryszer, 2012). Dabei ist es förderlich, sowohl andere Personen miteinzubeziehen wie auch die Symptome selbst: »Was würde Ihre Depression dazu sagen, wenn wir sie fragen würden? Wie würde Ihre Nachbarin reagieren, wenn sie wüsste, wie es Ihnen mit der aktuellen Situation geht?«

Aber auch andere Frageformen können im Kontext des ambulant betreuten Wohnens hilfreich sein (in Anlehnung an von Schlippe und Schweitzer, 2012; Berg, 2006; Simon u. Rech-Simon, 2001).

- Woran würden Sie konkret merken, dass die Symptome gelöst sind/sich verändert haben?
- Wann/wann nicht zeigen sich das Symptom/die Symptome/die Stimmen, die Wut, die Traurigkeit?
- Welche Befürchtungen löst das aus?
- Wie geht es Ihnen damit?
- Wobei sind die Symptome/Stimmen/die Wut etc. hilfreich?
- Wenn Sie Ihre Wut auf einer Skala von 0 bis 10 messen könnten, wobei 0 bedeutet, dass die Wut gar nicht da ist und 10 das Stärkste ist - was würden Sie sagen? Vielleicht ist 10, dass die Wut Sie ganz und gar einnimmt? Wann ist die Wut bei 10?
- Wo würden Sie sich/Ihre Traurigkeit/Ihre Wut etc. heute auf der Skala einstufen?
- Wie würde es sich anfühlen, wenn Ihre Symptome weniger werden/diese nicht mehr hilfreich sind/Sie sie nicht mehr brauchen?
- Was müssten Sie oder andere tun, damit das Problem/die Stimmen/die Wut/die Angst etc. schlimmer werden?

Zirkuläres Arbeiten ermöglicht aber auch, relevante andere Menschen in die Arbeit miteinzubeziehen: Familienmitglieder, Freundinnen/Freunde, Nachbarschaft, Tiere, imaginäre Unterstützungswesen, andere Fachkräfte etc. Das ist sogar möglich, wenn diese Personen nicht in der Nähe wohnen oder verstorben sind. Wichtig ist, dass diese als hilfreich und unterstützend erlebt werden:

- Wenn ich Ihr Kind/Ihre Freunde/Nachbarn/Kollegen/Mitpatienten etc. fragen würden, was würde es bzw. was würden sie Ihnen raten?

Das ambulante Arbeiten ermöglicht es, Bezugspersonen tatsächlich miteinzubeziehen und so gemeinsame Kontakte und Gespräche zu gestalten: etwa Paargespräche und Familiengespräche. Da sich Symptome auch immer in Interaktionen und Kommunikationen zwischen nahen Personen zeigen, ist es aus systemtheoretischer Sicht geradezu notwendig – falls gewünscht (!) –, dass auch andere Personen miteinbezogen werden.

Dadurch ist systemtherapeutisches Arbeiten im ambulant betreuten Wohnen ein ganzheitlicher Ansatz im Hinblick auf das einzelne System Mensch – die Klientin/der Klient und ihr/sein System.

Der Einsatz der beschriebenen Methoden kann eine Mustererkennung unterstützen und deutlich werden lassen, welche Bedeutung die aktuellen Muster haben und womit sich die Klientinnen wohl(er) oder unwohl fühlen. Dadurch kann Veränderungsbereitschaft entstehen. Muster zeigen aber auch auf, in welchen Loyalitäten und Hierarchien Systeme sich befinden und macht die Bedeutung der Muster deutlich.

Verhalten hat in unterschiedlichen Lebenskontexten eine Bedeutung und Sinnhaftigkeit

Aus systemtheoretischer Sicht macht jedes Verhalten Sinn in dem Kontext, in dem es auftritt. Das schließt mit ein, dass in jedem Verhalten eine Beziehungs- und Bedürfnisaussage steckt (von Schlippe u. Schweitzer, 2012; Simon, 2012).

Im ambulant betreuten Wohnen treffen Fachkräfte auf Menschen, die sich ihrer eigenen Bedürfnisse häufig nicht bewusst sind. In ihrem Leben sind sie selten danach gefragt worden, oder es hat andere nicht interessiert. Aufgrund dessen konnten sie nur bedingt ein Bewusstsein für ihre eigenen Bedürfnisse entwickeln; ihnen fehlen häufig Worte und Achtsamkeit für eigene Befindlichkeiten und Bedürfnisse. Für die Begleitung dieser Menschen hat es eine hohe therapeutische Wirkung, wenn sie in ihrem belasteten Alltag mehr Achtsamkeit für sich selbst entwickeln können und lernen, ihre Bedürfnisse in Worte zu fassen. Dabei ist es jedoch notwendig, dass dies in einem stabilisierenden und nur geringfügig krisenprovozierenden Maße geschieht: Werden Menschen sich ihrer Selbst bewusster, kann dieser Erkenntnisprozess auch zu Trauer und Krisen führen. Deswegen ist es unabdingbar, diesen Prozess mit ressourcenunterstützenden Maßnahmen, Geduld und der Achtsamkeit für Grenzen und Eigentempo der Klienten zu begleiten.

Das Besondere im Bereich des ambulant betreuten Wohnens ist, dass aufgrund des aufsuchenden Charakters die Klientinnen direkt in ihrem sozialen Umfeld erlebt und wahrgenommen werden. Das bedeutet, mittendrin in der Sinnkonstruktion der Symptome zu sein. Dadurch erhalten Fachkräfte einen direkteren Zugang zu Symptomdynamiken, Symptommustern und deren Relevanz im Leben der Klienten. Um hier handlungsfähig zu bleiben und hilfreiche Angebote machen zu können, ist ein systemtherapeutisches Verständnis hilfreich und sinnvoll.

Methodisch kann es interessant und für die Klientinnen hilfreich sein, mit Externalisierungen zu arbeiten. Hierbei ist es möglich, Emotionen oder Symptomen, wie z. B. der Sucht, eine imaginäre Form zu geben oder sich ein Wesen, eine Figur vorzustellen. Zum Beispiel der *kleine blaue Mutzwerg*, der in der Ecke sitzt und noch wachsen muss, damit die Klientin sich sicherer fühlt. Die *Sucht, die wie ein Freund ist,* der einfach immer da ist, sodass der Klient sich nicht allein fühlt. Oder die *Psychose, die wie eine Schlange ist,* die sich langsam und leise anschleicht (Caby u. Caby, 2014).

Bedeutung von Destabilität und Fluktuation in Systemen

Lebende Systeme, und so auch Menschen, sind ständig im Wandel, auch wenn dies von außen nicht immer so scheint. Somit sind Destabilität und Fluktuation allgegenwärtig. Die Herausforderung besteht darin, auf Anforderungen und Erwartungen von außen zu reagieren, sich zu ihnen zu verhalten und dabei gleichzeitig in einer Balance zu bleiben, damit das Leben sich nicht im Chaos wiederfindet. Um diese Prozesse händeln zu können, benötigen wir Ressourcen: Wissen und Kompetenzen, die uns ermöglichen, diese Dynamiken zu bewältigen. Im ambulant betreuten Wohnen treffen Fachkräfte auf Menschen, deren Ressourcen und Kompetenzen vielleicht verschüttet sind oder denen Fähigkeiten für bestimmte Lebensabläufe aus unterschiedlichen Gründen (biografische, physiologische oder psychologische Gründe) nicht zur Verfügung stehen. Das führt dazu, dass für andere Menschen als normal erscheinende, alltägliche Anforderungen bei Klientinnen und Klienten im ambulant betreuten Wohnen zu einer zu starken Destabilisierung und Fluktuation führen können; sie geraten in Krisen, die sie allein nicht mehr bewältigt bekommen.

Dann ist es notwendig, dass das in Krise geratene System wieder Sicherheit erfährt, um die notwendigen Kompetenzen lernen und entwickeln zu können.

Das bedeutet, ein System benötigt zum einen die Destabilisierung, damit es Neues lernen kann, und gleichzeitig einen sichernden Rahmen, um sich auf das Neue und Unbekannte einlassen zu können.

Hierbei bieten die begleitenden und anleitenden Tätigkeiten von Fachkräften im ambulant betreuten Wohnen maßgebliche Sicherungsstrukturen: Klienten erfahren Unterstützung im Alltag, erleben gemeinsames Tun, fühlen sich dabei eingebunden, finden ein offenes Ohr für ihre Sorgen und Nöte, erleben Unterstützung in Stresssituationen wie Ämtergänge, Arztbesuchen, Konflikte mit Familie, Freunden oder Nachbarn. Erst die dadurch gebotenen sichereren Rahmenbedingungen und Strukturen ermöglichen es, dass Klientinnen sich auf Neues einlassen können und bereit sind, neue Denk- und Handlungsweisen auszuprobieren.

Neue Handlungsmuster (nachhaltig) entwickeln

Neue Handlungsmuster zu verankern, braucht Zeit. Die zum Teil über Jahre entwickelten Muster geben Sicherheit und sind Teil der Identität des Menschen. Diese abzulegen und zu verändern, braucht eine ausreichende Attraktivität des Neuen und die Sicherheit, dass es sich lohnt, Muster zu verändern. Deswegen ist es notwendig, sich die möglichen Kosten der Veränderung bewusst zu machen und mit dem Nutzen des Neuen abzugleichen. Klientinnen und Klienten im ambulant betreuten Wohnen leben zum Teil bereits sehr lange mit ihren Mustern, Dynamiken und Symptomen. Möglicherweise ist eine Veränderung für sie nicht interessant oder bedarf einer längeren Überprüfung ihrer Attraktivität als bei anderen Menschen. Das bedeutet, Fachkräfte benötigen Geduld und Respekt vor den Mustern und Symptomen, ein Gespür für Timing, ein Bewusstsein für den Zusammenhang von Sicherheit und Veränderung und die Fähigkeit, immer wieder zu einer positiven Vision, einer Lösungstrance einladen zu können. Ist dies gegeben, kann Veränderung sich nachhaltig einstellen.

Fazit

Zum Abschluss eine Zusammenfassung der wichtigsten Grundsätze systemtherapeutischer Arbeit im ambulant betreuten Wohnen:

- Mitarbeitende im ambulant betreuten Wohnen sollten über eine systemtherapeutische Weiterbildung verfügen.
- Für eine hilfreiche und nachhaltige Arbeit ist es notwendig, dass der Kontext der Arbeit und die Bedeutung von Systemüberlappungen kontinuier-

lich reflektiert sowie die eigene Rolle im gesamten Hilfesystem immer wieder überprüft werden.

- Mitarbeitende verstehen sich als Moderatorinnen und Übersetzer im Netzwerk der verschiedenen Unterstützungsangebote.
- Mitarbeitende begreifen sich als Übersetzerin zwischen den verschiedenen Angeboten und den Klienten.
- Mitarbeitende verinnerlichen die systemischen Grundprinzipien und wenden diese in ihrer Arbeit an:
  - Sie haben ein Bewusstsein dafür, dass Symptome Ausdruck von Bedürfnissen, Kommunikations- und Interaktionsmustern im System sind.
  - Sie begegnen Symptomen und ungewöhnlichem Verhalten mit einer offenen und neugierigen Haltung: Sie erschließen sich durch Beobachtung und Fragen das Sinnsystem ihrer Klientinnen und sind sich dessen bewusst, dass sie eine andere Wahrnehmung haben, als ihre Klientinnen und möglicherweise andere Fachkräfte und Angehörige im System.
  - Mitarbeitende respektieren die Sinnhaftigkeit von Symptomen und Verhaltensweisen und sind sich dessen bewusst, dass sie möglicherweise auch eine Ressource für Klienten sein können.
  - Mitarbeitende respektieren Wirklichkeitskonstruktion, Veränderungstempo und Sinnkonstruktionen von Klientinnen.

Literatur

Berg, I. K. (2006). Familien-Zusammenhalt(en) (8. Aufl.). Dortmund: Verlag Modernes Lernen.

Beushausen, J. (2012). Genogramm- und Netzwerkanalyse. Die Visualisierung familiärer und sozialer Strukturen. Göttingen: Vandenhoeck & Ruprecht.

Borst, U. (2013). Systemische Therapie. Handwerk der Psychotherapie (Bd. 1). Tübingen: Psychotherapie Verlag.

Caby, F., Caby, A. (2014). Die kleine Psychotherapeutische Schatzkiste – Teil 1. Tipps und Tricks für kleine und große Probleme vom Kindes- bis zum Erwachsenenalter (3. Aufl). Dortmund: Borgmann Media.

Deutsches Institut für Medizinische Dokumentation und Information (DIMDI) (2018). ICD-10-GM, Kapitel V Psychische und Verhaltensstörungen (F00-F99) www.dimdi.de/static/de/klassifikationen/icd/icd-10-gm/kode-suche/htmlgm2018/block-f60-f69.htm (3.8.2019).

Deutsches Institut für Medizinische Dokumentation und Information (DIMDI) (2019). ICF: www.dimdi.de/dynamic/de/klassifikationen/icf/ (3.8.2019).

Drexler, D. (2015). Einführung in die Praxis der Systemaufstellungen. Heidelberg: Carl-Auer.

Hoff, T., Zwicker-Pelzer, R. (2015). Beratung und Beratungswissenschaft. Baden-Baden: Nomos.

Konrad, M., Rosemann, M. (2016). Betreutes Wohnen. Mobile Unterstützung zur Teilhabe. Köln: Psychiatrie Verlag.

II

Lauterbach, M. (2011). Wie Salz in der Suppe. Aktionsmethoden für den beraterischen Alltag (2. Aufl.). Heidelberg: Carl-Auer.
Ludewig, K. (2005). Einführung in die theoretischen Grundlagen der systemischen Therapie. Heidelberg: Carl-Auer.
Ludewig, K. (2013). Entwicklungen systemischer Therapie. Einblicke, Entzerrungen, Ausblicke. Heidelberg: Carl-Auer.
Luhmann, N. (1987/2012). Soziale Systeme. Frankfurt a. M.: Suhrkamp.
Luhmann, N. (2009). Einführung in die Theorie der Gesellschaft (Hrsg. D. Baecker). Heidelberg: Carl-Auer.
McGoldrick, M., Gerson, R., Petry, S. (2008). Genogramme in der Familienberatung (3. Aufl.). Bern: Huber/Hogrefe.
Schiepeck, G., Eckert, H., Kravanka, B. (2013). Grundlagen systemischer Therapie und Beratung. Psychotherapie als Förderung von Selbstorganisationsprozessen. Göttingen: Hogrefe.
Schlippe, A. von, Schweitzer, J. (2002). Lehrbuch der systemischen Therapie und Beratung. Göttingen: Vandenhoeck & Ruprecht.
Schmitt, T. (2008). Das soziale Gehirn. Eine Einführung in die Neurobiologie für psychosoziale Berufe. Bonn: Psychiatrie Verlag.
Schwing, R., Fryszer, A. (2012). Systemisches Handwerk. Werkzeug für die Praxis (5. Aufl.). Göttingen: Vandenhoeck & Ruprecht.
Simon, F. B. (2012). Die andere Seite der Gesundheit. Ansätze einer systemischen Krankheits- und Therapietheorie (3. Aufl.). Heidelberg: Carl-Auer.
Simon, F. B., Rech-Simon, Ch. (2001). Zirkuläres Fragen – Systemische Therapie in Fallbeispielen: Ein Lehrbuch (4. Aufl.). Heidelberg: Carl-Auer.
Trost, A., Wienand, F. (2000). Praxis der lösungsorientierten Kurztherapie mit Familien in der kinder- und jugendpsychiatrischen Praxis. Forum der Kinder- und Jugendpsychiatrie und Psychotherapie, 10 (2), 85–96.

II

Benjamin Bulgay

Systemisch-therapeutische Aspekte in der Arbeit mit migrierten und geflüchteten Menschen

Kurzbeschreibung systemtherapeutischer Migrations- und Flüchtlingsarbeit

Kumbier und Schulz von Thun (2006) weisen darauf hin, dass im Zeitalter der Globalisierung die inter- bzw. transkulturelle Arbeit essenzieller ist denn je. Auch die hohe Anzahl an Flüchtlingen, die insbesondere seit 2015 nach Deutschland und in andere EU-Länder eingereist sind, erfordert, dass Menschen unterschiedlicher Kulturen sich näher kommen, anstatt nur zu koexistieren. Das Ziel wurde klar formuliert: »Integration ist ein langfristiger Prozess. Sein Ziel ist es, alle Menschen, die dauerhaft und rechtmäßig in Deutschland leben, in die Gesellschaft einzubeziehen. Zugewanderten soll eine umfassende und gleichberechtigte Teilhabe in allen gesellschaftlichen Bereichen ermöglicht werden« (Bundesamt für Migration und Flüchtlinge, 2019).

Der vorliegende Einblick in das Arbeitsfeld der systemischen Migrations- und Flüchtlingsarbeit wird sich auf die traditionell, patriarchalisch muslimisch strukturierten Migrantenfamilien fokussieren, um anhand dieser zahlenmäßig größten Gruppe unter den Migranten und Flüchtlingen in Deutschland (5,4 % bzw. 5,7 % der Gesamtbevölkerung sind muslimische Glaubensangehörige: Stichs, 2016) die Aufgaben sichtbar zu machen.

Die Herausforderungen der Integration können durch die Verbindung von interkultureller Kompetenz und einer systemischen Haltung gelingen. Denn schon Johann Wolfgang von Goethe (posthum 1833/1981, S. 385) mahnte: »Toleranz sollte eigentlich nur eine vorübergehende Gesinnung sein. Sie muss zur Anerkennung führen. Dulden heißt beleidigen.«

Die Arbeit mit Migrantinnen wird dann systemisch-interkulturell, wenn aufgrund der Herkunft Widerstände in Form von Verhaltensweisen oder anderen Sichtweisen überwunden werden sollen. Manche Migranten haben z. B. aufgrund ihrer Herkunft ein skeptisches Verhältnis zu medizinischen und psychotherapeutischen Behandlungen. Deswegen ist der Zugang etwa durch ambulante

Familienhilfen und Beratungsangebote ein wesentlicher Beitrag zur körperlichen und psychischen Gesundheit, sowohl präventiv als auch bei bereits bestehenden Beeinträchtigungen. Aus diesem Grund benötigen Mitarbeitende in diesem Arbeitsfeld neben dem systemisch-therapeutischen Wissen auch interkulturelle Kompetenz, um hier wirksam therapeutisch tätig werden zu können. Darüber hinaus können gegebenenfalls Übersetzungsleistungen notwendig sein, sei es vom Deutschen in die jeweilige Herkunftssprache oder von der Fachsprache in einfaches Deutsch.

Die Kombination von interkultureller Kompetenz und systemischer Haltung schlägt die Brücke über kulturelle Barrieren

Interkulturelle Kompetenz ist die Fähigkeit, mit Individuen und Gruppen anderer Kulturen angemessen und erfolgreich umzugehen. Eine Person ist dann interkulturell kompetent, wenn sie bei der Zusammenarbeit mit Menschen fremder Kulturen deren Konzepte der Wahrnehmung, des Denkens, Fühlens und Handelns erfassen und begreifen kann.

Interkulturell-systemische Arbeit versucht, hier noch einen Schritt weiterzugehen. Durch die Achtung der Autonomie und Eigendynamik des Systems einer traditionell, patriarchalisch muslimisch strukturierten Migrantenfamilie soll das Vertrauen des Systems erworben und eine systemisch-interkulturelle Therapie möglich gemacht werden. Denn für die Interaktion mit Menschen anderer Kulturen ist nicht nur das Wissen über Unterschiede, sondern auch die Anpassung des eigenen Verhaltens notwendig. Gerade bei den besagten Migrantenfamilien wird eine steuernde Instanz in den meisten Fällen machtlos sein, da es in diesem Kulturkreis oft vorkommt, dass das System Familie unter allen Umständen vor Zugriffen von außen geschützt werden möchte. So ist es bei der systemisch-interkulturellen Arbeit besonders entscheidend, geduldig und reflektiert vorzugehen, da das ratsuchende System unter keinen Umständen unter Druck geraten darf. Daher kann die Systemische Therapie durch das Angebot, die Wirklichkeit in einer anderen Perspektive zu sehen, ohne Druck auszuüben – z. B. gegenüber der analytischen Therapie –, eine wirksame Methodik darstellen.

In welchen Fällen treten Menschen mit Migrationshintergrund in Kontakt mit Psychotherapeuten?

Das Arbeitsfeld der systemischen Migrations- und Flüchtlingsarbeit ist Systemische Therapie jenseits des Heilauftrags, also ohne Krankenbehandlung. Beispielsweise handelt es sich bei der systemischen Migrations- und Flüchtlingsarbeit um Familienkonflikte, Gewalt gegen Frauen oder Minderjährige oder um schulische Probleme, bei denen Systeme wie Jugendamt, Schule, Kliniken, Sozialamt etc. ohne Unterstützung von systemisch-interkulturellen Therapeuten nicht weiterkommen. Hier ist es notwendig, zu verstehen, wie die Prozesse im System der traditionell, patriarchalisch muslimisch strukturierten Migrantenfamilien organisiert sind, um eine Einheit innerhalb einer Migrantenfamilie und auch die Interaktion mit den deutschen Systemen möglich zu machen.

Systemische Therapie im Arbeitskontext Migrations- und Flüchtlingsarbeit

Eine Systemische Therapie mit Migranten bzw. Migrantinnen und Geflüchteten kann sich in einigen Punkten grundlegend von der systemischen Therapie mit Einheimischen unterscheiden. Grund dafür können besondere Herausforderungen sein.

Im Folgenden werden diese besonderen Herausforderungen verdeutlicht, die sich durch den Einfluss der gesellschaftlichen, familiären und kulturellen Hintergründe auf die Selbststeuerung, Selbstorganisation und das Handeln der Migranten und Flüchtlinge ergeben.

Herausforderung 1: Wertebasis

In der interkulturellen Arbeit besteht eine grundlegende Herausforderung darin, sich in die Denk- und Gefühlswelt der traditionell, patriarchalisch muslimisch strukturierten Migrantenfamilie hineinzuversetzen und die Macht gewisser Begriffe in der jeweiligen Kultur zu kennen. Am Beispiel der islamischen Kultur bestimmen häufig zwei Begriffe die Wahrnehmung, das Denken, Fühlen und Handeln:

- *Namus (Nāmūs, arabisch »Gesetz«)/weiblicher Ehrbegriff:* Dieser umfasst die sexuelle Unberührtheit des unverheirateten weiblichen Familienmitglieds. Die Frau darf zum Schutz ihrer Ehre und Keuschheit gewisse Regeln nicht verletzen. Diese Ehre wird der Frau bei der Geburt verliehen, sie kann nicht vermehrt werden, jedoch verloren gehen. »Namus« kann auch weitgefasst als Familienehre definiert werden.
  Beispiel: Augenkontakt zwischen Mann und Frau: Ein intensiver Blick, der länger dauert, als es kulturell erlaubt ist, kann weitreichende Folgen haben, ja sogar ein Eheversprechen sein. Da gemeinsame Unternehmungen, Beziehungen auf Probe, Kino- oder Discobesuche zwischen Männern und Frauen

II

verboten sind, stellt der Augenkontakt bei sehr religiösen Familien einen zentralen Ausdruck erotischer Wünsche dar. Dauert er zu lange, verstärkt sich seine Bedeutung und der Blick bekommt nahezu den gleichen Stellenwert wie eine sexuelle Handlung.

- *Seref (Şeref, türkisch »Ehre, Ansehen, Achtung«)/männlicher Ehrbegriff:* Die Ehre des Mannes und seiner Verwandten kann erworben, vermehrt und vermindert werden. *Seref* definiert sich u. a. über die sexuelle Integrität der Frauen in der Familie, insbesondere über ihre sexuelle Enthaltsamkeit. Daher obliegt die Überwachung der weiblichen sexuellen Unversehrtheit traditionell den männlichen Verwandten. Somit bedeutet die Verletzung der weiblichen *Namus* zugleich eine Verletzung der Familienehre.
  Beispiel: Religiöse Frauen und die Arztpraxis: Die Religiosität hat Auswirkungen auf Arztbesuche. Gläubige Frauen gehen nie ohne männliche Begleitung zum Arzt oder ins Krankenhaus. Das ist sogar dann der Fall, wenn es sich um einen Besuch bei Gynäkologinnen bzw. Gynäkologen handelt. Da Frauen sich bei einer Untersuchung entkleiden und ihren Körper zeigen müssen, muss ein Mann aufpassen, dass alles korrekt abläuft und »seine« Frau nicht geschändet wird.

Herausforderung 2: Erfahrung mit Krankheit, Behinderung und Gesundheitssystem

Dass die zuvor genannten Begriffe grundlegend für die systemische interkulturelle Therapie sind, wird am Umgang mit Krankheit und Behinderung in traditionell, patriarchalisch muslimisch strukturierten Migrantenfamilien deutlich.

Wie in vielen nichtwesteuropäischen Ländern haben Kranke auch innerhalb einer solchen Migrantenfamilie einen besonderen Stellenwert. Das geht schon daraus hervor, dass alle Mitglieder sehr eng miteinander in Beziehung stehen und so dem System Familie eine sehr hohe Bedeutung verleihen, um das Ansehen der Familie zu schützen.

Beispiel: »Mein Kind ist nicht krank!«

Migranteninnen und Migranten fällt es häufig sehr schwer, Krankheiten, insbesondere bei Kindern, zu akzeptieren. Diagnostizierte Krankheiten werden als Makel empfunden und so wird der Gang zum Arzt vermieden. Dieses Verhalten wird durch eine Studie (Robert Koch-Institut, 2008, S. 127) besonders bei der Wahrnehmung von Vorsorgeuntersuchungen bei Kinderärzten sichtbar: »Insbesondere Familien mit Migrationshintergrund sowie sozial schwache Familien nutzen die Kinderfrüherkennungsuntersuchungen seltener als der Schnitt.« Inzwischen ist in den Bundesländern Berlin, Bremen, Hessen, Saarland, Rheinland-Pfalz, Brandenburg, Sachsen, Schleswig-Holstein, Niedersachsen, Nordrhein-Westfalen und Thüringen eine Untersuchungspflicht eingeführt worden. Als Folge wird nun per Datenübermittlungen der Meldebehörden und der Kinder- und Jugendärzte die Teilnahme an den Vorsorgeuntersuchungen sichergestellt. Das Jugendamt wird aktiv, falls Kinder diesen Untersuchungen fernbleiben.

In den Herkunftsländern werden Krankheitskosten durch Krankenkassen kaum erstattet bzw. übernommen, daher ist meist das Gesundheitssystem, wie wir es in Deutschland kennen, unbekannt. In manchen islamischen Ländern geht es sogar so weit, dass Patientinnen und Patienten, die ihre Krankenhausrechnung nicht zahlen können, im Krankenhaus als »Geisel« festgehalten werden. So ist es nicht verwunderlich, dass auch der Begriff des Therapeuten in vielen Ländern unbekannt ist. Diese Begriffe bzw. Berufsbezeichnungen müssen im interkulturellen Kontext zunächst erklärt werden.

Beispiel: Eine Frau mit Migrationshintergrund kommt zur Beratung, weil sie häusliche Gewalt durch ihren Mann erfährt

Ihre ersten Fragen an die Therapeutin sind häufig: »Muss ich mich hinlegen, wenn ich mich für eine Therapie entscheide?«, »Muss ich mich dazu ausziehen?« und auch die Bitte: »Mein Mann darf davon niemals etwas erfahren.«

Beispiel: Eine Behinderung kann die Familie trennen

Behinderung wird in nichtwesteuropäischen Ländern nur schwer akzeptiert. Dabei wird jedoch zwischen psychisch/geistiger und körperlicher Behinderung unterschieden. Geistige Behinderung kann Familien sogar verbinden, da die psychisch kranke Person (lediglich) vom Bösen/Teufel besessen ist, und es werden gemeinsame Gegenanstrengungen unternommen: So werden z. B. Heiler aufgesucht, um das Böse auszutreiben.

Für traditionell, patriarchalisch muslimisch strukturierte Migrantenfamilien ist dagegen eine physische Behinderung eine schreckliche Strafe und eine große Schande. Die Behinderung führt unweigerlich zur Schuldfrage, die in der Schuldzuweisung gegenüber der Mutter des behinderten Kindes mündet. Daher muss in der Arbeit mit Migranten mit dem Begriff »Behinderung« sehr sorgsam umgegangen werden. Eine Ausnahme stellt hier die Lernbehinderung dar.

Herausforderung 3: Bildungsauftrag versus Erziehungsauftrag – Schule in Deutschland

Bei einheimischen Deutschen ist es üblich, dass der Bildungsauftrag überwiegend an die Schule übertragen wird. Der Erziehungsauftrag bleibt weitgehend bei der Familie. Dagegen werden in vielen anderen Ländern, etwa der arabischen Welt, in Lateinamerika, China und der Türkei sowohl der Bildungsauftrag als auch der Erziehungsauftrag an die Schule übertragen. Das bedeutet auch, wenn ein Kind an einer Lernbehinderung leidet, das die Mutter nicht die Schuld trifft, da die Verantwortung bei der Schule bzw. dem Lehrer liegt. Durch die Übertragung des Bildungs- und Erziehungsauftrags würde auch die Schuldfrage bei einer Lernbehinderung unweigerlich zu ungunsten der Schule gestellt. Hierzukommt, dass die Mutter ihren Auftrag und damit die Verantwortung für ihr Kind an die Schule bzw. den Lehrer übertragen hat.

Die aufgelisteten Herausforderungen stellen nur einige der wichtigsten Aspekte dar. Es sollte dennoch deutlich geworden sein, wie entscheidend es ist, Unwissenheit und Ängste vor Beginn einer Therapie aus dem Weg zu räumen und in keine kulturellen »Fettnäpfchen« zu treten. Dieses Wissen und ein achtsames Verhalten sind für eine erfolgreiche Zusammenarbeit entscheidend, um eine Stigmatisierung der Klientin bzw. des Klienten zu verhindern.

Visualisierung durch Diagramme

Das System einer traditionell, patriarchalisch muslimisch strukturierten Migrantenfamilie wird anhand eines Kreisdiagramms visualisiert (siehe Abbildung 1). Die im Abschnitt »Herausforderung 1: Wertebasis« erwähnten Machtstrukturen und Herausforderungen mit traditionell, patriarchalisch muslimisch strukturierten Migrantenfamilien können so sichtbar werden.

Das Kreisdiagramm verdeutlicht die drei inneren Kreise der familiären und sozialen Bezugssysteme. »Es zeigt die Arten der Interaktion innerhalb der drei Kreise auf, markiert aber ebenso die Kontakte mit gesellschaftlichen Institutionen wie Behörden, Bildungseinrichtungen und medizinischen bzw. anderweitigen Einrichtungen, welche als jeweils individuelle Systeme wahrgenommen werden. Rote und dick gezeichnete Pfeile sprechen für die Intensität der Kontakte. Islamische Clankonzepte, für die das Kreisdiagramm in erster Linie gedacht ist, sind patriarchalisch und strikt konservativ-hierarchisch aufgebaut. Es ist grundsätzlich zu klären, wie die Durchlässigkeit solcher Systeme aussieht. Sind sie eher starr oder eher durchlässig? […] Die Hierarchie ist in

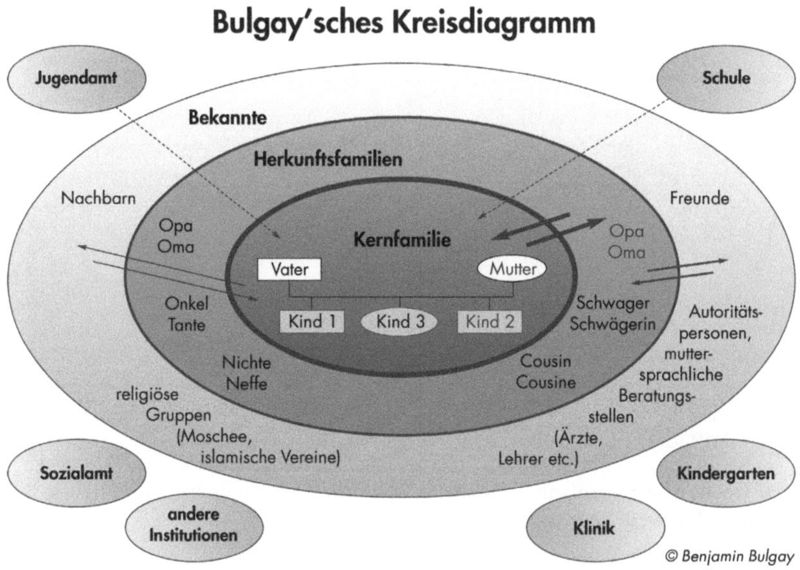

Abbildung 1: Kreisdiagramm zur Visualisierung der traditionell, patriarchalisch muslimisch strukturierten Migrantenfamilien (nach Bulgay u. Reimann-Höhn, 2011, S. 50)

erster Linie in der Betonung der jeweiligen männlichen Verwandten strukturiert« (Bulgay, 2017, S. 91).

Für die Arbeit mit der Migrantenfamilie kann dieses Wissen wichtig sein, da Außenstehende wie eine Therapeutin natürlich nicht direkt zum Clansystem gehören. Daher wird ihnen üblicherweise weniger vertraut und der erste Kontakt besteht in erster Linie aus der Klärung der Machtverhältnisse, um so den Schutz der gesamten Herkunftsfamilie gewährleisten zu können. Hierbei ist das Kreisdiagramm hilfreich, denn »der Vater der Ehefrau, ihre Brüder (so vorhanden) und der Ehemann haben mehr Entscheidungsbefugnis bei allen wesentlichen Themen ihrer Kinder als die Ehefrau und Mutter. Aus diesem Grund ist es auch so wichtig, diese Personen, wenn möglich, direkt oder zumindest indirekt mit einzubeziehen. Doch auch dieses Vorgehen ist nicht immer erfolgreich« (S. 91).

Wie im Abschnitt »Herausforderung 2: Erfahrung mit Krankheit, Behinderung und Gesundheitssystem« erwähnt, kommt es im Falle der Schuldfrage – z. B. durch eine physische Behinderung eines Kindes – zur Spaltung der durch Heirat geschaffenen Struktur der Kernfamilie in zwei Teile: der mütterlichen und väterlichen Seite (siehe Abbildung 2).

II

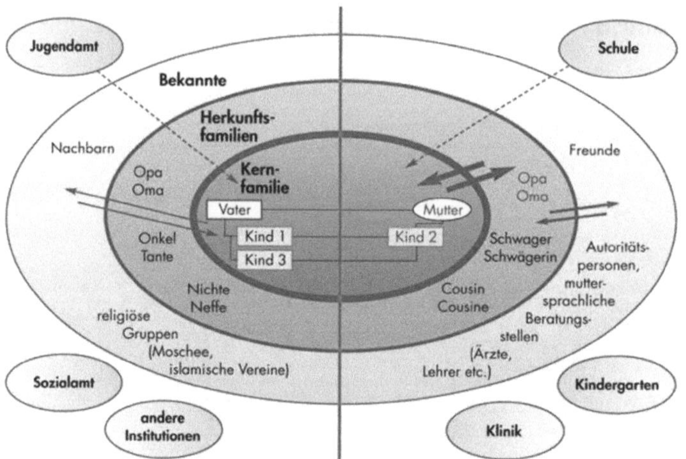

Abbildung 2: Trennung der Kernfamilie durch die Schuldfrage bei physischer Behinderung eines Kindes (nach Bulgay u. Reimann-Höhn, 2011, S. 50)

Der Erfolg von systemisch-interkultureller Therapie

Das Ziel jeder interkulturell-systemisch arbeitenden Therapeutin sollte es sein, in den dritten Kreis des Kreisdiagramms (siehe Abbildung 1 und 2) hineinzukommen. So kann es gelingen, als eine vertrauenswürdige und respektierte Autoritätsperson Vertrauen zur traditionell, patriarchalisch muslimisch strukturierten Migrantenfamilie aufzubauen, um das Fundament für eine erfolgreiche Therapie zu legen. In der Regel ist der systemische Ansatz dafür ausreichend, da hier der Mensch – unabhängig von seiner Hautfarbe, seines Geschlechts, seiner Religion und Herkunft – im Vordergrund stehen soll. Erste Ansatzpunkte dafür können Anerkennung, Wertschätzung, Kommunikation auf Augenhöhe und die Vermittlung der Botschaft sein: »Du bist der Experte deines Lebens.« Die Erfahrung in der Arbeit mit Migrantinnen/Migranten und geflüchteten Menschen zeigt, dass es auch ganz anders gehen kann, als die Beteiligten zunächst annehmen:[1]

Praxisbeispiel

Die Familie bestand aus dem Stiefvater Ahmet, der Mutter Ayse, dem 15-jährigen Sohn Mehmet und einer Tochter. Die Schule hatte sich aufgrund des gewalttätigen Verhaltens von Mehmet an das Jugendamt gewendet. Dieses suchte im Verlauf der Betreuung der Familie Unterstützung bei der pädagogischen Familienhilfe, da

1 Die Namen von Klientinnen und Klienten in dem Praxisbeispiel sind geändert.

ein gewalt- und konfliktfreies Zusammenleben in der Familie nicht mehr möglich erschien: »Unser Sohn wollte sich nichts sagen lassen« (Ulrich, 2008, S. R16). Er ging jeden Abend in die Disco, traf sich mit älteren Freunden, trank Alkohol und rauchte Haschisch. »Wir haben ihn dann mit dem, was wir gerade in den Fingern hatten, geschlagen oder es nach ihm geworfen« (S. R16).

Schritt 1: Langes Joining

Die Abbildung 3 soll den Prozess in der interkulturell-systemischen Arbeit deutlich machen. Hier zeigt sich ein zusätzlicher Schritt zur klassischen systemischen Therapie, das sogenannte »Joining« nach Rezapour und Zapp (2011). Dieses kann mehrere Sitzungen umfassen.

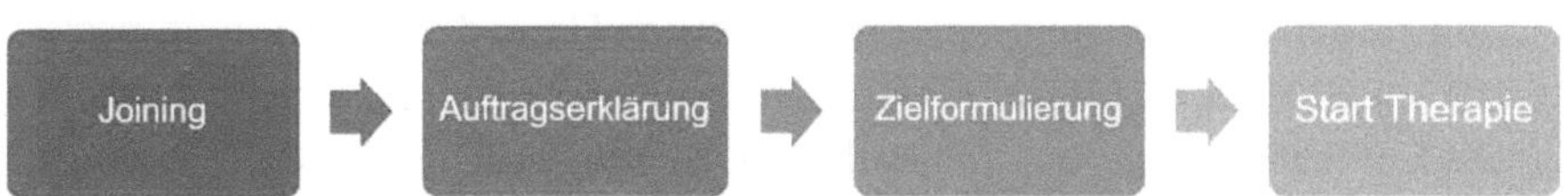

Abbildung 3: Prozess der interkulturell systemischen Arbeit

Im oben skizzierten Fall waren hierzu zwei Sitzungen zwischen Therapeuten und Sohn notwendig. Hierbei wurde deutlich, dass der Sohn als Gesprächspartner nicht ausreicht, da seine Gewaltausbrüche ihren Ursprung in der konfliktbelasteten Beziehung zu seinem Stiefvater zu haben schienen. Daher wurden weitere vier Sitzungen zwischen dem Therapeuten und Stiefvater anberaumt. In diesen Sitzungen konnten folgende grundlegende Dinge geklärt werden:

- *Klärung der Machtverhältnisse:* In vielen Fällen dauert es ein bis zwei Sitzungen, bis die Therapeutin die Machtverhältnisse der Familie für sich wahrgenommen hat. Erst mit der Zustimmung des Familienoberhaupts kann die Zusammenarbeit gelingen. Hierbei sind die interkulturellen Kenntnisse entscheidend, um das Vertrauen der Migrantenfamilie zu gewinnen.
- *Was ist eine Therapie?* Hierzu wurde das Dogma »Krankheit und Behinderung« aus dem Weg geräumt und das Verständnis dafür geschaffen, dass eine Systemische Therapie nicht nur für Kranke wertvoll ist.
- *Wahrung des männlichen Ehrbegriffs:* Traditionell muslimische Männer werden in der Regel dazu erzogen, ihre Probleme selbst zu lösen oder im familiären System den Rat eines Älteren einzuholen. Hier ist es wichtig, aufzuzeigen, dass der Therapeut wirksamer helfen kann und dass es wertvoll und »normal« ist, Hilfe und Unterstützung anzunehmen, wenn man sie braucht.

- *Vertrauensverhältnis schaffen:* Dazu ist es notwendig, mindestens auf Augenhöhe – in vielen Fälle sogar dienend – in den Dialog zu treten. Bei diesen wertschätzenden Unterhaltungen bietet es sich an, die Du-Ansprache zu verwenden, da hierbei ohne förmliche Distanz kommuniziert werden kann. Das Joining ist erst beendet, wenn die Bereitschaft geschaffen wurde, zuzuhören und offen miteinander zu agieren.

Besonders wichtig ist hierbei, dass das Problem, z. B. die Misshandlung eines Kindes, nicht direkt angesprochen wird. Das Problem wird vielmehr auf einer Metaebene thematisiert bzw. umkreist.

Verhaltensweisen für einen ersten guten Eindruck

Häufig finden die Joininggespräche direkt im Haus der traditionell, patriarchisch muslimischen Migrantenfamilien statt. Für einen guten und höflichen ersten Eindruck sollten u. a. folgende vier Gepflogenheiten beachtet werden:

- Die Schuhe sollten immer vor der Haustür ausgezogen werden. Der Besucher bzw. die Besucherin trägt so keinen Straßenschmutz in die Wohnung und ehrt das Eigentum des Gastgebers. Achtung: Auch der Gastgeber möchte aller Wahrscheinlichkeit nach nicht als unhöflich gelten und wird auf Nachfrage sagen, dass der Gast selbst entscheiden kann, ob er die Schuhe auszieht oder anbehält. Auch dann sollten die Schuhe ausgezogen werden!
- Eine angemessene Begrüßung ist der zweite Schritt. Gerade in Fragen der Erziehung kann die Mitarbeit der Frau von Bedeutung sein, da dies traditionell ihr Aufgabenfeld umfasst. Für ihre Mitarbeit bedarf es häufig der Zustimmung ihres Mannes. Dabei stehen unter anderem zwei Möglichkeiten zur Verfügung:
  - Der Therapeut, egal ob männlich oder weiblich, stellt gleich zu Beginn des Gesprächs die Frage an den Ehemann, ob eine Begrüßung der Frau mit Handschlag erlaubt ist. Dabei erläutert er, dass er aus einer anderen Kultur komme und mit den fremden Gepflogenheiten nicht vertraut ist.
  - Nach der Begrüßung des Mannes mit Handschlag kann der Therapeut der Frau kurz zunicken und dann den Blick sofort wieder senken.
- Der Augenkontakt sollte nicht nur gegenüber traditionell muslimischen Frauen bewusst eingesetzt werden. Es kann vorkommen, dass auch ein zu langer Augenkontakt zwischen Männern zum Machtkampf führen kann. Ein intensiver Augenkontakt kann der Beginn eines Machtspiels werden, bei dem der Mann, der zuerst wegsieht, ein Stück seiner Machtposition aufgibt bzw. aufgeben muss. Daher kann es sinnvoll sein, den Augenkontakt so lange zu vermeiden, bis sich die Situation geklärt hat.

- Tee spielt eine wichtige Rolle beim Vertrauensaufbau. Sollte das Joining Erfolg zeigen, kann es sein, dass der Familienvater seiner Frau zu verstehen gibt, dass sie nun Tee auftragen kann. Die Reihenfolge des Teeausschanks symbolisiert dabei oft die Hierarchie innerhalb der Familie. Erklärt das Oberhaupt der Familie, der Gast solle zuerst Tee bekommen, wird dieser dadurch in der Machtfolge über den Patriarchen gestellt.

Wie bereits erwähnt, ist die Auftragserklärung in der Regel schwierig, da das Problem nicht deutlich angesprochen werden sollte. Dadurch kann es zu weiteren Hindernissen kommen:
- Termine werden abgesagt,
- Termine werden nicht wahrgenommen.

Im vorgestellten Fall konnte das Vertrauen des Familienvaters Ahmet gewonnen werden und die systemisch-interkulturelle Arbeit mit der ganzen Familie begann. Da Männer aus islamischen Familien üblicherweise nicht zu einer Therapie gehen, war dies ein großer Erfolg.

Es stellte sich heraus, dass der Vater sich zu sehr darum bemühte, den Stiefkindern ein Vater zu sein. In der Pubertät des Stiefsohnes Mehmet war dieses Verhalten für den 15-Jährigen nicht mehr aushaltbar, er rebellierte. Die Mutter der Kinder litt sehr unter diesen Konflikten. Gemeinsam wurde nach einer Lösung gesucht. Schließlich zog der Stiefvater aus der gemeinsamen Wohnung aus, um Abstand zu schaffen. Somit konnte sich die Beziehung der Familienmitglieder untereinander wieder zum Positiven regulieren. Die gesamte Familie nahm an einer intensiven systemischen Therapie (zwischen 10 und 20 Stunden wöchentlich) während dieser Zeit teil.

Ahmet sagte nach der Therapie: »Früher habe ich mich immer aufgeregt. Jetzt kann ich locker mit unserem Sohn reden« (Ulrich, 2008, S. R17). Auch Mehmet hat seine Aggressionen überwunden, seinen Schulabschluss gemacht und eine Ausbildung zum Koch begonnen.

Die Erfahrung in der interkulturellen systemischen Therapie hat gezeigt, dass auch das Bildungsniveau einen Einfluss auf die Ausprägung der Struktur der Familie haben kann, darauf sollte sich die Therapie entsprechend einstellen.

Die im Folgenden genannten Methoden eignen sich besonders für die systemisch-interkulturell therapeutische Arbeit mit Migranten und geflüchteten Menschen.

Es kann häufig in der systemisch-interkulturellen Arbeit eine Herausforderung sein, in der traditionell, patriarchisch muslimischen Migrantenfamilie wertschätzende Beschreibungen für das konflikt- und gewaltvolle Verhalten zu finden. Es sollte auch hinter scheinbar destruktivem Verhalten nach dem potenziell konstruktiven Beitrag gesucht werden, um das Vertrauen der Familie nicht zu verlieren.

Dabei haben sich in der Vergangenheit folgende Methoden als besonders wirksam herausgestellt:

- Positives Konnotieren (Schwing u. Fryszer, 2017): »Du bist der Experte deines Lebens.«
- Arbeit mit Metaphern, Parabeln und Geschichten als Umgehungstechnik nach Schweitzer und von Schlippe (2006),
- Systemische Fragen. Dabei sind besonders geeignet:
  - Zirkuläre Fragen nach Simon und Rech-Simon (1998), die auf den Standpunkt Dritter abzielen: »Was würde deine Großmutter sagen, wenn …?«
  - Skalenfragen »Auf einer Skala von null bis zehn – wie zufrieden bist du in deiner Familie?«
- Tetralemma nach Satir, Banmen, Gerber und Gomori (1995). »Das Eine; Das Andere; Beides; Keins von beiden: dies nicht und auch das nicht.«
- Stuhlarbeit aus der Schematherapie nach Young (2003). Diese ist besonders bei Einzelpersonen, Großmutter/-vater und Kindern geeignet.
- Narrative Methode nach White und Epston (1990): »Willst du, dass diese Erfahrung dein Leben regiert?«

Ausblick: Bedeutung und Umsetzungsmöglichkeiten von systemischer Therapie ohne Heilauftrag – Freiheit ohne Diagnose

In einer systemisch-interkulturellen Therapie sollten Blockaden und Ängste der Klienten sehr ernst genommen und darauf eingegangen werden. Es ist vorteilhaft, wenn der Klient bei einer systemischen Therapie ohne Heilauftrag die Zügel in der Hand behält und stets selbst »Herr der Lage« sein kann. Im Gegensatz dazu stellt sich bei der Konsultation eines approbierten Therapeuten oft die traditionelle Schuldfrage (vgl. hierzu Abschnitt »Herausforderung 2: Erfahrung mit Krankheit, Behinderung und Gesundheitssystem«).

Ein weiterer Vorteil der systemisch-interkulturellen Arbeit ohne Heilauftrag kann darin bestehen, dass sie nicht über die Krankenkasse abgerechnet werden kann. Somit steht diese Art der Therapieform jedem offen und benötigt keine ärztliche Überweisung. Damit kann auch die eventuelle Angst vor Stigmatisierung durch eine Diagnose oder gar vor einer festgestellten Krankheit sinken.

Durch die fehlende Kassenleistung ist die Klientin dazu angehalten, selbst die Kosten zu tragen und einen für sie passenden Therapeuten für die Therapie zu ermächtigen. Häufig sind die Kosten mit 80 bis 120 Euro pro Therapiesitzung besonders für begleitete Flüchtlinge, die in Sammelunterkünften untergebracht werden und erfahrungsgemäß einem pädagogischen Betreuungsverhältnis von ca. 1:100 unterstehen, nicht erschwinglich. Auch für Migranten in einer (Fest-) Anstellung kann dies ein bedeutender Kostenfaktor sein. Laut einer aktuellen Studie der Arbeitsagentur für Arbeit liegt das Durchschnittsgehalt (Medianentgelt) für sozialversicherungspflichtig Vollzeitbeschäftigte von Migranten in Deutschland immer noch ca. 22 % unter dem Medianentgelt von Deutschen (Leubecher, 2019).

Glossar

Assimilation: lat. assimilatio: »angleichen, anpassen«.

Ayip (ayip, türk.: »schändlich«): »Das gehört sich nicht!« Ayip steht für unehrenhaftes Verhalten, unangepasstes Verhalten, aber auch nicht adäquates Verhalten gegenüber der Gesellschaft, in der man lebt.

Halal (Halāl, arab.: »rein, erlaubt«): Bezeichnet im Islam alle Dinge und Handlungen, die nach islamischem Recht erlaubt sind.

Haram (Harām, arab.: »verboten, unverletzlich, heilig, geheiligt, verflucht, fluchbeladen«): Das Gegenteil von Halal. Alle Dinge und Handlungen – wie z. B. Rauchen, Alkohol und Schweinefleisch – die nach islamischem Recht verboten sind.

Integration: lat. integrare: »erneuern, ergänzen, geistig auffrischen«.

Interaktion: lat. inter: »zwischen« und actio:»Tätigkeit, Handlung«.

Interkulturell: lat. inter: »zwischen«, das Miteinanderleben und der Austausch zwischen zwei Kulturen, Fokus: Aushandlungsprozesse, Veränderung auf beiden Seiten.

Migration: lat. migratio: »(Aus-)Wanderung, Umzug«.

Multikulturell: multi, lat. multus: »viel«, das Nebeneinanderleben mehrerer, voneinander abgegrenzter Kulturen, Fokus: Anerkennung von grundlegenden Unterschieden, Akzeptanz von anderen.

Transkulturell: lat. trans: »hindurch«, »darüber hinaus«, bezeichnet die kulturelle Veränderung und die Entstehung neuer Formen, Fokus: Mehrfachzugehörigkeiten und fließende Identitätsgrenzen zwischen Individuen.

umA: unbegleiteter minderjähriger Ausländer (bis zur Klärung des Flüchtlingsstatus).

Literatur

Bulgay, B. (2017). Systemisch-interkulturelle Arbeit mit Flüchtlingsfamilien. In B.T. Koch (Hrsg.), Junge Flüchtlinge auf Heimatsuche – Psychosoziales und pädagogisches Handeln in einem sensiblen Kontext (S. 81–92). Heidelberg: Carl-Auer.

Bulgay, B., Reimann-Höhn, U. (2011). Tee oder Mokka? 7 goldene Verhaltenstipps aus der Praxis für den Umgang mit patriarchalischen, religiösen Migrantenfamilien. Wiesbaden: DERS-Verlag.

Bundesamt für Migration und Flüchtlinge (2019). Integration. www.bamf.de/DE/Service/Left/Glossary/_function/glossar.html?lv3=1504494 (19.6.2019).

de Shazer, S. (2009). Worte waren ursprünglich Zauber. Von der Problemsprache zur Lösungssprache (4. Aufl.). Heidelberg: Carl-Auer.

Goethe, J.W. von (posthum 1833/1981). Maximen und Reflexionen. In E. Trunz (Hrsg.), Goethe Werke: Hamburger Ausgabe (9. Aufl., Bd. 12, S. 385). München: Beck.

Koch, B.T. (Hrsg.) (2017). Junge Flüchtlinge auf Heimatsuche – Psychosoziales und pädagogisches Handeln in einem sensiblen Kontext. Heidelberg: Carl-Auer.

Kumbier, D., Schulz von Thun, F. (Hrsg.) (2006). Interkulturelle Kommunikation: Methoden, Modelle, Beispiele. Reinbek: Rowohlt.

Leubecher, M. (2019). Gehaltskluft zwischen Deutschen und Ausländern in allen Branchen. www.welt.de/politik/deutschland/article189829797/Gehaltskluft-zwischen-Deutschen-und-Auslaendern.html (23.6.2019).

Rezapour, H., Zapp, M. (2011). Muslime in der Psychotherapie. Göttingen: Vandenhoeck & Ruprecht.

Robert Koch-Institut (Hrsg.) (2008). Erkennen – Bewerten – Handeln: Zur Gesundheit von Kindern und Jugendlichen in Deutschland. www.rki.de/DE/Content/Gesundheitsmonitoring/Studien/Kiggs/Basiserhebung/GPA_Daten/Frueherkennung.pdf?__blob=publicationFile (29.7.2019).

Satir, V., Banmen, J., Gerber, J., Gomori, M. (1995). Das Satir-Modell. Familientherapie und ihre Erweiterung (3. Aufl.). Paderborn: Junfermann.

Schweitzer, J., Schlippe, A. von (2006). Lehrbuch der systemischen Therapie und Beratung II. Das störungsspezifische Wissen (6. Aufl.). Göttingen: Vandenhoeck & Ruprecht.

Schwing, R., Fryszer, A. (2017). Systemisches Handwerk. Werkzeug für die Praxis (8. Aufl.). Göttingen: Vandenhoeck & Ruprecht.

Simon, F., Rech-Simon, C. (1998). Zirkuläres Fragen. Systemische Therapie in Fallbeispielen. Ein Lernbuch (13. Aufl.). Heidelberg: Carl-Auer.

Stichs, A. (2016). Studie: Wie viele Muslime leben in Deutschland? www.bamf.de/SharedDocs/Meldungen/DE/2016/20161214-studie-zahl-muslime-deutschland.html (19.6.2019).

Ulrich, M. (2008). Alte Ideale. Frankfurter Rundschau, 64 (30), S. R16 f.

White, M., Epston, D. (1990). Narrative means to therapeutic ends. New York u. London: Norton.

Young J. (2003). Schema therapy. A practitioner's guide. New York: Guilford Press.

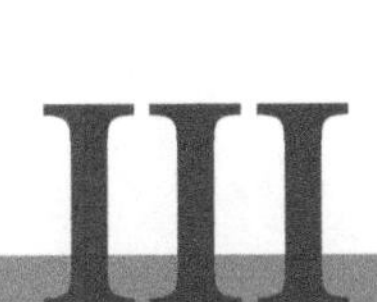

III Systemische Therapie in verwandten Kontexten

Einleitung zu Teil III

In diesem Teil des Buchs sind Arbeitsfelder unterschiedlicher Professionen zusammengestellt, in denen meist interdisziplinär agiert wird und die stellenweise eine enge Verwandtschaft zur Sozialen Arbeit aufweisen oder dieser mitunter zugerechnet werden können. Diese von uns hier als »verwandte Kontexte« ausgewiesenen Praxisbereiche zeigen unterschiedliche Facetten der Praxis Systemischer Therapie, die sich ebenfalls nicht unmittelbar auf die spezifische Heilung psychischer Störungen eingrenzen lassen.

Den Auftakt macht der Beitrag von *Renate Zwicker-Pelzer,* die im Handlungsfeld Pflege beraterische und systemisch-familientherapeutische Aspekte im Umgang mit Krankheit und Pflegebedürftigkeit herausarbeitet. Ein Fokus liegt dabei auf der Arbeit mit den Angehörigen.

Der Beitrag von *Rudolf Klein* beschäftigt sich mit einer originär sozialarbeiterischen Aufgabe, der Suchthilfe. Da Suchttherapie sich aber ebenso als Rehabilitationsmaßnahme im System unterschiedlicher Kostenträger versteht, verwischen sich hier die konstruierten Grenzen zum Heilauftrag. Der Autor zeigt eindrucksvoll die Restriktionen des Arbeitsfeldes, und welche Möglichkeiten Systemische Therapie in der Arbeit mit Suchtthematiken zur Verfügung stellt.

Auch im von *Susanne Kiepke-Ziemes* vorgestellten Praxisfeld, der Hospizarbeit und Palliativversorgung, sind die Konturen zum medizinischen System zuweilen unscharf. Die systemtherapeutische Arbeit mit schwerstkranken und sterbenden Menschen stellt dabei besondere Anforderungen an alle Beteiligten.

Im Beitrag von *Martina Kruse* und *Michaela Herchenhan* wird in einer Fallvignette aufgezeigt, wie Systemische Beratung und Therapie im Feld der Frühen Hilfen hilfreich wirksam werden kann.

Julia Strecker stellt abschließend ihre Arbeit im Kontext der Seelsorge dar und lässt dabei die systemische Haltung und Intervention in der Praxis lebendig werden.

Renate Zwicker-Pelzer

Systemische Beratung und Familientherapie im Kontext von Pflege und Angehörigenarbeit

Einleitende Gedanken

Die Fokussierung auf Angehörige und das professionelle Handlungsfeld der Pflege richtet die Aufmerksamkeit insbesondere auf die dritte Lebensphase – das Alter –, die zeitlich längste aller lebensphasischen Einteilungen. Sie lenkt den Blick auf Entwicklungsherausforderungen im Umgang mit körperlichen, emotionalen und geistigen Einschränkungen, sowohl der Betroffenen selbst wie auch deren Zugehörigensystem. Behinderungen und chronische Erkrankungen sind aber bereits früher präsent: Die physischen Abbauprozesse beginnen nicht erst mit dem Altern, sondern physisch bereits rund um die Dreißig.

Das Leben lebenswert zu gestalten und pflegerische Unterstützungsleistungen der Alltagsbewältigung in Anspruch zu nehmen, verdienen wertschätzende Aufmerksamkeit, sie gehören aus dem Tabubereich herausgelöst. In unserer Gesellschaft übernimmt die Familie die Hauptversorgungsleistung dann, wenn ein Familienmitglied schwächelt und eingeschränkt ist. Pflegewissenschaftliche Studien zeigen eine enorm hohe Bereitschaft bis hin zur Selbstaufgabe in der Übernahme von Versorgungsleistungen. Familientherapeutische Kernkompetenzen sind hier als »systemische« Kompetenzen nicht ausschließlich auf die erkrankte Person, sondern auf das komplette Mikrosystem Familie bezogen und sie nehmen die helfenden Dienste und Versorgungsleistungen (Mesosystem) mit in ihren Blick.

Grundlegende systemische Aspekte

Hilfesysteme in Anspruch nehmen können

Es dauert meist sehr lange, bis Menschen Fremdleistungen wie z. B. die professionelle Pflege in Anspruch nehmen. Wenn Professionelle von außen hinzukommen, dann wird der triadische Wirksamkeitskomplex zwischen Pflegefachkraft, Angehörigen und dem betroffenen Menschen selbst zur alltäglichen Herausforderung. Es kann untereinander schnell Konkurrenz entstehen, wer die oder der Bessere ist, und andererseits kann die Integration bis Assimilation durch Eingliederung ins Familiensystem erfolgen. Für alle drei (unterstützungsbedürftiger Mensch, Partner/-in/Angehörige und Fachkraft) stehen die wertschätzende Haltung und die autonomiefördernden Handlungen selbst auf dem Prüfstand; Professionelle und Angehörige müssen balancieren zwischen Bevormundung, Ratschlägen und bevorratendem Handeln. Diese erleichtern dem hilfebedürftigen Menschen zwar manches, sie schaffen aber auch Abhängigkeit und reduzieren so noch vorhandene Selbstwirksamkeit.

Die systemische Sicht auf diese komplexen wie komplizierten Kontexte der verschiedenen Systemebenen (Bronfenbrenner, 1989) der Mikrosystemebene (Familie, Angehörige) und der Mesosystemebene (Professionelle und ihre Dienste) helfen dabei, manche Prozesse besser zu verstehen. Familientherapeutisch fundiertes Handeln steigert die Lebensqualität aller Beteiligten gleichermaßen, es verhindert »Entmündigung«, die sonst meist als schleichender Prozess stattfindet und in späteren Phasen schwer korrigierbar ist.

Systemisch fundiertes familientherapeutisches Handeln im Feld von Pflege und Angehörigenarbeit fokussiert im Wesentlichen:

- die kontextuelle Sicht: Niemand ist allein krank;
- die Homöostase: das Gleichgewicht und die Suche nach einer guten Balance;
- die Zirkularität in Diagnose und Intervention: lineare Diagnostik und zirkuläres Verstehen.
- das Ermöglichen statt Bevormunden;
- das Wohlergehen aller beteiligten Personen und das Wohlgelingen ihrer Interaktion;
- positiv neue Sinnkonstruktionen von alltäglichem Handeln: die Intentionen hinter dem Handeln erkennen und reflektieren.

Viele Anforderungen der Lebensbewältigung über eine lange Lebensspanne hinweg sind bei den meisten Menschen durch ein hohes Maß an Autonomie und Selbstständigkeit wie Selbsttätigkeit geprägt. Das ändert sich mit dem Einzug von Einschränkungen im Alter, wobei hiervon die Menschen ganz unterschiedlich schwer betroffen sind.

Auch die Inanspruchnahme von Beratung und Therapie als lebensbegleitende und -unterstützende Hilfe ist unterschiedlich bekannt und vertraut. Die Beratung bzw. Therapie wie auch die Pflege vertreten ein klares Subjektverständnis des hilfesuchenden Menschen. An dieser Stelle finden sich bei diesen verschiedenen Arbeitsansätzen mehr Schnittstellen als Differenzen.

Beide Hilfsdienstleistungen müssen sich selbst reflektieren hinsichtlich der Fragen: Was ist das besonders Systemische an den Orten der Begrenztheiten in der Lebensbewältigung? Was geschieht, wenn die Hilfebedürftigkeit steigt, wenn die Mobilität nachlässt, wenn die Angehörigen mit der Erkrankung und dem zunehmend bedürftigeren Umstand noch nicht oder nicht mehr allein klarkommen? Über das Altern hinaus gehören die chronischen Erkrankungen oder Behinderungen und deren alltägliche Wirkungsgeschichte mitgedacht, die meist weit vor der Lebensphase des Alterns beginnen.

Was sind in diesen Kontexten die systemischen Herausforderungen? Und wie kann durch systemische Kompetenz dem kompletten Familien- und Pflegesystem Rechnung getragen werden?

Systemisch-familientherapeutische Kompetenzen bieten hier beides: die auf das Subjekt/die Familie und die auf den Kontext bezogene Orientierung. Die professionellen Dienste, auch die der Pflege, könnten davon profitieren. Pflege bezieht sich bei ihrem beruflichen Grundverständnis ebenfalls auf einen umfassenden subjektorientierten Ansatz: In dem Internationalen Pflegekodex geht es um die Achtung der Menschenrechte, einschließlich des Rechts auf Leben, Würde und respektvolle Behandlung. Pflege soll mit Respekt und ohne Wertung des Alters, der Hautfarbe, des Glaubens, der Kultur, einer Behinderung oder Krankheit, des Geschlechts, der sexuellen Orientierung, der Nationalität, der politischen Einstellung, der ethnischen Zugehörigkeit oder des sozialen Status ausgeübt werden. Die unmittelbare Orientierung am Patienten statt am Pflegeprozess stehen heutzutage im Zentrum der pflegerischen Unterstützung. Die Subjektstellung des Patienten – die Patientenorientierung – beinhaltet einen Wertewandel und erfordert eine selbstreflexiv kritische Sicht auf das eigene professionelle Handeln als Pflegefachkraft (Wanka u. Antwerpes, 2013).

Einen weiteren systemisch interessanten Ansatz rund um Patient/Angehörige und Pflegesystem entwickelten Marie-Luise Friedemann und Christina Köhlen (2010) mit ihrer familien- und umweltbezogenen Pflege. Als Theorie des systemischen Gleichgewichts zeigen sie die vielen Faktoren der Gesundheit auf und richten ihren Blick auf das Systemgleichgewicht.

Im Bereich der professionellen Pflege hat Hundenborn (2007) ein von ihr mit Kreienbaum und Knigge-Demal bereits 1996 entwickeltes Konzept des systemischen Pflegeansatzes vorgestellt (siehe Abbildung 1). In diesem ausdrücklich als systemisch deklarierten Modell taucht die Kategorie des Erlebens und Verarbeitens auf: Für die Professionellen wie für die zu pflegenden Menschen geht es immer um eigenes Erleben als emotionale und spürbar fühlbare Qualität und um die Art der Verarbeitung von Erlebtem. Die Rahmung der Beziehungshandlung gewinnt darin eine neue Beachtung. In der systemischen Bezugnahme konzentrieren wir uns bei der Pflege und der Angehörigenarbeit vorwiegend auf die Mikro- und die Mesoebene, behalten dabei aber die makrosystemischen Bewegungen und Entwicklungen im Blick.

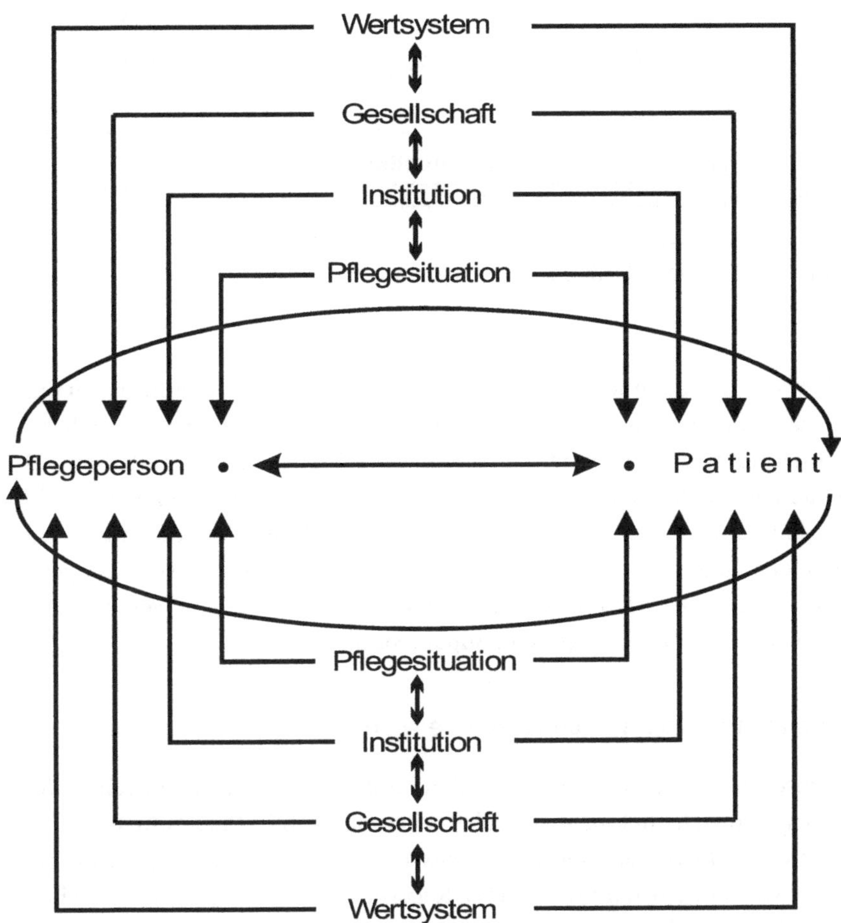

Abbildung 1: Der Systemische Ansatz von Pflege (Hundenborn u. Kreienbaum, 1994)

Der Systemische Ansatz von Pflege gemäß Abbildung 1 zeigt deutlich die verschiedenen Systemebenen der Akteure, deren wertebezogenes Handeln und das Zusammenwirken der vielen kleinen und großen Systemprozesse auf.

Als konstitutive Merkmale einer Pflegesituation beschreibt Hundenborn Pflegeanlässe, Interaktionsstrukturen, Erleben/Verarbeiten und die Institution (siehe Abbildung 2).

III

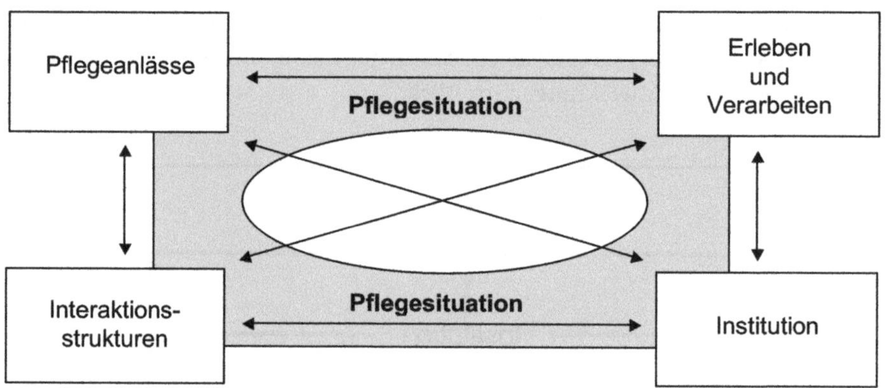

Abbildung 2: Konstitutive Merkmale einer Pflegesituation (Hundenborn, 2007, S. 46)

Die Stärken der Familientherapie und systemischen Beratung liegen in einer guten, ausdifferenzierten Diagnostik, in der Hypothesenbildung und den herausragenden Kompetenzen in der Begleitung des »Erlebens und Verarbeitens« der Patienten, Klienten, deren Angehörigen sowie der professionellen Helfer selbst. Im gedeihlichen Zusammenwirken all dieser Faktoren liegt die systemische Kompetenz. In den verschiedenen Pflegeausbildungen kommt diese Kompetenz eher zu kurz, in der beruflichen Praxis wird er immer noch zu wenig beachtet und gewürdigt, z. B. mangelt es an Supervision.

Systemisch-therapeutisch relevante Marker

Systemisch bedeutsam und bezogen auf die einführenden Bemerkungen gehören zu den systemisch-therapeutisch relevanten Markern in Pflegesituationen:

- *Das Gesundheits- und das Krankheitsverständnis verändert sich:* Krankheit wird von der Ausnahme zu einer Regelsituation. Gesundheit ist mehr als die Abwesenheit von Krankheit (in Anlehnung an das Salutogenesekonzept von Antonovsky, 1997).
- *Homöostase und Veränderung stehen im Mittelpunkt:* Es gilt, ein Wachstumsmodell (inneres vs. äußeres) trotz und bei Einschränkungen zu entwickeln. Die Suche nach Gleichgewicht und Balance braucht mehr Aufmerksamkeit als das Aushalten, das Verharren im Status quo.
- *Rollenveränderungen finden statt:* Eingespielte Rollen – die über lange Lebensphasen Sicherheit und Rahmen gaben und die festlegten, wer wem half und beistand und wann etwas Pausen der gegenseitigen Rücksichtnahme waren – müssen nun flexibilisiert und neu definiert werden.

- *Neue Regelwerke der Alltagsbewältigung müssen gefunden werden:* Regeln sind in Gewohnheiten verankerte Handlungen, sie geben Schutz und Sicherheit. Bei Krankheit und Pflegebedürftigkeit werden Regeln benötigt, die Schutz und Sicherheit ermöglichen.
- *Grenzen und Räume in der Versorgung und Beziehung müssen definiert werden.* Die Kraft, sich zu wehren, sich zu schützen, ja sein eigenes Revier zu sichern, lässt nach und manch ein Mensch (sowohl ohne als auch mit Demenz) gerät in eine tief empfundene Enge bis hin zur Depression. Autonomiebestrebungen zu stärken und zuzulassen, ist in den unterschiedlichen Phasen von zunehmenden Einschränkungen eine Herausforderung für alle sorgenden Menschen im Umfeld.
- *Das Wertesystem steht auf dem Prüfstand:* Die gemeinsamen Ziele geraten (oftmals plötzlich) arg ins Wanken. Fremde Menschen um Hilfe zu bitten, unbezahlte und bezahlte Hilfe anzunehmen, vor der Nachbarschaft und Freunden zunehmende Schwächen zuzulassen – ja, sie zu zeigen –, verlangt viel ab. Die gemeinsamen Außenaktivitäten verlagern sich ins Innere der Familie; Reisen und Besuche reduzieren sich oder fallen weg. Die ethische Frage nach dem Warum (Warum trifft es uns als Paar, als Familie?) taucht immer wieder auf.
- *Der Umgang mit Zeit verändert sich:* Die oft plötzlich daherkommenden Einschränkungen verlangsamen den alltäglichen Lebensablauf. Für schlichte, einfache Dinge der Körperhygiene, der Nahrungsaufnahme etc. wird mehr Zeit benötigt: Das ist nichts für Menschen mit einem gewohnt eng getakteten Alltag! Die Verläufe bei den betroffenen Menschen mit Demenz und deren Partnern sind zudem oft ungleich. Die von Demenz Betroffenen selbst verlangsamen sich oft in einem eher wohltuenden Tonus, ihre Partner und Familien haben noch länger das »alte« Bild von Abläufen und müssen »mehr« an Handlungen der Hilfe aktivieren, d. h., die antizyklischen Verläufe werden in der von Beschleunigung geprägten Lebenswelt vorübergehend als anstrengend erlebt.
- *Das soziale Netz verkleinert sich fast automatisch:* Der eher nach innen gewandte Part gewinnt an Bedeutung und die Aktivitäten nach außen gehen aufgrund unterschiedlicher Beschwernisse zurück. Die von Demenz betroffenen Menschen aber mögen Begegnungsflächen mit anderen Menschen. Beispiele aus den Demenzwohngemeinschaften und Modelle aus den Niederlanden und der Schweiz belegen, wie glücklich demenzielle Menschen in Gruppen sein können.
- *Ressourcen sehen und nutzen trotz Einschränkungen:* Die Suche und Aufmerksamkeit für all das, was noch möglich ist, braucht Lenkung und Unterstützung, damit das Addieren der Verluste und deren Zelebration nicht überhand gewinnen.

Systemische Selbstreflexivität ist für die betroffenen Menschen, deren Angehörigen und die Pflegeprofessionellen gefordert. Meint sie doch »die Fähigkeit des Menschen, über die eigene Situation nachzudenken. Reflexionen von äußeren oder inneren Beobachtungen können als Chancen zum Erkennen von Problemen und Ansatzpunkten für Veränderungen angesehen werden. Selbstreflexion setzt das Vermögen zur differenzierten Selbstbeobachtung und eine gewisse Distanz zu sich selbst voraus« (Stangl, 2018).

Besonders in der Therapie und Beratung mit Menschen im höheren Lebensalter ist ein hohes Maß an Selbstreflexivität bei den Beratenden angesagt, d. h. es gilt, sich über die eigene Perspektive, über Ängste und Vorurteile im Hinblick auf Alter und damit subjektiv assoziierte Verluste und Hilfebedürftigkeit bewusst zu werden und die eigenen Übertragungen gut zu kennen, um offen für die Suchbewegungen des Gegenübers zu sein.

Altern im System: Wege aus der Tabufalle

So sehr Altern normal ist, Menschen in unserer Kultur mögen die damit verbundenen Gedanken und Prozesse nicht gern offen zugeben oder ansprechen. Gesellschaftlich erwünschtes Jungsein und die mediale Aufbereitung von Jungsein lassen wenig Raum, sich sozial vermehrt mit dem Altern zu befassen. An Wissen um die gesellschaftliche Altersentwicklung, die steigende Zahl von Menschen in der späteren Lebensphase mangelt es nicht. Bekannt ist auch: Professionelle Dienste rund um die Versorgung (z. B. die Pflege) sind mit neuen Herausforderungen konfrontiert: Menschen, die deutlicher um Hilfe bitten und davon ausgehen, dass sie nach eigenen Vorstellungen und Wünschen befragt werden wollen, nach dem, was sie genau zur eigenständigen Lebensbewältigung benötigen. Menschen wollen Wohlbefinden im Alter, sie wollen mit ihren im langen Leben gewonnenen Ressourcen einen passablen Umgang mit den anstehenden Veränderungen suchen und finden. Die zunehmende Pflegebedürftigkeit sowohl der betroffenen Menschen als auch ihrer Angehörigen wird in unterschiedlichen institutionellen Kontexten beraten. Systemisch braucht es eine berufsgruppenübergreifende und multiprofessionelle Perspektive der Zusammenarbeit. Die rein psychosoziale Orientierung der Beratung erreicht ihre Grenzen dann, wenn sie zu stark auf die Beziehungsfunktion und das Generationsverhältnis rekurriert. Familien leisten weit mehr Aufgaben für ihren eigenen Erhalt: Versorgung, Beziehung und Erziehung sind die ihnen von der Soziologie zugeschriebenen Aufgabenbereiche. Auf *Beziehungen* schauen die sozialen Professionellen gerne, auch auf die begleitenden *Erziehung*saufgaben.

Wenn aber die erwachsenen Kinder ihre älter werdenden Eltern »erziehen, beziehen und versorgen« und für sie einstehen, kehren sich die Rollen und deren Erwartungen um. Und der *Versorgungs*aspekt wurde in der beratungsfachlichen Welt meist ausgeblendet: Was genau passiert dann, wenn plötzlich die über ein langes Leben hinweg gepflegten Rollen des Versorgens sich umdrehen, wenn Kinder ihre Eltern beeltern und versorgen, statt selbst versorgt und beeltert zu werden? Habituelle Gewohnheiten und Verhaltensweisen sind oft starr und unbeweglich geworden; ihre Veränderung wird jetzt recht plötzlich und eher ungewollt zur Herausforderung.

Leben rund um das Sorgen, Versorgen und Umsorgtsein

Das Sorgen wurde lange Zeit als profane, alltagsbewältigende Handlung und als *Ablenkung* von der eigenen Sinnfindung verstanden. Sorgen/sich umeinander Sorgen ist aber per se schon *Sinngebung.* Die Sinn suchenden und Sinn findenden Menschen koppeln dies meist mit dem Sorgen umeinander in der Partnerschaft und in der Familie. Alltagsbewältigung in Familien, auch dann, wenn diese nicht mehr gelingt, kann nicht auf ihren emotionalen und beziehungsdynamischen Aspekt reduziert werden. Die Alltagsbewältigung als Dimensionen des familialen Sorgens ist in der Beratung unbedingt »der Rede wert«.

Wolfgang Hantel-Quitmann (1997) hat den Sorgegedanken deutlicher aufgegriffen; er geht auf den ethischen Bezug wie auf die beziehungsdynamischen Aspekte ein, die in den Arbeitsfeldern von Beratung und Betreuung zunehmend an Bedeutung gewinnen. Er bezieht sich bei der Beschreibung der Grundstruktur des Umgehens mit der Welt auf Heideggers Verständnis von »Sorge«. Auch Safranski greift dessen umfassendes Verständnis von Sorge auf. Mit Sorge soll demnach nicht gemeint sein, dass man sich hin und wieder »Sorgen« macht, sondern Sorge ist ein Grundmerkmal der Conditio humana, im Sinne von Besorgen, Planen, Bekümmern, Berechnen, Voraussehen. Die Zeit ist darin eine bedeutsame Bezugsgröße: Sorgend kann nur ein Wesen sein, das einen offenen und unverfügbaren Zeithorizont vor sich sieht, in den es hineinleben muss. Wir sind sorgende und besorgende Wesen, weil wir den nach vorne offenen Zeithorizont ausdrücklich erfahren. Sorge ist nichts anderes als gelebte Zeitlichkeit (Safranski, 2009, S. 182). Sich in Alter und Krankheit bzw. mit zunehmenden Einschränkungen bis hin zur Gebrechlichkeit umeinander zu sorgen, stellt eine tiefe Qualität des Seins im Leben und Zusammenleben dar.

Emotionalität – Soziabilität – Verpflichtetsein

Für die begleitende Sorge, das Sichsorgen und das Umsorgtsein ist die Emotionalität, die Soziabilität und die Art des Verpflichtetseins bedeutsam.

- Ein unbestimmtes, bedrückendes *Gefühl der Angst und Unruhe,* das eigene Leben betreffend. Dieses Gefühl ist auf die als nur minimal beeinflussbar erlebte Zukunft gerichtet. Die Hauptalterssorgen der Deutschen beziehen sich im Wesentlichen auf die eigene finanzielle Lage, d. h. das Auskommen mit dem (Renten-)Einkommen, auf die gelingende Alltagsbewältigung im Alter, auf sinngebende Aktivitäten im Umgang mit viel »freier« Zeit, auf die intergenerationellen Dienstleistungen (z. B. das Versorgen der Enkelkinder) und hinsichtlich der eigenen Gesunderhaltung.
- *Das Bemühen/die Sorge um das Wohlergehen eines anderen Menschen* als Fürsorge: Hierunter ist die partnerschaftliche Dimension zu verstehen. Es ist einem nicht egal, wie es dem Partner/der Partnerin über den Tagesverlauf hinweg ergeht, und die Bereitschaft, mitzuschwingen, zu helfen, wo es möglich ist, wächst sehr schnell, wenn die Kräfte beobachtbar nachlassen. Auch die intergenerationellen Umkehrungen sind als ein neuer Veränderungsprozess zu sehen, es wird nicht einfach ein Schalter umgelegt vom Hilfegeben zum Hilfeannehmen. Vielmehr braucht es ein täglich neues Aneinandergewöhnen (auch ein Gewöhnen der erwachsenen Kinder an die Umkehrung der Rollen hinsichtlich des Beelterns). In der Partnerversorgung kann es sein, dass der häuslich bisher wenig präsente Partner im fortschreitenden Alter derjenige ist, der die alltägliche Hilfe seiner Partnerin zu geben vermag.
- Im Kontext des *»Sorgerechts«* steht die Verpflichtung für die Kinder im Vordergrund. Das Sorgerecht ist ein Rechtsbegriff des deutschen Familienrechts und bezieht sich in erster Linie auf die Pflicht der elterlichen Unterstützung für ihre minderjährigen Kinder und in zweiter Linie auf die in Vormundschaft stehenden behinderten oder chronisch erkrankten erwachsenen Kinder. Sorgeverpflichtungen ergeben sich aber auch für erwachsene Kinder, die alte und/oder pflegebedürftige Eltern haben.

Sorge – Fürsorge – Umsorgen aus familientherapeutischer Perspektive

Marliese Biederbeck hat die Interaktion zwischen chronisch kranken Menschen und pflegenden Angehörigen untersucht. Für das von ihr entwickelte Konzept der *engagierten Sorge* sind die sorgende Haltung, das fürsorgende Handeln und das Sorgegefühl konstitutiv. Diese Elemente stehen untereinander in Beziehung, sie bedingen sich gegenseitig und konstituieren dadurch die spezifische Eigendynamik (Biederbeck, 2006, S. 291). In dem Konzept der *engagierten Sorgearbeit* verbindet sich das unbestimmte bedrückende Gefühl, das durch Sorgen aktiviert wird, mit der Fürsorge für einen anderen Menschen.

Die sorgende Haltung

Die Haltung eines Menschen ist mehr als die Meinung oder Einstellung zu einer Person oder Sache. So gründet sie sich auf Rollenerwartungen, sowohl auf die eigenen als auch auf die der Mitmenschen gleichermaßen. Das wirkt sich auf die Identität aus und mündet in der Haltung, sich für oder gegen die Pflege eines bedürftigen Familienmitglieds zu entscheiden. Ausschlaggebend für eine sorgende Haltung dem kranken Menschen gegenüber ist das ihm »zugewandt sein«. Angehörige haben bis zur Erkrankung viel Zeit miteinander verbracht und wünschen dies auch in Zukunft tun zu können. Zugewandtsein ist ein Konzept, das sich durch gegenwärtiges Erleben auszeichnet und gleichzeitig in die Zukunft gerichtet ist. Die sorgende Haltung nährt sich aus mehreren Quellen:

- der Reziprozität, d. h. in der Vergangenheit erlebte wechselseitige Unterstützung, die jetzt fortgeführt wird;
- der emotionalen Verbundenheit durch Liebe und Freude, aber auch Schmerz und Enttäuschung;
- der Rollenerwartung; trotz sich auflösender Rollen- und Familienbilder entstehen im Hinblick auf die familiäre Sorge klare Rollenerwartungen, besonders an die Frauen einer Familie;
- durch Verpflichtung zur Übernahme der fürsorgenden Haltung (durch die Identifikation mit dem traditionellen Frauenbild);
- durch Interdependenz, denn Pflege und Betreuung eines kranken Menschen wird von den Angehörigen oft nicht als einseitiges Abhängigkeitsverhältnis erlebt, sondern als wechselseitiges Angewiesensein durch die langjährige, vorangegangene Beziehung auf der Grundlage von Vertrauen und Verlässlichkeit.

Das fürsorgende Handeln

Die sorgende Haltung drückt sich durch das fürsorgende Handeln aus. »Angehörige reagieren auf den Bedarf und versuchen durch ihr Handeln das Leiden zu verringern« (Biederbeck, 2006, S. 127). Angehörige handeln so, dass ihr Tun ihnen angemessen erscheint, aber auch weil sie keine andere Alternative sehen. Das fürsorgende Handeln drückt sich in belastenden Situationen im zugewandten Handeln aus, sodass für den Erkrankten eine vertraute und sichere Atmosphäre entsteht.

Das emotionale Erleben – Sorge um die kranke, pflegebedürftige Person

Die sorgende Haltung drückt sich im fürsorgenden Handeln aus, das Sorgegefühl, die Sorge um einen geliebten Menschen, ist nur spürbar für den, der sich in Sorge befindet. Von Mitmenschen ist die Sorge meist nicht direkt feststellbar, sondern nur interpretierbar, wenn z. B. Angehörige sehr angespannt, still oder aggressiv auftreten. Faktoren, die das emotionale Erleben der pflegenden Angehörigen bestimmen:

- Die *Reaktionen des kranken Menschen* bezüglich seiner Krankheit und der Angehörigenfürsorge, die ihm zuteilwird. Ob er sich passiv, ablehnend, unruhig, dankbar, geduldig oder ungeduldig verhält, hat einen direkten Einfluss auf die emotionale Lage der Angehörigen.
- Ob die *Unterstützung durch informelle Helfer,* z. B. das soziale Netzwerk, *und formelle Helfer,* z. B. professionell Pflegende, Ärzte, Therapeuten, von den Angehörigen als solche wahrgenommen werden kann.
- Das *Bewusstwerden der Grenzen der eigenen Fürsorge,* d. h. nichts tun zu können in einer Situation, die man der vertrauten Person gern ersparen würde, ist für die meisten Menschen nur schwer auszuhalten.

III

Die Gefühle von Angehörigen schwanken zwischen Hoffnung auf Besserung und Trauer über das Leid oder den Verlust. Angehörige sind selten in einem emotional stabilen Zustand. Biederbeck stellt die *belastende* Dynamik engagierter Sorgearbeit die der *förderlichen* Sorgearbeit gegenüber. Die Fähigkeit, zwischen Gefühlen des Leidens und des Mitleidens zu differenzieren, ist dabei sehr förderlich. Denn oft vermischt sich die nicht veränderliche Zunahme des Leidens mit einer Überforderung der Angehörigen.

Systemische Fähigkeiten im Umgang mit Krankheit und Pflege

Der Familienpsychologe Hantel-Quitmann (1997, S. 8f.) hat zwanzig Fähigkeiten/Kompetenzen beschrieben, die gesunde Familienbeziehungen ausmachen. Diese gilt es, in Gesundheit, Krankheit, Alterung zu unterstützen und zu fördern:

1. »die Fähigkeit, flexibel und kreativ mit den jeweiligen Entwicklungsanforderungen in den familiären Zyklen umzugehen;
2. die Anpassungsfähigkeit an sich verändernde soziale und kulturelle Bedingungen;
3. die Fähigkeit zur Problembewältigung und Konfliktlösung;
4. die Fähigkeit zur offenen und direkten Kommunikation;
5. das Ernstnehmen der Kinder und ihrer Bedürfnisse und Wünsche durch die Eltern, ohne diesen jeweils nachgeben zu müssen;
6. die Akzeptanz von Unterschieden zwischen den Menschen einer Familie in Bezug auf deren Charakter, Neigungen, Interessen, Fähigkeiten usw.;
7. die Fähigkeit, allen Mitgliedern einen möglichst großen Raum an Entwicklungsmöglichkeiten einzuräumen (Co-Evolution, bezogene Individuation, Verhältnis von Autonomie und Abhängigkeit), ohne dass die wechselseitige Bezogenheit verlorengeht;
8. die Anerkennung der Tatsache, dass die ungleiche Behandlung von großen und kleinen Kindern durchaus gerecht und gut sein kann;
9. ein Bewusstsein über die Geschichte der Familie im weitesten Sinne;
10. eine flexible Aufteilung von Raum, Zeit, Geld und Liebe in der Familie;
11. die Fähigkeit, Nähe und Distanz bzw. Gemeinschaft und Individualität flexibel zu handhaben;
12. das Wahren und Respektieren von Grenzen zwischen den Generationen, den Geschlechtern und den einzelnen Menschen;
13. das Respektieren von gemeinsam geschaffenen Regeln für den Umgang im Alltag, bei Konflikten, in der Erziehung usw.;
14. ein gemeinsames Wertesystem bezüglich moralischer und ethischer Werte, das auch übergeordnete Sinn- und Seinsfragen zulässt oder thematisiert;
15. die Fähigkeit zu einem guten Streit, der sich dadurch auszeichnet, dass die Beteiligten sich nicht niedermachen oder entwerten, sondern im Kontakt bleiben;
16. die Fähigkeit, eigene Auszuschließend zeigen zu können und diese respektvoll zu wissen;
17. die relative Balance von Geben und Nehmen oder Soll und Haben, die zu verschiedenen Zeiten unterschiedlich sein kann;

III

18. die Strukturen der Familie sollen klar und eindeutig sein, dazu gehört eine interne Hierarchie, eine Rollen- und Funktionsverteilung, die keine Macht ausspielt.
19. eine eigene Sprache (Metaphorik, Symbolik) der Familie, die nicht nur aus Worten, sondern auch aus Handlungen bestehen sollte;
20. Respekt und Wertschätzung für die anderen Menschen, damit das Staunen auch dort Platz finden kann, wo alle sich gänzlich bekannt zu sein scheinen.«

Sowohl betroffene Systeme wie auch deren professionelle Helfersysteme bedürfen der familientherapeutisch fundierten Beratung und Therapie sowie der Supervision. Dies kann institutionell erfolgen oder aufsuchend/zugehend. Aufsuchende Familientherapie hat in der Entwicklungsgeschichte der Familientherapie seit Langem gute Ergebnisse hervorgebracht.

Mehrgenerationenperspektive als herausragende Ressource des familientherapeutischen Handelns

Familientherapeutinnen und -therapeuten schauen diagnostisch sehr genau hin, ihre Stärke liegt im Umgang mit den Angehörigen wie mit der Pflege in der Mehrgenerationenperspektive. Diese bringt Vergangenes (und deren Bedeutung für die Gegenwartsbewältigung) in eine gute Verbindung mit den gegenwärtig anstehenden Veränderungen, den Hoffnungen und Wünschen an das eigene Leben trotz und wegen der Einschränkungen aller Beteiligten. In meinen Weiterbildungen erweitere ich deshalb die Liste der Fähigkeiten von Hantel-Quitmann und nutze ein eigenes Reflexions- und Frageraster im Laufe von Beratungs- und Therapieprozessen.

1. In welchem Verhältnis stehen die Familienmitglieder zueinander (Bild der Beziehungsdichte nach Salvador Minuchin)?
2. Welche Subsysteme sind erkennbar, wie werden diese ermöglicht oder verhindert?
3. Koalitionen, Allianzen oder Triaden: Was ist erkennbar?
4. Wie ist die Kommunikationstypologie (nach Virginia Satir) einzuschätzen?
5. Welche Regeln gelten im System?
6. Wo und wie dürfen Gefühle geäußert werden, wie ist der Umgang mit Emotionen?

7. Welche Grenzen und Räume bestehen in der Familie, gibt es dabei Generationenunterschiede, gibt es Grenzüberschreitungen?
8. Bezüglich der Kräfte und Ressourcen: Wer kann was gut? Darf die Ressource gezeigt und gelebt werden, nehmen andere in der Familie Anteil daran und Bezug darauf?
9. Welche statischen und welche verändernden Tendenzen zeigen sich, wie geht die Familie mit Verharren und Veränderung um?
10. Delegationen: Welche sind erkennbar oder könnten sich anbahnen?
11. Scham und Schamgefühl: Gibt es ein Fremdschämen als sich für jemand anderes in der Familie schämen?
12. Gibt es Vermächtnisse/Geheimnisse?
13. Schuldhaftigkeit/sich schuldig fühlen für …?
14. Welche Loyalitäten existieren?
15. Intergenerationelle Unterschiede beobachten/ausmachen/erfragen/versprachlichen
16. Wird die Bedeutung kritischer Lebensereignisse bisher und heute anders gesehen? Umgang mit Gesundheit/mit Krankheit/mit Krisen?
17. Hilfe von außen einholen bzw. annehmen können: Wie viel Offenheit gibt es diesbezüglich?
18. Wie ist der Sorge-, der Umsorgemodus in der Familie?

Im Laufe der beraterisch-therapeutischen Arbeit mit Angehörigen und den erkrankten Menschen wird die eine oder andere Frage meist *von selbst* virulent. Das vertiefende Gespräch ermöglicht einen leichteren Umgang mit der zugespitzten Situation, das familiäre Gleichgewicht balanciert sich dann neu aus, und es gelingt besser, passende Arrangements mit den Einschränkungen zu finden.

Die Fremdheit zwischen den ratsuchenden und beratenden Generationen oder: Die Herausforderung liegt im guten Umgang mit der Verschiedenheit

Alter und Generation sind soziale und kulturbezogene Konstruktionen. Der Umgang mit dem Hilfebedarf von Senioren ist subjektiv sehr unterschiedlich: Für die einen wird der Unterstützungsbedarf peinlich verdeckt, bis es nicht mehr geht. Für die anderen ist Pflege das, was sie von Professionellen gern in Anspruch nehmen würden, weil sie sich ihren Kindern nicht zumuten wollen.

Kirsten Aner (2013) beschreibt die Fremdheit zwischen den Generationen, und wie sich unterschiedliche Lebensalterzugehörigkeiten in der Beratung begegnen, denn Beratende wie Ratsuchende nehmen sich als Menschen eines bestimmten Lebensalters wahr. Sie sind beide selbst »beteiligt an der Konstruktion von Alter und Generationenzugehörigkeit« (Aner, 2013, S. 11). Trotz eines hohen beraterisch-professionellen Bemühens bleibt eine Fremdheit zwischen den Generationen. Bezogen auf die Lebensalterzugehörigkeit ist jede Beratungsbeziehung grundsätzlich von Unbestimmtheit, Ambivalenz und Fremdheit geprägt (S. 11). Gerade in der Beratung zwischen älteren Beratern und älteren Ratsuchenden findet Selbstbegegnung statt und häufig eher eine vermiedene Konfrontation mit zumeist bereits erfahrenen Einschränkungen und Mühen eigenen Älterwerdens. Es werden die unausweichlichen Verluste im Erleben eigener Alterung erfahrbar. Die Therapie und Beratung älterer Menschen ist so eine Konfrontation mit dem eigenen bevorstehenden Alter, mit der sich anbahnenden Hilfebedürftigkeit, die eine Bedrohung des Selbstbildes darstellen kann. Neben der Empathie können sich Gefühle der Abwehr breitmachen, die Gefahr wächst, Defizite stärker zu betonen und die Ressourcen des Alterns auszublenden. Es gibt nicht »die« universelle Alterspersönlichkeit, denn auch im fortgeschrittenen Lebensalter können bei ein und demselben Individuum gleichzeitig in einzelnen Persönlichkeitsbereichen Entwicklungsprozesse stattfinden. Im Alter und bei längeren gesundheitlichen Einschränkungen werden die zwischenmenschlichen Beziehungen von hohem Wert, sie geraten zugleich durch bedeutsame Verluste und Veränderungen in Bewegung und suchen nach Veränderung, z. B.:

- Die intergenerationelle Bindung ringt zwischen neuer Distanz und neuer Nähe.
- Partnerverlust und Neubeginn werden erlebt (Traurigkeit, Ohnmacht und Sorge um das eigene Weiterleben vs. Gefühle der Befreiung über einen wiedergewonnenen eigenen Gestaltungsraum).
- Die familiären Beziehungen zwischen den Generationen und zwischen den Geschwistern nehmen den höchsten Stellenwert ein, gleichzeitig nimmt die Verfügbarkeit naher Verwandter ab.
- Das soziale Netzwerk von Freunden, Bekannten, Nachbarn sowie ein Engagement in Vereinen oder Ehrenamt gewinnen an Gewicht; andererseits dünnt sich das Beziehungsnetz durch den Tod nahestehender Menschen deutlich aus.

Beraterinnen und Therapeutinnen erleben bei alten Menschen oftmals die ausgeprägte Tendenz, ihr Leben zu bilanzieren und zu ordnen, sich mit Abschied,

Lebensabschluss und Todesfantasien zu beschäftigen. Wenn diese Themen auch in der Beratung einen achtsamen Umgang erfordern und zu würdigen sind, so sind alte Menschen doch vielfach mit der eigenen aktuellen Lebensgestaltung und mit deren neuer Sinngebung beschäftigt. Auch hier gilt es für Beraterinnen und Therapeutinnen unbedingt achtsam zuzuhören, welche Gedanken, Bedürfnisse, Sorgen oder Ängste die Ratsuchenden einbringen und wie sie ihre oft erlebte Ohnmacht zu bewältigen versuchen.

Familientherapeutisch fundierte Beratung älterer Menschen braucht sowohl eine Ausrichtung auf die Wahrnehmung neuer wie auch auf früher bereits erlebter und aktivierbarer Ressourcen, auf neue wie auf bestehende oder auch auf vernachlässigte Ressourcen. Beratung hilft der erinnernden Wahrnehmung bereits früher erlebten derzeit unsichtbaren, dennoch wieder aktivierbarer Ressourcen. Für das systemische Profil der Beratung mit Angehörigen und in Pflegekontexten ist die Blickrichtung auf die Mesobezugssysteme, die soziale Vernetzung der Ratsuchenden und die in ihnen enthaltenen Ressourcen, wichtig; ebenso die Inanspruchnahme von sozialen Dienstleistungen, von Hilfsangeboten und die altersgerechten Gestaltungsmöglichkeiten des Wohnumfeldes.

Der gute Umgang mit Schwächen dürfte eine neue Haltung zum Umgang mit (dennoch) gelingendem Leben einläuten. Schließlich geht es um eine sehr grundlegende Haltung allem Lebendigem gegenüber, d. h. auch einem Leben mit Einschränkungen, Krankheiten, Fehlerhaftigkeiten und schließlich einem Leben im Angesicht seiner Endlichkeit.

Literatur

Aner, K. (2013). »Der wusste alles besser, wie mein Vater«. Über Beratungsbeziehungen als Generationenbeziehungen. Ein Beitrag zur Professionalisierung Sozialer Beratung im Allgemeinen und zur Horizonterweiterung von Supervisor/innen im Besonderen. DGSv Journal Supervision, (1), 10–13.

Antonovsky, A. (1997). Salutogenese. Zur Entmystifizierung der Gesundheit. Tübingen: dgvt.

Beushausen, J. (2013). Gesundheit und Krankheit in psychosozialen Arbeitsfeldern. Göttingen: Vandenhoeck & Ruprecht.

Biederbeck, M. (2006). Interaktion zwischen chronisch kranken Menschen und pflegenden Angehörigen. Dissertation, Universität Bremen.

Bronfenbrenner, U. (1989). Die Ökologie der menschlichen Entwicklung. Natürliche und geplante Experimente. Frankfurt a. M.: Fischer.

Bundeszentrale für gesundheitliche Aufklärung (BZgA) (o. J.). Kritische Lebensereignisse im Alter – Übergänge gestalten (Forschung und Praxis der Gesundheitsförderung, Bd. 49). Köln: BZgA.

Friedemann, M. L, Köhlen, C. (2010). Familien- und umweltbezogene Pflege. Bern: Huber.

Hantel-Quitmann, W. (1997). Beziehungsweise Familie. Arbeits- und Lesebuch Familienpsychologie und Familientherapie. Bd. 3: Gesundheit und Krankheit. Freiburg i. Br.: Lambertus.

Hundenborn, G. (2007). Fallorientierte Didaktik in der Pflege. München: Urban u. Fischer.

Hundenborn, G., Kreienbaum, A. (1994). Der systemische Ansatz von Pflege. Unveröffentlichte Seminarunterlagen. Köln: Katho NRW.

Safranski, R. (2009). Ein Meister aus Deutschland. Heidegger und seine Zeit. Frankfurt a. M.: Fischer.

Schwing, R., Fryszer, A. (2013). Systemische Beratung und Familientherapie. Göttingen: Vandenhoeck & Ruprecht.

Schubert, F., Rohr, D., Zwicker-Pelzer, R. (2019). Beratung. Grundlagen – Konzepte – Anwendungsfelder. Berlin: Springer.

Schwarz, R. (2009). Supervision und professionelles Handeln Pflegender. Wiesbaden: VS Verlag für Sozialwissenschaften.

Stangl, W. (2018). Selbstreflexion. In Lexikon für Psychologie und Pädagogik. https://lexikon.stangl.eu/7084/selbstreflexion/ (15.6.2019).

Wanka, K., Antwerpes, F. (2013). International Council of Nurses. https://flexikon.doccheck.com/de/International_Council_of_Nurses#Hintergrund (13.6.2019).

Wittneben, K. (1998). Pflegekonzepte in der Weiterbildung zur Lehrkraft. Über Voraussetzungen einer kritisch-konstruktiven Didaktik in der Krankenpflege (4. Aufl.). Frankfurt a. M. u. a.: Lang.

Zwicker-Pelzer, R. (2002). Hilfen in familialen Krisen: ein Plädoyer für die Vernetzung von Hilfsangeboten. In KFH NW-Jahrbuch 2002 (S. 30–45). Münster: LIT.

Zwicker-Pelzer, R. (2010). Beratung in der sozialen Arbeit. Bad Heilbrunn: Klinkhardt.

Zwicker-Pelzer, R. (2013). Sorgende und umsorgende Aspekte in der Beratung von Familien im Kontext von Alter und Pflegebedürftigkeit. Kontext, 44 (3), 273–281.

Zwicker-Pelzer, R. (2014). Beratung von Familien im Kontext von Alter und Pflegebedürftigkeit. In P. Bauer, M. Weinhardt (Hrsg.), Perspektiven sozialpädagogischer Beratung (S. 47–63). Weinheim: Beltz.

Zwicker-Pelzer, R. (2015). Exemplarische Arbeitsfelder der lebensweltorientierten Beratung. In T. Hoff, R. Zwicker-Pelzer (Hrsg.), Beratung und Beratungswissenschaft (S. 208–234). Baden-Baden: Nomos.

Zwicker-Pelzer, R., Geyer, E., Rose, A. (2011). Systemische Beratung in Pflege und Pflegebildung. Opladen: Budrich.

Zwicker-Pelzer, R., Hawellek, C., Becker, U. (2018). Eindeutig uneindeutig. Demenz systemisch betrachtet. Göttingen: Vandenhoeck & Ruprecht.

Zwicker-Pelzer, R., Hundenborn, G., Heuel, G. (2018). Kultursensibilität im Gesundheitswesen. Modulhandbuch für eine kompetenzorientierte, wissenschaftsbasierte und multiprofessionelle Aus-, Fort- und Weiterbildung in den therapeutischen und pflegerischen Gesundheitsfachberufen. Düsseldorf: MAGS.

Rudolf Klein

Systemische Suchtberatung und Suchttherapie

Vorbemerkungen zur Entwicklung der Suchtkrankenhilfe

Seit dem Urteil des Bundessozialgerichts von 1968 wird die Alkoholabhängigkeit anderen körperlichen und psychischen Erkrankungen gleichgesetzt. Seither werden die Kosten für eine Therapie durch Krankenkassen und Rentenversicherungen übernommen. Die Therapien gelten als Rehabilitationsmaßnahmen und verfolgen das Ziel, Arbeitsplatzverluste zu verhindern oder eine Wiedereingliederung ins Arbeitsleben zu fördern. Sie werden daher von den Rentenversicherungen getragen. Ursprünglich betrafen diese Regelungen ausschließlich Alkohol- und Medikamentenabhängige. Später wurden sie auch auf Abhängige von illegalen psychotropen Substanzen ausgedehnt.

Die Diagnose einer Abhängigkeit von Alkohol und/oder anderen psychotropen Substanzen stellt seither die »Eintrittskarte« in das medizinisch dominierte stationäre Versorgungssystem der rehabilitativen Suchtkrankenhilfe dar. Die Kostenträger definieren seither, wie die personelle Ausstattung erfolgen soll, welche Ziele in der Therapie akzeptiert werden und welche methodischen Maßnahmen in welcher Häufigkeit pro Rehabilitand zur Anwendung kommen müssen, damit eine Klinik als Vertragspartner akzeptiert wird. Diese als Qualitätssicherung deklarierten Forderungen liegen in Form eines Katalogs Therapeutischer Leistungen (KTL) vor.

Parallel zum Aufbau stationärer Versorgungssysteme entwickelte sich auch die ambulante Suchthilfe. Diese wurde ursprünglich als öffentliche Aufgabe definiert und durch Wohlfahrtsverbände, Kommunen, Kreise, Länder, teilweise durch Spenden finanziert.

Durch diese alternativen Finanzierungsmodelle war die ambulante Suchtkrankenhilfe lange Jahre von den Finanzierungsregelungen des stationären Kontextes ausgenommen. Deren Aufgabe bestand in der Beratung süchtiger Klienten und hatte die Vorbereitung (Motivierung, Kostenregelung) auf eine stationäre Behandlung zum Ziel. Sie fungierte als »Zulieferer« für Fachkliniken.

Dies änderte sich durch die zunehmende therapeutische Professionalisierung der Mitarbeitenden. Die alternative Pauschalfinanzierung hatte dabei den Vorteil, dass therapeutische Ansätze zur Anwendung kommen konnten, die im stationären Bereich nicht vorgesehen waren, z. B. familientherapeutische und systemische Ansätze.

Ab Anfang der 1990er Jahre kam es zu einer Änderung dieses Systems: Ambulante Therapien konnten als Rehabilitationsmaßnahmen anerkannt und durch Rentenversicherer finanziert werden. Dies zog zwei Effekte nach sich: Einerseits konnten die unter zunehmendem Kostendruck leidenden Wohlfahrtsverbände und Kommunen andere Finanzierungsquellen anzapfen, was gleichzeitig zu einem Rückzug alternativer Finanzierungen (z. B. durch Kommunen) führte (Klein, 2016). Andererseits wurden die Ambulanzen – jetzt auch offizielle Behandlungsstellen – mit den klassisch-medizinisch dominierten Strukturen konfrontiert, die bereits im stationären Kontext galten.

Der stationäre Bereich ist von den Folgen des ambulanten Ausbaus auf besondere Weise betroffen: Da die ambulante Suchthilfe ambulante Therapien zur eigenen Finanzierung benötigen, fungieren sie immer weniger als »Zulieferer«, was auf Klinikseite zu Belegungsproblemen führt. Wenn aber »zugeliefert« wird, handelt es sich meist um Klienten mit solch massiven und komplexen Problemlagen, dass die Kliniken darauf nicht vorbereitet und teilweise überfordert sind.

Die Konsequenzen dieser Entwicklung

Die Rentenversicherungen wurden nun zu Auftraggebern der ambulanten Suchtberatungseinrichtungen und griffen massiv in vorhandene Strukturen ein, indem sie Voraussetzungen, Ziele, Dauer und Sitzungszahl für eine ambulante Behandlung definierten. Auch die professionelle Zusammensetzung ambulanter Teams und die Weiterbildungsentscheidungen der Träger wurden nachhaltig beeinflusst. Es wurden nur bestimmte Weiterbildungen, in aller Regel Weiterbildungen zum »Sozialtherapeuten Sucht« mit verhaltenstherapeutischem oder tiefenpsychologischem Hintergrund, akzeptiert. Die Systemische Therapie wird nach wie vor als Verfahren abgelehnt (oder nur marginal akzeptiert), was zu einem Zurückdrängen dieses Ansatzes in der ambulanten Suchthilfelandschaft führt (Klein, 2016, 2018).

Neben dem Ein- und Ausschluss bestimmter Therapiemethoden legen die Kostenträger fest, dass ambulante und stationäre Rehabilitationsleistungen nur dann finanziert werden, wenn das Therapieziel eine Abstinenz ist und diese Abstinenz vor Beginn der Therapie nachgewiesen wird. Eine zieloffene Arbeit, wie dies bei der Therapie anderer Störungsbilder als »normal« anzusehen ist, wird nicht akzeptiert und entsprechend nicht finanziert. Selbst dann nicht, wenn diese Ziele von den Klienten angestrebt und von Therapeuten für nützlich erachtet werden. Daran konnten auch Untersuchungen über Selbstheilungsraten Alkoholabhängiger nichts ändern (Klingemann et. al., 2001, 2017; Bischof u. Rumpf, 2011), bei denen ein nicht geringer Teil der Untersuchten nicht etwa konsequent abstinent lebte, sondern alternative Trinkstile im nichtsüchtigen Sinne praktizierten.

Zudem müssen ambulante oder stationäre Behandlungen seitens der Behandler beendet werden, wenn es während der Therapie zu maximal drei sogenannten Rückfällen kommt. Die Absurdität wird deutlich, wenn man sich vorstellt, von als depressiv diagnostizierten Menschen zum einen zu verlangen, dass sie das Symptom vor Beginn der Behandlung bereits aufgegeben haben und bei erneutem Auftreten während der Therapie mit einer Beendigung durch die Therapeuten rechnen müssten.

Dieses Bündel an Konsequenzen führte fast unbemerkt zu einer Engführung der Beratungsangebote: Da immer öfter nur eine begrenzte Sitzungszahl außerhalb des Finanzierungsmodells durch die Rentenversicherer angeboten werden kann, endet der Kontakt, wenn Klienten mehr Zeit für eine Abstinenzentscheidung benötigen oder ein anderes Ziel anstreben.

Mittelfristig soll die therapeutische Arbeit ausschließlich in die Hände approbierter psychologischer Psychotherapeuten gelegt werden, was zur Gefährdung und letztlich zur Auflösung multiprofessioneller Teams führen wird.

Die sozialrechtliche Anerkennung der systemischen Therapie im November 2018 wird zwar die methodischen Angebote erweitern – sie wird aber nichts an den erwähnten »Eckpfeilern« einer medizinisch geprägten Sichtweise im Suchtbereich ändern. Es ist vielmehr damit zu rechnen, dass systemische Ansätze stromlinienförmig in das sogenannte Gesundheitssystem eingepasst werden, wie dies bereits bei der Verhaltenstherapie zu beobachten war (Klein, 2017).

Die Chancen der Ausgrenzung

Für den nichttherapeutischen Bereich stellt sich die Frage, ob ein Verhalten, das als »Abhängigkeit« diagnostiziert wird, ausschließlich dem eher medizinisch orientierten Versorgungsbereich zugeordnet werden muss. Schließlich gibt es triftige Argumente, ein gesellschaftlich bewertetes »Zuvieltrinken« vor einem historisch-kulturell-philosophischen Kontext zu verstehen und es als eine vorerst gescheitert erscheinende Sinnsuche zu interpretieren.

Darüber sollte die Feststellung eines Problems kritisch reflektiert werden. Schließlich ist jeglicher Konsum psychotroper Substanzen zunächst einmal kein Problem. Probleme existieren erst dann, wenn eine Ist-Soll-Differenz beobachtet und diese Differenz negativ bewertet wird. Insofern ist eine positiv bewertete Ist-Soll-Differenz eine Überraschung oder ein Glücksfall, eine negative Bewertung hingegen ein Problem. Sowohl die Ist-Soll-Differenz selbst als auch die Bewertung derselben kann differieren.

Vielleicht geht es zunächst gar nicht um die »Feststellung« und Veränderung einer diagnostizierten »Abhängigkeit«, sondern um eine Begegnung mit Menschen, bei der diese über sich, ihre Einschätzung des Konsumverhaltens, ihre individuelle Gewordenheit und die relevanten Kontextbedingungen nachdenken können.

Klassische Diagnosen nach der ICD-10 können dabei eher stören als Veränderungen anstoßen, weil sie ein psychosozial verstehbares Phänomen zur individualisierten Krankheit erklären. Damit wird unmerklich ein Übergang von einem Funktionssystem zu einem anderen Funktionssystem markiert: Im Funktionssystem »Gesundheit/Heilung« wird der Konsum *behandelt.* Im Funktionssystem »Soziale Hilfe/Teilhabe an gesellschaftlichen Prozessen« kann die (von wem auch immer) negativ bewertete Ist-Soll-Abweichung des Konsums hingegen *verhandelt* werden. Die Vorteile des »Verhandelns« im Gegensatz zum »Behandeln« liegen auf der Hand:

- Ziele sind individuell und auf Augenhöhe zu erörtern.
- Klienten wählen die ihnen hilfreich erscheinenden Methoden.
- Schwankungen des Konsumverhaltens werden nicht negativ als mangelnde Motivation interpretiert, sondern als Hinweisgeber für Auslösesituationen, für die es bislang (noch) keine bessere Lösung gibt.
- Eine medizinische Betreuung ist eine flankierende Maßnahme im Falle eines Entzugs oder der Behandlung von Folgeerkrankungen und nur in Kooperation mit den therapeutischen Hilfen sinnvoll.

Diese alternative Perspektive soll im weiteren Text als »Therapie«, genauer: als »Systemische Therapie« bezeichnet werden. Sie stellt das Verhandeln im Gegensatz zum Behandeln in den Vordergrund und unterscheidet sich damit vom herkömmlichen, medizinisch geprägten Therapiebegriff. Die Grenze zwischen Beratung und Therapie ist somit fließend. Ein auf diese Art verstandener Therapiebegriff ermöglicht, selbstbewusst eine Position zu beziehen, die nicht schlechter, nicht besser, jedoch anders ist als die dominanten narrativen Konstrukte der herkömmlichen Suchttherapie.

Im Hilfeverlauf sollte eine neugierige und interessierte Haltung der Klienten sich selbst und allmählich auch den Angehörigen gegenüber begünstigt werden. Voraussetzung dafür ist eine neugierig-interessierte Haltung der Helfer. Diese Haltung entsteht durch einen Blick auf das Phänomen, mit dem das unverständlich erscheinende, selbstverletzende Verhalten plausibilisiert und die Auswirkungen eines solchen Lebensstils auf Angehörige wie Partner und Kinder deutlich werden kann.

Von Passagen, Übergängen und Passagieren

Eine abhängige Entwicklung entsteht meist, wenn ein als stabil erlebter Lebenszusammenhang durch existenziell bedeutsame Ereignisse (Ende einer Partnerschaft, Tod Angehöriger, Ablösung vom Elternhaus, Erkrankungen, Auflösung des familiären Gefüges, Verlust des Arbeitsplatzes usw.) endet, eine Transformation zwingend notwendig erscheint und gleichzeitig unklar ist, ob eine ähnlich tragfähige Struktur jemals wieder möglich sein wird. Solche Ereignisse sind unvermeidlich und stellen existenzielle Herausforderungen dar (Klein, 2014).

In archaischen Kulturen werden solche Ereignisse durch sogenannte Übergangsriten begleitet. Deren Ziel besteht im Abmildern eines Sinn- und Handlungsvakuums bei der Bewältigung solcher Transformationen. Menschen sollen »aus einer genau definierten Situation in eine andere, ebenso genau definierte« (van Gennep, 1986, S. 15) hinübergeführt werden. Charakteristisches Kennzeichen solcher Riten ist ihre Dreiphasenstruktur (S. 15):

- Dabei ist die Ausgangssituation, die Struktur I, durch Begrenzungen gekennzeichnet, die dem Entwicklungsstand eines Menschen nicht mehr entsprechen und in der sich Veränderungen ankündigen.
- Dieser Zustand wird durch verschiedene Trennungsrituale verlassen, wobei die Trennung vom alten Zustand mithilfe einer wandlungsbegünstigenden Bewusstseinsdimension durch Einsatz unterschiedlicher Techniken und berauschender Hilfsmittel wie Meditation, Trance, Askese, Einnahme psychotroper Substanzen u. Ä. unterstützt wird. Das Rauscherleben repräsentiert in der Umwandlungs- oder Schwellenphase einerseits das symbolische »Sterben« der alten Identität und öffnet andererseits das Bewusstsein hin zu Wandlungsprozessen und dem »Geborenwerden« einer neuen Identität. Die Schwellenphase repräsentiert damit einen Kontext von Zeit, Raum und Beziehung, der als Angelpunkt des Wandels von einem Zustand in einen anderen angesehen werden kann und in dem besondere, durchaus auch bedrohliche Zustände er- und durchlebt werden müssen.

- Diese Phase mündet in die »Struktur II«, die sich als eine passendere, neue Lebenssituation erweisen kann.

Lebensbrüche und sich daraus ergebende Übergänge berühren damit immer eine existenzielle Dimension, die hier nur angedeutet werden kann und in ihrer Bedeutung nicht unterschätzt werden sollte (Klein, 2014): Im Übergang erleben Passierende die Not und die Möglichkeit, das Risiko und die Chance zu einem neuen Entwurf, werden aber gleichzeitig mit der Freiheit sowie Möglichkeit zum Wandel konfrontiert, für dessen Gelingen weder Sicherheit noch Angstvermeidung garantiert werden kann (Kierkegaard, 1844/2005).

Vor diesem Hintergrund lassen sich Suchtentwicklungen (Klein, 2014; Klein u. Schmidt, 2017) folgendermaßen beschreiben: Menschen werden mit Ereignissen konfrontiert und realisieren, dass eine Lebensphase an einem Ende angekommen ist und nun eine Trennung vom Bisherigen erfolgen muss. Die Trennung, der Abschied wird zumeist von Gefühlen der Trauer und Angst begleitet. In der sich nun anschließenden Schwellenphase dient die Berauschung zumindest vorübergehend dazu, diese Affekte zu ertragen (Sloterdijk, 1993) bzw. abzumildern. Sie kann auch als Hilfsmittel genutzt werden, sich der unvermeidlichen Transformation zu stellen und nach Lösungen für den notwendigen Übergang zu suchen. »Rausch reift an Bruchstellen heran – dort, wo er gebraucht wird« schreibt György Sebéstyen treffend.

Führt diese Suche jedoch nicht zu nützlich eingeschätzten Alternativen, beginnt die Entwicklung zu stagnieren und die Berauschung verselbstständigt sich. Der Konsum entgleist zunehmend und eine Entwicklung hin zu einer sich selbst organisierenden süchtigen Dynamik wird gespurt (Klein, 2002). Die Sehnsucht nach Veränderung mutiert zu einer berauschten Sehnsucht und potenziell vorhandene Reifungschancen werden weitgehend dissoziiert.

Bei einer Abhängigkeit von psychotropen Substanzen hat man es mit einer zweifachen Erwartungsenttäuschung zu tun: Es ist etwas geschehen, womit ein Mensch nicht gerechnet hat, und es geschieht etwas nicht, womit er rechnet bzw. worauf er hofft. Philip Roth schreibt in seinem Roman »Sabbaths Theater« über die trinkende Ehefrau seines Helden, dass sie »zwei unwiderlegbare Gründe hatte, sich zu Tode zu trinken: das, was geschehen war, und das, was nicht« (Roth, 1998, S. 12).

Von biografischen Hypothesen

Gefördert wird eine süchtige Entwicklung durch einen biografischen Hintergrund, bei dem auf kindliche Bedürfnislagen unangemessene Reaktionen von Erziehungspersonen erfolgen.

Diese können von Überbehütung bis hin zu seelisch-körperlichen Vernachlässigungen reichen (Gürtler, Studer u. Scholz, 2010). Nicht selten finden sich traumatisierende Erfahrungen (Schäfer u. Krausz, 2006; Klein, 2011) wie Misshandlungen und sexuelle Übergriffe. Häufig wird von langjährig trinkenden Elternteilen, frühen Verlusten von nahen Bezugspersonen, Fremdunterbringungen oder unverarbeiteten Kriegserlebnissen berichtet (Brentrup, 1990).

Das Erleben von Gefühlen des Ausgeliefertseins und der Einflusslosigkeit, aber auch die Beobachtung von Hilflosigkeit und Überforderung der Elternfiguren begünstigt einerseits unsichere, teilweise desorganisierte Bindungserfahrungen, auf die Kinder mit unterschiedlichem Erleben und Verhalten reagieren. Es lassen sich verschiedene Muster unterscheiden:

- Beim *ersten Muster* aktiviert die Hilflosigkeit und Überforderung der Elternfiguren eine vermutlich natürliche Neigung von Kindern, Mitgefühl zu zeigen und zu helfen (Tomasello, 2010). Die Kinder versuchen, elterliche Defizite helfend auszugleichen. »Wenn ich auf Mama aufpasse, passiert nichts Schlimmes« oder: »Wenn ich alles richtig mache, ist Papa lieb zu mir« oder: »Wenn ich mich genügend anstrenge, wird alles wieder gut« sind typische Überzeugungen, die die Selbsterwartung fördern, das Leben kontrollieren und einseitig für Sicherheit sorgen zu können: Elternfiguren werden stabilisiert, jüngere Geschwister getröstet, gewalttätige Auseinandersetzungen zwischen den Eltern geschlichtet, trinkende Elternteile aus der Kneipe geholt oder lebensbedrohliche Entwicklungen abgemildert. In extremeren Fällen werden mit körperlicher Gewalt gegen trinkende Elternteile oder gar mit Tötungsabsichten noch schlimmere Folgen zu verhindern versucht. Auf einer unbewussten Ebene wird die Hoffnung genährt, alles könne sich zum Besseren wenden und man könne durch eigenen Einsatz und optimales Management negative Entwicklungen verhindern. Selbst dann, wenn der Einsatz nicht erfolgreich ist, führt diese Erfahrung gerade nicht zu einer Korrektur überhöhter Selbstwirksamkeitserwartungen. Eher wird die Idee kreiert: »Ich habe mich nicht genug angestrengt – hätte ich mich genug angestrengt, wäre es nicht passiert.«
- Beim *zweiten Muster* wird das vernachlässigende und teilweise gewalttätige Verhalten der Erziehungspersonen durch eine emotionale Abkapselung beantwortet. Die leidvollen Erfahrungen werden von den Kindern ertragen

und sie tun so, als ob sie ihnen nichts ausmachten. Es finden sich Aussagen wie: »Du kannst mich ruhig schlagen – es tut mir gar nicht weh« oder: »Ich komme auch alleine klar, wenn sich niemand um mich kümmert«. Diese Kinder vertrauen sich kaum jemandem an und versuchen, ihre Probleme selbst zu lösen.

- Beim *dritten Muster* werden die als traumatisierend erlebten Erfahrungen verdrängt oder dissoziiert. Sie sind dem bewussten Erleben nicht mehr zugänglich. Bei dieser durchaus plausiblen Überlebensstrategie werden prinzipiell für einen Reifungsprozess nutzbare Erfahrungen nicht integriert. Eine sehnsüchtig erhoffte Sicherheit erweist sich dann als brüchig, wenn Gerüche, Bilder, Geräusche und Berührungen alte, bislang abgespaltene Erinnerungen hochspülen. Entsprechend beschränken sich traumatisierende Erfahrungen keineswegs auf eine frühe Lebensphase der Klienten. Vor allem dann nicht, wenn sich ein problematisches bzw. abhängiges Trinken entwickelt hat. Damit erhöht sich die Wahrscheinlichkeit, erneuten körperlichen und sexuellen Übergriffen ausgeliefert zu sein. Dies betrifft vermutlich abhängig trinkende Frauen stärker als Männer, da die Gewalt- und Sexualdelikte in Ehen eher von Männern ausgehen als umgekehrt (Schäfer u. Krausz, 2006; Klein, 2011).

Welches Muster sich auch immer entwickeln mag: Sie halten eine Mystifizierung von Autonomie, Einfluss, Unverletzlichkeit und Unverwundbarkeit aufrecht und lassen unbewusst ein maximalisiertes Selbstwirksamkeitskonzept entstehen. Die Kehrseite dieser Medaille besteht in einer Verletzlichkeit, die in alltäglichen Situationen erlebt werden kann und in existenzielle Notlagen führt, wenn Herausforderungen drohen, deren Bewältigung über die zur Verfügung stehenden Kräfte gehen, bzw. Widerfährnisse auftauchen, für die es keine Lösungen gibt. Dann drohen Enttäuschungen, Selbstabwertungen und Selbstbestrafungen, weil dem Bild einer stets selbstwirksam agierenden Person nicht mehr entsprochen wird.

Die Wahrscheinlichkeit, psychotrope Substanzen als emotionale Pufferung, Doping, Optimierungs- und/oder Tröstungsmittel in Überforderungssituationen einzusetzen, steigt, je öfter Lebensbrüche erlebt werden: In Lebensphasen, in denen sich Beziehungen als bindungsunsicher erweisen, Trennungen drohen und die Idee infrage gestellt wird, das Leben unter Kontrolle bzw. »im Griff« zu haben.

Der Konsum »schützt« zwar vor den negativ erlebten Affekten, verhindert aber eine notwendige Transformation und eine entidealisierende Auseinandersetzung mit den eigenen Selbstwirksamkeitsvorstellungen. Das Festhalten an der Illusion von Selbstwirkmächtigkeit findet im sogenannten »Alkoholiker-Stolz« (Bateson, 1971/1983, S. 414) seinen Ausdruck: Klienten pochen auf ihre Unabhängigkeit und wehren Hilfen jeglicher Art mit dem Hinweis auf ihre autonome Entscheidungsfähigkeit und Selbstkontrolle ab.

Was lässt sich im Kontext systemischer Therapie tun?

An dieser Stelle sollen Vorgehensweisen dargestellt werden, die Klienten die Chance eröffnen, neugierig über sich, ihr Leben, ihren Konsum, ihren Umgang mit anderen und den Umgang anderer mit ihnen nachzudenken.

Dabei ist und bleibt es über einen gewissen Zeitraum hinweg ergebnisoffen, ob diese Auseinandersetzungen Klientinnen und Klienten dazu motivieren, den Konsum zu beobachten, ihn zu reflektieren, zu ändern, sich einer ambulanten oder stationären Behandlung zu unterziehen oder all dies nicht zu tun.

Drei Ebenen lassen sich unterscheiden: die therapeutische Haltung, existenzielle Fragen und eine Sensibilität für spezifische Kontextbedingungen.

Die therapeutische Haltung

Die therapeutische Haltung kann durch drei Faktoren gekennzeichnet werden:

1. dadurch, dass Klienten – den Angehörigen und den Konsumierenden – Respekt gezollt wird für ihre bisherigen, oft erfolglosen Bewältigungsversuche;
2. durch ausreichend Geduld für das gemeinsame Erforschen möglicher Alternativen;
3. durch den Mut – auf der Basis einer Sicherheit bietenden affektiven Rahmung –, die notwendig vorhandenen Ambivalenzen und Polyvalenzen der Konsumierenden und deren Angehörigen durch respektlos-neugierige Fragen (Cecchin, Lane u. Ray, 1993) anzusprechen.

III

Diese emotionalen Feinabstimmungsprozesse kombinieren etwas miteinander, was meist in der Biografie der Klienten nicht verknüpft wurde: Eine emotionale Sicherheit, auf deren Basis ein Infragestellen, ein Stören und Verstören bisheriger Denk-, Fühl- und Handlungsstrukturen mit dem Ziel möglich wird, individuelle Entwicklungen anzustoßen, kurz: neugierig zu werden.

Dialoge auf dieser Basis haben daher nicht das Ziel, einseitig lösungsfokussiert Änderungen zu begünstigen oder zu erwarten. Vielmehr eröffnen sie einen zeiträumlichen Kontext des »Zauderns« (Vogl, 2007), der die eingespurten süchtigen Muster reflektiert, eine Auseinandersetzung mit dem Gegenwärtigen fördert und eine Entscheidung im Hinblick auf die aufgeworfenen Fragen noch nicht erwartet. Dieser Kontext eines legitimierten Zauderns stellt den Rahmen dar, in dem notwendige individuelle und das soziale System betreffende Reifungsschritte bedacht und experimentell hergestellt werden können.

Existenzielle Fragen

Existenzielle Fragen stellen die Beziehung der Klienten zu sich selbst in den Fokus. Man kann sie als Neugierde begünstigende Fragen (Klein, 2014; Klein u. Schmidt, 2017) bezeichnen, die Klienten Wahlmöglichkeiten im Hinblick auf gegenwärtige und zukünftige Entscheidungen eröffnen können.

Solche Fragen beziehen sich zunächst nicht auf den Konsum oder das Konsummuster, sondern darauf, wie Klienten den eigenen Umgang mit sich und anderen einschätzen:

- Leben Sie das Leben, das Sie leben wollen?
- Wenn ja: Wie erklärt es sich, dass wir Kontakt miteinander haben?
- Wenn nein: Wie sollte Ihr Leben anders sein?
- Hatten Sie schon Phasen, in denen Sie so gelebt haben, wie Sie das wollten?
- Wenn ja: Was war damals anders?
- Wenn nein: Sehen Sie eine Chance, es noch zu erreichen?
- Gehen Sie so mit sich um, wie Sie das immer wollten (körperlich, psychisch, in Beziehungen)?
- Wenn ja: Wie erklärt es sich, dass wir Kontakt miteinander haben?
- Wenn nein: Wie erklären Sie sich das?
- Kennen Sie Lebensphasen, in denen Sie so mit sich umgehen konnten, wie Sie das immer wollten?
- Wenn ja: Wie haben Sie das damals geschafft, und wer oder was hat Ihnen geholfen?
- Wenn nein: Glauben Sie, dass das für Sie noch möglich sein könnte?
- Gehen andere mit Ihnen so um, wie Sie das möchten?
- Wenn ja: Was schätzen andere an Ihnen?
- Wenn nein: Was müssen Sie tun/unterlassen, damit Sie mit sich und andere mit Ihnen so umgehen, wie Sie das möchten? (Isebaert, 1999, 2004)

Spezifische Kontextbedingungen

Suchttherapie

Die vorgenannten und die folgenden Fragen sind im Rahmen einer klassischen Suchttherapie sinnvoll. Allerdings können sie auch in anderen Kontexten wie z. B. der Sozialpädagogischen Familienhilfe (SPFH), im Allgemeinen Sozialen Dienst (ASD), in Elterngesprächen der stationären Jugendhilfe, der Arbeitsberatung, in der Erziehungs- und Lebensberatung etc. eingesetzt werden.

Wenn sich eine gewisse Neugierde entwickelt hat und die Klienten sich in der Beziehung zu den Therapeutinnen sicherer fühlen, kann und sollte auch das Konsummuster der Rauschmittel (Häufigkeit, Dauer, Menge, Wirkung, Folgen) thematisiert werden. Hierbei bieten sich folgende Fragen an:

- Gehen Sie mit der Art und Weise, zu konsumieren, so mit Ihrem Körper um, wie Sie das möchten?
- Gehen Sie mit der Menge, der Art und der Häufigkeit des Konsums so mit Ihrem Körper um, wie Ihr Körper es verdient hat?
- Wenn Sie so oft und so viel konsumieren, wie Sie es gerade tun, können Sie dann der sein, der Sie sein wollen?
- Wenn Sie weiterhin so konsumieren, wie Sie es beobachten, können Sie dann in Ihren Beziehungen der sein, der Sie sein möchten?
- Gehen andere (Partnerin, Kollegen, Sozialarbeiter, Ärztinnen etc.) dann so mit Ihnen um, wie Sie das möchten?
- Wie denken diese über Ihre Art, mit sich umzugehen?
- Wer macht sich darüber am meisten Sorgen?
- Welche guten Wünsche verfolgen diese anderen Personen?

Zwang

Bei Vorliegen einer Auflage seitens des Gerichts, des Jugendamtes oder auch des Arbeitgebers kann man folgendermaßen fragen:

- Warum spricht Ihr Arbeitgeber eine Therapieauflage aus, statt Ihnen bei der nächsten alkoholbedingten Auffälligkeit zu kündigen?

- Was schätzt er an Ihnen, dass er Ihnen eine Auflage macht, statt zu kündigen?
- Welche Konsequenzen könnte es für Sie haben, wenn Sie die Auflage des Gerichts/des Jugendamtes nicht erfüllen?
- Was müssten Sie tun/unterlassen, damit man Sie in Ruhe lässt?
- Warum tun Sie das nicht?
- Könnten Sie von einer Auflagemaßnahme irgendwie profitieren, obwohl Sie es im Moment als reine Zumutung erleben?
- Glauben Sie, es geht nur darum, Ihnen Druck zu machen, oder drückt sich in diesem Vorgehen möglicherweise auch eine gewisse Sorge um Sie aus?
- Wenn ja, welche Sorge könnte das sein?
- Warum sorgt sich irgendwer um Sie?
- Wie erklären Sie sich, dass sich andere mehr Sorgen um Sie machen als Sie selbst?

Gefährlicher Konsum von Alkohol bzw. anderen Rauschmitteln

Wenn der Konsum thematisierbar war, der Klient sich für einen weiteren Konsum ausspricht und dieser als gefährlich erscheint, können folgende Fragen gestellt werden:

- Wenn Sie sich für ein Weitertrinken entscheiden, gehen Sie dann so mit sich um, wie Sie das möchten?
- Gehen Sie dann mit Ihrem Körper so um, wie dieser es braucht?
- Wie wird Ihr Körper darauf reagieren?
- Sind Sie dann der, der Sie sein wollen?
- Gehen Sie dann so mit Ihren Angehörigen um, wie Sie sich das vorgenommen haben?
- Sind Sie dann der Partner, der Sie sein wollen?
- Gehen Sie dann so mit Ihrem Partner um, wie dieser es verdient hat?
- Hat Ihr Partner dann den Partner, den er sich wünscht?
- Wie wird Ihre Partnerin reagieren?
- Wie geht es mit Ihrer Beziehung weiter?
- Gehen Sie dann so mit Ihren Kindern um, wie diese es verdient haben?

III

- Wie werden die Kinder darauf reagieren?
- Wie werden die Kinder sich weiterentwickeln?
- Haben Ihre Kinder dann die Eltern, die sie brauchen?
- Sind Sie dann der Elternteil, der Sie sein wollen?
- Um welches dieser Themen machen Sie sich am meisten Gedanken?
- Welche Konsequenzen ziehen Sie daraus?
- Mit welchen Themen müssen Sie sich auseinandersetzen, damit es auf gute Art mit Ihnen weitergehen kann?
- Sind Sie schon bereit, sich diesen Themen und Aufgaben zu nähern?
- Wenn ja, wem werden Sie dadurch ähnlicher?
- Von wem unterscheiden Sie sich dann am meisten?

Fazit

Ich wünschte mir, dass abhängige Menschen auf immer mehr Therapeuten treffen, die sich wenig beeindruckt zeigen von den vielen Überzeugungen und Gewohnheiten der klassischen Suchttherapie. Meist kommen diese im Gewande eines nicht hinterfragbaren »Wissens« daher. Ich wünschte mir, dass solches »Wissen« und solche »Gewohnheiten« immer und immer wieder neugierig untersucht werden.

Daher soll eine kleine Parabel von D. F. Wallace (2016, S. 9) diesen Beitrag schließen: »Schwimmen zwei junge Fische des Weges und treffen zufällig einen älteren Fisch, der in die Gegenrichtung unterwegs ist. Er nickt ihnen zu und sagt: ›Morgen, Jungs. Wie ist das Wasser?‹ Die zwei jungen Fische schwimmen eine Weile weiter, und schließlich wirft der eine dem anderen einen Blick zu und sagt: ›Was zum Teufel ist Wasser?‹«

III

Literatur

Bateson, G. (1971/1983). Die Kybernetik des »Selbst«: Eine Theorie des Alkoholismus. In G. Bateson, Ökologie des Geistes (S. 400–435). Frankfurt a. M.: Suhrkamp.

Bischoff, G., Rumpf, H.-J. (2011). Selbstheilung bei Suchterkrankungen – Der vorherrschende Weg. Was können Behandler aus den entsprechenden Studien lernen? http://webcache.googleusercontent.com/search?q=cache:CU1 g0X48bPMJ:www.konturen.de/NEU_pages/archiv/2011/0411/0411_leseprobe.php+Bischoff,+G.+u.+H.-J.+Rumpf+(2011):+Selbstheilung+bei+Suchterkrankungen&cd=1&hl=de&ct=clnk&gl=de (16.9.2013).

Brentrup, M. (1990). Alkohol- und Medikamentenabhängigkeit aus systemischer Sicht. Familiendynamik, 15 (4), 346–361.
Cecchin, G., Lane, G., Ray, W. (1993). Respektlosigkeit – eine Überlebensstrategie für Therapeuten. Heidelberg: Carl-Auer.
Dilling, H., Mombour, W., Schmidt, M. H. (Hrsg.) (2000). Internationale Klassifikation psychischer Störungen – ICD-10. Bern et al.: Huber.
Gürtler, L., Studer, U., Scholz, G. (2010). Tiefensystemik. Bd. 1.: Lebenspraxis und Theorie: Wege aus Süchtigkeit finden. Münster: Monsenstein und Vannerdat.
Isebaert, L. (1999). Suchttherapie nach dem Brügger Modell. In H. Döring-Meijer (Hrsg.), Ressourcenorientierung – Lösungsorientierung. Etwas mehr Spaß und Leichtigkeit in der systemischen Therapie und Beratung (S. 140–150). Göttingen: Vandenhoeck & Ruprecht.
Isebaert, L. (2004). Kurzzeittherapie – ein praktisches Handbuch. Stuttgart: Thieme.
Kierkegaard, S. (1844/2005). Der Begriff der Angst. München: dtv.
Klein, R. (2002). Berauschte Sehnsucht. Zur ambulanten systemischen Therapie süchtigen Trinkens. Heidelberg: Carl-Auer.
Klein, R. (2011). Bericht von einer Geburt. Familiendynamik, 36 (2), 158–162.
Klein, R. (2014). Lob des Zauderns – Navigationshilfen für die systemische Therapie bei Alkoholabhängigkeiten. Heidelberg: Carl-Auer.
Klein, R. (2016). Von Texten und Kontexten – Oder: Die Misere der deutschen Suchttherapie. Kontext, 47 (1), 3–10.
Klein, R. (2018). Von Texten und Kontexten – Oder: Die Misere der deutschen Suchttherapie. In R. Stachowske, C. Möller (Hrsg.), Sucht und Abhängigkeit bei Kindern, Jugendlichen und jungen Erwachsenen (S. 429–442). Kröning: Asanger.
Klein, R., Schmidt, G. (2017). Alkoholabhängigkeit. Heidelberg: Carl-Auer.
Klingemann, H. (2017). Sucht – Selbstheilung ist möglich. Lengerich: Pabst.
Klingemann, H., Sobell, L. C., Barker, J. C., Blomqvist, J., Cloud, W., Ellinstad, T. et. al. (2001). Promoting self-change from problem substance use. Dordrecht: Kluwer Academic Publishers. http://link.springer.com/book/10.1007/978-94-010-0922-5/pag/1 (16.9.2013).
Roth, P. (1998). Amerikanisches Idyll. Roman. München: Hanser.
Schäfer, I., Krausz, M. (Hrsg.) (2006). Trauma und Sucht. Konzepte, Diagnostik, Behandlung. Stuttgart: Klett-Cotta.
Sloterdijk, P. (1993). Weltfremdheit. Frankfurt a. M.: Suhrkamp.
Tomasello, M. (2010). Warum wir kooperieren. Berlin: Suhrkamp.
van Gennep, A. (1986). Übergangsriten. Frankfurt a. M. u. New York: Campus.
Vogl, J. (2007). Über das Zaudern. Zürich: Diaphanes.
Wallace, D. F. (2016). Das hier ist Wasser/This is water. Anstiftung zum Denken. Köln: Kiepenheuer & Witsch.

Susanne Kiepke-Ziemes

Systemische Beratung und Therapie in der Hospizarbeit und Palliativversorgung

»Kann Systemische Beratung und Therapie mit Schwerstkranken und Sterbenden hilfreich sein?« Zur Konkretisierung dieser Frage wird im Folgenden zunächst auf die Rahmenbedingungen im Bereich Hospizarbeit und Palliativversorgung eingegangen, Anforderungen an die »Care-Givers« werden benannt, um im zweiten Abschnitt diese Anforderungen mit dem systemtherapeutischen Denken und Handeln abzugleichen. Ein Praxisbeispiel soll das Gesagte schließlich verdeutlichen.

Hospiz- und Palliativversorgung

Die Hospizbewegung und Palliativversorgung in Deutschland entstanden zeitverzögert im Vergleich zu anderen europäischen Ländern in den 1980er Jahren. Sie gingen aus einer Bewegung von Bürgerinnen und Bürgern hervor, die das Sterben in der Gesellschaft nicht an den Rand gedrängt wissen wollten.

Die Hospizarbeit und die Palliativversorgung sind eng miteinander verbunden und strukturell im Versorgungssystem verankert. Die Palliativversorgung entwickelte sich vornehmlich innerhalb des Gesundheitssystems (Melching, 2017, S. 13). Einer der wichtigsten Gründe für die breite Entwicklung palliativer Konzepte war, dass Sterben und Tod sowie Leidensminderung am Lebensende in der modernen Medizin lange ausgeklammert wurden.

Heute wird Palliativversorgung meist durch hauptamtlich im Gesundheitssystem Beschäftigte erbracht (S. 13). Die Hospizarbeit dagegen ist vor allem durch das ehrenamtliche Engagement gekennzeichnet. Die Palliativversorgung ist heute ein fester Bestandteil bei der Sorge um schwerkranke Menschen in Deutschland.

Die Arbeitsfelder für systemische Berater und Therapeutinnen im hospizlich-palliativen Bereich bilden vier Kernbereiche, die sich zwischen den allgemeinen und den spezialisierten (für Schwerkranke mit erhöhtem Versorgungsbedarf: geschätzter Bedarf ca. 10 % aller Sterbenden) Versorgungsformen unterteilen lassen:

- Allgemeine Krankenhäuser (allgemeine Versorgungsform: stationär);
- Palliativstationen, das sind spezialisierte Abteilungen in Krankenhäusern und stationäre Hospize (spezialisiert auf Sterbende);
- Allgemeine Palliativversorgung (AAPV), dazu zählen Pflegedienste und Pflegeheime, Hausärzte, Ambulante Hospizdienste, weitere Netzwerkpartner;
- Spezialisierte Ambulante Palliativversorgung oder ähnliche Palliativteams (SAPV: 24-h-Verfügbarkeit, immer multiprofessionell).

Die Versorgung schwerstkranker Kinder und Jugendlicher ist analog ausgerichtet. Kinderhospize sind im Gegensatz zu Erwachsenenhospizen familiären hospizlich-palliativmedizinischen Kurzzeitpflegen gleichzusetzen. Sie berücksichtigen bereits den Ansatz, An- und Zugehörigen einen festen Platz einzuräumen.

In der Palliativversorgung bestreiten An- und Zugehörige den Großteil der Patientenversorgung selbst und sind zu gleicher Zeit Betroffene wie Care-Givers (Brandstätter, 2014, S. 68). Da die Bezeichnung Angehörige sich auf den engeren Verwandtenkreis bezieht, erweitert der Begriff Zugehörige oder Nahestehende den Kreis der Bezugspersonen, die für Schwerkranke und sterbende Menschen äußerst wichtig sind (Deutsche Gesellschaft für Palliativmedizin, 2019, S. 7).

Patienten und die An- und Zugehörigen stehen im Mittelpunkt von Palliative Care, die schon per Definition einen biopsychosoziospirituellen Ansatz verfolgt. Dieser sieht medizinische, psychologische, sozialarbeiterische und seelsorgerische Arbeit explizit im Zusammenspiel: »Palliative Care ist ein Ansatz zur Verbesserung der Lebensqualität von Patienten und *ihren Familien*, die mit Problemen konfrontiert sind, welche mit einer lebensbedrohlichen Erkrankung einhergehen. Dies geschieht durch Vorbeugen und Lindern von Leiden, durch frühzeitige Erkennung, sorgfältige Einschätzung und Behandlung von Schmerzen sowie anderen Problemen, auf körperlicher, psychosozialer und spiritueller Ebene« (Gramm u. Münch, 2017, S. 33; Deutsche Gesellschaft für Palliativmedizin, 2002).

Die körperlichen Symptome, verbunden mit Kompetenzverlusten, und notwendigen Behandlungen der Patientinnen und Patienten sind das Aufgabenfeld eines multiprofessionellen Teams. Symptom- und Schmerzlinderung, körperliche Pflege sowie spirituelle und psychosoziale Versorgung sollen dabei in einem engen Zusammenhang stehen. Ist die verbleibende Lebenszeit kurz oder der somatische, also der körperliche Bedarf sehr hoch, kann es häufig geschehen, dass der Fokus allein auf die körperliche Dimension der Patientinnen und Patienten gerichtet wird.

Die psychosozialen Bedürfnisse werden generell oft nicht als solche beachtet und häufig rein medikamentös behandelt. Angst z. B. wird häufig nicht als verständliche Reaktion gesehen, sondern als möglicherweise störendes Symptom.

Medikamente werden hier häufig als schneller wirksam sowie ökonomischer als psychosoziale Hilfsangebote angesehen. Der somatische Blick steht oft im Vordergrund.

Palliativpatienten ist es wichtig, der Familie keine Belastung zu sein. Dieser Wunsch wird von den Ärzten oft nicht wahrgenommen (Wasner, 2019, S. 53). An- bzw. Zugehörige sind aber in der Versorgung Schwerkranker ein wesentlicher Bestandteil und die meisten ambulanten Versorgungsformen sind ohne deren Unterstützung nicht leistbar.

Laut der AG »Psychosoziale und Spirituelle Versorgung« der Deutschen Gesellschaft für Palliativmedizin (Müller, Münch, Kuhn-Flammensfeld, Kiepke-Ziemes u. Gramm, 2019, S. 2 f.) bedeutet psychosozial:

»Der Mensch ist ein soziales Wesen.
Die psychosoziale Dimension betrachtet das Individuum im Kontext der ihn/sie umgebenen Umwelt. Psychologische, soziale bzw. kulturelle Faktoren stehen in enger Wechselwirkung. Zusammen beeinflussen sie intrapersonell das physische und mentale Befinden der Individuen und ihre Weise zu denken, zu fühlen, zu handeln. Dabei ist die Beeinflussung von Individuum und Umwelt als interpersonelle wechselseitige Interaktion anzusehen.
Jedes innere Erleben ist eine Wirklichkeitskonstruktion. Insofern treffen bei jeder interpersonellen Interaktion unterschiedliche Perspektiven aufeinander. Die psychosoziale Dimension einzubeziehen impliziert grundsätzlich, die Unterschiedlichkeit individueller Wirklichkeitskonstruktionen zu respektieren.«

Diese überaus systemische Definition sollte Grundlage der multiprofessionellen Palliativangebote sein.

Das Sterben eines jeden Menschen ist von Unsicherheiten und Ängsten begleitet. Schwere Krankheit, Tod und Trauer stellen Familien und Zugehörige vor schwerste, existenzielle Herausforderungen. Auch wenn der vorrangige Blick auf die Erkrankten (manchmal gar auf die Erkrankung) gerichtet zu sein scheint, ist es unverzichtbar, Patientinnen/Patienten und die Zugehörigen in ihrem individuellen Kontext, mit all ihren vorhandenen Ressourcen darin zu unterstützen, die für sie passenden Lösungen zu finden. Die Patientinnen/Patienten sollten dabei unterstützt werden, autonome Entscheidungen zu finden.

Den unterschiedlichen Wünschen und Vorstellungen der Beteiligten, sowie den Bedarfen der behandelnden Teams adäquat begegnen zu können, erfordert eine systemische Grundhaltung aller Beteiligten.

Systemische Beratung und Therapie im Arbeitsfeld von Sterben, Tod und Trauer

Gerade wenn schon körperlich mit vielen Einschränkungen gelebt werden muss und täglich ein weiterer Verlust von Fähigkeiten und damit verbundener Abhängigkeit zu erwarten ist, ist Selbstwirksamkeit für Patientinnen und Patienten von besonderer Bedeutung. Selbstwirksamkeit in diesem Zusammenhang ist die Fähigkeit, diese existenzielle Krise bewältigen zu können. Sie verhilft Patientinnen und Patienten, eigene Vorstellungen oder Entscheidungen umzusetzen. Bei der Bewältigung von Ängsten spielt sie eine Schlüsselrolle. Menschen sind Experten für die Lösung, die sie selbst betreffen. Patientinnen und Patienten werden oft nur als Empfänger von Behandlung gesehen und damit wird ihr eigener Spielraum reduziert sowie Verantwortlichkeit und selbstbestimmtes, aktives Handeln verhindert.

Sterben und Tod sind eng verbunden mit starken Emotionen – für alle Beteiligten und natürlich auch für Therapeutinnen und Therapeuten selbst. Daher ist eine Auseinandersetzung mit Fragen nach der eigenen Endlichkeit Voraussetzung für das Arbeiten mit bald Sterbenden. Habe ich Angst vor dem Thema Tod? Wie stehe ich Sterbewünschen gegenüber? Welche Vorstellungen verbinde ich mit dem Sterbeprozess? Vermeide ich es, das Thema Tod und Sterben anzusprechen? Welche Wünsche und Ängste habe ich selbst in Bezug auf mein Lebensende?

Helfende können nur verantwortungsvoll handeln, wenn sie nicht selbst durch unverarbeitete Ängste und Vorannahmen belastet sind und mit sich selbst verantwortlich umgehen. Sie sollten sich Fragen stellen wie: »Wie gehe ich mit meinen Gefühlen um? Wie viel Tod halte ich aus? Wie ver- und bearbeite ich das Leid und Sterben meiner Klientinnen und Klienten für mich? Wie trauere ich und eventuell mein Team?«

Trauer und Verlustängste, existenzielle Sorgen und Sinnfragen prägen das Arbeitsfeld in der Hospiz- und Palliativversorgung. Systemische Therapeutinnen sehen sich z. B. mit solchen Fragen konfrontiert: »Warum habe ich diese Krankheit? Wie lange kann ich noch leben? Was wird aus meinen Liebsten? Wie gehe ich mit der Diagnose um? Wie kann ich die Zeit nutzen? Was wird nach dem Tod sein? Habe ich mein Leben richtig genutzt?«

Die systemische Beratung und Therapie orientiert sich an dem jeweiligen Patienten mit seinem Zugehörigen im sozialen Kontext. Die Erkrankung eines Menschen, die lebensverkürzend, lebensbedrohend oder lebensbegleitend ist, gefährdet die seelische Kohäsion der nahen Zugehörigen. Dies betrifft Lebenspartner/-innen erkrankter Erwachsener sowie Eltern und Geschwister; bei chronisch kranken Kindern trifft dies in besonderem Maße zu (Altmeyer u. Kröger, 2003, S. 21).

Zu den Zugehörigen zählen auch entferntere Verwandte, Freunde und Bekannte oder auch Nachbarn. Hoffnung und Verzweiflung sowohl aufseiten der Sterbenden als auch aufseiten der An- und Zugehörigen müssen angesprochen werden. Trotz oder auch wegen allen guten Willens und allen Bemühens treten Konflikte und Missverständnisse zwischen den Schwerstkranken und ihren Zugehörigen und auch zwischen den Zugehörigen selbst auf, die eine optimale Betreuung verhindern können.

Achtung und Respekt den anderen gegenüber prägen die beraterisch-therapeutische Beziehung. Das findet u. a. Ausdruck in der Anerkennung und Würdigung des bisherigen Lebensweges und der aktuellen Bemühungen (Kiepke-Ziemes, Waldhausen u. Rotthaus, 2013, S. 14). Am Lebensende ist eine häufig gestellte Frage, ob das gelebte Leben Sinn (gehabt) habe. Hier ist es weniger weiterführend, mit Klientinnen und Klienten den möglichen Sinn der Erkrankung zu ergründen, sondern eher, den Sinn im Gelebten zu finden und zu konstruieren, Gelungenes wie Herausforderungen zu würdigen und die Kompetenzen, Erfolge und Geschaffenes zu fokussieren. Dabei können auch »Irrwege« und »Umwege« neu bewertet werden.

Umgang mit Schwerstkranken und Sterbenden und ihrer Zugehörigen erfordert die Fähigkeit eines Umgangs mit Ambivalenzen und inneren Konflikten aller Beteiligten. Verhaltensweisen eines Einzelnen sind immer durch die Verhaltensweisen anderer mitbedingt und sie bedingen wiederum das Verhalten dieser anderen. Unter diesem Aspekt hat jedes Verhalten einen Sinn, ist subjektiv passend und angemessen, selbst wenn es im Einzelfall aus moralischer Sicht abgelehnt werden muss (z. B. gewalttätige Übergriffe von belasteten pflegenden Angehörigen).

Im Folgenden werden einige Methoden dargestellt, die hier hilfreich sein können. Wesentlich und unabdingbar ist für systemische Therapeutinnen die konsequente Orientierung am Anliegen des Patienten. Im Kontext von Sterben, Tod und Trauer scheinen Anliegen wie: »Ich möchte nicht sterben! Ich möchte diese schmerzende Trauer nicht!« auf der Hand zu liegen. Daher wird es oft versäumt, erreichbare Ziele und tatsächliche Aufträge zu klären. Therapeutinnen und Therapeuten können in der Arbeit mit den Klientinnen und Klienten zu Klärungen an der Ratlosigkeit und Diffusität, die diese besondere Lebenssituation oft mit sich bringt, arbeiten, wenn eine genaue Auftragsklärung durchgeführt wird. Wie bei Patientinnen und Patienten muss auch mit den An- und Zugehörigen Anlass, Anliegen, Ziel und Auftrag erörtern werden (Rotthaus, 2017, S. 158). Fragen, wie »Was ist für Sie derzeit das Wichtigste? Welches Anliegen steht im Vordergrund?«, werden von den Befragten oft in Bezug zur Erkrankung beantwortet. Vertiefende und genauere Fragen in Richtung Auftrag der Zugehörigen bilden eine gute Grundlage, auch am persönlichen Anliegen des Zugehörigen zu arbeiten, z. B. so: »Ihre große Sorge um Ihren Mann ist sehr verständlich. Gibt es darüber hinaus etwas, was Sie gerne klären möchten oder an dem Sie arbeiten möchten?«

Im Familiengespräch können Therapeutinnen und Therapeuten zum Überdenken der Anliegen aller Beteiligten anregen. Zirkuläre Fragen erweisen sich hier als besonders wertvoll. In der Regel werden neue Perspektiven eröffnet, die zu größerem Verständnis untereinander beitragen, da die guten Gründe, die guten Absichten und Motive der einzelnen Beteiligten fokussiert werden. Ein Beispiel: Bei Gesprächen über unterschiedliche Versorgungswünsche der Angehörigen für einen schwerkranken Patienten kommt es oft zu Auseinandersetzungen (Hospiz, Heim oder Zuhause). Gelingt es z. B. anhand zirkulärer Fragen, herauszuarbeiten, dass jeder Beteiligte auf der Suche nach der bestmöglichen Versorgungsform ist, entsteht in der Regel eine andere Beziehung unter den Beteiligten. Dies lässt eine größere Kompromissbereitschaft im Sinne der Patientinnen und Patienten zu. Oft gelingt danach auch ein guter Austausch über verschiedene Versorgungsmöglichkeiten.

Nicht geklärte unterschiedliche Haltungen im Versorgungsteam führen in der Regel zu unterschiedlichen Ausführungen in der Kommunikation mit der Familie, z. B. bei der Frage: »Wie lange schaffen wir das noch zu Hause?« Bei einer Rückkopplung von verunsicherten Familienmitgliedern und kontroversen Vorstellungen innerhalb des Versorgungsteams kann sich die ohnehin krisenhafte Situation verschärfen. Aber auch eine Sprachlosigkeit über scheinbar tabuisierte Fragen kann zu kritischen Ereignissen führen.

Settings, wie reflektierende, lösungsorientierte Gespräche, Coachings, kollegiale Beratung und supervisorische Begleitung vonseiten systemischer Therapeutinnen und Therapeuten machen eine oft unübersichtlich erscheinende, krisenhafte Situation in einem Handlungsfeld mit vielen ehrenamtlichen und professionellen Helfern sichtbar und handhabbarer. Zum einen sind auch hier zirkuläre Fragen sehr hilfreich, um die unterschiedlichen Perspektiven im Team sichtbar werden zu lassen. Daneben ist die Helfer/-innen-Netzwerkkarte, eingeflochten in die Genogrammarbeit, ein mittlerweile bewährtes und von den Sektionen Soziale Arbeit und Psychologie der Deutschen Gesellschaft für Palliativmedizin empfohlenes Instrument (2013, Stichwort: Patientenumfeld).

Menschliche Handlungen sind vielfältig motiviert. Die Vielfältigkeit motivationaler Impulse aber zu thematisieren und deutlich werden zu lassen, eröffnet mehr Verständnismöglichkeiten im System. Dies erleichtert Kooperation auch unter äußerst belastenden Bedingungen (Kiepke-Ziemes et al., 2013, S. 13). Ziel von Therapieprozessen kann es sein, die im Menschen angelegte Komplexität wiederherzustellen. Persönlichkeitsanteile zu fokussieren und genau zu identifizieren. Das bildet eine gute Grundlage für diese intrapersonelle Auseinandersetzung. Gespräche darüber können Distanz und Kontrollüberzeugung (er)schaffen. Anteile im bildlichen Sinne eines inneren Parlamentes der Seele zu betrachten, ermöglicht auch die Übernahme dieses Parlamentes für sich selbst (Rotthaus, 2017, S. 200–204).

Im Kontakt mit Patientinnen/Patienten, den Zugehörigen und dem multiprofessionellen Team ist es für Therapeutinnen/Therapeuten wesentlich, die unterschiedlichen Motive allparteilich zu vertreten, zu thematisieren und gleichzeitig keine vorgegebene Idee vor- oder mitzubringen. Krankheit und Sterben, aber auch Genesung wird oft in Abhängigkeit von der medizinischen Therapieempfehlung betrachtet. Bestimmte Behandlungswege – wie Therapieverzicht (oder Nahrungsverzicht) – sind begleitet von Schuldfragen und (Todes-)Ängsten. Die Haltung der Allparteilichkeit ist unabdingbare Voraussetzung für eine unterstützende Beratung. Dies gilt in Bezug auf die unterschiedlichen Beteiligten sowie auch die unterschiedlichen Therapiewege und eventuelle Sterbewünsche.

Systemische Therapeutinnen und Therapeuten sind wichtiger Bestandteil von Hospizarbeit und Palliativversorgung. Der Palliativmediziner Gian Domenico Borasio (2014, S. 7) fordert, dass Palliativ-Sozialarbeiter/-innen aufgrund des systemischen Ansatzes in jedes Palliativteam gehören: »Sie (wieder-)entdecken verborgene Kräfte und Ressourcen im Familiensystem und Sozialgefüge der Patientinnen und Patienten. Sie leisten einen zentralen Beitrag zu der Koordinierung der Betreuung, um Zugehörigen wieder ihre Aufgabe als soziale Stütze des Kranken zurückzugeben.« Systemische Therapeutinnen/Therapeuten beziehen das ganze System mit ein. Das ist unabdingbar für eine Versorgung, die multiprofessionelle Teams und unterschiedliche Versorgungsstrukturen benötigt. Die systemtherapeutischen Kernkompetenzen beinhalten auch störungsspezifische Kenntnisse. In einem medizinisch geprägten Arbeitsfeld ist es wesentlich, z. B. Angst und Angststörung zu unterscheiden und besprechbar zu machen. Systemische Therapeuten führen in einem stark emotional belastenden Feld therapeutisch wirksame Gespräche auf allen Systemebenen. Durch ihre Kompetenzen bezüglich Diagnostik und störungsspezifischen Wissens können sie z. B. Trauer von Depressionen, Angststörungen und psychischen Ausnahmezuständen oder posttraumatische Belastungsstörungen von anhaltenden Trauerstörungen differenzieren und damit nicht nur hilfreich agieren, sondern auch sensibilisieren. Wenn Medikamente leicht verfügbar, aber allein nicht hilfreich zur Verlustbewältigung sind (Münch, 2017, S. 36), bedarf es schnell erreichbarer, professioneller und qualifizierter Unterstützung. Genau hier sind systemische

Therapeuten gefragt. In der Nachsorge und der Trauerversorgung haben systemische Konzepte ebenfalls ihren festen Platz.

Die anfangs gestellte Frage: »Kann Systemische Beratung und Therapie mit Schwerstkranken und Sterbenden hilfreich sein?« möchte ich deshalb umformulieren in: »Ist die Arbeit mit Schwerstkranken und Sterbenden ohne systemische Konzepte optimal zu leisten?«

Fallbeispiel

Die 69-jährige Frau D. (alle Namen von Betroffenen geändert) ist seit 2016 in operativer und chemotherapeutischer Behandlung aufgrund einer Tumorerkankung im Darm.

Anfang 2019 kam es zu neuem Tumorwachstum. Die erneute Chemotherapie führte zu einer Verschlechterung des Allgemeinzustandes, sodass der behandelnde Hausarzt sie mit dem Ziel auf die Palliativstation des örtlichen Krankenhauses überwies, sie zu stabilisieren und das Therapieziel zu überdenken. Hier kommt es zum Erstkontakt mit der Systemischen Therapeutin.

Woche 1: Erstkontakt

Frau D. reagiert nach der Vorstellung sehr erfreut und positiv auf den Hinweis, dass die Therapeutin Zeit mitbringt. »Was halten Sie davon, mit etwas mehr Zeit auf Ihre Situation zu schauen?« Frau D. äußert ihr Erstaunen über diese (Palliativ-)Station, aber vor allem ist es ihr wichtig, schnell gesund zu werden, um ihre Familie nicht zu belasten und mit ihrem Mann nach Spanien zu reisen, woher di eser stammt. Frau D. ist verwitwet und in zweiter Ehe verheiratet. Ihre beiden Töchter stammen aus der ersten Ehe (Genogramm Frau D., siehe Abbildung 1).

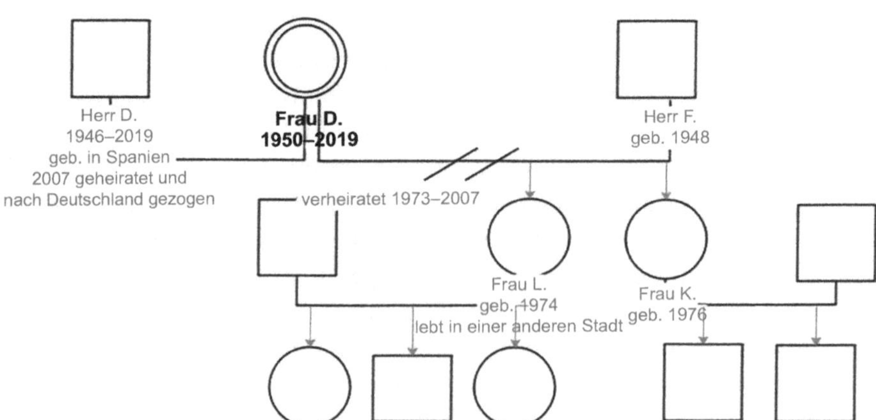

Abbildung 1: Genogramm von Frau D.

»Was wäre für Sie in dieser Situation jetzt wichtig?« So lautet die Leitfrage für den Gesprächsaufbau mit Frau D. Es gilt, die Wertvorstellungen der Familie zu achten, deren Stärken anzuerkennen, positive Motti zu erfragen und Zuversicht zu vermitteln. Echte Komplimente, wie diese Familie diese Krise angeht: »Es ist bewundernswert, wie Sie in Ihrer Situation so an Ihren Mann und an die Belastung der Töchter denken!«, stärken den Blick auf die Ressourcen der Familie.

Aufmerksames Zuhören und Blickkontakt sowie das Verbalisieren nichtsprachlicher Wahrnehmungen sind hilfreich: »Ich sehe jetzt bei Ihnen Tränen, was genau macht das jetzt?« Diese Tränen sind jetzt von Bedeutung.

»Ich möchte so gern nach Katalonien, bin ich dort, bin ich Spanierin, fühle mich so. Meine Töchter möchten das nicht.«

»Was würde Ihnen jetzt guttun?« Im Sinne von: »Was würde Ihre Situation jetzt schon ein wenig verbessern?«

Frau D. schildert ihre Ambivalenzen. Mit dem Ehemann nach Katalonien zu gehen, den Töchtern nahe zu sein, wieder Kraft zu schöpfen.

Woche 2: Beratungsverlauf

Frau D. hat von den Ärzten erfahren, dass es keine chemotherapeutische Weiterbehandlung geben wird. Die Sozialarbeiterin des Krankenhauses hat Frau D. dringend zu einer Heim- oder Hospizanmeldung geraten, da der Ehemann sich mit der Situation völlig überfordert fühlt. Frau D. möchte sich nicht von ihrem Mann trennen. Ihr Ehemann hat geäußert, er möchte auch nicht mehr leben, falls sie sterben würde.

Wut und Enttäuschung über den Verlust ihrer körperlichen Fähigkeiten stehen im Fokus der Gespräche. Ziel von Frau D. ist nicht die Sorge um sich, sondern um die weitere Versorgung des Ehemannes.

Die Therapeutin: »Ich habe verstanden, dass Sie auf jeden Fall mit Ihrem Mann zusammenbleiben möchten, dass Ihre Sorge vorrangig ihm gilt. Sie sind der Meinung, dass Ihr Mann sich ein Leben ohne Sie nicht vorstellen kann.«

Frau D. kann aufgrund der räumlichen Situation und der Hilflosigkeit ihres Mannes zu Hause nicht adäquat versorgt werden. Bei gemeinsamen Überlegungen entwickelt die jüngere Tochter, Frau K., eine Lösung: Die Mutter kann mit ihrem Mann in eine bisher als Ferienwohnung genutzte Immobilie ziehen. Die Wohnung befindet sich auf dem Grundstück der Tochter.

Die große Sorge Frau D.s, dass ihr Mann nach ihrem Versterben keinen Lebenssinn mehr sehen würde, wird thematisiert. Frau K. verspricht, sich um ihren Stiefvater zu kümmern.

Die weiteren Einzelgespräche mit der Therapeutin und Frau D. konzentrieren sich auf Frau D.s Frage nach ihrer »Schuld«, wenn sie mit ihrem Versterben den

Tod ihres Mannes herbeiführe. In den Gesprächen kann sich Frau D. mit diesem Dilemma auseinandersetzen. Fragen unterstützen Frau D., das Unlösbare beobachtbar und das Unansprechbare sichtbar zu machen. »Was könnte schlimmstmöglich passieren?« »Welche Konsequenzen hätte es?« Frau D. beginnt ihre Sorge in Worte zu fassen. Sie möchte das Gespräch mit ihrem Mann suchen. Fragen nach der Verantwortung: »Wer oder was könnte so ein Vorhaben verhindern?«, lassen die Situation für Frau D. deutlicher werden.

Woche 3: Der letzte Akt

Frau D. wird aus der Klinik entlassen. Sie zieht mit ihrem Mann in die Wohnung der Tochter. Die Patientin wird von einem spezialisierten Team pflegerisch-medizinisch versorgt. Die ältere Tochter, Frau L., muss aus beruflichen Gründen zurück in ihre Stadt reisen und die jüngere Schwester, Frau K., nimmt sich die Zeit für die Belange von Mutter und Stiefvater. Frau D. ist glücklich über die Lösung, wird jedoch körperlich immer schwächer.

Zwei Tage nach der Entlassung verstirbt Frau D. Ihr Tod kam nicht unerwartet, aber überraschend schnell. Die ältere Tochter kann die Plötzlichkeit und ihre Abwesenheit beim Sterben der Mutter nicht nachvollziehen und erbittet eine Obduktion. Sie misstraut der Versorgung des neuen Teams.

Herr D. suizidiert sich am nächsten Tag.

Die jüngere Tochter wendet sich verzweifelt an die Therapeutin. Beide verabreden weiterführende Gespräche zur Trauerversorgung.

Fazit

Der Nutzen der systemtherapeutischen Interventionen am Beispiel von Frau D. betrifft unterschiedliche Ebenen. Die Patientin selbst nutzte die Gelegenheit, sich über die Sorge um ihren Mann und die Verantwortungsebene seines eigenen Handelns klarer zu werden. Angst, Wut und Enttäuschung, dass der Verlauf der Krankheit Pläne bezüglich ihres Lebens und Wohnortes verhinderte, konnten gefühlt, angesprochen und verarbeitet werden. Ihre Wut wurde durch die Auseinandersetzung gedämpft. Dadurch fand sie für sich die Möglichkeit, die Zuneigung ihrer Nahestehenden (wieder) wahrzunehmen. Das ermöglichte Frau D., mit Stolz auf ihr Leben zu schauen und ihre eigenen, besonderen Fähigkeiten zu würdigen, wie sie sich beispielsweise ausdrückten in den positiven Beziehungen ihrer Nahestehenden zu ihr und untereinander. Sie wurde ruhiger. Sie fühlte sich in ihrem Sterben nicht einsam, sondern von den ihr wichtigen Menschen umgeben.

Frau D.s Töchter konnten sich mit dem schnellen Verlauf der Krankheit ihrer

Mutter und den damit verbundenen Entscheidungen bezüglich der Versorgungsformen auseinandersetzen und eine gute gemeinsame Lösung entwickeln.

Im Versorgungsalltag (Klinikpersonal) konnten die Beteiligten an Frau D.s Auseinandersetzung teilhaben, sie ermutigen und stärken. Die zeitweise Unruhe, Wut und Angst der Patientin wurde als gemeinsamer und nachvollziehbarer Prozess bewertet und die Lösungsfindung als Teil des Teamprozesses.

Der Suizid von Herrn D. und die Reaktion der beim Tod abwesenden Tochter Frau L. machen die intensiven Emotionen der Beteiligten in einer solchen Situation deutlich.

Sterben, Tod und Trauer sind bisher keine Kernthemen in der systemischen Beratung und Therapie. Und obschon der Tod das einzig gesicherte Faktum im menschlichen Leben ist, umgibt den Themenbereich eine merkwürdige Distanz (Krüger, 2017, S. 17). Systemische Therapeutinnen und Therapeuten sollten einen sicheren Umgang mit dieser Thematik erlernen. Die Konzepte der Systemischen Beratung und Therapie bieten eine ausgezeichnete Grundlage, in diesem Handlungsfeld hilfreich zu agieren. So wie Teilnehmende aus dem Gesundheitssystem nach dem Curriculum »Systemische Beratung für Schwerstkranke und ihre Zugehörigen« (Kiepke-Ziemes et al., 2013) systemische Grundlagen erlernen, wäre umgekehrt für Systemische Therapeutinnen und Therapeuten eine intensive Auseinandersetzung mit dieser Thematik nützlich. Die Konfrontation mit Themen wie schwere Krankheit, Tod, Suizid und Trauer sind in allen Lebens- und Berufsbereichen zu erwarten. Eine theoretische und praktische Auseinandersetzung damit ist gewinnbringend für alle Handlungsfelder der Systemischen Therapie.

Literatur

Altmeyer S., Kröger F. (2003). Theorie und Praxis der Systemischen Familienmedizin. Göttingen: Vandenhoeck & Ruprecht.

Berthold, D., Gramm, J., Gaspar, M., Sibelius, U. (Hrsg.) (2017). Psychotherapeutische Perspektiven am Lebensende. Göttingen: Vandenhoeck & Ruprecht.

Borasio, G.D. (2012). Über das Sterben. Was wir wissen. Was wir tun können. Wie wir uns darauf einstellen. München: Beck.

Borasio, G.D. (2014). Geleitwort. In M. Wasner, S. Pankofer (Hrsg.), Soziale Arbeit in Palliative Care. Ein Handbuch für Studium und Praxis (S. 16–17). Stuttgart: Kohlhammer.

Brandstätter, M. (2014). Angehörige. In M. Wasner, S. Pankofer (Hrsg.), Soziale Arbeit in Palliative Care. Ein Handbuch für Studium und Praxis (S. 68–75). Stuttgart: Kohlhammer.

Deutsche Gesellschaft für Palliativmedizin (2002). WHO Defintion of Palliative Care 2002. https://www.dgpalliativmedizin.de/images/stories/pdf/WHO_Definition_2002_Palliative_Care_englisch-deutsch-2.pdf (16.2.2019)

Deutsche Gesellschaft für Palliativmedizin (2019). Glossar. www.dgpalliativmedizin.de/images/DGP_GLOSSAR.pdfDGP (14.7.2019).

Gramm, J., Kiepke-Ziemes, S. (2019). Der Einsatz des Genogramms in der Palliativversorgung. Psychotherapie im Alter, 16 (2), 167–178.

Gramm, J., Münch, U. (2017). Psychologie und Psychotherapie in der bundesdeutschen Palliatvversorgung. In D. Berthold, J. Gramm, M. Gaspar, U. Sibelius (Hrsg.), Psychotherapeutische Perspektiven am Lebensende (S. 33–40). Göttingen: Vandenhoeck & Ruprecht.

Huber, G., Casgrande, C. (Hrsg.) (2019). Sterben begleiten. Interdisziplinäre und naturheilkundliche Konzepte. Stuttgart: Thieme.

Kiepke-Ziemes, S., Waldhausen, H., Rotthaus, W. (2013). Entwicklung und Evaluation eines Weiterbildungscurriculums für Pflegefachkräfte zur systemischen Beraterin für Schwerstkranke und Sterbende. Viersen: Eigenverlag.

Krüger, T. (2017). Sterben und Tod. Kernthemen Sozialer Arbeit. Würzburg: Ergon.

Melching, H. (2017). Bestandsaufnahme der Palliativ- und Hospizversorgung in Deutschland. In D. Berthold, J. Gramm, M. Gaspar, U. Sibelius (Hrsg.), Psychotherapeutische Perspektiven am Lebensende (S. 13–24) Göttingen: Vandenhoeck & Ruprecht.

Müller, H., Münch, U., Kuhn-Flammensfeld, N., Kiepke-Ziemes, S., Gramm, J. (2019). Definition der Begriffe »Psychosozial« und »Spiritualität« im hospizlich-palliativen Kontext – Positionspapier. www.dgpalliativmedizin.de/images/Positionspapier_AG_Psychosoz._Spirit._Begleitung.pdf (13.07.2020).

Münch, U. (2017). Verlustbewältigung und Medikamente. Leidfaden – Fachmagazin für Krisen, Leid, Trauer, 6 (4), 33–36.

Pestinger, M., Fegg, M. (2014). Psychologische Unterstützung von Patienten in Palliative Care. In M. Fegg, J. Gramm, M. Pestinger (Hrsg.), Psychologie und Palliative Care. Aufgaben, Konzepte und Interventionen in der Begleitung von Patienten und Angehörigen (S. 20–23). Stuttgart: Kohlhammer.

Rotthaus, W. (2017). Suizidhandlungen von Kindern und Jugendlichen. Heidelberg: Carl-Auer.

Sektion Soziale Arbeit, Sektion Psychologie, Deutsche Gesellschaft für Palliativmedizin (2013). Erläuterungen zum Formblatt »Patientenumfeld«. https://www.dgpalliativmedizin.de/images/stories/Patientenumfeld_Anleitung_kurz_DGP.pdf (Zugriff am 16.02.2019).

Wasner, M. (2014). Aktuelle Situation in Deutschland. In M. Wasner, S. Pankofer (Hrsg.), Soziale Arbeit in Palliative Care. Ein Handbuch für Studium und Praxis (S. 53–58). Stuttgart: Kohlhammer.

Wasner, M. (2019). Psychosoziale Begleitung. In G. Huber, C. Casgrande (Hrsg.), Sterben begleiten. Interdisziplinäre und naturheilkundliche Konzepte (S. 191–198). Stuttgart: Thieme.

Wasner, M., Pankofer, S. (Hrsg.) (2014). Soziale Arbeit in Palliative Care. Stuttgart: Kohlhammer.

Martina Kruse und Michaela Herchenhan

Systemtherapeutische Perspektiven in den Frühen Hilfen: Sichtweisen, Haltung und Methoden – Chancen und Grenzen

Im Arbeitsgebiet der Frühen Hilfen (FH) sind viele Menschen tätig, die aus unterschiedlichen Professionen kommen und über vielfältige Fort- und Weiterbildungen verfügen. Viele der Mitarbeitenden aus dem Bereich der Sozialen Arbeit oder aus dem Gesundheitswesen verfügen über eine systemische Beratungs- oder Therapieweiterbildung.

Ist diese Kompetenz hilfreich, notwendig oder eher nicht passend, da die Aufträge in den FH in der Regel keine therapeutischen sind? Diese Frage entwickelte sich im Austausch zwischen uns, einer Systemischen Familientherapeutin, die in freier Praxis und in der Aufsuchenden Familientherapie arbeitet, und einer Akteurin der FH, die als Familienhebamme und systemische Beraterin ein interdisziplinäres Team leitet. Wir möchten mit dem Artikel den Blick auf Chancen und Grenzen systemisch therapeutischer Kompetenz im Rahmen der Arbeit in den Frühen Hilfen eröffnen.

Arbeitsfeld Frühe Hilfen

Unter Frühen Hilfen werden multiprofessionelle regionale und kommunale Unterstützungsangebote für (werdende) Eltern und Familien mit Kindern bis zum vollendeten 3. Lebensjahr verstanden. Neben alltagspraktischer Unterstützung stehen vor allem auch die Förderung der Beziehungs- und Erziehungskompetenz im Vordergrund. FH haben das gesunde Aufwachsen der Kinder zum Ziel und bieten frühzeitige Unterstützung und Vernetzung.

Sie halten Angebote bereit, die sich im Sinne der universellen Prävention an alle Eltern wenden, haben daneben besonders Familien mit unterschiedlichen psychosozialen Belastungslagen im Blick (selektive Prävention; Paul u. Backes, 2017). Alleinerziehende, Familien in Armutslagen, mit Migrationshintergrund, jugendliche Eltern, Systeme mit Suchtthemen, psychischen Erkrankungen, Traumatisierungen, Entwicklungsverzögerungen, Erziehungsschwierigkeiten und vieles mehr gehören zur Zielgruppe. Die Ausgestaltung der FH ist regional zum Teil unterschiedlich, doch erfolgt die Zusammenarbeit in der Regel auf freiwilliger Basis. Eltern gehen eigeninitativ auf die Mitarbeitenden zu oder werden von Kooperationspartnerinnen vermittelt. Arbeits- und Unterstützungsaufträge werden gemeinsam von den Eltern mit den Mitarbeitenden der FH-Teams formuliert. In Einzelfällen erfolgt die Zusammenarbeit im Auftrag des Jugendamtes im Rahmen der Hilfen zur Erziehung. Einsätze bei drohender oder akuter Kindeswohlgefährdung werden von einzelnen Teams und Mitarbeitenden erbracht, sie werden allerdings kritisch diskutiert. Die professionelle Zusammensetzung der Teams unterscheidet sich: Gesundheitsfachberufe wie Hebamme/Gesundheits- und Kinderkrankenpflegende, zum Teil mit Weiterbildung zu Familienhebammen, Familiengesundheits- und Kinderkrankenpflegende (FGKiKP), Sozialarbeiterinnen, Sozialpädagogen, Heilpädagoginnen, Erzieher, Ärztinnen und andere Berufe sind in Festanstellung oder als Honorarkraft für Gesundheitsämter, Jugendämter oder für freie Träger der Jugendhilfe tätig. Mittlerweile ist ein flächendeckender Ausbau der Netzwerke FH in Deutschland implementiert. Zu den Angeboten der FH gehören u. a. aufsuchende Unterstützungsangebote, Beratungsangebote, Besuchsdienste nach der Geburt, Mütter- und Elterncafés sowie Spielgruppen.

Die Problemsituationen und Auftragslagen der Familien unterscheiden sich sehr und reichen von alltagspraktischer Hilfe, Entwicklung der Elternrolle, Informationen zu Entwicklungs- und Pflegethemen bis zu konkreten Unterstützungsanfragen in Bezug auf Erziehung und Beziehung. Unserer Ansicht nach kann in diesem Setting ein systemtherapeutischer Blick auf die Familie eine sehr hilfreiche Unterstützung darstellen. Nicht selten zeigt sich im Laufe der Zusammenarbeit, dass Unterstützungsaufträge sich auf konkrete, manchmal auf störende oder leidvolle Symptome beziehen, die jedoch nur in Verbindung mit vielschichtigen Dynamiken verstehbar sind und sich verändern lassen. Beispielhaft seien hier die Ablehnung der Elternrolle oder die Rollenverteilung im Paar genannt. Um etwas Struktur in die übergeordneten Begriffe wie Beratung, Unterstützung und Therapie zu bekommen, könnte folgender Definitionsversuch nach Kurt Ludewig (siehe Tabelle 1) hilfreich sein:

Tabelle 1: Klinische Hilfesysteme (nach Ludewig, 1992)

Anleitung *Typ: »Hilf uns, unsere Möglichkeiten zu erweitern!«* 1) Fehlen oder Mangel an Fertigkeiten 2) Zurverfügungstellen von Wissen 3) offen	**Beratung** *Typ: »Hilf uns, unsere Möglichkeiten zu nutzen!«* 1) interne Blockierung des Systems 2) Förderung vorhandener Strukturen 3) begrenzt, je nach Umfang des Auftrags
Begleitung *Typ: »Hilf uns, unsere Lage zu ertragen!«* 1) unabänderliche Problemlage 2) Stabilisierung des Systems durch fremde Struktur 3) offen	**Therapie** *Typ: »Hilf uns, unser Leiden zu beenden!«* 1) veränderliche Problemlage 2) Beitrag zur (Auf-)Lösung des Problemsystems 3) als Vorgabe begrenzt

Erläuterung: 1) steht für den Grund des Leidens, 2) für die daraus folgende Hilfestellung, 3) für die aus beidem sich ergebende notwenige Dauer der Hilfestellung.

Fallvignette

Die folgende Fallvignette konkretisiert das Vorgehen anhand der Arbeitspraxis einer Akteurin innerhalb eines FH-Präventionsteams.

Ausgangslage

Der Kontakt zu den Frühen Hilfen wurde von den Eltern der Familie D. selbst aufgenommen (alle Namen und Lebensdaten sind geändert). Abbildung 1 zeigt das Genogramm der Familie.

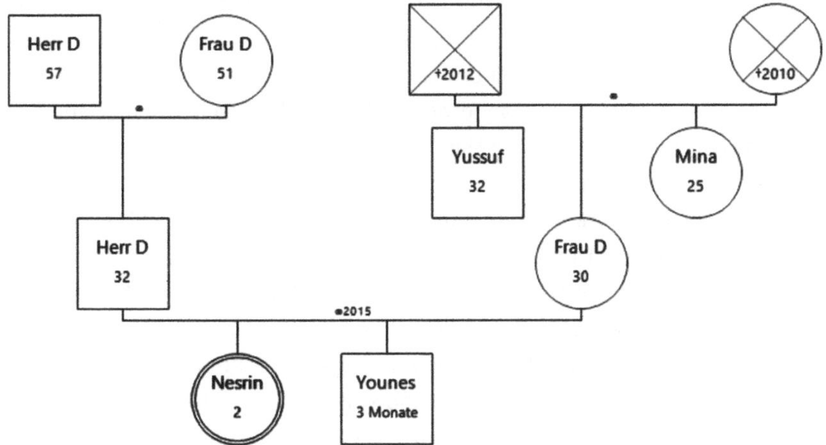

Abbildung 1: Genogramm der Familie D.

Sie suchten Unterstützung bei der Erziehung ihrer 2-jährigen Tochter Nesrin. Diese fiel durch aggressives Verhalten gegenüber ihrer Mutter und anderen Kindern auf. Bevor der Kontakt zu den FH gesucht wurde, hat die Familie bereits bei dem örtlichen Kinderarzt, dem Frühförderzentrum und dem Sozialpädiatrischen Zentrum Unterstützung gesucht. Hierbei wurde festgestellt, dass Nesrin altersentsprechend entwickelt sei. Keine der Stellen bot den Eltern weitergehende Unterstützung an.

Die Eltern wurden beide im Irak geboren. Der Vater lebt seit ca. zwanzig Jahren in Deutschland, seine Frau seit drei Jahren. Beide können sich gut auf Deutsch verständigen, die Mutter noch mit Einschränkungen. Der Vater arbeitet als Installateur, die Mutter war in ihrem Heimatland als Lehrerin angestellt, hat in Deutschland aber noch nicht in einem Lohnverhältnis gearbeitet. Aktuell ist sie in Elternzeit: Vor drei Monaten wurde das zweite Kind der Familie geboren, ein Sohn mit Namen Younes.

Im ersten Gespräch fällt bereits eine hohe Bedürftigkeit der Mutter auf. Sie klagt sehr über gesundheitliche Probleme, vor allem Rückenschmerzen. Sie könne sich teilweise gar nicht bewegen. Physiotherapie habe nicht geholfen, eine Diagnose sei nicht gestellt worden. Nach der Geburt von Nesrin habe sie an Depressionen gelitten, die nicht behandelt worden seien. Nur in den beiden Schwangerschaften sei es ihr wirklich gut gegangen. Nesrin ist bei diesem ersten Gespräch dabei und zeigt auffälliges Verhalten: Als die Mitarbeiterin sie anspricht, um sich vorzustellen, schlägt und beißt sie sofort nach ihr. Der Vater nimmt sie in den Arm, worauf sie sich wieder beruhigt. Im Laufe des Termins zeigt sie noch mehrfach ähnliches Verhalten. Auch die Mutter wird von ihr – scheinbar ohne Anlass – geschlagen und angespuckt.

Die Eltern formulieren als Thema für die Zusammenarbeit das Verhalten der Tochter. Sie wünschen sich Ideen und praktische Tipps, die ihnen den Umgang mit Nesrin erleichtern. Bestenfalls möchten sie mithilfe der Unterstützung erreichen, dass Nesrin sich im Kontakt mit anderen Kindern und Erwachsenen unauffällig verhält. Kontakt zum Jugendamt, um Hilfe zur Erziehung zu beantragen, wollen die Eltern derzeit nicht aufnehmen.

Verabredet werden Termine im Abstand von ca. zwei Wochen, die als Hausbesuche durchgeführt werden. Den Auftrag übernimmt die Sozialarbeiterin des Teams.

In der folgenden Zeit finden die Termine regelmäßig statt. Die Mitarbeiterin ermuntert die Eltern, Grenzen zu wahren und der Tochter Grenzen zu setzen. Sie macht Vorschläge, wie sie auf das Verhalten reagieren können, erklärt altersbedingte Entwicklungsaufgaben des Kindes und versucht, die Eltern darin zu unterstützen, auch die Bedürfnisse des Säuglings, der sehr zufrieden wirkt, nicht aus den Augen zu verlieren.

Mit Einverständnis der Eltern darf die Sozialarbeiterin, die auch Marte-Meo-Trainerin ist, eine Spielsituation zwischen Mutter und Nesrin filmen und analysieren. Die

Idee dahinter war, den Eltern einen anderen als sprachlichen Zugang zum Thema zu ermöglichen. Der Mitarbeiterin fällt auf, dass Nesrin immer dann das auffällige Verhalten zeigt, wenn sie sich beobachtet fühlt oder angesprochen wird. Wenn Blickkontakt vermieden wird, kann sie gut spielen und wirkt entspannt. Ruhiger ist sie auch in Gegenwart des Vaters.

Verlauf

Nach einem halben Jahr hat sich an der Problematik nichts Wesentliches geändert. Nesrin nimmt an einer Eltern-Kind-Gruppe teil, auch dort fällt sie auf. Die Mutter besucht ein Frauenkreativangebot, zu dem eine Kinderbetreuung gehört. Auch hier zeigt die Zweijährige das unerwünschte Verhalten, was dazu führt, dass die Mutter nur dann teilnehmen kann, wenn der Vater zu Hause die Kinder versorgen kann.

Die Mutter klagt weiter über wechselnde Beschwerden. Diesbezügliche Unterstützungsangebote (z.B. die Vermittlung einer Haushaltshilfe) nimmt sie nicht an. Allerdings gelingt es der Mitarbeiterin, Kontakt zu einer Mutter-Kind-Kur-Beratungsstelle herzustellen. Diese Hilfe kann sich Frau D. gut vorstellen.

Alle Interventionen und Änderungsvorschläge, die sich auf das Erziehungsverhalten der Eltern beziehen, werden als nicht wirksam von den Eltern verworfen: »Haben wir probiert, hat nicht geholfen«, lautet die regelmäßige Antwort von Mutter und Vater. Die Mitarbeiterin ist zunehmend frustriert und hilflos, die Arbeit stagniert. Sie gewinnt den wachsenden Eindruck, dass es Themen hinter den besprochenen Themen gibt, die die Eltern nicht benennen wollen oder können.

Die Sozialarbeiterin teilt den Eltern ihre Einschätzung mit, dass sie jetzt auch nicht mehr weiterwisse. Dies macht sie sehr bewusst, um auf diesem Weg vielleicht Zugang zu den eigentlichen Themen der Familie zu bekommen, an denen sie bislang nicht arbeiten durfte. Sie bittet die Eltern, sich zu überlegen, ob sie weiter mit ihr arbeiten wollen. Kurz danach kommt von der Leitung einer weiteren, externen Spielgruppe die Information, dass überlegt wird, Nesrin zu entlassen. Ihr Verhalten störe den Gruppenablauf so sehr, dass andere Eltern mit ihren Kindern aus diesem Grund nicht mehr zu den Treffen erscheinen würden.

Wenige Tage darauf meldet sich die Mutter telefonisch bei der Beraterin und teilt mit, dass die Situation zu Hause eskalieren würde und jetzt wolle sie alles »auf den Tisch legen«. In dem darauffolgenden Gespräch mit beiden Elternteilen, zu dem neben der Sozialarbeiterin eine weitere Mitarbeiterin anwesend ist, werden verschiedene Themen deutlich:

- Es gibt heftige Konflikte mit der Herkunftsfamilie des Kindsvaters, die die Kindsmutter ablehnen.
- Der Vater steckt in einem Loyalitätskonflikt zwischen seinen Eltern und seiner Frau, fühlt sich damit überfordert.

- Die Mutter hat in ihrer Herkunftsfamilie heftige körperliche und psychische Gewalt durch den Bruder erfahren.
- Sie fühlt sich isoliert und massiv überfordert von der familiären Situation.
- Sie würde sich gern trennen, mit ihren Kindern allein leben, sieht sich aber außerstande, auf die Unterstützung ihres Partners zu verzichten. Gleichzeitig betont sie, dass sie ihren Mann liebt.
- Die Mutter ist massiv erschöpft. Sie ist aktuell nicht in der Lage, zu formulieren, was sie von den Mitarbeiterinnen möchte oder welches ihre Ziele sind. Sie wirkt in den Gesprächen sehr verzweifelt, ohnmächtig, fast wie erstarrt.

Im Gespräch fällt vor allem auf, dass Nesrin sich zum ersten Mal ruhig und aufmerksam verhält. Sie geht zu beiden Mitarbeiterinnen in Kontakt, spielt aber auch allein und zeigt in keiner Situation auffallendes Verhalten. Gleiches gilt für den darauffolgenden Termin, bei dem sie eine gute Stunde mit der Praktikantin des Teams im Kinderzimmer spielt – vorher undenkbar.

Systemische Sichtweise auf das Beispiel, Hypothesen und Möglichkeiten
Mithilfe dieses Beispiels, das für die Arbeit in den Frühen Hilfen durchaus typisch ist, wird der Vorteil eines systemtherapeutischen Blickes auf die Familie und die Möglichkeit von systemischen Interventionen zur Veränderung der Situation deutlich. Die anfänglichen Interventionen, die am »Problem« der Familie (Nesrins Verhalten bzw. Erziehungsverhalten) angesetzt haben, waren nicht hilfreich, sondern haben die Frustration bei den Eltern und bei der Sozialarbeiterin verstärkt. Wir sehen Nesrin dagegen als dasjenige Mitglied des Systems, das durch auffälliges Verhalten auf die massiven Elternprobleme aufmerksam macht und damit das System geöffnet hat. Nesrins Verhalten könnte auch verhindern oder davon ablenken, dass die Mutter sich zu sehr mit ihren eigenen Verletzungen/Bedürfnissen beschäftigt, was zu einer Destabilisierung des Systems führen könnte.

Weitere Hypothesen könnten lauten:

- Nesrin könnte im Paar- und Elternkonflikt diejenige sein, die ohne Ehrverlust/Beschämung die Gefühle von Zerrissenheit des Vaters und die Verzweiflung der Mutter zeigen darf.
- Nesrins Verhalten ist der Versuch, die Beziehung der Eltern zu stabilisieren (gemeinsame Aufgabe).
- Nesrin wird von der Familie auf nicht förderliche Weise instrumentalisiert – eventuell auch von der Herkunftsfamilie –, damit erteilt sie den FH-Akteurinnen Aufträge.
- Nesrins Verhalten weist auf die Ohnmacht und die Unentschiedenheit des Vaters in Bezug auf den Loyalitätskonflikt zwischen Herkunftsfamilie und Partnerin hin.

- Nesrin ermöglicht durch ihr Verhalten, dass die Probleme dort verankert werden, wo sie auch gelöst werden können – nämlich im System der Erwachsenen und der Herkunftsfamilien.
- Nesrin beschäftigt alle – damit inkludiert sie die Familie bei vielen Menschen/Helfenden in der neuen Heimat der Mutter.
- Die nun geöffnete Dynamik ist schambesetzt und soll innerhalb der Familie gelöst werden können.
- Zu viel instruierende Hilfe könnte unwirksam sein – Eltern wollen es selbst machen und dabei ihr Gesicht wahren können.
- Die gesundheitlichen Probleme der Mutter könnten eine Traumafolge sein (Gewaltausübung des Bruders).

Aus diesen Hypothesen ergeben sich aus Perspektive einer systemischen Familientherapeutin folgende Ansätze für die Unterstützung der Familie:

Grundsätzlich sollten alle Interventionen den Fokus auf der Stärkung und Förderung der Selbstwirksamkeit der Eltern haben. Wie wird (kulturbedingt) Unterstützung und Hilfe von Fremden gesehen? Um wirksam sein zu können, müssen Haltungen und Gefühle der Eltern bzw. der Herkunftsfamilien beachtet werden. Nur dann kann Unterstützung ohne Scham und Versagensgefühle gestaltet werden. Die Hilfeformierung sollte gemeinsam mit den Eltern geplant und transparent ausgestaltet werden: Sie müssen über die Ideen informiert werden und mit Interventionen einverstanden sein. Sie sind die Auftraggebenden der Hilfe (unter der Beachtung des allgemeinen Auftragsrahmens der FH), die Hilfegestaltung richtet sich nach ihren Vorstellungen.

Eine Beachtung/Einbeziehung der Herkunftsfamilien zusammen mit beiden Eltern würde zu einem Wissensgewinn in Bezug auf die andere Kultur, über einflussreiche Personen in den Herkunftsfamilien und über die unterschiedlichen Lebensvorstellungen der Familie(n) führen. Eventuell können dadurch auch Ressourcen zur Entlastung und Unterstützung gefunden werden.

Ein weiterer Schwerpunkt kann die Arbeit mit den Eltern über ihre Beziehung sein: Wie begann sie, welche Träume wurden mit der Heirat verbunden, welche Hindernisse wurden überwunden? Welche früheren und aktuellen Gefühle nehmen die Eltern wahr, welche Gemeinsamkeiten oder Unterschiede sehen sie in Bezug auf die weitere Planung (Lebensmittelpunkt, Trennung) ihrer Familie? Nesrin kann durch die Arbeit der Eltern an ihren Erwachsenenproblemen entlastet werden. Hilfreich ist es, dies auch klar als Mitteilung an die Tochter weiterzugeben. So kann das instrumentalisierende Dreieck aufgelöst werden.

Auch das soziale/religiöse Umfeld der Familie sollte mitbedacht werden: Falls dieses von Bedeutung für das System ist, so kann der Hodscha/Imam durch seine Erlaubnis zur Annahme der Hilfe beitragen.

In den Netzwerken sind eventuell auch noch Ressourcen, z. B. in Form von Entlastung verborgen. Eine Exklusion von Nesrin (Ausschluss Kindergruppe) ist nicht förderlich für ihre Entwicklung und das völlig falsche Signal. Im Gegenteil, sie und die Eltern sollten bei der Inklusion in Kindergruppen oder Kita gestärkt und unterstützt werden. Hierfür ist eventuell auch die Arbeit mit den entsprechenden Institutionen notwendig.

Veränderung erfordert die Hoffnung der Systemmitglieder auf Verbesserung der Situation. In diesem Sinne sollten die Helferinnen und Helfer in der Familie eine große Hoffnung auf positive und konstruktive Entwicklung von Familienmitgliedern und -leben wecken und stabilisieren. Ein Verweis auf die schon früher erfolgte Bewältigung von herausfordernden Situationen ist dabei hilfreich.

Chancen und Grenzen einer systemtherapeutischen Sicht- und Arbeitsweise

Systemtherapeutische Kompetenz, Haltung und Methoden sind eine sinnvolle Ergänzung der Angebotspalette der Frühen Hilfen.

Eltern treten nicht mit dem Wunsch nach therapeutischer Unterstützung an die Frühen Hilfen heran. Sie erwarten stattdessen niedrigschwellig Rat und Hilfe in Bezug auf die Gestaltung ihres Alltags mit Kind(ern), die Gesundheitsförderung und die Förderung der Beziehung zum Kind/zu den Kindern. Die Schwangerschaft und die Geburt eines Kindes sind für ein Paar- und Familiensystem eine einschneidende und alles beeinflussende Wendezeit. Ein häufiges inhaltliches Arbeitsthema in den Frühen Hilfen sind deshalb die Veränderungen, die sich durch die Geburt eines neuen Systemmitgliedes ergeben. Für Mütter und Väter, auch für eventuell schon vorhandene Geschwister, stellt dies eine große Herausforderung dar:

- Wie sehe ich mich als Elternteil?
- Wie kann ich der Verantwortung gerecht werden, ein neues Leben sicher in die Welt zu begleiten?
- Wie entwickelt sich unsere Partnerschaft?
- Wie erlebe ich als Mutter oder Vater die zumindest zeitweilige Auszeit von der Berufstätigkeit?
- Wie wird sich das jüngste Geschwister in die Geschwisterwelt integrieren lassen?

Oft gestaltet sich diese Wendezeit nicht einfach und auch bisher funktionierende Dynamiken (z. B. auf der Paarebene, bei der Haushaltsführung, bei

Erziehungsvorstellungen) können sich nun als schwierig erweisen. Mit der Geburt des Kindes können auch alte Konflikte und schwierige Bewältigungsstrategien auftauchen, die die (gemeinsame) Anpassung an die neue Lebenssituation erschweren.

Für das Arbeitsfeld der FH sind die Beziehungen zu den Herkunftsfamilien oft ein zentrales Thema. Eigene Prägungen und die unterschiedlichen Kulturen der Herkunftsfamilien spielen nach der Geburt des Kindes eine noch größere Rolle. Besonders herausfordernd sind leidvolle und traumatisch erlebte Kindheitsereignisse und -beziehungen. Wie wurde die Kindheit erlebt? Können die eigenen Eltern als Vorbild dienen? Oder wird ein Mangel an Zugewandtheit und Fürsorge erinnert, der dazu führt, dass junge Eltern eher eine Vorstellung davon haben, wie sie keinesfalls als Eltern sein wollen? Welche Beziehungsmuster wurden erfahren und wie wirkt sich das eventuell auf das Kind aus?

Auch Paarbeziehungen und deren Veränderungen sind für FH oft bestimmende Dynamiken und somit ein wichtiges Arbeitsthema. Die Zweierbeziehung, die mit der Geburt eines Kindes eine Dreierbeziehung wird, verändert sich in vielen Facetten.

Die gegenseitigen Erwartungen der Partnerinnen und Partner – sowohl auf der Paar- wie auch auf der Elternebene – werden oftmals nicht transparent verhandelt, bleiben eher implizit als explizit und führen bei großen Unterschieden zu Konflikten.

Neben der engsten Familie nehmen Freunde und das soziale Umfeld an der Schwangerschaft und dem Prozess der Elternwerdung teil. Gesellschaftliche Erwartungen werden an die (werdenden) Eltern herangetragen. Sie betreffen das Verhalten der Mutter in der Schwangerschaft (Nikotin, Sport, Kleidung, Alkohol etc.), die Geburt (ohne Schmerzmittel, »natürlich« oder Kaiserschnitt), die Ernährung des Kindes (selbstverständlich Stillen!) und die Arbeitsaufteilung nach der Geburt (Dauer der Elternzeit, Väter in Elternzeit, Kita-Eintrittsalter etc.). Wir erleben heute bei Eltern eine viel größere Unsicherheit in der Elternschaft als noch vor einigen Jahren.

Darüber hinaus arbeiten wir in den Frühen Hilfen mit Menschen, die aus den unterschiedlichsten Gründen belastet sind und von systemtherapeutischer Arbeit profitieren könnten: Sucht, frühere und/oder aktuelle Gewalterfahrungen, der Verlust von Kindern durch Tod, aber auch durch Fremdplatzierung, die Geburt von kranken oder behinderten Kindern, armer und ressourcengeminderter Lebenskontext sind häufig Anlässe für die Kontaktaufnahme.

Auf der anderen Seite ist die Möglichkeit der systemtherapeutischen Unterstützung in den FH durch die Rahmenbedingungen begrenzt: Unterschiedliche kommunale oder regionale Anbieter mit unterschiedlichen Finanzierungswegen sind neben den Eltern Auftraggeber/-innen und nehmen Einfluss auf die Ausgestaltung der Angebote: In der Regel ist hier keine therapeutische Form der Unterstützung angedacht. Die meisten der Fachkräfte in diesem Arbeitsgebiet kommen aus dem Feld der Sozialen Arbeit oder aus dem Gesundheitswesen. Eine therapeutische Ausbildung ist eher die Ausnahme als die Regel.

Dennoch: Unterstützungsakteuren mit systemtherapeutischem Know-how stehen wirksame Interventionsmöglichkeiten zur Verfügung, mit der Themenvielfalt in den FH entwicklungs- und lösungsorientiert umzugehen. Die Grundhaltungen von Transparenz, Wertschätzung, Allparteilichkeit und Ressourcenorientierung (von Schlippe u. Schweitzer, 2012, S. 199 ff.) können die Entwicklung des neu organisierten Familiensystems positiv beeinflussen. Als systemische Fachleute gehen wir davon aus, dass hinter menschlichem Verhalten eine konstruktive Intention steckt und das Verhalten immer im jeweiligen Kontext zu betrachten ist: »Der Mensch ist nicht so, er verhält sich in einem bestimmten Kontext so.« Mit diesen Prämissen können wir die bisherigen Lösungsversuche der Familie respektieren und wertschätzen, ohne sie abzuwerten. Dies ermöglicht einerseits eine neue Perspektive auf die Familie, andererseits erlaubt diese Haltung den Familienmitgliedern aber auch eine neue Sicht auf sich selbst und ihre Fähigkeiten. Sie können sich als handelnde, selbstwirksame Systeme erleben, die in der Lage sind, ihr System zu stabilisieren oder Veränderung zu initiieren.

Mögliche Methoden aus dem systemtherapeutischen Feld wären Biografiearbeit, z. B. mithilfe des Genogramms und Chronologien, Skulpturarbeit mit Klötzchen oder Figuren, Externalisierungen oder Arbeit an unterschiedlichen eigenen Anteilen, Wendezeiten- und Krisenpotenzialarbeit sowie über die eigenen Resilienzfaktoren, systemische Frageformen, Zeitlinienarbeit, Rekonstruktionsarbeit, Regeltransformationen und viele andere mehr (McGolddrick, Gerson u. Petry, 2008; von Schlippe u. Schweitzer, 2012, S. 223 ff.; Wnuk-Gette u. Wnuk, 1993; Bleckwedel, 2015, S. 209 ff.).

Haben wir nun als systemtherapeutisch wissende Akteurinnen und Akteure die Idee, dass für die Fragestellung der Eltern Methoden der Systemischen Therapie hilfreich sein könnten und erlauben die individuellen Arbeitsbedingungen eine solche Arbeit, so sollte zunächst geklärt werden: Möchten die Eltern eine solche systemtherapeutische Intervention? In der Regel sind sie ja nicht mit diesem Anliegen an die Fachkräfte herangetreten. Es kann genauso gut sein, dass die Eltern aufgrund der aktuellen Umbruchsituation lediglich den Wunsch nach Stabilisierung der Situation haben und es nicht um lösungsorientierte Veränderungen geht. Es könnte sein, dass Interventionen, die zu einem anderen Zeitpunkt hilfreich sind, in dieser Lebensphase voller Veränderungen eher überfordern und zu einer Verschlimmerung führen würden. Zu einer transparenten

Auftragsklärung gehört, dass Eltern über die Art der geplanten Intervention und über deren Risiken und Nebenwirkungen aufgeklärt werden. Die Eltern sind in der Regel die besten Experten für die Wirksamkeit jedweder Unterstützung und sie spüren genau, was und wie viel davon sie sich wann zumuten können. So können sie informiert zustimmen oder ablehnen.

Die Helfer/-innen werden zudem noch die Frage zu klären haben, welche systemtherapeutischen Ziele in ihrem individuellen Arbeitsrahmen mit ihren institutionellen Vorgaben zu verwirklichen sind. Der Einsatz von systemtherapeutischer Kompetenz in den Frühen Hilfen kann nicht gleichbedeutend sein mit einer Aufsuchenden Familientherapie. Diese ist über die Jugendhilfe zwar möglich, verlässt aber den definierten Rahmen der Frühen Hilfen und müsste über ein Hilfeplanverfahren der Familie angeboten werden. Eine differenzierte Betrachtung des Unterschieds zwischen einer Systemischen Therapie als Heilbehandlung und dem Einsatz von systemtherapeutischer Kompetenz und einzelnen Methoden und Interventionen erscheint uns wichtig.

Wie ging es nun in der Familie von Nesrin weiter? Die Idee, sich die eigene Biografie und die Konfliktbewältigungsstrategien aus den Herkunftsfamilien näher anzuschauen, wurde insbesondere von der Mutter abgelehnt. Sie machte deutlich, dass sie sich derzeit nicht dazu imstande sehen würde – »Das ist mir zu viel!« –, sie benötige eher für den Alltag Stabilität. Systemtherapeutische Haltung bedeutet hier, den Wunsch der Familie nach Nichtintervention zu respektieren.

Fazit und Ausblick

In den Frühen Hilfen arbeiten wir immer mit Systemen. Im Rahmen ihrer niedrigschwelligen, aufsuchenden Arbeit kann systemtherapeutisches Wissen eine sinnvolle Erweiterung der bereits vorhandenen Kompetenzen darstellen. Viele der kontaktsuchenden (werdenden) Eltern wenden sich mit Fragestellungen an die Fachkräfte, die Anliegen an die Gesundheitsfürsorge/-begleitung sind oder Entwicklungsthemen betreffen. Der systemisch geschulten Fachkraft kann sich ein Thema hinter dem Thema zeigen, dem man sich mit therapeutischer Kompetenz nähern sollte, um Stabilisierungen und Veränderungen in der Familie wirksam zu initiieren und zu begleiten.

Es ist wünschenswert, dass die unterschiedlichen Professionen aus Sozialer Arbeit, Gesundheitswesen und Pädagogik im Arbeitsfeld der Frühen Hilfen eine systemische Sichtweise auf die Menschen, mit denen sie arbeiten, entwickeln. Systemische Therapeutinnen und Therapeuten können einerseits eine

Bereicherung in der direkten Arbeit darstellen, andererseits können sie einen wesentlichen Beitrag dazu leisten, die vorhandenen Fachleute im Rahmen ihrer Profession zu schulen, eine systemische, ressourcenorientierte, respektvolle Haltung den Klientinnen und Klienten gegenüber einzunehmen. Das Arbeitsfeld ist ein relativ junges, und es besteht noch erheblicher Professionalisierungs- und Weiterbildungsbedarf. Fachfortbildungen zu unterschiedlichen Aspekten der Arbeit mit psychosozial belasteter Klientel werden flächendeckend angeboten. Diese inhaltlich durch eine systemische Perspektive zu ergänzen, stellt unseres Erachtens eine gute Möglichkeit dar, die Arbeit mit (werdenden) Eltern qualitativ weiterzuentwickeln.

Sowohl für Hebammen und Gesundheits- und Kinderkrankenpflegende wie auch für Mitarbeitende aus der Sozialen Arbeit ist die Kooperation in den Frühen Hilfen oft neu und herausfordernd. Unterschiedliche Systeme und Systemlogiken treffen aufeinander – auch hier können Systemische Therapeutinnen und Systemische Weiterbildner einen Beitrag zur Entwicklung einer wirksamen und professionellen Tätigkeit leisten.

Literatur

Bleckwedel, J. (2015). Systemische Therapie in Aktion. Kreative Methoden in der Arbeit mit Familien und Paaren. Göttingen: Vandenhoeck & Ruprecht.

Ludewig, K. (1992). Systemische Therapie. Grundlagen klinischer Theorie und Praxis. Stuttgart: Klett-Cotta.

McGoldrick, M., Gerson, R., Petry, S. (2009). Genogramme in der Familienberatung (3. Aufl.). Bern: Huber.

Paul, M., Backes, J. (2017). Stichwort Frühe Hilfen. Leitbegriffe der Gesundheitsförderung (BZgA). www.leitbegriffe.bzga.de/systematisches-verzeichnis/strategien-handlungsansaetze-und-methoden/fruehe-hilfen/ (8.3.2019).

Schlippe, A. von, Schweitzer, J. (2012). Lehrbuch der systemischen Therapie und Beratung I. Das Grundlagenwissen. Göttingen: Vandenhoeck & Ruprecht.

Wnuk-Gette, G, Wnuk, W. P. (1993). Wendezeitarbeit – Wendepunktanalyse. Internes Arbeitspapier des Wenger Mühle Centrums, Wengen.

Julia Strecker

Systemische Seelsorge als Systemische Therapie: Schuld und Scham

Systemische Seelsorge als Systemtherapie

Schon seit Jahren ist die Systemtheorie in Teilen der Seelsorge angekommen – oder müsste es andersherum konstatiert werden: Die Seelsorge ist in der Systemtheorie angekommen?

Seelsorge nimmt auf, was in psychotherapeutischen Schulen schon einige Jahre zuvor an Fahrt aufnahm (Emlein, 2017, S. 19). Christoph Morgenthaler, einer der bekanntesten Vertreter der systemischen Seelsorge, plädiert für Seelsorge als »interaktiv-kommunikativen Konstruktionsprozess« (Morgenthaler, 2014, S. 16).

Der systemische Zugang zu seelsorglichen Fragen und Herausforderungen eröffnet den Blick auf ein weites Feld, das beackert und begrünt wird und auf dem die Früchte der systemtherapeutischen Herangehensweise in großer Artenvielfalt wachsen, gedeihen und geerntet werden.

Wenn die Systemtheorie der Seelsorge zugrunde liegt, bedeutet das eine Theorie, die jenseits von Methoden der Herangehensweise im seelsorglichen Gespräch zu Fragen der Transzendenz, der Seele, nach Gott oder dem Göttlichen führt. Es eröffnen sich dadurch neue Perspektiven. Der Radius des Gewohnten und Vertrauten wird überschritten, und es tauchen Aspekte auf, die – ausgehend von einer Unterscheidung vertikaler und horizontaler Dimensionen in der Kommunikation – die Vertikale ganz neu in den Blick zu nehmen versuchen. Die vertikale Dimension ist die Dimension, die nicht allein die zwischenmenschlichen Beziehungen berücksichtigt, sondern den Blick öffnet für das, was »das Mehr« sein kann. Hier beginnt die Seelsorge jenseits von Schrift und Wort an Kontingenzerfahrungen und Transzendenz anzuknüpfen. In der Mystik beginnt hier das Schweigen, weil nämlich Worte diesen Erfahrungsraum nicht fassen können. Ausgehend von der Prämisse, dass sich in Seelsorge Transzendenz ereignen kann, stellt sich durchaus die Frage, ob über dieses Ereignis überhaupt gesprochen bzw. geschrieben werden kann.

Herausgestellt werden soll an dieser Stelle, dass Seelsorge immer die Seele als Bezugssystem hat (Emlein, 2017, S. 282). Wenn ein System die Unterscheidung Seele/Psyche handhabt, kann man von Seelsorge sprechen. Die Unterscheidung zur Psychotherapie könnte darin liegen, dass das Nachdenken über die Sinnhaftigkeit von Kontingenz in der Seelsorge impliziert ist.

Systemische Therapie in der Seelsorge

Es gibt immer mehr Menschen, die Seelsorge und Systemik zusammendenken und nicht nur innerhalb kirchlicher Kontexte mit dem systemischen Zugang beraterisch und auch therapeutisch wirksam werden. Sowohl in Beratungsstellen als auch in freien Praxen wird der systemtheoretische Hintergrund auch in der Seelsorge wirksam.

Als Theologin mit diversen systemischen Weiterbildungen arbeite ich seit vielen Jahren als Therapeutin, Beraterin und Supervisorin in eigener Praxis und auch als Lehrende in DGSF-zertifizierten Weiterbildungen. Der Schwerpunkt, Seelsorge und Therapie zusammenzudenken, – als Seelsorgerin therapeutisch und als Therapeutin mit seelsorglicher Perspektive wirksam zu werden –, hat sich in den letzten Jahren zu einem eigenen Markenzeichen entwickelt.

Im Folgenden entfalte ich die Geschichte von Frau N., die exemplarisch für eine Verbindung von Systemtherapie und Seelsorge steht.

Der Fall Frau N.

Frau N. (Name geändert) kommt in der *ersten Sitzung* zu mir, der Seelsorgerin, mit einem ganz speziellen Anliegen: Sie habe schon verschiedene Stationen abgeklappert, war schon in einer Beratungsstelle und habe auch viele Sitzungen beim Psychoanalytiker hinter sich, aber es wühle immer noch tief in ihr, sie fühle sich schuldig und zutiefst belastet, leide seit Jahren unter Schlaf- und Konzentrationsstörungen und wisse sich allein nicht zu helfen. Auf meine Frage nach dem genauen Auftrag sagt sie, dass sie sich schuldig fühle, dass sie fühle, zur Sünderin geworden zu sein. Sie wolle damit leben lernen und endlich ihre Scham überwinden.

Das Ereignis, auf das sich ihre Gedanken und Gefühle beziehen, liegt nunmehr neun Jahre zurück. Sie lebt in einer Ehe mit drei inzwischen erwachsenen Töchtern. Ihre Ehe sei stabil, habe Zeiten der Höhen und Tiefen erlebt. Damals waren die Töchter jugendlich, als sie im Alter von 44 Jahren völlig unerwartet noch einmal schwanger wurde. »Ich konnte es überhaupt nicht fassen. In mir brach eine Welt zusammen, überhaupt nicht hatte ich damit gerechnet, wir verhüteten seit Jahren auf eine unkonventionelle und doch sehr verlässliche Art und Weise. Und dann schwanger. Ich war von der Familiensituation mehr als ausgelastet, konnte mir bei aller Liebe zu Kindern nicht vorstellen, noch mal von vorne anzufangen.«

Als ich sie frage, wie sie denn mit dieser Situation umgegangen sei, kommen Tränen und für eine längere Zeit keine Reaktion. Ich lasse ihr den Raum und habe den Eindruck, dass es heilsam für sie ist, den Tränen freien Lauf zu lassen. Auf die Frage, ob es eine Ambivalenz gegeben habe, sagt sie Nein, es sei gar keine Ambivalenz gewesen, vielmehr habe sie gemerkt, dass sie das Kind auf keinen Fall wollte.

Ihr Mann sei eher ambivalent gewesen, sodass sie in den ersten Wochen ihrer Schwangerschaft drei Beratungsgespräche mit verschiedenen Menschen in unterschiedlichen Institutionen geführt haben, an deren Ende die Entscheidung zur Abtreibung stand. Sie erinnere sich sehr gut an den Abend, bevor der Eingriff beim Arzt gemacht wurde. Es sei ein tiefroter Himmel vom Gartenfenster aus zu sehen gewesen, und sie habe mehrmals die Augen zugemacht, während sie versucht habe, nicht an die bevorstehende Handlung zu denken.

Nach der Abtreibung habe sie zunächst das Gefühl gehabt, richtig entschieden zu haben. Die Körperreaktionen in ihr vor dem Eingriff seien sehr eindeutig gewesen, und sie wisse bis heute nicht, ob sie sich genauso entschieden hätte, wenn der Körper ihr nicht diese Zeichen gegeben hätte.

In der *zweiten Sitzung* mit Frau N. gibt es eine Auftragsklärung und das Setting wird abgesteckt. Frau N. formuliert ihre Wünsche und Zielvorstellungen: »Ich möchte in dieser Beratung meine Schuld loswerden, ich möchte mich wieder frei fühlen. Ich möchte am Ende der Beratung das Gefühl haben, dass ich ein Mensch bin, der nach bestem Wissen und Gewissen gehandelt hat. Ich möchte mich nicht mehr als Sünderin fühlen. Ich möchte wieder atmen können, ohne mich ständig beklemmt und eng in der Brust zu fühlen.«

Ich bitte sie in der *dritten Sitzung,* sich innerlich noch einmal mit diesem Gefühl zu verbinden, und sie beschreibt die Beklemmungen in der Brust, das schwere Gefühl im Bauch und einen sich wie gelähmt anfühlenden unteren Rücken. Von dort aus wird sie über eine Mentalisierung (Asen u. Fonagy, 2015) in die Situation der Entscheidung geführt. Sie weint viel, benennt die Situation als Schwelle.

Dies nehme ich zum Anlass, im Raum mit ihr eine Art Schwellensituation zu kreieren. Wir bewegen uns gemeinsam im Raum, stecken das Revier ab. Ich stelle eine Kiste mit Materialien im Raum auf. Sie sucht Symbole, die ihre Körperempfindungen, Gedanken und Gefühle symbolisieren können. Während sie die Symbole im Raum hinter einer markierten Linie aufstellt, weint sie immer wieder, benennt dann die Schwere und Gelähmtheit des Körpers, die Gedanken der Ohnmacht und des Gefangenseins, die Gefühle der Hilflosigkeit, der Wut und Verzweiflung.

Die Schwelle, die sie mit einem roten dicken Band, das in einer Schale liegt, markiert, ist für sie der Ort des »No Return«. Sie weint viel in dieser Sitzung, die ich mit einem kurzen Reframing, einer Atemübung und einer Anleitung zum Selbstmitgefühl beende.

In der *vierten Sitzung* möchte sie sofort wieder die Schwellensituation im Raum kreieren, sie möchte erforschen, wieso ihre primären Gefühle (Hilflosigkeit, Wut, Angst, Verzweiflung) sie so eindeutig und ohne Skrupel, wie sie es benennt, in die Handlung getrieben haben.

Ich erkläre ihr das Bewusstheitsrad (Satir, 2002) und den Unterschied zwischen primären Gefühlen und dem »Gefühl über das Gefühl«. Sie kann damit sehr viel anfangen und sowohl ihre Gedanken von Schuld (Schuld ist immer ein Gedanke, nicht ein Gefühl, sodass das umgangssprachliche »Schuldgefühl« eigentlich »Schuldgedanken« heißen müsste) als auch ihre Gefühle der Scham, die nämlich mit den Gedanken korrespondieren, werden für sie greifbar und benennbar.

Scham ist ein tabuisiertes Gefühl (Marks, 2015). Wie bei jeder Form von extremem Stress wird das zentrale Nervensystem in den Hintergrund gedrängt, weil das vegetative Nervensystem die Regie übernimmt. Das vegetative Nervensystem wird häufig auch autonomes Nervensystem genannt, weil es der willkürlichen Kontrolle durch das menschliche Bewusstsein weitgehend entzogen ist. Was dann passiert, ist vielfach beschrieben und immer wieder erforscht worden, zugleich aber doch eine Gleichung mit vielen Unbekannten: Extremer Stress bewirkt eine intensive Aktivierung des Sympathikus, der den Körper innerhalb kürzester Zeit zu Kampf- oder Fluchtreaktionen befähigt. Wenn beides – etwa in einer traumatischen Ohnmachtssituation – nicht möglich ist, folgt eine intensive Aktivierung des Parasympathikus, mit der Konsequenz, dass die Körperreaktionen gleichsam eingefroren werden (»freeze«; Schore, 1999, S. 57–77). Genau dieser Zustand führt zu erhöhter parasympathischer und sympathischer Aktivität. Diese dürften die charakteristischen körperlichen, emotionalen und kognitiven Reaktionen auf Scham erklären.

Frau N. hört aufmerksam zu, als ich ihr langsam und behutsam diese Zusammenhänge erkläre und immer wieder Pausen mache, um mitzubekommen, was gerade bei ihr in Resonanz geht.

Im Gespräch, im Innehalten, im Zuhören eröffnet sich der Raum für das, was als Gewissensscham bezeichnet wird (Marks, 2015, S. 33 ff.). Gewissensscham ist in einer bestimmten Art und Weise eine Möglichkeit, ein Weg, die eigene Integrität zu schützen. Wenn wir einen anderen Menschen, es kann auch ein anderes Lebewesen sein, geschädigt haben, können Schuld und Reue darüber entstehen, was wir an Leid zugefügt haben. Dies ist die Gedankenschleife, die unmittelbar nach den ersten Körperempfindungen auftritt.

Die Gefühle, die in Sekundenschnelle versetzt dazu auftreten, sind häufig Scham und Ohnmacht bis hin zur Verzweiflung.

Frau N. erkundet in dieser Sitzung den Raum der Scham. Sie beschreibt, dass es sich anfühle, als habe sie sich selbst verletzt, sie beschreibt die innere Wunde und das Gefühl des Verwundetseins als ihre Gedanken und ihr ganzes Gestimmtsein bestimmend.

In dieser Sitzung biete ich als Therapeutin der Klientin Schutz und Geborgenheit, Stabilität und Sicherheit als Metaphern für ihre Erkundung an. Ich frage sie nach Möglichkeiten, sich selbst zu schützen, woraufhin Frau N. von der Erfahrung des sicheren Ortes erzählt, die sie in einem Seminar lange vor der Abtreibung erlebt hat. Sie beschreibt nach einer meditativen Hinführung den Ort als einen kleinen geschützten Waldhain, wo sie sich in eine Mulde legen und ausruhen kann, wo ihre Gedanken nicht weiter in Schleifen und Spiralen mäandern, sondern einfach zur Ruhe kommen dürfen.

Mithilfe einer Achtsamkeitsübung (Kabat-Zinn, 2013) gelingt es Frau N. für ca. 30 Minuten bei der inneren Ruhe und Geborgenheit zu bleiben, bis wir am Ende dieser Sitzung einen Blick darauf werfen, was bzw. welche Handlung in der Situation der Abtreibung zu der Gewissensscham geführt hat. Sie beschreibt es als ein Verhalten, mit dem sie gegen ihr Gewissen und gegen ihr Über-Ich gehandelt hat.

Wir beenden die Stunde mit dem Ausblick auf das, was es weiter zu erkunden gibt. Frau N. beschreibt es als eine große Kluft: das Bild, das sie von sich selbst hat (Ideal) und wie sie sich tatsächlich erlebt (hat).

In der *fünften Stunde* biete ich ihr eine Verortung der beiden Teile »Selbst« und »Ich« im Raum an. Zunächst beschreibt sie die beiden Teile detailliert, auf meine Nachfrage auch mit Körperwahrnehmung, Gedanken und Gefühlen. Ich erkläre ihr den Blick auf die beiden Teile als Bezeichnung für unsere beiden Naturen, die menschliche und die göttliche, die auch als Natur der Getrenntheit und der Verbundenheit zu bezeichnen sind (Essen, 2013, S. 38 f.).

Dann lade ich sie ein, einen bequemen Platz auf der Matte einzunehmen. Ich begleite sie bei einer intensiven Körperwahrnehmung. Zunächst ermutige ich sie, den sicheren Ort aufzusuchen, dann lasse ich sie innerlich die Verbundenheit mit dem Selbst spüren. Mit einer Atemübung geleite ich sie durch diesen Prozess, es ist sehr kraftvoll. Ich spreche immer wieder den Atem an, aber auch den Prozess, das Innen und Außen, Atmen, Essen, das Ausscheiden über die Haut als reale Prozesse, in denen Verbundenheit physisch geschieht. Dann unterstütze ich diese Wirklichkeit der Verbundenheit mit dem Bild des Baumes: »Du hast Wurzeln, tief in die Erde hinein, du bekommst Sicherheit, Energie und Nahrung durch die Erde. Sie fließen in deine Füße, Beine, in deinen Unterleib und Oberkörper, in Schultern, Arme und Hände, in Hals und Kopf, in alle Organe und Zellen. Nach oben öffnest du dich mit deiner Baumkrone, du kannst dir auch vorstellen, dass sich über deinem Scheitel eine Blüte öffnet, jetzt nimmst du die Energie des Himmels auf. Diese

Energie fließt in deinen Hals, in deine Schultern, bis in die Füße. Du spürst die Verbundenheit und Verbindung zwischen Himmel und Erde, du bist mit allem, was ist, in lebendiger wechselseitiger Verbundenheit. Jeder Atemzug zeigt dir, dass du in Verbindung stehst mit allem, was jetzt ist, versorgt von Himmel und Erde. Himmel und Erde fließen in dir zusammen.«

Anschließend ermutige ich Frau N. einen anderen Platz im Raum einzunehmen, das ist der Platz des Ichs, der Getrenntheit, zwei, drei Schritte vom Selbst entfernt.

Es entwickelt sich eine sehr intensive Hin-und-her-Bewegung, die ich mit meditativer und achtsamer Begleitung unterstütze.

In dieser Übung erfährt Frau N.: Die Scham, die sie sehr intensiv sowohl im Körper als auch in ihren Gefühlen erlebt, ist so etwas wie eine Verbündete ihrer inneren Echtheit und ihres gesamten Wertesystems. Sie spürt und kann auch ausdrücken, dass sie mit der Scham ihre eigene Integrität zu schützen versucht hat. Integrität ist genau das, was in dieser Sitzung als Erfahrung (zwischen Ich und Ideal) aufgetaucht ist, sie beschreibt die Scham als Schutzschild, das ihre Werte und ihr Gewissen von Erschütterungen und Bedrohungen abschirmt. In gewisser Weise sei es, als ob die Scham sie all die Jahre vor einer tiefen Verletzung ihrer Ganzheit, Echtheit und Würde bewahrt habe.

In der *sechsten Sitzung* begeben wir uns gemeinsam auf das für Frau N. bisher unbekannte Terrain der Gewissensscham. Indem sie mit zirkulären und hypothetischen Fragen herausgefordert wird, beginnt sie selbst, sich ihrer moralischen Scham immer tiefer und grundlegender bewusst zu werden. Sie erkennt, dass die Gewissensscham die eine Seite ist, dass aber das Schuldigsein (sie nennt es »mich schuldig fühlen«) tatsächlich nach Versöhnung oder auch Wiedergutmachung ruft. Ich versuche als Seelsorgerin gemeinsam mit Frau N., diesen Innenraum zu erkunden.

Als Frau N. wiederholt betont, sie brauche ein Ritual oder etwas, das ihr helfen könne, die Schuld wiedergutzumachen, begebe ich mich als Therapeutin mit Frau N. auf die Ebene der Schuldgedanken – immer wieder betonend, dass es sich bei der Schuld tatsächlich um ein Gedankenkonzept, um eine innere Einstellung handele, die dann wieder Gefühle wie Scham und Ohnmacht auslöse. Tatsächlich wiederholt Frau N. immer weniger die Rede von der Schuld, stattdessen beschäftigt sie noch eine ganze Zeit, was in der Übung des Selbst und des Ichs und der Begegnung der beiden Teile aufgetaucht ist. Es ist die Scham über das Verletzen ihres eigenen Wertekanons, zugleich gibt es aber auch die starke und eindeutige Verbindung zu ihrem klaren Körpergefühl, dass sie in der Situation richtig, weil in Übereinstimmung mit ihren Körperwahrnehmungen und den damit verbundenen Gefühlen gehandelt hat.

Es geht nun darum, dass Frau N. beide Seiten ihres Selbst als integrativen Pendelprozess wahrnimmt. In einer Imagination lasse ich sie sich selbst zwischen den beiden Teilen ihrer selbst hin und her bewegen. In diesem integrativen Prozess erfährt Frau N. das Zusammenspiel der Gedanken und Körperwahrnehmungen, den Zusammenhang zwischen Körper, Gedanke, Gefühl und Gefühl über das Gefühl.

Und sie formuliert am Ende dieser Sitzung, dass ein großer, tiefer Frieden in sie eingekehrt sei. Sie formuliert ebenso, dass sie mich, als Seelsorgerin in der Funktion der Therapeutin, aber auch der Fachfrau für den Wertekanon, innerhalb dessen sie sich bewegt, ausgesucht und als solche auch für die Durchführung des Rituals ausgewählt habe.

Zum Ritual gebe ich in der nächsten *siebten Sitzung* eine zunächst sehr auf den Prozess von Frau N. bezogene Einführung (Strecker, 2010). Frau N., die im katholischen Kontext sozialisiert wurde, versteht in ihrem Fall unter einem Ritual so etwas wie Absolution. Sie wolle von ihrer eigenen Sündhaftigkeit erlöst werden. Trotz des gemeinsamen Prozesses, den wir nun schon über einige Sitzungen zum Thema »Schuld, Sünde und Gedanken« miteinander gearbeitet haben, muss ich ihr noch mal die Arbeit zum »Ich und Selbst« in Erinnerung rufen.

Frau N. ist sehr berührt und in gewisser Weise auch aufgelöst, bekommt sie doch immer mehr ein Gefühl für die Vielschichtigkeit des theologischen Überbaus, der sich in ihr Über-Ich eingegraben hat: »Ich möchte Ja zu mir und meinen eigenen Bedürfnissen sagen dürfen. Ich möchte lernen, zu meinen eigenen Grenzen zu stehen und mich in meinen eigenen Entscheidungen von dem leiten lassen, was sich richtig und stimmig anfühlt, und nicht von dem, was die Theologie oder bestimmte Glaubenssätze mir vorgeben. Ich möchte lernen, in der Verbindung mit dem Göttlichen zu bleiben und zu sehen, dass die Scham, wie ich sie erlebt habe, zu einem verantwortungsvollen Leben dazugehören. Ich möchte aber die Schuld verabschieden.«

Diese Sätze, die sie am Ende der siebten Sitzung formuliert, sind die ersten vorbereitenden Schritte auf dem Weg zum Ritual. Ich erläutere, dass ein stimmiges Ritual eine intensive Vorbereitung braucht und eine klare Struktur hat, die es gilt, umzusetzen.

In der *siebten* Sitzung wird mit Unterstützung durch eine Achtsamkeitsübung die innere Herangehensweise an das Ritual für Frau N. spürbar. In der Meditation geht es um drei Fragen, die exploriert werden:

- Was gilt es zu verabschieden? Was möchte ich loslassen?
- Was darf sich wandeln? Zu welchen Veränderungen bin ich bereit?
- Was ist jetzt anders? Was ist mein nächster Schritt?

Bei der Besprechung der inneren Exploration wird deutlich, dass Frau N. während der Meditation intensive Körperempfindungen hatte. Sie beschreibt die klare Wahrnehmung, dass während der ersten Frage die Verbindung zwischen Kopf und Oberkörper in Form von Verspannung, »Steifheit und dumpfem Schmerz« virulent war.

Bei der Beschäftigung mit dem Loslassen sagte sie, meldete sich ihr Kopf immer wieder. Als sie aber dann bei der Achtsamkeitsübung dem Atemrhythmus von Ein und Aus und der kleinen Pause, dem Innehalten, folgte, beschreibt sie eine Idee für das Loslassen der theologischen Gedanken von Schuld, Sünde und vor allem deren Bewertungen. »Plötzlich fiel es mir wie Schuppen von den Augen: Das was ich vorher schon benannt hatte, nachdem wir die Aufstellung von Ich und Selbst gemacht hatten, spürte ich wie eine Wellenbewegung durch meinen Körper gehen. Ich merkte, dass das Loslassen beginnt, wenn ich mich mit meiner inneren Mitte, die ich ungefähr im Zwerchfell, im unteren Bauch spüren kann, verbinde. In dem Moment löste sich die Steifheit und der dumpfe Schmerz, den ich vorher im Nackenbereich gefühlt hatte.«

In Bezug auf die zweite Frage benennt Frau N. die Wandlung als genau diesen Prozess, das Zulassen des eigenen Ganzseins. Durch die Meditation habe sie ein Gefühl für die Verbindung zwischen Kopf und Herz, Verstand und Gefühl bekommen. Und während wir darüber sprechen, rollen Tränen über ihr Gesicht. Sie beginnt, nachdem sie von mir dazu ermutigt wurde, ihren Tränen freien Lauf zu lassen. Sie schluchzt und in dieser Therapiestunde öffnet sich der Raum für eine Dimension, die jenseits von Sprache und kognitivem Verstehen eine eigene Wirklichkeit konstruiert. Vielleicht ist hier die »Vertikale« im Spiel (Sölle, 1995). Es ist eine große Dichte im Raum zu spüren und ich unterstütze den Prozess der Klientin durch »Halten des Containers«, durch wertschätzende, mitfühlende Annahme und eine liebevolle Haltung gegenüber Frau N.

Bei dem Beantworten der dritten Frage ist die Zeit schon abgelaufen. Ich gebe Frau N. das Beantworten dieser Frage aus dem Herzen heraus, aus genau dieser Verbindung, die sie im Hier und Jetzt erfahren hat, als Hausaufgabe mit.

Als Frau N. zur *achten Sitzung* zwei Wochen später zur Tür hereinkommt, wirkt sie gelöst und sehr entspannt. Auf meine Nachfrage hin bestätigt sie diese Wahrnehmung als Teil ihres eigenen Prozesses: »Ich weiß, was anders ist, und bei der Ideensammlung für den nächsten Schritt ist mir auch etwas eingefallen. Wandeln durfte sich meine Einstellung zu mir und meinem eigenen Verhalten. Ich durfte in der Meditation erleben, was Sie mit Gewissensscham meinten. Ich habe die Trennung zwischen dem Kopf und meinem Restkörper wahrgenommen, ich habe gespürt, dass ich eins bin und das sein darf. Dieses Gefühl war so überwältigend, weil ich es vielleicht in der Form noch nie erleben durfte. Durch die komplette Annahme, die ich in den Sitzungen mit Ihnen erlebt habe, realisierte ich, was mein nächster Schritt ist, nämlich gnädiger und akzeptierender mir selbst gegenüber zu werden. Ich werde das üben, in Form von Meditation und Gebet, und ich möchte Sie bitten, beim nächsten Mal das Ritual mit mir durchzuführen.«

In der *neunten Sitzung* entscheidet Frau N. sich für einen Ort an einem kleinen See außerhalb der Stadt, an dem das Ritual stattfinden soll. Der See hat für sie eine besondere Bedeutung, weil sie früher mit ihrem Mann in einem Kanuverein war, der dort seinen Sitz hat. Sie möchte gern in den frühen Abendstunden, in der »blauen Stunde« wie sie es nennt, mit einem Waschritual in diesem See beginnen. Sie möchte gern, dass ich sie als Zeugin dabei begleite: »Bei dem Waschen stelle ich mir vor, alle Gedanken, die mich an meiner getrennten Wahrnehmung von mir selbst hindern, noch einmal laut zu benennen und dann loszulassen! Jeder Gedanke, der hindernd und blockierend auftaucht, möchte ich gern auf ein Seerosenblatt legen und sozusagen symbolisch abwaschen. Als Prozess der Wandlung stelle ich mir vor, auf einer Matte im See zu schweben. Ich möchte gern, dass Sie dabei sind und auf mich aufpassen, während ich mich mit geschlossenen Augen auf dem See treiben lasse. In dieser Wandlungsphase möchte ich die Erfahrung des Ganzseins so erleben, wie in der Sitzung, als ich so bitterlich geweint habe. Die dritte Phase ist für mich noch am unklarsten.«

Ich unterstütze Frau N. bei dem Erforschen der dritten Phase. Es stellt sich heraus, dass es eine vorstellbare Idee für Frau N. ist, aus dem See ans Ufer zu gehen und sich dort auf die Matte am Boden zu legen, sich - von mir begleitet - mit ihren eigenen Ressourcen und Fähigkeiten zu verbinden und eine Art Embodiment (Storch, Morgenegg, Storch u. Kuhl, 2018) zuzulassen. Embodiment bedeutet in diesem Fall das Verbinden der eigenen Ressourcen mit Körperteilen und Organen in Bezug auf die Frage: Wie kann ich unversehrt und behütet in dieser neuen Bewusstseinsstufe weitergehen?

Am Schluss könnte ein Segen oder ein Gebet stehen. Frau N. entscheidet sich für den Segen. »Und ich möchte, dass Sie mir die Hände beim Segen auflegen.«

Das Ritual findet *zwei Wochen später* statt, es gibt eine Verabredung vor den Toren des Kanuvereins, es gibt auch eine Verabredung für einen klaren Anfang, eine kleine Atemmeditation vor dem Vollziehen des Waschens mit einem Klang zu Beginn. Das klare Ende soll der Segen sein, den Frau N. sich mit Berührung, am liebsten einer Handauflegung wünscht.

Es findet genauso wie besprochen statt, allerdings ist die Phase der Wandlung, die mittlere Phase, viel länger und unkontrollierter als geplant, da die Matte, auf der Frau N. liegt, irgendwann wie von selbst weit auf den See treibt. Die Seelsorgerin begleitet den Prozess mit ihrer mentalen und körperlichen Präsenz, steht aber die ganze Zeit bis zur Hüfte im Wasser, da ihr eine eigene sichere Stehposition für das Containment wichtig erscheint. Nach einer guten halben Stunde wird die Matte ans Ufer zurückgetrieben. Seelsorgerin und Klientin vermuten, dass an einem bestimmten Punkt der Wind gedreht hat.

Die Übung des Embodiment (Storch et al., 2018) ist für die Klientin sehr berührend, beim anschließenden Segen weint sie bitterlich und sehr anhaltend, die Seelsorgerin hält den Rahmen, bis die Klientin irgendwann fast übermütig aufspringt und sich die Tränen selbst trocknet.

In der *Abschlusssitzung,* zwei Wochen später, legt die Seelsorgerin eine Timeline mit Frau N., um den Prozess im Hinblick auf die einzelnen Schritte und Entwicklungsschritte zu reflektieren. Frau N. legt die Kärtchen für die einzelnen Stationen, blickt von sich aus noch einmal auf den Auftrag, den sie zu Beginn formuliert hat. Zu jedem einzelnen Auftrag schreibt sie ein Kärtchen, wie sie diesen bearbeitet hat, wie ihre Ressourcen gestärkt wurden und welche Hindernisse aufgetaucht sind, z. B. benennt sie den Auftrag, sich selbst nicht mehr als Sünderin fühlen zu wollen, und wie vor allem durch die Pendelbewegung zwischen Ich und Selbst sich ein innerer Friede bei ihr einstellte. Als Hindernis benennt sie ihr Festhalten an alten Glaubensmustern, das vor allem auf der Gedankenebene eine große Kraft über sie ausgeübt habe. Beim Abschied bedankt sie sich und sagt, die Seelsorgerin sei ihr wie ein Engel erschienen.

Fazit

Zum Schluss bleibt die Frage, welche systemischen Grundhaltungen hilfreich waren und inwiefern die Verbindung von systemtherapeutischen und seelsorglichen Haltungen und Handlungen zum Prozess der Heilung und Ganzheitlichkeit beitrugen.

Diverse systemische Grundhaltungen waren hilfreich:

- die nicht bewertende Einstellung,
- das Nichtanhaften an Glaubensüberzeugungen,
- die Offenheit,
- die Klientinnenzentrierung,
- die Wertschätzung und das Halten des Containers,
- die Neugier,
- der Anfängergeist,
- das Zulassen des Nichtwissens und die Ressourcenorientierung,
- die Offenheit für eine ganzheitliche Perspektive,
- die Integration der Körperebene in das seelsorglich-therapeutische Arbeiten,
- die Öffnung für die verschiedenen Möglichkeitsräume.

Die therapeutische Ebene dieser Arbeit erschließt sich durch die Vertiefungsprozesse, die zum größten Teil durch die Haltung, die systemische und ganzheitliche Herangehensweise bestärkt wurden. Im Anschluss an die einleitend entfalteten Zusammenhänge zwischen Systemtherapie und Seelsorge bleibt hier das Fazit zu ziehen:

Wenn Seelsorge als soziales System gesehen wird, ereignet sich im Prozess die vertikale Dimension systemtherapeutischen Vorgehens. Diese Dimension ermöglicht ein individuelles Umgehen mit der Kontingenz. Weil die Seele in gewisser Weise jenseits der Sprache und des begrifflichen Sinns residiert, kann ihre Form in nonverbalen und nur begrenzt zu versprachlichenden Räumen ihren Ausdruck finden. Heilung wird so möglich. Seelsorge und Systemtherapie sind verwandt und ergänzen einander in besonderer Weise. Für Frau N. war es laut eigener Aussage ein Heilungsprozess.

Literatur

Asen, E., Fonagy, P. (2015). Mentalisierungsbasierte Familientherapie. In A.W. Bateman, P. Fonagy (Hrsg.), Handbuch Mentalisieren (S. 135–158). Gießen: Psychosozial-Verlag.

Emlein, G. (2017). Das Sinnsystem Seelsorge. Eine Studie zur Frage: Wer tut was, wenn man sagt, dass man sich um die Seele sorgt? Göttingen: Vandenhoeck & Ruprecht.

Essen, S. (2013). Selbstliebe als Lebenskunst. Ein systemisch-spiritueller Übungsweg (2., überarb. Aufl.). Heidelberg: Carl-Auer.

Kabat-Zinn, J. (2013). Gesund durch Meditation. Das große Buch der Selbstheilung mit MBSR [Mindfulness-Based Stress Reduction]. München: Knaur.

Marks, S. (2015). Scham – die tabuisierte Emotion (5. Aufl.). Ostfildern: Patmos.

Morgenthaler, C. (2014). Impulse der Familien- und Systemtherapie für die kirchliche Praxis (5. Aufl.). Stuttgart: Kohlhammer.

Riedel-Pfäfflin, U., Strecker, J. (2011). Flügel für alle. Feministische Seelsorge und Beratung. Konzeption – Methoden – Biographien. Münster: Daedalus.

Satir, V. (2015). Selbstwert und Kommunikation. Familientherapie für Berater und zur Selbsthilfe. Stuttgart: Klett-Cotta.

Schore, A. (1998). Early shame experiences and infant brain develpment. In G. Paul, B. Andrews (Eds.), Shame, interpersonal behaviour, psychopathy and culture (pp. 57–77). New York: Oxford University Press.

Sölle, D. (2006). Es muss doch mehr als alles geben. Nachdenken über Gott. Freiburg i. Br. u. a.: Herder.

Storch, M., Cantieni, B., Hüther, G., Tschacher, W. (2006). Embodiment. Die Wechselwirkung von Körper und Psyche verstehen und nutzen. Bern: Huber.

Storch, J., Morgenegg, C., Storch, M., Kuhl, J. (2018). Now I get it! Understand yourself and take charge of your behavior. Toronto: Hogrefe.

Strecker, J. (2010). Rituale in systemischer Therapie und Seelsorge unter besonderer Berücksichtigung der Geschlechterdifferenz. Diss. Universität Paderborn.

III

IV Diskussion

Einleitung zu Teil IV

Der vierte Teil dieses Buchs war in dieser Form zunächst nicht vorgesehen. Wie einleitend von uns beschrieben, ging es bislang in diesem Band vor allem um *andere Wege, miteinander Heilen zu ermöglichen* – abseits des Psychotherapeutengesetzes (PsychThG) und einer Psychotherapie als leitliniengestützte Heilkunde. Dennoch zeigte sich bereits in den Grundlagenbeiträgen des ersten Teils, dass Systemische Therapie aktuell nicht ohne eine Definition von psychotherapeutischer Tätigkeit im Sinne eines Heilauftrags auskommt.

Und so lässt sich konstatieren, dass der von uns gewählten Formulierung im Buchtitel »jenseits des Heilauftrags« gewissermaßen eine Abgrenzung und somit eine Diskussion innewohnt. Denn: Wer definiert, was ein Heilauftrag ist? Das PsychThG definiert keine Heilaufträge, sondern Kontexte, in denen Handlungen, psychisch Erkrankten heilende Hilfe zukommen zu lassen, erlaubt sind. Das heißt, es definiert Prämissen, nicht das Heilen selbst. Und das Heilen definieren letztlich auch nicht die Professionellen. Zumindest aus systemischer Sicht definieren diese nur die Wege, in denen Bestimmtes für ratsam und erfolgversprechend gehalten wird. Das Heilen (genauer: »das Geheiltwordensein«) definieren die Adressatinnen und Adressaten, mit denen Systemische Therapeutinnen die Kriterien des »Geheiltseins« erkunden, das Erreichen der Kriterien evaluieren, und die möglichen Schritte auf diesem Weg gemeinsam gehen. Insofern läuft die Formulierung »jenseits des Heilauftrags« Gefahr, dass Heilen hier einer Prämisse folgt, die dieses als externes Einwirken von außen definiert und nicht als ein idiosynkratisch-heilsam gestaltetes Miteinander: Heilen als erfolgreiche (therapeutische) Maßnahme, nicht als Ergebnis einer passenden und persönlich sinnerfüllten Interaktion.

Die im Schlussteil des Buchs präsentierten Beiträge widmen sich aus unserer Perspektive indirekt (auch) diesem Diskurs. Ursprünglich jedoch waren die Texte, die nun als Diskussion zusammengefasst sind, als Einzelbeiträge in diesem Band geplant, die in keinem unmittelbaren Bezug, geschweige denn einer Auseinandersetzung zueinander stehen sollten. Editorisch erschien es uns nach Durchsicht der Manuskripte und nach Rücksprache mit den Verfassern jedoch sinnvoll, diese in einem eigenen Teil »Diskussion« in dieser inhaltlich begründeten Form aufeinander folgen zu lassen:

Reinert Hanswille erkundet in seinem Beitrag Unterschiede im störungsspezifischen Wissen und Können von Systemischen Therapeutinnen und Therapeuten mit und ohne Approbation und benennt dabei Rahmenbedingungen und Kompetenzerwerb in systemischen Psychotherapie*ausbildungen* im Vergleich zu systemischen Beratungs- und Therapie*weiterbildungen.*

Tom Levold kritisiert in seinem transdisziplinären, multiprofessionellen und kompetenzorientierten Ausblick aktuelle Tendenzen im systemischen Feld und bezieht sich dabei exemplarisch auf die vorangegangenen Ausführungen Hanswilles.

In einem abschließenden Kommentar antwortet *Reinert Hanswille* dann auf den von Levold formulierten Ausblick und dessen Kritik.

Der dadurch entstandene Diskurs der beiden Autoren zeichnet unserer Ansicht nach eine konzeptionelle Auseinandersetzung sowie das Ringen um die Grundfesten einer systemischen Identität nach, welche in der systemischen Landschaft bereits länger zu beobachten ist. Die auch hier aufgeworfenen Fragen und erkennbaren Differenzen bewegen nicht erst seit November 2018 die systemische Landschaft. Die Anerkennung der Systemischen Therapie als weiteres Psychotherapieverfahren hat diesem Aushandlungsprozess jedoch zusätzlichen Schub verliehen.[1]

1 Anmerkung der Herausgeber zu etwaigen Veränderungen hinsichtlich der Psychotherapieausbildung: Die nachfolgenden Texte wurden im August 2019 (Hanswille) und September 2019 (Levold) eingereicht. Die Replik von Hanswille »Unterschiede befruchten die ›systemische Welt‹« stammt von Dezember 2019.

Reinert Hanswille

Wie viel Störungswissen ist nötig in den unterschiedlichen Aus- und Weiterbildungsformaten im Verfahren Systemische Therapie? Ein Plädoyer für Unterschiede, die einen Unterschied machen

Einführung

In den letzten Jahren hat sich im systemischen Feld die Diskussion um Störungen und Störungswissen wieder verstärkt. Einen »Schub« bekam diese Auseinandersetzung um Störungswissen, Diagnosen und Heilkunde zunächst durch die wissenschaftliche Anerkennung der Systemischen Therapie und zuletzt durch den Prozess der sozialrechtlichen Anerkennung durch den G-BA. Diese Tendenz spiegelt sich auch in der Literatur. Die Reihe »Störungen systemisch behandeln« im Carl-Auer Verlag, die von Hans Lieb 2014 eröffnet wurde, die großen »Hand- und Lehrbücher« im systemischen Feld, die in den vergangenen Jahren erschienen sind sowie einige weitere Lehrbücher (u. a. Schweitzer u. von Schlippe, 2006; Levold u. Wirsching, 2014; von Sydow u. Borst, 2018; Hanswille, 2015) befassen sich alle – aus unterschiedlichen Perspektiven – auch mit Störungswissen und symptomorientierten Behandlungen.

Wenn wir in die Gründungszeit der Familientherapie zurückgehen, dann finden wir dort natürlich viele Berichte von Satir, Minuchin, Ackermann, Bowen etc., die mit Menschen gearbeitet haben, die psychisch erkrankt waren. Auch das Mailänder Team und die Gruppe um Helm Stierlin in Heidelberg begründen einen Teil ihres fachlichen Ansehens auf der Behandlung von Menschen mit psychischen Erkrankungen (Essstörungen, Psychosen, Suizidalität, Traumatisierung etc.).

Die Richtlinie der Deutschen Gesellschaft für Systemische Therapie, Beratung und Familientherapie sagt zum Thema der in der Aus- und Weiterbildung zu vermittelnden Theorie und Methodik: »Systemische Diagnostik: Systemische Modelle für die Beschreibung und Erklärung psychischer, psychosomatischer und körperlicher Symptome, von Konflikten und Problemen, von kommunikativen Mustern, Beziehungsstrukturen« (DGSF, 2019/2020, S. 7).

Und auch bei der Systemischen Gesellschaft (SG) heißt es in der gegenwärtig gültigen Rahmenrichtlinie zur Weiterbildung: »systemische Vorgehensweisen und Konzepte bei der Vorbeugung, Behandlung und Rehabilitation psychischer, psychosomatischer und körperlicher Störungen« (SG, 2019, Abschnitt 2.1).

In beiden Richtlinien der Dachverbände wird also davon ausgegangen, dass grundlegende Kenntnisse im Erkennen, in der Vorbeugung, Behandlung und Rehabilitation von psychischen und psychosomatischen Erkrankungen erworben werden. Dies setzt wiederum wenigstens Basiskenntnisse im Bereich psychischer Störungen voraus.

Gleichzeitig ergibt sich dann sehr schnell die Frage, ob und inwieweit in einer Beraterweiterbildung oder Therapieweiterbildung der direkte Umgang mit Störungen unterrichtet werden kann oder darf und wie weit dies gehen kann oder sollte, wenn keine Ermächtigungen zur Heilkunde vorliegen – ein Grenzgang, der in beiden Dachverbänden kontrovers diskutiert wird.

Viele systemische Erklärungsmodelle, die in den unterschiedlichen Weiterbildungsformaten vermittelt werden, sind oft eher allgemeine Beschreibungen und Erklärungen für Systemdynamiken, konflikthafte Musterbildungen etc. und wenig auf die Besonderheiten einzelner Störungen und ihre Auswirkungen ins System zugeschnitten. Wenn sich aktuell kein Konflikt in der Beziehung der Eltern findet, das familiäre Gleichgewicht nicht gefährdet ist, die Selbstorganisation des Systems nicht blockiert ist, sich keine Triangulationsproblematik findet, keine Parentifizierung zu sehen ist, keine transgenerationalen Delegationen etc. als Erklärungsmodelle genutzt werden können, dann finden sich kaum noch weitere Beschreibungen für die Erklärung einer Störung und deren Auswirkungen auf die Paar- und Familiendynamik und daraus abgeleitet keine spezifische Behandlungsplanung für die Klienten.

In vielen Fällen macht sich schmerzlich das Fehlen einer umfassenden systemischen klinischen Theorie bemerkbar, die Erklärungen für Symptome, Störungen, Probleme anbietet, die über metaphorische Allgemeinplätze hinausgehen Es fehlt eine Zusammenfassung von Erfahrungen und Erklärungen »wie man mit typischen kommunikativen Mustern, die sich um Symptome herum entwickelt haben, umgehen kann« (von Schlippe u. Schweitzer, 2019, S. 60) sowie ein Abgleich mit den Ideen anderer Psychotherapieverfahren.

Fazit: Soweit die Praxis – In den Beratungs- und Therapieweiterbildungen wird etwas Störungswissen auf systemischem Hintergrund vermittelt. Dabei kann man unterschiedlicher Meinung sein, ob das in genügendem Maß geschieht und in welchem Format der Aus- und Weiterbildungen das intensiver geschehen sollte.

Störungswissen hat in der Gegenwart an Bedeutung gewonnen

These: Die Diskussion über den Umfang an Störungswissen ist bedeutsam, weil Störungswissen heute wichtiger ist als in früheren Zeiten. Klienten, Patientinnen etc. erwarten eine entsprechende Kompetenz von den Fachleuten, mit denen sie über ihre Probleme, Sorgen, Symptome etc. sprechen.

Viele Klienten sind in Behandlung bei Psychiaterinnen, Internisten oder anderen Facharztgruppen, die gern psychische Diagnosen vergeben, welche häufig das begrenzte Gebiet ihrer Facharztbezeichnung verlassen. Aber auch Heilpraktiker, Physiotherapeutinnen oder andere im Gesundheitssystem Tätige, sprechen gern und schnell eine psychische Diagnose aus. Auch Jugendamt, Schule, Sozialarbeiterinnen, Erzieher, die Kindertagesstätte, Personaler oder andere kommen relativ schnell mit einer Diagnose oder Empfehlung für eine Diagnose daher. Und dann sind da noch die vielen Selbstdiagnosen, die sich Klientinnen und Klienten im Internet suchen und meist auch finden. Denn leicht lassen sich Beschreibungen googeln, die das eigene Erleben spiegeln oder – was ich auch schon selbst an mir erlebt habe – z. B. wenn man sich müde, zerstreut fühlt und die Konzentration schnell abnimmt, dann ist der Schritt zur »Selbstdiagnose« nicht mehr weit. Hinzukommt die »Schnelldiagnostik« durch den Kontext, der heute, anders als noch vor zehn oder zwanzig Jahren, schnell eine psychische Erkrankung zuschreibt. Ob Schule, Kindergarten, Sportverein, Freunde oder Familie: Überall scheint es heute leichter zu sein, bei anderen eine psychische Erkrankung zu »diagnostizieren« und diese mit einem scheinbar vertieften Wissen aus dem Internet oder Sachbüchern zu belegen. Andere Menschen mit psychischen Diagnosen zu belegen, ist so etwas wie ein Trend geworden. Sagten Menschen vor zwanzig oder dreißig Jahren noch »die ist aber anstrengend«,

»der lässt sich aber ganz schön hängen« oder »das ist ein Zappelphilipp«, spricht man heute gleich von einer Depression, ADHS, Alzheimer etc. Es scheint fast, als sei es Mode, eine psychische Störung zu haben oder auch andere damit zu belegen. Wahrscheinlich trägt die Psychiatrisierung von besonderem Verhalten, aber auch die gesellschaftliche Tendenz, schnell das Verhalten von Rand- und Kleingruppen zu brandmarken, mit dazu bei.

Der BKK Gesundheitsreport von 2018 beschreibt eine Steigerung der psychischen Erkrankungen im Vergleich zu allen anderen Erkrankungen von 2 % im Jahre 1978 auf 16,6 % im Jahr 2018. Psychische Erkrankungen sind heute die zweithäufigste Diagnosegruppe bei Krankschreibungen bzw. Arbeitsunfähigkeit (Knieps u. Pfaff, 2018). Eine Studie des Robert Koch-Instituts (DEGS1-MH) kommt zu dem Ergebnis, dass ca. 27,8 % der Erwachsenenbevölkerung von einer psychischen Erkrankung betroffen sind (Jacobi et al., 2014). Das sind 17,8 Millionen Menschen in Deutschland, für die gesamte Europäische Union rechnet man mit 164,8 Millionen Menschen (Wittchen et al., 2011). Damit treten psychische Störungen genauso häufig auf wie Bluthochdruck. Die Mehrheit der Menschen begibt sich davon nicht in Behandlung im Rahmen des Gesundheitssystems. Nur 16 % gehen in ambulante Behandlung, 2,3 % in stationäre und 3,5 % suchen komplementäre Institutionen auf (Beratungszentren oder Selbsthilfe). Entsprechend der höheren Prävalenz psychischer Erkrankungen bei Menschen mit niedrigem sozioökonomischem Status, geben arbeitslose Menschen deutlich häufiger an, Hilfe gesucht zu haben, nämlich 48 % gegenüber 38 % unter den Erwerbstätigen (Mack et al., 2014). Damit wird aber auch deutlich, dass viele Menschen mit schwierigen psychischen Verhaltens- und Erlebensweisen keine Behandlung erhalten und mit hoher Wahrscheinlichkeit in Kontexten der Jugendhilfe, Beratungsstellen, Familienzentren, sozialpsychiatrischen Diensten etc. systemischen Beratern und Therapeutinnen begegnen und von ihnen beraten bzw. therapiert werden. Ein sehr großer Anteil der Menschen mit einer psychischen Erkrankung wird weder durch das Gesundheitssystem noch durch Beratungssysteme oder Jugendhilfe unterstützt und lebt ohne fachliche Begleitung mit der Erkrankung.

Bei den unterschiedlichen Störungen ist der Bereich F4 Neurotische, Belastungs- und somatoforme Störungen und F3 Affektive Störungen am verbreitetsten. Es folgen F6 Persönlichkeits- und Verhaltensstörungen, F0 und F1 Organische oder substanzbedingte psychische Störungen (Multmeier, 2014).

Allgemein können wir von zwei Veränderungen ausgehen:

1. Während die epidemiologischen Studien keinen oder nur einen schwachen Anstieg an psychischen Erkrankungen zeigen, weisen die Daten der Krankenkassen auf eine deutliche Zunahme von Diagnosen und Behandlungen auf-

grund psychischer Erkrankungen in den letzten zwanzig Jahren hin. Dieser scheinbare Widerspruch spiegelt die veränderte Wahrnehmung und damit Bedeutung psychischer Gesundheit wider. Die steigende Anzahl an Diagnosen passt sich somit langsam der wahren Prävalenz an.
2. Vielleicht durch die Tendenzen unter 1. beeinflusst, findet ein veränderter Umgang mit psychischen Erkrankungen und eine schnellere Stigmatisierung von Menschen mit ungewöhnlichen Verhaltensweisen statt.

Bei dieser Ausgangslage scheint es fast zwingend notwendig, dass systemische Berater, Therapeutinnen und Psychotherapeuten auch ein tieferes Wissen über psychische Erkrankungen, Symptome, Diagnosen besitzen, um fach- und sachgerecht in ihren spezifischen Arbeitsgebieten agieren zu können. Das Wissen wird nur teilweise im Studium vermittelt, und gleichzeitig gibt es die eher allgemeine Erwartung, dass Fachkräfte in pädagogischen und psychologischen Berufen über ein spezifisches Wissen dazu verfügen.

Systemische Therapeuten und auch systemische Beratende sollten zumindest über eine Basis an Störungswissen und therapeutischem Werkzeug verfügen, um Menschen, die mit psychischen Erkrankungen, Störungen und Symptomen zu ihnen kommen ernst zu nehmen und kontextorientiert mit ihnen in einen sinnvollen Beratungs- oder therapeutischen Prozess treten zu können oder auch eine frühzeitige Überweisung zu einer psychotherapeutischen Kollegin einzuleiten.

> *Fazit:* Um eine kundenorientierte Beratung oder Therapie anbieten zu können und Klienten mit ihren Verunsicherungen oder Verfestigungen, mit ihren Störungen und Symptomen etc. adäquat begegnen zu können, müssen Berater, Therapeutinnen und Psychotherapeuten, neben den systemischen Kompetenzen ein qualifiziertes Wissen über Störungen, symptomatische Verläufe, Diagnosekriterien etc. besitzen, um therapeutisch handeln zu können. Darüber hinaus sollten sie eine Idee ihrer eigenen therapeutischen Grenzen entwickeln um Überweisungen in andere Kontexte zu ermöglichen.

Unterschiedsbildung zwischen Aus- und Weiterbildung in der systemischen Welt

These: Eine deutliche Unterscheidung zwischen den verschiedenen Aus- und Weiterbildungsformaten kann zur Kompetenzschärfung von systemischen Beratenden, Therapeuten und Psychotherapeutinnen führen und eine qualitative Entwicklung des systemischen Arbeitens unterstützen.

Unterschiede, die Bedeutung haben

Wenn ich Sie, liebe Leserin und lieber Leser, fragen würde, ob Sie einen Unterschied sehen zwischen Verhaltenstherapie, Tiefenpsychologie, Psychoanalyse und Systemischer Therapie, werden wahrscheinlich sehr viele von Ihnen einige Punkte benennen können. Vielleicht stimmen Sie auch meiner folgenden Aussage zu: Nämlich, dass es zwischen den Formaten Therapie, Psychotherapie und Beratung einen Unterschied gibt, genauso wie es diesen zwischen den Verfahren gibt.

Wenn es zwischen den Formaten keinen Unterschied gäbe (im Inhalt, den Aus- und Weiterbildungszielen, den zu erlernenden Kompetenzen etc.), dann wäre es reine Geschäftemacherei der Verbände und Institute, Ausbildung und Weiterbildung in Beratung und Therapie anzubieten. Denn schließlich gibt es unterschiedliche Zertifikate und Ausschreibungen von Weiter- und Ausbildungen. Dann bliebe neben anderen Faktoren noch das Interesse der möglichen Aus- und Weiterbildungsteilnehmerinnen, die unterschiedliche Abschlüsse für ihre berufliche Qualifizierung benötigen. Wenn wir aber die Idee verfolgen, dass es einen Unterschied zwischen den Formaten gibt, dann ist es unbefriedigend, diesen nur über die Länge oder den Kontext, in dem ein Format angeboten wird, zu beschreiben. Vielmehr scheint es ja einen gewissen Sinn zu machen, auch inhaltliche Differenzierungen vorzusehen, wie es auch in den Curricula der Dachverbände deutlich wird.

Man könnte meinen, dass das eigentlich selbstverständlich ist, wenn sich Ausbildungen in Psychotherapie und Weiterbildungen in Systemischer Therapie vom Stundenumfang her deutlich unterscheiden und in manchen Fällen ein Vielfaches an Stunden umfassen und auch in den Curricula nicht identisch sind. Wenn wir weiterhin davon ausgehen, dass in den beiden Formaten Teilnehmer/-innen mit ähnlichen Voraussetzungen zu finden sind (Intelligenz, Begeisterung, Experimentierfreude, Bereitschaft zur Selbsterfahrung etc.), dann muss es einen Unterschied geben zwischen den unterschiedlichen Abschlüssen, den erworbenen Kompetenzen, Fertigkeiten, Erfahrungen und dem Wissen um Störungen, Prozesse, Therapieplanung, Interventionen etc.

Einige Fragen, die mir bei diesem Thema begegnen:
- Wird die Frage der Unterschiedsbildung zwischen Beratung, Therapie und Psychotherapie jetzt so aktuell, weil es formale Zulassungsbeschränkungen (Hochschulstudium Psychologie und/oder Pädagogik) bei den Approbationsausbildungen gibt und sich für Bewerber einer Therapieweiterbildung die Frage stellt: »Sollte ich nicht besser gleich eine Psychotherapieausbildung machen, weil es mir andere berufliche Perspektiven eröffnet?«
- Was ist der Unterschied zwischen einer Weiterbildung in Therapie, einer in Beratung und einer Ausbildung in Psychotherapie? Ist Therapie nur einfach eine kleine Vertiefung der Beraterqualifikation (wie es die Richtlinien der Dachverbände nahelegen) oder gibt es zentrale inhaltliche Unterschiede in den Kompetenzen?
- Wenn es keine Unterschiede gibt zwischen Therapie und Beratung (außer das die Therapieweiterbildung etwas länger dauert), sollte es dann auch nur noch Beraterweiterbildungen geben und vielleicht spezifische Erweiterungen für einen speziellen Kompetenzbereich?
- Sollte in einer Beraterweiterbildung überhaupt Psychotherapie drin sein?
- Wäre es nicht erleichternd, wenn zwischen der Qualifizierung zur Beratung, Therapie und Psychotherapie unterschieden wird und die faktischen Unterschiede zwischen den Formaten anerkannt würden?
- Wäre es nicht viel sinnvoller, wenn wir deutlichere Unterschiede hätten zwischen unseren Weiterbildungen – dann wüssten unsere Kunden vielleicht auch besser, für welches Format sie sich entscheiden sollen und welche Aus- und Weiterbildung sie für bestimmte Berufe passend qualifiziert?

In der Praxis fällt die Unterschiedsbildung schwer. In der DGSF heißt das »Therapiezertifikat« »Systemische Therapie und Beratung«, in beiden Dachverbänden, DGSF und SG, gibt es eine kurze Aufbauweiterbildung für Berater zum Therapeuten – was das etwas ungute Gefühl aufkommen lässt, dass Therapeuten entweder nichts oder kaum etwas anderes machen als Berater bzw. Berater doch nur »kleine« (im Sinne von weniger Weiterbildungsstunden) Therapeuten sind. Dabei bemühen sich kompetente Kolleginnen und Kollegen, die ihre Identität als Berater schätzen, seit Jahren, zu betonen, dass Berater und Beraterinnen ihr eigenes Profil besitzen und etwas anderes tun als die Therapeuten. Wenn dem so ist, ist dann aber nicht der kurze Aufbau zum Therapeuten etwas zu kurz gegriffen?

Auch in der Literatur werden Therapie und Beratung gerne verknüpft oder zumindest so getan, als ob beide Professionen das Gleiche benötigen, so das Lehrbuch von von Schlippe und Schweitzer (2012) oder das von Levold und Wirsching (2014). Im Inneren beider Bücher findet sich kaum eine Auseinandersetzung, die die Unterscheidung zum Thema macht, eher ist die Botschaft, eine Unterschiedsbildung zwischen Therapie und Beratung sei aus systemischer Sicht nicht sinnvoll – was zum Zeitpunkt der Veröffentlichung vielleicht sinnvoll war, doch heute mit der sozialrechtlichen Anerkennung der Systemischen Therapie überdacht werden muss.

Und das, wo doch das systemische Arbeiten so auf Unterschiedsbildung setzt! Aber in dieser Frage scheint es mit der Unterschiedsbildung schwierig – theoretisch, fachlich, gegenüber Weiterbildungsteilnehmenden, möglichen Klientinnen oder den Auftraggebern. So gerne Systemiker über Unterschiedsbildung reden – in unseren eigenen Belangen tun wir uns damit schwer. Da scheint es kompliziert zu sein, Unterschiede klar zu benennen, denn schließlich wird ja in allen Formaten systemisch gearbeitet.

Diese Perspektive ist etwas befremdlich. Denn in vielen Beratungsprozessen oder Therapieprozessen mit Klienten versuchen Systemikerinnen genau das Gegenteil hervorzubringen. Wir sprechen dann über Unterschiede, die hoffentlich auch einen Unterschied machen: Dass jedes Familienmitglied seine besonderen Ressourcen hat, wir betonen die Autonomie, wie wichtig der Kontext für die individuelle Entwicklung ist etc. Wenn es aber um die Unterschiede zwischen den »Systemikern« geht, wird auf Unterschiede gern verzichtet.

In diesem Fall wird der Versuch unternommen, über systemtheoretische Begründungen den Unterschied zu nivellieren. Diese Position kann man ja vertreten, aber dann läge es nahe, dies auch in den Zertifikaten und den Benennungen der professionellen Mitarbeiter zu tun.

In der beruflichen Praxis gibt es aber einen Unterschied zwischen Therapie, Beratung und Psychotherapie. Dann wäre es eigentlich auch notwendig, unterschiedliche Kompetenzbereiche oder Befugnisbereiche zu entwickeln, damit die Unterschiede auch einen Unterschied machen und nicht wie bisher zugunsten einer Idee (»Wir sind doch alle Systemiker und alle gleich«) nivelliert werden. Es scheint fast ein Tabu zu sein, Unterschiede zwischen Beratern, Therapeuten und Psychotherapeuten klar zu benennen, deutlich zu beschreiben, welche Kompetenzen Berater haben und wodurch sich diese von Therapeuten und diese wiederum von Psychotherapeuten unterscheiden, Grenzen zu benennen, wer was kann und für was er/sie Experte/Expertin ist und für was nicht.

Viele Systemiker gehen davon aus, dass Tabus in Systemen zu stabilen Mustern führen, die die Autonomie und Entwicklung erschweren oder verhindern.

Könnte es dies durch ein »Differenzierungstabu« auch im systemischen Feld, das ja selbst auch ein System ist, geben?

Wie ist es in anderen Berufsgruppen, z. B. im Gesundheitswesen? Krankenpfleger und Krankenpflegerinnen haben andere Aufgaben, Kompetenzen und Befugnisse als Ärzte, diese wiederum andere als Physiotherapeuten. Zwischen den Ärzten (gleiche Grundausbildung – Medizinstudium – unterschiedliche Facharztweiterbildungen [Innere Medizin, Chirurgie, Gynäkologie, Psychiatrie etc.]) gibt es unterschiedliche Befugnisse und Tätigkeitsfelder. Im Regelfall möchte niemand am Blinddarm oder Herzen von einer Augenärztin oder einem Internisten etc. operiert werden. Da setzen wir voraus: Jede hat ihre Kompetenz und das sollte sich in der Tätigkeit und in der Ausbildung unterscheiden, damit sie ihren Beruf fachgerecht ausführen kann. Und auch bei diesen Berufsgruppen gibt es viele ähnliche Inhalte, Kompetenzen etc., aber eben auch Unterschiede.

In einer Klinik hat das pflegende Personal im Unterschied zu den Ärzten andere Aufgaben und andere Kompetenzbereiche. Auch wenn beide Berufsgruppen Anteile der Tätigkeit der anderen übernehmen können, ist das Spektrum nicht deckungsgleich. Beide verfügen über spezifische Kompetenzen, Ressourcen und Wissensschätze. Und in der Klinik trifft man dann auch schon mal eine Krankenschwester, die mit ihrer Kompetenz die Ärztin in den Schatten stellt, weil sie z. B. viel Erfahrung mit einer bestimmten Medikation hat, und es kann auch den Arzt geben, der den Verband besser anlegt als der Krankenpfleger. Trotzdem bleiben Kernkompetenzen und Befugnisse, die von Patienten, der Klinik und außenstehenden Beobachtern deutlich unterschieden werden können.

Ein systemischer Berater ist kein Therapeut und der kein Psychotherapeut und der wiederum kein Supervisor (auch wenn eine einzelne Person alle Qualifizierungen und Kompetenzen erwerben kann), aber alle drei arbeiten mit Menschen, alle arbeiten mit einem ähnlichen systemischen Konstrukt und ähnlichen Interventionen. Doch hoffentlich unterscheidet sich ihre Arbeit auch. Und es wäre wünschenswert, wenn die Menschen, mit denen sie arbeiten, die Kunden, Klienten, Patienten dies auch merken, damit sie sich besser orientieren können.

Wenn wir einmal annehmen, dass es zwischen einem Berater, einer Therapeutin und einem Psychotherapeuten einen Unterschied gibt, vielleicht analog zu anderen Berufsgruppen, dann könnten wir ja der Annahme folgen, dass in den Weiterbildungen unterschiedliche Kompetenzen vermittelt werden, also sie auch unterscheidbar sind in der Art und Weise, wie sie in bestimmten Tätigkeiten orientiert sind, wie sie intervenieren, beraten/therapieren, Beziehungen aufbauen zu den Klienten, sich mit den Beschwerden/Problemen/Symptomen beschäftigen, Selbstorganisationsprozesse anstoßen, wie der Prozess der Veränderung/Heilung initiiert, angeregt und begleitet wird etc.

Unterschiede in Umfang, Rahmenbedingungen und strukturellen Bedingungen

Innerhalb beider Dachverbände werden von unterschiedlichen Instituten Aus- und Weiterbildungen angeboten: u. a. die Weiterbildung in Systemischer Therapie und die Ausbildung Psychotherapie im Vertiefungsgebiet Systemische Therapie im Bereich Psychologische Psychotherapie und Kinder- und Jugendlichenpsychotherapie.

Viele Teilnehmerinnen und Teilnehmer an den unterschiedlichen Formaten verfügen in unterschiedlichem Maße über Berufserfahrung in relevanten klinischen Berufen, im Jugendhilfekontext oder in anderen Berufsfeldern. Andere befinden sich kurz nach einem Studienabschluss und stehen erst am Start ihres Berufslebens. Dabei gibt es in allen Formaten die Tendenz, dass der Anteil der jüngeren Teilnehmer/-innen zunimmt.

Gemessen in Stunden ergeben sich Unterschiede zwischen Systemischer Therapie und Psychotherapie gemäß Tabelle 1.

Tabelle 1: Vergleich des Stundenumfangs der Weiterbildung Systemische Therapie und der Ausbildung Psychotherapie

	Weiterbildung Therapie	Ausbildung Psychotherapie
Theorie	300 Std.	600 Std.
Selbsterfahrung	150 Std.	120 Std.
Supervision	150 Std.	150 Std. (100 Std. Gruppe mit 4 Teilnehmern und 50 Std. Einzelsitzungen)
Peergruppe	100 Std.	300 Std. (im ifs* als Teil des Wahlpflichtangebots)
Praxis, eigenverantwortliche Therapiesitzungen	200 Std.	Min. 600 Std. praktische Ausbildung
Weitere Inhalte	Nicht vorgesehen	Min. 900 Std. Wahlpflichtangebot
Weitere Praxis	Nicht vorgesehen	Min. 1.800 Std. praktische Tätigkeit (Teil 1: Klinik und praktische Tätigkeit, Teil 2: ambulante Versorgung)
Summe	900 Std.	4.200 Std.

* Institut für Systemische Familientherapie, Supervision und Organisationsentwicklung

Die Ausbildung hat also insgesamt vom Umfang her ca. viermal so viel Stunden und vor allem einen deutlich höheren Praxisanteil in klinischen Arbeitsfeldern (stationär in einer Klinik und in ambulant arbeitenden Einrichtungen, wobei die unterschiedlichsten Störungsbilder und Dynamiken kennengelernt werden sollen). Da liegt es nahe, dass die Ausbildung in Psychotherapie ein tieferes Verständnis für die heilkundliche Tätigkeit und Prozessgestaltung in der Therapie mit Menschen und Systemen mit Symptomen und Störungen vermitteln kann als die Weiterbildung in Therapie.

Tabelle 2 gibt Auskunft über die verschiedenen Zugangsvoraussetzungen für die Ausbildung Psychotherapie und die Weiterbildung Systemische Therapie.

Tabelle 2: Gegenüberstellung der Zugangsbedingungen zur Weiterbildung Systemische Therapie und Ausbildung Psychotherapie

	Weiterbildung Therapie	Ausbildung Psychotherapie
DGSF	Hochschul- oder Fachhochschulabschluss im Bereich der Humanwissenschaften oder alternativ eine abgeschlossene Berufsausbildung	
SG	Hoch- oder Fachhochschulabschluss oder eine abgeschlossene, spezifische Berufsausbildung	
PP*		Diplom oder Master in Psychologie, Schwerpunkt klinische Psychologie
KJP**		Diplom oder Master in Psychologie, Erziehungswissenschaften, Sozialpädagogik, Sozialarbeit, Heilpädagogik (Genaue Regelungen können zwischen den Bundesländern variieren und bei den zuständigen Landesbehörden erfragt werden)

* Psychologische Psychotherapeuten
** Kinder- und Jugendlichenpsychotherapeuten

Die meisten Teilnehmenden, die ein Psychologiestudium absolviert haben, verfügen über gute Kenntnisse im Bereich Störungswissen, klinische Konzepte etc. Die Teilnehmer/-innen mit einem Pädagogikstudium haben häufig mehr Erfahrungen in Interventionen und Techniken und verfügen über mehr Praxiserfahrungen, die während des Studiums erworben wurden.

Trotz unterschiedlicher Eingangsbedingungen kann es auch Ähnlichkeiten zwischen den Interessenten geben. Es kann in Weiterbildungen wie auch in den Ausbildungen Teilnehmende geben, die vor Beginn ihrer Weiterbildung in unterschiedlichen Kontexten Berufserfahrungen gesammelt haben, vielleicht in der Psychiatrie einer Tagesklinik oder einer psychiatrischen Praxis. Und es kann sowohl in den Weiterbildungen wie auch Psychotherapieausbildungen Teilnehmende geben, die vorher in »therapiefernen« Berufen gearbeitet haben. Somit lassen sich auf Basis unterschiedlicher Eingangsbedingungen nur die strukturellen Formate Hochschulabschluss und Studienfach beschreiben. Diese Unterschiedlichkeit schafft in den Aus- und Weiterbildungen einen besonderen Reiz, stellt aber an die Didaktik hohe Anforderungen (Hanswille, 2020).

Nicht selten hört man von Teilnehmenden einer Weiterbildung in Systemischer Therapie und Beratung die Klage, warum sie denn keine Approbation erhalten könnten, wo sie doch die besseren Therapeuten wären, und wie oft sie Klienten hätten, die vorher bei einem approbierten Psychotherapeuten waren und dort nicht weitergekommen sind. Diese Klage ist mehr als berechtigt. Darauf kann man antworten: In den Weiterbildungen (Systemische Therapie und Systemische Beratung) gibt es viele Kolleginnen, die hervorragende Therapeutinnen werden und eine Begabung entwickeln, mit den komplexen Prozessen einer Systemischen Therapie umzugehen, die intuitiv Prozesse anstoßen, die die Symptome reduzieren und Störungen auflösen etc. und die ihre Klienten dann nach einer erfolgreichen Therapie entlassen. Und wahrscheinlich gibt es in den Psychotherapieausbildungen Kolleginnen, die ähnlich erfolgreich sind wie oben beschrieben und im wahrsten Sinne heilkundlich tätig sind. Aber in beiden Formaten gibt es auch die anderen – und entschuldigen Sie, liebe Leser/-innen, die despektierliche Beschreibung –, an denen die Ausbildung oder Weiterbildung spurlos vorbeigegangen ist.

Die Berufswelt lebt in fast allen Berufsgruppen von Unterschieden: Ein Krankenpfleger ist kein Arzt, ein Verkehrspolizist ist kein Kriminalkommissar, ein Gemeindereferent kein Pfarrer und ein wissenschaftlicher Assistent kein Professor, ein Meister kein Ingenieur, ein Polier kein Architekt etc. Alle haben ihre Kompetenzen mit teilweise großen Überschneidungen, aber es sind nicht die gleichen Berufe und diese bringen unterschiedliche Befugnisse, Kompetenzen und Verantwortlichkeiten mit sich.

Auch aus dem Blickwinkel der Kunden, Klientinnen und Patienten ist eine Unterscheidung im Sinne der Kundeninformation und Kundensicherheit sinnvoll und notwendig. Klienten haben den Anspruch, zu erfahren, was sie erwartet, was ihre Systemische Therapeutin darf und was nicht, welche Kompetenzen sie erworben hat oder auch welche Finanzierungsmöglichkeiten über die Qualifizierung als Therapeutin möglich sind. Und diese »Informationspflicht« der Therapeutin beschränkt sich nicht nur auf die Kosten für eine Therapiesitzung und andere Dinge, die gerne im Kontrakt geklärt werden, sondern auch auf ihre

Kompetenzen/Befugnisse und mit welchen Verfahren, Methoden, Konzepten und Techniken sie im Therapieprozess arbeiten möchte.

Die meisten Patienten erwarten bei jeder anderen ärztlichen Behandlung zu Recht, dass sie darüber aufgeklärt werden, was der Behandler plant bzw. was er ist: Soll der Zahn gezogen oder soll eine Krone (aus Gold oder Porzellan etc.) aufgebaut werden? Ist der Behandler Internist oder Chirurg? Soll dieses Medikament oder jenes mit den spezifischen Nebenwirkungen genutzt werden etc.? All das sind Patientenrechte, die im medizinischen Kontext selbstverständlich gelten (wenn auch nicht immer zur Zufriedenheit aller umgesetzt werden) und die auch in der nicht heilkundlichen Therapie und Beratung selbstverständlich sein sollten und allen systemisch arbeitenden Kolleginnen und Kollegen gut zu Gesicht ständen.

Das Herstellen von Transparenz gehört zur »Arbeit auf Augenhöhe« und schließt Sitzungsgestaltung, Schweigepflicht, Prozessgestaltung, rechtliche Befugnisse bezüglich einer symptomorientierten Therapie, die Einschätzung über parallel laufende andere Beratungsprozesse, mögliche Kooperationen, Einbindung in ein Helfernetzwerk etc. mit ein.

Einflussfaktoren auf die Aus- und Weiterbildungsformate und die Unterschiedsbildung

Die Frage der Unterschiedsbildung zwischen den Formaten der Aus- und Weiterbildung wird auch über die Erwartungen, Zuschreibungen und inneren Vorstellungen geprägt. Dieser komplexe Prozess soll auf drei Ebenen beschrieben werden, die miteinander in zirkulären Abhängigkeiten stehen (siehe Abbildung 1):

1. *Die individuellen Vorstellungen und Fantasien* der Teilnehmenden: Welche berufsbiografischen Vorstellungen sollen mit der Aus- oder Weiterbildung erfüllt werden, wo sehen sich die Teilnehmer/-innen beruflich, welche verdeckten oder offenen Berufsaufstiegswünsche (Danach kann ich mich Therapeut nennen und bin nicht mehr »nur« Erzieher) gibt es, welche Delegationen aus der Herkunftsfamilie sollen erfüllt werden? Eröffnet mir die Aus- oder Weiterbildung eine gute berufliche Entwicklung? Gibt mir das Format den Kompetenzzuwachs, den ich mir erhoffe? Entspricht das Format, der Abschluss und die inhaltliche Ausgestaltung meinen inneren Bildern über mich und meine Zukunftsperspektiven?
2. *Kontextzuschreibungen* erfolgen z. B. durch die Erwartungen der Klienten und Kunden an einen Therapeuten, was er/sie fachlich kann, welche Befugnisse erwartet werden, die Heilungserwartung etc. Dazu kommen weitere

Kontexte wie mögliche Arbeitgeber, die aufgrund der Weiterbildungsbezeichnung Erwartungen an das Kompetenzspektrum entwickeln und Führungs- und Leitungskompetenzen erwarten; die systemischen Verbände, die eine Unterscheidung zwischen den Weiterbildungen (Beratung, Therapie und Ausbildung) nur vorsichtig beschreiben; rechtliche Ansprüche und Regelungen zu dem, was Heilkunde ist (Approbation und die sogenannte »kleine Heilkunde«), durch das Gesundheitsamt, die Psychotherapeutenkammern, die Kassenärztliche Vereinigung und das Berufsrecht. Ein weiterer bedeutsamer Kontext sind die bereits beschriebenen Daten bezüglich der Erkrankungsrate in Deutschland. Diese erzeugen Erwartungen auf beiden Seiten: Klienten erwarten eine Verbesserung ihrer Situation und die Leistungserbringer – nicht im Sinne der GKV – sehen den möglichen Bedarf und erwarten Möglichkeiten der Finanzierung für diese Leistungen. Und natürlich prägen diese Erwartungen auch die Inhalte der jeweiligen Formate.

3. *Die curricularen Ideen und das Verständnis der Aus- und/oder Weiterbildungsstätte* werden durch die Vorgaben der Verbände oder rechtliche Beschreibungen geprägt und dann durch die Aus- oder Weiterbildungsstätten ausgefüllt. Je nach Schwerpunkt, inhaltlichen Vorlieben, theoretischen Positionen und Traditionen der Institute wird auf das Störungswissen geschaut und dies vermittelt. Diese Punkte prägen dann auch u. a. die Unterscheidungen in den Curricula der Institute: Da gibt es z. B. Institute, die aus einer eher sozialarbeiterischen Tradition kommen und deren Kunden überwiegend Erzieherinnen, Sozialarbeiterinnen, Krankenpfleger etc. sind und deren Arbeitsfelder im großen Feld der Jugendhilfe liegen. In diesen Instituten liegt es nahe, ein Verständnis zu entwickeln, in dem der Beratung eine sehr große Bedeutung gegeben wird und den Teilnehmenden sehr viel Kompetenz im Umgang mit diesen Problemen, Themen, Symptomen und Störungen zugeschrieben wird. Was ja auch naheliegt – denn man kann schlecht seinen eigenen Kunden sagen: »Also, das was du hier lernst, ist nur für einige Kontexte und einige Probleme ratsam, alle anderen Klienten musst du schnell an einen Therapeuten überweisen.« Das wäre fast so, als wenn ein Autohändler der Marke xy sagt: »Wir haben tolle Autos, aber sie haben eben auch einige Einschränkungen und wenn sie die nicht haben wollen, dann sollten sie besser die Marke z kaufen.« Der Verkäufer hätte seinen Beruf verfehlt. Den besonderen curricularen Schwerpunkt gibt es natürlich auch anders herum: In einem Institut, dessen Kunden vor allem Medizinerinnen und Psychologen sind, wird die Kompetenz als Berater wahrscheinlich eher kleiner beschrieben, die Unterschiede zwischen Therapie, Psychotherapie und Beratung werden mehr betont. Denn schließlich möchte jedes Institut die Kunden für die eigenen Produkte begeistern.

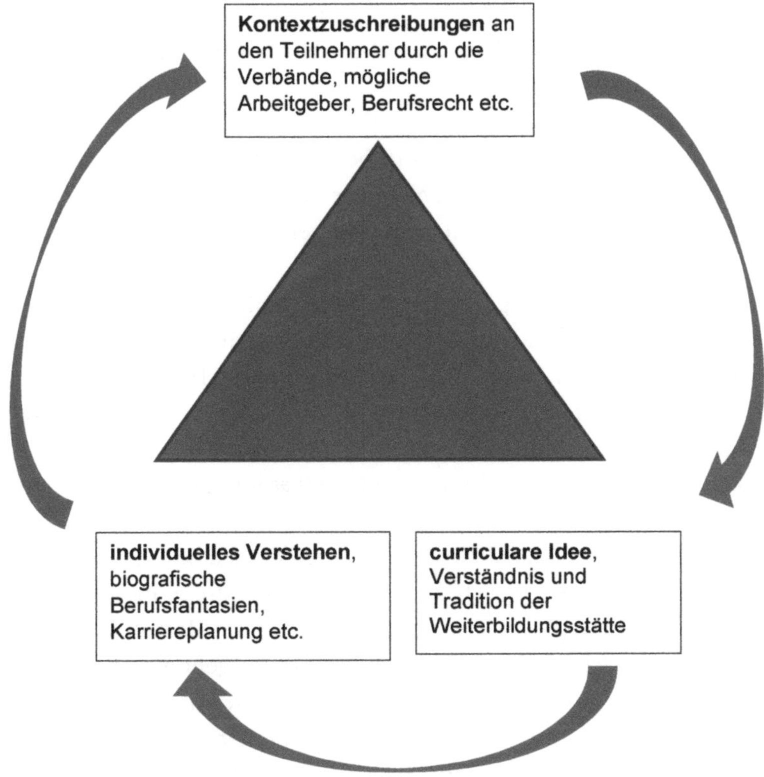

Abbildung 1: Drei Ebenen der Unterschiedsbildung

Die drei Dimensionen gemäß Abbildung 1 beeinflussen sich gegenseitig in einem komplexen zirkulären Prozess. Je nach Einfluss der einzelnen Dimensionen entwickeln sich das Curriculum der Weiterbildung und das spezifische Kompetenzprofil, das damit angeboten wird, und die Unterscheidungen in den Bereichen Störungswissen, Diagnostik, Prozessgestaltung etc.

Unterschiedsbildung über Legaldefinition, Psychotherapierichtlinie und gegenseitige Vorurteile

Therapieweiterbildungen und Psychotherapieausbildungen orientieren sich in der Regel nicht an der abgrenzenden Frage, was Heilkunde ist und was nicht. In den Therapieweiterbildungen werden auch Inhalte unterrichtet, die sehr nah an der Grenze zur Heilkunde liegen, wie z. B. direktes Störungswissen oder Interventionen, die direkt auf eine Symptomatik gerichtet sind, Diagnosen etc.

Und natürlich werden in der Psychotherapieausbildung auch Inhalte vermittelt, die jenseits der Heilkunde liegen und klassisch eher der Beratung zugeordnet werden wie z. B. Kontexterweiterungen, Netzwerkarbeit, Aufarbeitung sozialer Konflikte, Paartherapie etc.

Und es ist auch ganz gut so, dass in beiden Formaten natürlich auch »das andere« unterrichtet wird – solange nicht der Eindruck erweckt wird, dass damit die gesamten Kompetenzen der jeweils anderen Aus- oder Weiterbildung vermittelt werden.

Die Schwierigkeit der Abgrenzung zwischen heilkundlicher Psychotherapie auf der einen und Therapie und Beratung auf der anderen Seite zeigt sich auch in der aktuellen Diskussion um die Legaldefinition der heilkundlichen Psychotherapie. Viele Verbände, Kammervertreter und Wissenschaftler wollten eine Ausweitung der Legaldefinition, auch zur Entschärfung der Diskussion um die Abgrenzung. Letztlich aber steht nun im Gesetzesentwurf eine Legaldefinition, die sich nah an der jetzt gültigen orientiert.

Wie beschreibt die »Legaldefinition« die heilkundliche Psychotherapie? Im Psychotherapeutengesetz (PsychThG, 1998/2019) heißt es in § 1 Abs. 3 »Ausübung von Psychotherapie im Sinne dieses Gesetzes ist jede mittels wissenschaftlich anerkannter psychotherapeutischer Verfahren vorgenommene Tätigkeit zur Feststellung, Heilung oder Linderung von Störungen mit Krankheitswert, bei denen Psychotherapie indiziert ist. Im Rahmen einer psychotherapeutischen Behandlung ist eine somatische Abklärung herbeizuführen. Zur Ausübung von Psychotherapie gehören nicht psychologische Tätigkeiten, die die Aufarbeitung und Überwindung sozialer Konflikte oder sonstige Zwecke außerhalb der Heilkunde zum Gegenstand haben.«

Auch wenn die Legaldefinition keine systemischen Ideen aufgreift und z. B. unberücksichtigt bleibt, dass zwischen sozialen Konflikten und der Entstehung von Symptomen Zusammenhänge zu sehen sind, bietet diese Definition einen großen Spielraum für systemische Therapeuten und Berater mit Einzelnen und ihren Systemen jenseits der Heilkunde zu arbeiten. Eine Klärung und saubere Unterscheidung zwischen Psychotherapie und Therapie bietet die Legaldefinition nicht, was allerdings auch nicht ihr primäres Ziel ist.

Das bedeutet aus meiner Sicht, dass alles, was nicht in der ICD-10 oder demnächst 11 zu finden ist (wie z. B. Mobbing, alle Konfliktlagen wie Beziehungskonflikte, Ablösungskonflikte von Jugendlichen, Konflikte im Subsystem der Geschwister, Erziehungskonflikte, Konflikte mit der Schule, den Nachbarn etc.), Gegenstand einer nicht heilkundlichen Systemischen Therapie sein könnte. Und wenn man es etwas großzügiger verstehen will, können Konflikte ein System auch durch oder mit psychische(n) Erkrankungen belasten, wie das schwierige

Essverhalten, Alkohol oder Drogenkonsum, Rückzug der Mutter, Schwierigkeiten beim Sex, die Schwermut des Vaters, der erhöhte Bewegungsdrang des Kindes, das veränderte Kommunikationsmuster nach einer Traumafolgestörung etc. – und Thema oder Gegenstand der Systemischen Therapie und Beratung sein, solange die Therapeutin nicht direkt die Symptomatik in den Mittelpunkt ihrer Therapie/Beratung stellt und nicht direkt auf die Symptomatik hin interveniert und Diagnosen vergibt.

Lange diente das Mehrpersonensetting als ausreichende Grundlage zur Unterschiedsbildung zur heilkundlichen Psychotherapie, die primär als ein Einzelsetting verstanden wurde. Nach der Veränderung der Psychotherapierichtlinie (2018) ist das nicht mehr der Fall. Dort heißt es im § 9 Einbeziehung des sozialen Umfeldes: »Im Rahmen einer Psychotherapie kann es notwendig werden, zur Erreichung eines ausreichenden Behandlungserfolges relevante Bezugspersonen aus dem engeren Umfeld (insbesondere Partnerin oder Partner, Familie) der Patientin oder des Patienten in die Behandlung einzubeziehen. Bei der Behandlung von Kindern und Jugendlichen kann es notwendig werden, für die Behandlung der Störung relevante Bezugspersonen auch aus dem sozialen Umfeld einzubeziehen. Satz 2 gilt entsprechend für die Behandlung von Menschen mit einer geistigen Behinderung.«

Die sozialrechtliche Anerkennung der Systemischen Therapie im November 2018 und die angepasste Psychotherapierichtlinie (2019), die seit 24.1.2020 gültig ist, führt dazu, dass die alleinige Arbeit in einem Mehrpersonensetting, z. B. einer Familie, nicht mehr einen ausreichenden Unterschied bildet und damit kein Unterschiedsmerkmal darstellt. Jetzt heißt es in der aktualisierten Psychotherapierichtlinie in § 9 Einbeziehung des sozialen Umfeldes: »Im Rahmen einer Psychotherapie kann es notwendig werden, zur Erreichung eines ausreichenden Behandlungserfolges für die Behandlung der psychischen Störung relevante Bezugspersonen aus dem sozialen Umfeld der Patientin oder des Patienten in die Behandlung einzubeziehen.« Im § 4 Abs. 3 heißt es: »Mehrpersonensetting im Rahmen der Systemischen Therapie: Ein wesentliches Ziel von Systemischer Therapie im Mehrpersonensetting ist die Veränderung von bedeutsamen Beziehungen und Interaktionen.«

Neben den eher formalen Unterscheidungsideen gibt es auch noch die »hausgemachten« Vorurteile, die die Berufsgruppen gerne über sich und andere pflegen und die auch einen Teil der Unterschiedsbildung ausmachen.

Ich hoffe, jede Leserin und jeder Leser hat im Berufsleben viele erfolgreiche Kooperationen zwischen Therapeuten, Beratern und Psychotherapeutinnen erlebt – wo alle miteinander agiert haben, zum Wohle der Klienten oder Patientinnen.

Aber es gibt eben immer auch die anderen Beispiele, die die gegenseitigen Vorurteile bestärken. Diese brechen vor allem auf, wenn es um die gegenseitige Kompetenz oder besser Nichtkompetenz geht, wenn »die anderen« mal wieder etwas gemacht oder nicht gemacht haben, was aus der eigenen Sicht unbedingt hätte geschehen müssen; oder ich höre von Klienten, was »die andere Berufsgruppe« getan hat, was den Klienten nicht gutgetan hat etc. Das hört sich dann nicht selten so an:

Die Beraterinnen und Therapeuten sagen:

»Die wirklich harten Fälle, mit denen wir in der Jugendhilfe arbeiten, gehen gar nicht in eine Psychotherapie. Die verstehen die Psychotherapeuten auch nicht.«

»Wir sind an der ›Front‹, die Psychotherapeuten arbeiten ja nur mit denen, die eh total motiviert sind. Die richtig kranken Menschen findet man in der Jugendhilfe oder im betreuten Wohnen«

»Wir sind auf Lösungen fokussiert und graben nicht nur nach den Problemen und verlängern so nur die Therapie.«

»Wir haben viel mehr Erfahrung mit den richtig schweren Problemen der Menschen.«

»Die reden ja nur und wühlen in den Problemen rum, anstatt sich um die Ressourcen, das Leben und die Lösungen zu kümmern.«

Die Psychotherapeuten sagen:

»Die machen doch nur mit den Konflikten rum – um die wirklichen Erkrankungen und Symptome kümmern sie sich nicht.«

»Wir haben die Arbeit durch die vielen Fehlversuche und Pfuschereien der Berater, die mal wieder gedacht haben, sie wüssten es besser.«

»Letztlich machen die nur die pädagogische Arbeit mit den Familien und spielen ein wenig mit denen rum – und denken dann auch noch, sie würden Therapie machen.«

»Sie haben keine Ahnung von Diagnosen und kein Störungswissen, und deshalb arbeiten sie manchmal verantwortungslos, weil sie glauben, mit ein wenig Ressourcenarbeit würde sich die Depression schon erledigen.«

IV

Sie kennen bestimmt noch weitere Beispiele!

Viele Vorurteile kreisen auch um die eigenen Kompetenzen, um die Berechtigung, Rechtfertigung und Wertschätzung der eigenen Arbeit. Sie zeigen aber auch, wie wenig die Berufsgruppen übereinander wissen und das in den Aus- und Weiterbildungen wenig Respekt vor den jeweiligen spezifischen Kompetenzen und Arbeitsleistungen der anderen unterrichtet wird.

Unterschiede im Kompetenzerwerb in Weiterbildung und Ausbildung

Neben den eher faktischen Informationen (wie etwa: Verfüge ich über die Befugnis, die berufsrechtliche Erlaubnis und Kompetenz für eine Behandlung oder Therapie) geht es auch um einen Abgleich der persönlichen Kompetenzen, die die Berater, Therapeuten und Psychotherapeutinnen für sich durchführen könnten, wie z. B.:

- Verfüge ich über ausreichende Erfahrungen in der Arbeit mit Systemen, in denen diese Störung, Symptomatik, Beschwerde gezeigt wird?
- Verfüge ich über die entsprechenden Kompetenzen in der Prozessgestaltung mit einem Klienten oder System, der oder das unter dieser Beschwerde leidet?
- Nutze ich entsprechende Interventionen und Techniken, die sich in der Behandlung dieser Symptomatik als wirksam (Wirksamkeitsforschung) bewährt haben?
- Bin ich durch (geschulte) Diagnostik, klinische Berufserfahrung und Störungskompetenzen etc. sicher in der Einschätzung, mit welcher Problematik, Symptomatik ich es zu tun habe?
- Verfüge ich über eine ausreichende Kenntnis der Auswirkungen von zirkulären Prozessen und Musterbildungen, die sich um eine Symptomatik bzw. Problematik bilden und sich auf Verhalten, Emotionen, Interaktionen, Musterbildungen, körperliche Zustände etc. auswirken und verfüge ich über Ideen, wie ich damit hilfreich in einem Beratungs-, Therapie- oder Psychotherapieprozess umgehen kann?
- Fühle ich mich der Dynamik des Systems, den Interaktionen, den individuellen Verhaltensweisen etc. gewachsen, die sich durch oder mit der Störung bzw. Symptomatik entwickelt haben, und sehe ich Möglichkeiten, das System fach- und sachgerecht zu unterstützen?
- Verfüge ich über die Kompetenz, mit unterschiedlichen Berufsgruppen (Ärzte, ASD, Sozialarbeiter, Heilpädagoginnen, Psychotherapeutinnen, Systemische Therapeuten, Lehrkräften etc.) zu kooperieren, ein tragfähiges Netzwerk zu bilden und zwischen den unterschiedlichen Interessen zu vermitteln?
- Verfüge ich über eine ausreichende Prozesskompetenz, um mit Familien in einen guten vertrauensvollen Kontakt zu kommen, Ressourcen zu aktivieren, Lösungen zu erarbeiten, um im konkreten Alltag der Klientinnen und Klienten einen helfenden Prozess anzustoßen?

Beratende, Therapeuten und Psychotherapeutinnen benötigen ein umfassendes Paket an professionellen Kompetenzen, die sie in ihrer Weiter- oder Ausbildung erwerben müssen, um den komplexen Konflikt-, Problem-, Symptom- und

Störungslagen der Menschen gerecht werden zu können, um unterstützend und begleitend an ihrer Seite sein zu können.

In drei kurzen Fallbeispielen sollen exemplarisch die Kompetenzen gezeigt werden, die in der Praxis erwartet werden und mögliche Unterschiede in der Vorgehensweise beschrieben werden – ohne damit vorhersagen zu wollen, welche Form erfolgreicher, sinnvoller, heilsamer etc. ist, oder andere Vorgehensweisen damit abwerten zu wollen.

Fallbeispiel 1

Familie X. (alle Namen in den Fallbeispielen geändert) ist geraten worden, eine aufsuchende Familientherapie zu machen, andernfalls würde der Sohn P. in einer stationären Jugendhilfeeinrichtung untergebracht. Familie X. wohnt in ländlicher Umgebung, fast idyllisch. Sie besteht aus Frau X. (33 Jahre), Herrn X. (42 Jahre) und Sohn P. (13 Jahre).

P. befindet sich seit einiger Zeit in Behandlung bei einem Kinder- und Jugendpsychiater, er hat eine ADHS-Diagnose erhalten und wird mit Methylphenidat behandelt. In den letzten Monaten ist er in Schule und Nachbarschaft durch unterschiedliche Zündelaktionen auffällig geworden, vor wenigen Wochen hat er ein Kälbchen auf einem nahe gelegenen Bauernhof erschlagen. Für das örtliche Jugendamt war das der Anlass, die Eltern damit zu konfrontieren, ihnen gegebenenfalls das Sorgerecht zu entziehen und P. in eine entsprechende Jugendhilfemaßnahme zu geben, wenn sie nicht einer aufsuchenden Familientherapie zustimmen würden. Frühere freiwillige Angebote durch das Jugendamt und eine Beratungsstelle wurden durch die Eltern nicht genutzt. Besonders der Vater hat bisher seine Mitarbeit verweigert.

P. zeigte mit dem Schuleintritt Probleme wie Konzentrationsschwierigkeiten, Überaktivität, Impulsivität und war sozial nicht integriert. Er geht inzwischen zur Förderschule, die bei ihm immer wieder große Fehlzeiten beklagt.

Frau X. hat ihre Mutter früh verloren, lebte ab dem 14. Lebensjahr in einer Jugendhilfeeinrichtung, bis sie mit 18 ihren jetzigen Mann kennenlernte und auszog. Als ihr Sohn dann geboren wurde, hatte sie eigentlich gedacht, jetzt sei ihr Glück perfekt. Ihre Berufsausbildung hat sie abgebrochen und gejobbt, bis sie ihren Sohn bekam, danach hat sie keine neue Arbeitsstelle mehr gefunden.

Herr X. ist 1982 mit seiner Familie aus der damaligen DDR in die BRD umgesiedelt. Seine Berufsausbildung als KFZ-Mechaniker hat er abgebrochen und arbeitet nun mit Unterbrechungen immer wieder als Helfer bei einer Heizungsbaufirma. Zwischenzeitlich gibt es immer wieder Phasen von Arbeitslosigkeit.

Beide Elternteile sehen die Probleme von P. nicht, besonders Herr X. wehrt die Problematik heftig ab. Die gesamte Verantwortung liegt in ihren Augen bei der Schule und den Freunden ihres Sohnes. Beide sagen, dass das Jugendamt maßlos übertreibe, alles nicht so schlimm sei, das Jugendamt sie »auf dem Kieker« hätte und ihnen nur das Kind wegnehmen wolle.

Frau X. zeigt sich sehr besorgt um ihren Sohn. Emotional lässt sie sich gut ansprechen, zeigt immer wieder sehr starke Affekte, vor allem wenn es um die Konflikte geht, die zu Hause immer wieder um die Erziehung aufbrechen. Sie harmonisiert und verharmlost die Konflikte und Probleme - in der Jugendamtsakte sind bei P. Brandwunden (Zigaretten) auf Arm und Rücken festgestellt worden, das sei damals jedoch ein Unfall gewesen und P. habe ihren Mann auch unerträglich gereizt. In einigen Situationen, wenn es um die Konflikte und Auseinandersetzungen in der Familie geht, scheint sie abzuschweifen und reagiert dann auf Ansprache nicht oder verzögert.

Herr X. beschreibt sich als streng, ansonsten seien sie eine normale Familie. Frau X. meint, er sei nicht so geduldig, wie es für P. notwendig sei, und in Konflikten würde er leicht laut. Er wehrt alles, was darauf hindeuten könnte, dass er oder er zusammen mit seiner Frau an den Problemen von P. beteiligt seien könnten, radikal ab. Er sei früher durch seinen Vater geschlagen worden und das habe ihm nicht geschadet, und er denke, dass es auch seinem Sohn nicht schade und gerechtfertigt sei bei den »Dingen, die er sich leistet«. Nur nett darüber zu sprechen, würde ihn nicht zur »Ordnung rufen«.

Die Familie leidet unter chronischen Geldsorgen, aus diesem Grund und »um sich auch mal was leisten zu können«, verdient sich Frau X. als »Escortdame« etwas dazu. Dadurch komme es immer auch zu mehrtägigen Abwesenheiten, in denen ihr Mann mit ihrem Sohn dann allein sei. Vor allem als P. noch ein Baby und Kleinkind war, war sie oft auch mehrere Tage nicht zu Hause. P. habe als Baby und Kleinkind viel geschrien und geweint und sei sehr unruhig gewesen. Wenn sie nach Hause gekommen sei, wäre er manchmal lange nicht mit ihr in Kontakt gegangen. Mit seinem Vater habe er aber auch keinen Kontakt gesucht und wäre dann allein im Bett gelegen. Umso erstaunlicher war es dann für sie, dass er oft mit Verwandten oder Bekannten gut in Kontakt und immer lieb war. Das habe bis in den Kindergarten angehalten, wo er immer mit anderen Müttern mitgehen wollte.

Im Prozess entwickelt die Mutter eine leichte Problemeinsicht und sieht auch sich und ihren Mann in der Pflicht, etwas zu verändern. Diese Idee sorgt für verstärkte Konflikte zwischen den Elternteilen, während der Sohn etwas entlastet erscheint. Im Laufe des Prozesses eröffnet Frau X., dass sie in ihrer Kindheit über einen längeren Zeitraum sexuell missbraucht und viel von ihrem Vater geschlagen worden sei, öfter fühle sie sich wie abgeschaltet. Sie erzählt, dass ihr Mann mit P. als Baby und Kleinkind überfordert gewesen sei. Wenn sie weg war, hätte sie später bemerkt, dass P. nichts gegessen habe, nicht sauber war und auch schon mal, dass ihr Mann P. geschlagen habe - aber »P. ist als Kind auch wirklich anstrengend gewesen«.

Herr X. beklagt, früher sei alles besser gewesen. Als P. noch ein Baby war, seien sie (er und seine Frau) auch mal feiern gegangen, wenn P. geschlafen hat oder sie hätten ihn mitgenommen. Dann wären sie manchmal erst am anderen Morgen nach Hause gekommen. Heute sei mit seiner Frau nichts mehr los, sie säßen nur zu Hause.

Wie könnte nun z. B. die *aufsuchende Familienberaterin* Frau I. im Rahmen eines SPFH-Auftrags (Sozialpädagogische Familienhilfe § 31 SGB VIII) möglicherweise arbeiten?

Nach einer längeren Kontaktaufnahme, in der Frau I. versucht, die Verbindung zur Familie aufzubauen und alle für die Therapie zu gewinnen, würde sie versuchen, die Familienressourcen zu stärken. Im weiteren Therapieverlauf wird es ihr vor allem darum gehen, zu P. eine gute Beziehung zu finden und ihn zu unterstützen, sie wird versuchen, die Mutter zu aktivieren. Außerdem wird sie sich bemühen, auch Herrn X. in den Prozess zu integrieren. Weiterhin würde sie sich bemühen, eine Ziel- und Auftragsklärung einzuleiten und die Familienressourcen zu aktivieren (gemeinsame positive Aktionen, ruhige Konfliktbesprechung, Beziehungsstärkung). Zusätzlich wird sie versuchen, die Mutter-Kind-Achse zu stärken und das Elternpaar mehr in Kontakt zu bringen. Wenn Herr X. gewonnen werden kann, wird sie einige Sitzungen mit dem Paar arbeiten, um zentrale Themen des Elternpaares in den Blick zu nehmen.

Die *Psychotherapeutin* Frau Z. würde wahrscheinlich eine ähnliche Vorgehensweise für diese Phase wählen. Sie würde die Verhaltensweisen und Beschreibungen der Mutter vielleicht als Traumafolgestörung deuten und nach einer guten Beziehungsgestaltung stabilisierende Interventionen für die Mutter planen, um später ein Traumascreening anzubieten. Wenn sich die »Verdachtsdiagnose« einer Traumafolgestörung bei der Mutter bestätigen würde (DESNOS [Disorder of Extreme Stress Not Otherwise Specified] oder DIS [Dissoziative Identitätsstörung, früher multiple Persönlichkeitsstörung]), wird Z. ihre Therapieplanung danach ausrichten. Für P. wird sie im Auge behalten, ob auch bei ihm an eine Traumafolgestörung (F 43.1/43.2) zu denken ist (transgenerational oder/und durch die Gewalterfahrungen mit dem Vater) und/oder an eine Bindungsstörung im Kindesalter (F94.1 oder 94.2). Im weiteren Verlauf und in ihrer Therapieplanung wird sie sich daran ausrichten und die Diagnose weiter überprüfen. Beim Vater würde sie eine Affektregulationsproblematik in Betracht ziehen (was häufig in Zusammenhang mit Depressionen, Ängsten, ADHS und Traumafolgestörungen betrachtet wird) und weitere Annäherungen an die Symptomatik im Auge behalten, wenn Herr X. daran interessiert ist. Auch hier würde sich der weitere Therapieverlauf daran ausrichten.

Fallbeispiel 2

Frau M. ist 36 Jahre alt und arbeitet als Bürokauffrau, Herr M., 49 Jahre, arbeitet als Automechaniker. Beide sind miteinander seit acht Jahren in zweiter Ehe verheiratet. Im gemeinsamen Haushalt leben die beiden Kinder von Frau M.: Sohn N. ist 16 Jahre alt und besucht die Gesamtschule, Tochter F. ist 14 Jahre alt und besucht die gleiche Schule wie ihr Bruder. F. zeigt leichtes selbstverletzendes Verhalten, geht an manchen Tagen nicht zur Schule und kommt oft spät oder sogar erst am kommenden Morgen von ihren Freunden zurück nach Hause. N. gilt als hochbegabt und ist ein ruhiger, eher zurückgezogener Jugendlicher, der keine Freunde hat, viel am Computer spielt und auch kaum ausgeht. Alle 14 Tage kommen die Kinder von Herrn M., drei Jungen zwischen 11 und 8 Jahren, zum Vater. In der Regel sind an diesen Wochenenden die Kinder von Frau M. bei ihrem Ex-Mann. Herr M. arbeitet viel. Er sagt, er trinke am Abend gerne mal ein Bier und wünsche sich mehr Ruhe. Er klagt über Schlaflosigkeit und innere Angespanntheit, bisweilen auch Schmerzen in der Brust. Manchmal würde seine Stimmung ganz schnell schwanken und dann bringe ihn alles sofort »auf die Palme«. Seine Frau ergänzt, dass er manchmal in der Nacht im Schlaf schreit und Schweißausbrüche hat und über seine Albträume berichtet. Früher war er »hart drauf«, wie er über sich sagt – habe viel getrunken und auch Kontakt mit Drogen gehabt und auch einige Vorstrafen wegen Körperverletzung in der Zeit bekommen. Aber seit er seine Frau kennengelernt habe, sei alles anders geworden. Frau M. klagt über die große Belastung von Beruf und Familie, sie fühle sich energielos und mit ihrer Tochter überfordert. An manchen Tagen bleibe sie einfach im Bett liegen und verträume den Tag, wenn alle aus dem Haus sind. Sie sehe keine Perspektive in ihrem Leben, ihr Kopf sei leer und sie stelle sich oft die Frage, ob das alles Sinn mache. Früher hatte sie große Träume, wollte studieren und im Ausland leben. Aber dann sei sie mit N. schwanger geworden und hätte ihren damaligen Partner, den Vater von N., heiraten müssen.

Wie würde sich nun in einem solchen Fall die Herangehensweise einer *Therapeutin* (nennen wir sie Frau A., die im Grundberuf Dipl.-Sozialpädagogin ist, vor zwei Jahren die Weiterbildung in Systemischer Therapie und Familientherapie beendet hat und bei einem freien Jugendhilfeträger arbeitet) von der einer *Psychotherapeutin* (nennen wir diese Frau B., Dipl.-Psychologin und approbierte Psychotherapeutin im Vertiefungsgebiet Systemische Therapie) unterscheiden?

Es gibt natürlich viele Vorgehensweisen, die alle ihre fachliche Begründung haben, wie eine Therapeutin mit dieser Familie arbeiten könnte – dies sei vorausgeschickt.

Wahrscheinlich gibt es viele Gemeinsamkeiten in der Arbeit zwischen den beiden Kolleginnen:

Sie würden wohl beide mit einem Joining beginnen und versuchen, zum gesamten System einen guten Kontakt aufzubauen. Wir gehen einmal davon aus, beide hätten jeweils die vier Personen, die zusammen in einem Haushalt leben, gemeinsam zur ersten Sitzung eingeladen und alle wären auch gekommen. Nach dem ersten Kontakt würde die Therapeutin versuchen, die Kooperationsbeziehung zu verstärken, vielleicht indem sie über Ressourcen der Familie spricht, besondere Glücksmomente der Familie in den Mittelpunkt stellt und positive Kooperationswünsche erarbeitet. Danach würden vielleicht auch beide Kolleginnen darangehen, Ziele für jedes Familienmitglied und das Gesamtsystem zu erarbeiten und einen Fokus für die weitere Zusammenarbeit einzurichten. Vielleicht würden beide am Ende der Familie ein ressourcenorientiertes Feedback geben und versuchen, eine kleine Abschlussintervention mit dem Fokus auf die erarbeiteten Kooperationswünsche der einzelnen Familienmitglieder umzusetzen und zu beobachten, welche Veränderungen sie in der Familie erkennen können. Und wenn beide ein hypothesengestütztes Vorgehen bevorzugen, würden beide eine Hypothese bilden, die sie in die nächste Sitzung führt. Vielleicht würde sich diese Hypothese in der Ordnungsfunktion unterscheiden, die eine würde eher die Kooperation und Kommunikation in den Mittelpunkt rücken und die andere stärker die Symptome und Klagen und die sich daraus entwickelten Muster.

Die Psychotherapeutin würde in der nächsten Sitzung vielleicht eine ausführlichere physiologische und psychische Anamnese erheben und die Beschwerden der Eltern genauer erfragen und befragen. Vielleicht hat sie die Hypothese, dass bei der Mutter der Verdacht auf eine Depression geprüft werden sollte und auch beim Vater näher geschaut werden sollte, ob es weitere Symptome einer Angststörung gibt oder vielleicht sogar aus seiner »harten Zeit« eine Traumafolgestörung mit komorbiden Erkrankungen entstanden ist. Würde sich beides oder eins von beiden bestätigen, würde das den weiteren Therapieprozess beeinflussen.

Fallbeispiel 3

Frau D. und ihr Mann befinden sich in einer Beratung: Sie berichten, dass die Beziehung über einige Jahre gut gelaufen sei, aber in letzter Zeit seien die Konflikte zusehends stärker geworden und würden jetzt bei jeder Kleinigkeit aufbrechen und eskalieren. Frau D. zeigt sich in der Sitzung sehr redselig, spricht über ihr hohes Aktivitätsniveau, weil sie zur Zeit mit weniger Schlaf auskomme. Ihr Mann dagegen sei sehr träge und würde nichts unternehemen wollen. Auch auf ihre häufiger gewordenen sexuellen Angebote würde er nicht eingehen, obwohl er sich früher immer über ein »Zuwenig« beklagt habe. Sie sei zwar gereizt, aber das hielte nicht lange an, denn ihre Stimmung sei in den vergangenen Wochen so gut wie schon lange nicht. Manchmal fühle sie sich wie losgelöst und würde endlich ihre Niedergeschlagenheit und ihre Hemmungen überwinden und wieder soziale Kontakte haben. Sie würde jetzt leicht mit Menschen in Kontakt kommen, obwohl ihr das früher immer schwer gefallen sei. Deshalb würde sie auch nicht verstehen, dass ihr Mann sich beschwert - sie sei doch jetzt endlich so, wie er sich das immer vorgestellt habe. Ihr Mann beklagt sich heftig über die Ansprüche seiner Frau, sie sei ständig in Aktion. Er sei hingegen froh, wenn er seine Ruhe habe. Nur in letzter Zeit ginge das nicht mehr, seine Frau würde dann sofort ungehalten, es gäbe heftige Konflikte. Er würde seine Frau nicht mehr verstehen, sie sei so wechselhaft.

An was könnten systemische Beratende, Therapeuten und Psychotherapeutinnen bei diesem Paar denken? Oder was sollten sie in Betracht ziehen, wenn sie mit diesem Paar arbeiten bzw. in ihrer Therapieplanung berücksichtigen?

Eine *Paarberaterin* sollte in der Lage sein, zu sehen, dass es wahrscheinlich nicht nur um Alltagskonflikte bei dem Paar geht und dass es nicht reicht, wenn Frau D. lernt, sich zu entspannen und sich in Konflikten etwas regulieren kann, während Herr D. etwas aktiver werden könnte, um wieder einen Ausgleich im Paar zu erreichen.

Eine *Paartherapeutin* sollte die Kompetenz besitzen, zu bemerken, dass es sinnvoll wäre, durch eine weitere Befragung herauszufinden, wie sich das Paarmuster in den letzten Jahren entwickelt hat, welches Konfliktverhalten den Partnern untereinander bekannt ist und ob es möglicherweise Veränderungen in den letzten Wochen gegeben hat, für die beide keine Erklärung haben. Sie sollte auch die Möglichkeit in Betracht ziehen, Frau D. zur weiteren Abklärung in eine psychotherapeutische oder psychiatrische Praxis zu überweisen.

Eine *systemische Psychotherapeutin* sollte die Kompetenz besitzen, die Interaktionsmuster des Paares zu sehen und die Besonderheiten in den Beschreibungen von Frau D. herauszuhören und zu beobachten. Sie wird in Betracht ziehen, dass sich Frau D. unter Umständen in einer Manie F 30.1 oder einer Hypomanie F 30.0 (ohne psychotische Symptome) befindet, und weiterhin klären, ob sie Halluzinationen oder Wahrnehmungsstörungen beobachtet hat und ob ein Missbrauch psychotroper Substanzen oder eine organische psychische Störung ausgeschlossen werden können. Sie würde überprüfen wollen, ob das manische Verhalten früher auch mit affektiven Episoden vorkam. Nach dieser Abklärung würde sie dann eine entsprechende Behandlungsplanung vornehmen.

Vor dem Hintergrund dieser Beispiele ist es sinnvoll, zu überlegen, welche Kompetenzen eine therapeutische Aus- oder Weiterbildung vermitteln sollte und was Therapeuten und Psychotherapeuten auszeichnet.

Hier einige Beispiele für Kompetenzen, die Therapeuten und Psychotherapeutinnen im Verfahren Systemische Therapie in Bezug auf den Umgang mit Störungen und Symptomen besitzen sollten:

- die Kompetenz oder Möglichkeit, bei den Klienten bzw. Patientinnen einschätzen zu können, ob sich die benannten Probleme, Klagen oder Symptome aus aktuellen Beziehungskonflikten entwickeln und oder ob psychotherapeutisch diagnostizierbare Symptome gezeigt werden;
- die Fähigkeit, verantwortungsvoll einzuschätzen, ob sich Probleme und Symptome durch die Verbesserung der Kommunikations- und Interaktionsmuster verändern und sich der psychische Zustand der Klienten verbessert;
- die professionelle Fähigkeit und Fertigkeit, zentrale Musterbildungen zu erkennen, die die Problematik/Symptomatik unterstützen oder stabilisieren, diese zu beschreiben und zu verändern;
- professionelle Kenntnisse bzw. ausreichendes Störungswissen, um hinter den Beschreibungen der Probleme, den berichteten Dynamiken, den zu beobachtenden Mustern und Verhaltensweisen etc. Hinweise auf eine Symptomatik, Störung, Erkrankung zu erkennen und diese fachgerecht ansprechen zu können und mit den Klienten in eine notwendige Behandlungsplanung überzugehen;
- im Gespräch mit Klientinnen über ihre Störungen, Klagen, Probleme etc. erkennen zu können, wann und ob eine Überweisung zu einem Psychiater, in eine Klinik etc. sinnvoll und notwendig ist;
- professionelle Kenntnisse der wichtigsten psychischen Erkrankungen, komorbider Krankheitsbilder, symptomfördernder Muster, Strukturen, Regeln und Dynamiken;
- professionelle Kenntnisse der diagnostischen Systeme, Methoden, Verfahren zur Messung und Beschreibung von Symptomatiken und Krankheitsverhalten, psychischer Funktionen und Strukturen;
- die professionelle Fähigkeit zu diagnostischen Prozessen, um Symptome, Klagen, Störungen etc. sowie Phänomene mit »Krankheitswert« zu erkennen und die Therapieplanung darauf einzustellen;
- Kenntnisse über die relevanten rechtlichen und organisatorischen Rahmenbedingungen des Gesundheitssystems, der Sozialsysteme, des Bildungswesens und der relevanten SGB-Bände;
- die professionelle Fähigkeit zur prognostischen Beurteilung und Entwicklung systemischer Hypothesen von Therapieverläufen, inklusive des Erkennens günstiger und ungünstiger Entwicklungen und Prozesse;

- die professionelle Fähigkeit, Diagnosen und Zuschreibungen aus psychiatrischen, klinischen Kontexten als »beobachtete Störungsgeschichte« zu verstehen und diese um eine systemische Sichtweise zu ergänzen und eine solche im Therapieprozess anzubieten;
- die professionelle Fähigkeit zur Durchführung von therapeutischen Interventionstechniken und Methoden zur Prozessgestaltung und Behandlung der Störungen, Probleme, Symptome, konflikthaften Muster im Rahmen kurzer und längerer therapeutischer Prozesse;
- die professionelle Fähigkeit zur Wahrnehmung und Regulation eigener Affekte, Impulse und des eigenen Verhaltens zur Förderung therapeutischer Prozesse und zur Vermeidung unerwünschter Prozesse und Auswirkungen;
- die professionelle Fähigkeit zum Aufbau, zur Förderung und Entwicklung der Therapeuten-Patienten-Beziehung und zur Nutzung dieser Beziehung für förderliche Entwicklungen der Patientinnen und Patienten.

Die Vermittlung all dieser notwendigen Kompetenzen benötigt Zeit und ein passendes Curriculum. Durch die geringeren Zeitressourcen in der Therapieweiterbildung werden einige Kompetenzen weniger intensiv vermittelt, dafür wird es andere Inhalte geben, die – bedingt durch die spezifischen Arbeitskontexte der Teilnehmenden (z. B. aufsuchende Therapiekontexte, Netzwerkarbeit mit Jugendämtern, Arbeit im Übergang zwischen Beratung und Therapie, pädagogische Arbeit mit Kindern und Jugendlichen etc.) – Schwerpunkte bilden, die in einer Psychotherapieausbildung nur am Rande unterrichtet werden. Andererseits gibt es in der Psychotherapieausbildung Inhalte (vertieftes Störungswissen, Diagnostikkompetenz, Inhalte aus den anderen Richtlinienverfahren etc.), die in der Therapieweiterbildung üblicherweise kaum unterrichtet werden.

Daneben gibt es viele Kompetenzen, die in beiden Formaten Berücksichtigung finden sollten. Dazu gehören: die systemische Theorie vertieft kennenzulernen und ihre Bedeutung für die Prozessgestaltung zu erleben; systemische Interventionen und Techniken auf professionellem Niveau sicher einsetzen zu können; therapeutische Prozesse gestalten, Veränderungen anregen und begleiten zu können etc. Einige andere Kompetenzen sind weiter oben aufgeführt.

Es sollten also in allen Aus- und Weiterbildungsformaten unterschiedliche, aber auch gemeinsame Kompetenzen erworben werden – je nachdem auf unterschiedlichem Niveau (basic, advanced, professional). Dabei sollte die unterschiedliche Dauer der Formate berücksichtigt werden, die späteren

Berufsfelder und die Berechtigungen, die durch die Aus- oder Weiterbildung erworben werden.

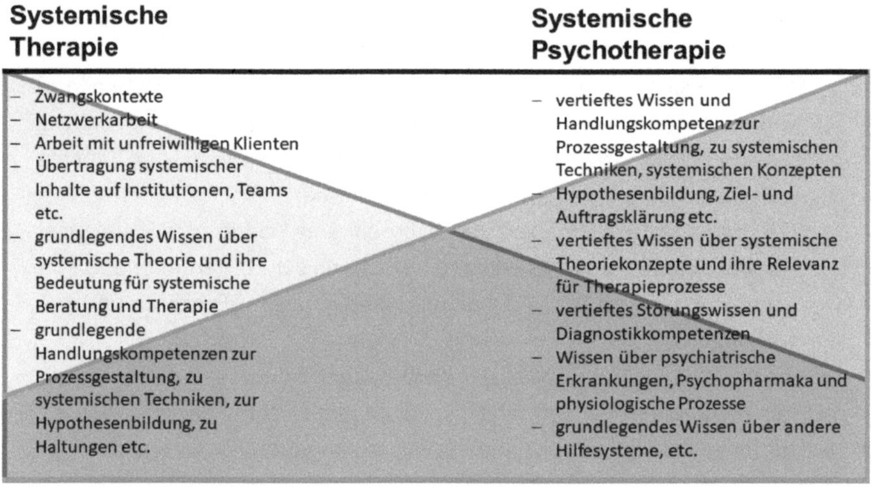

Systemische Therapie

- Zwangskontexte
- Netzwerkarbeit
- Arbeit mit unfreiwilligen Klienten
- Übertragung systemischer Inhalte auf Institutionen, Teams etc.
- grundlegendes Wissen über systemische Theorie und ihre Bedeutung für systemische Beratung und Therapie
- grundlegende Handlungskompetenzen zur Prozessgestaltung, zu systemischen Techniken, zur Hypothesenbildung, zu Haltungen etc.

Systemische Psychotherapie

- vertieftes Wissen und Handlungskompetenz zur Prozessgestaltung, zu systemischen Techniken, systemischen Konzepten
- Hypothesenbildung, Ziel- und Auftragsklärung etc.
- vertieftes Wissen über systemische Theoriekonzepte und ihre Relevanz für Therapieprozesse
- vertieftes Störungswissen und Diagnostikkompetenzen
- Wissen über psychiatrische Erkrankungen, Psychopharmaka und physiologische Prozesse
- grundlegendes Wissen über andere Hilfesysteme, etc.

Abbildung 2: Beispielhafte Verteilung von Lerninhalten zwischen Systemischer Therapie und Systemischer Psychotherapie

Abbildung 2 zeigt die Verteilung von beispielhaften Inhalten und Kompetenzen zwischen den Formaten Weiterbildung und Ausbildung. Jedes Format eröffnet die Möglichkeit, Lerninhalte auf einem professionellen Niveau zu erlernen, während ein spezifischer Inhalt in dem anderen Format nur am Rande unterrichtet wird. Gezeigt wird beispielhaft die Orientierung an unterschiedlichen Kompetenzen in den beiden Formaten. (Die Idee verdanke ich den Teilnehmenden an der Weiterbildung: »Train the Trainer« 2018/2019, einer Kooperationsveranstaltung des Praxisinstituts Süd mit dem ifs Essen: Institut für Systemische Familientherapie, Supervision und Organisationsentwicklung. Die aufgeführten Kompetenzen sind im Rahmen eines Brainstormings dem jeweiligen Format wahllos zugeordnet worden. Es soll damit nicht ausgedrückt werden, dass andere Kompetenzen nicht oder nur wenig unterrichtet werden.)

In der Weiterbildung wie in der Ausbildung geht es letztlich um die Stärkung der Kompetenzen, sowohl der gemeinsamen wie auch der unterschiedlichen.

Unterschiedlichste Motivationen, Lebensumstände, Ideen, Zukunftshoffnungen, Begrenzungen durch den bisherigen Lebens- und Bildungsweg, Karrierepläne etc. unterstützen Menschen bei der Auswahl und Entscheidung für eine Weiterbildung oder für eine Psychotherapieausbildung. Bildungsanbieter und Verbände sollten diese unterschiedlichen Ausgangslagen respektieren und Interessentinnen und Interessenten über die Unterschiede der Formate und deren spezifische Kompetenzanforderungen informieren. Im Verlauf der Aus- oder Weiterbildung sollte dann die Unterscheidung auch spürbar und sichtbar sein in den spezifischen Kompetenzen, die erworben werden – neben den Gemeinsamkeiten über die Formate hinweg.

Fazit

In der Praxis scheint öfter der Eindruck erweckt zu werden, dass in den kürzeren Weiterbildungen die Teilnehmenden das Gleiche lernen und die gleichen Kompetenzen entwickeln und nach Abschluss besitzen wie in den umfangreicheren Aus- und Weiterbildungen. Dadurch entsteht bei aller Unsicherheit, die Teilnehmende von Aus- und Weiterbildungen zu Beginn häufig zeigen, nicht selten ein inneres Kompetenzgefühl, das zumeist in Widerstreit mit den äußeren Gegebenheiten – wie z. B. rechtlichen Regelungen oder Erwartungen des Arbeitsbereichs – gerät. In den Aus- und Weiterbildungen ist es natürlich viel schwieriger, den Teilnehmerinnen und Teilnehmern zu sagen, welche Kompetenzen sie *nicht* erwerben und was sie nach der Weiterbildung *nicht* können, denn ressourcenorientierte Aussagen – was alles möglich ist und welche Qualität sie besitzen etc. – sind leichter und konfliktfreier zu vermitteln.

Ich würde die Hypothese wagen, dass in kaum einer Aus- und Weiterbildung auch eine kritische Kompetenzbegrenzung, eine Begrenzung des beraterischen, therapeutischen und psychotherapeutischen Handlungsspektrums etc. ausführlich unterrichtet wird. Wäre aber nicht genau das die Verantwortung der Lehrenden, auch im Sinne des Verbraucherschutzes? Sollte bei aller Ressourcenaktivierung und Ressourcenorientierung eine Aus- und Weiterbildung nicht auch vermitteln, was Teilnehmende nicht können und dürfen, selbst nach einer erfolgreich abgeschlossenen Aus- und Weiterbildung? Wäre es nicht ratsam, viel mehr über mögliche Risiken, Nebenwirkungen, Nutzengrenzen und Schäden von Beratung, Therapie und Psychotherapie zu sprechen und die Teilnehmenden dafür zu sensibilisieren? Stände uns Systemikerinnen und Systemikern nicht mehr Mut gut zu Gesicht, wenn es um Unterschiede in der Qualität und Kompetenz zwischen Beratern, Therapeuten und Psychotherapeutinnen geht und um einen kritischeren Blick auf das, was wir in Beratung, Therapie und Psychotherapie tun?

Literatur

DGGPN – Deutsche Gesellschaft für Psychiatrie und Psychotherapie, Psychosomatik und Nervenheilkunde e. V. (2018). Dossier. Psychische Erkrankungen in Deutschland. Schwerpunkt Versorgung. Berlin: Deutsche Gesellschaft für Psychiatrie und Psychotherapie, Psychosomatik und Nervenheilkunde e. V.

DGSF – Deutsche Gesellschaft für Systemische Therapie, Beratung und Familientherapie e. V. (2019/2020). Richtlinien und Satzung der Deutschen Gesellschaft für Systemische Therapie, Beratung und Familientherapie.

Dilling, H. (Hrsg.) (2010). Taschenführer zur ICD-10-Klassifikation psychischer Störungen. Bern: Huber.

Hanswille, R. (Hrsg.) (2015). Handbuch systemische Kinder- und Jugendlichenpsychotherapie. Göttingen: Vandenhoeck & Ruprecht.

Hanswille, R. (2020). Vor den Bergen der praktischen Interventionen liegt das Tal der konzeptionellen Ideen. Systemische Interventionen und Werkzeuge lehren. In P. Bauer, M. Weinhardt (Hrsg.), Systemische Kompetenzen entwickeln. Grundlagen, Lernprozesse und Didaktik (S. 158–175). Göttingen: Vandenhoeck & Ruprecht.

Jacobi, F., Höfler, M., Strehle, J., Mack, S., Gerschler, A., Scholl, L., Busch, M. A., Maske, U., Hapke, U., Gaebel, W., Maier, W., Wagner, M., Zielasek, J., Wittchen, H.-U. (2014). Psychische Störungen in der Allgemeinbevölkerung. Studie zur Gesundheit Erwachsener in Deutschland und ihr Zusatzmodul »Psychische Gesundheit« (DEGS1-MH). Der Nervenarzt, 85, 77–87.

Knieps, F., Pfaff, H. (Hrsg.) (2018). Arbeit und Gesundheit Generation 50+. Zahlen Daten Fakten. Berlin: MWV Medizinisch Wissenschaftliche Verlagsgesellschaft.

Levold, T., Wirsching, M. (Hrsg.) (2014). Systemische Therapie und Beratung – das große Lehrbuch. Heidelberg: Carl-Auer.

Lieb, H. (2014). Störungsspezifische Systemtherapie. Konzepte und Behandlung. Störungen systemisch behandeln. Heidelberg: Carl-Auer.

Mack, S., Jacobi, F., Gerschler, A., Strehle, J., Hofler, M., Busch, M. A., Maske, U. E., Hapke, U., Seiffert, I., Gaebel, W., Zielasek, J., Maier, W., Wittchen, H. U. (2014). Self-reported utilizationof mental health sevices in the adult German population – evidence for unmet needs? Results of the DEGS1-Mental Health Module (DESG1-MH). International Journal of Methods in Psychiatric Research, 23 (3), 289–303.

Multmeier, J. (2014). Ambulante psychotherapeutische Versorgung in Deutschland – eine Kohortenbetrachtung der KVB. Projekt Psychotherapie, 2, 12–22.

Psychotherapeutengesetz/PsychThG (1998/2019). www.gesetze-im-internet.de/psychthg/BJNR131110998.html (28.4.2020).

PsychThG – Psychotherapeutengesetz (2020). Neufassung vermutlich gültig ab 1.9.2020: www.buzer.de/gesetz/13617/b33124.htm (3.5.2020).

Psychotherapierichtlinie (2018). www.g-ba.de/downloads/62-492-1733/PT-RL_2018-10-18_iK-2018-12-21.pdf (17.8.2019).

Psychotherapierichtlinie (2019). Beschluss des Gemeinsamen Bundesausschusses über eine Änderung der Richtlinie über die Durchführung der Psychotherapie (Psychotherapie-Richtlinie): Systemische Therapie bei Erwachsenen. www.g-ba.de/downloads/62-492-2029/PT-RL_2019-11-22_iK-2020-01-24.pdf (27.4.2020).

Schlippe, A. von, Schweitzer, J. (2012). Lehrbuch der systemischen Therapie und Beratung I. Das Grundlagenwissen. Göttingen: Vandenhoeck & Ruprecht.

Schlippe, A. von, Schweitzer, J. (2019). Gewusst wie, gewusst warum. Die Logik systemischer Interventionen. Göttingen: Vandenhoeck & Ruprecht.

Schweitzer, J., Schlippe, A. von (2006). Lehrbuch der systemischen Therapie und Beratung II: Das störungsspezifische Wissen. Göttingen: Vandenhoeck & Ruprecht.

SG – Systemische Gesellschaft (2019). Rahmenrichtlinie für die Weiterbildung »Systemische Therapie«. https://systemische-gesellschaft.de/wp-content/uploads/2018/06/SG-RRL_Systemische_Therapie.pdf (25.4.2020).

Sydow, K. von, Borst, U. (Hrsg.) (2018). Systemische Therapie in der Praxis. Weinheim: Beltz.

Wittchen, H. U., Jacobi, F., Rehm, J., Gustavsson, A., Svensson, M., Jönsson, B., Olesen, J., Allgulander, C., Alonso, J., Faravelli, C., Fratiglioni, L., Jennum, P., Lieb, R., Maercker, A., van Os, J., Preisig, M., Salvador-Carulla, L., Simon, R., Steinhausen, H. C. (2011). The size and burden of mental disorders and other disorders of the brain in Europe 2010. European Neuropsychopharmacology, 21 (9), 655–679.

Tom Levold

Systemische Therapie für unterschiedliche Kontexte und Systeme – ein transdisziplinärer, multiprofessioneller und kompetenzorientierter Ausblick

Die Beiträge dieses Bandes demonstrieren auf eindrucksvolle Weise die Bandbreite systemtherapeutischer Praxis in den unterschiedlichsten psychosozialen Tätigkeitsfeldern. Der Buchtitel »Systemische Therapie jenseits des Heilauftrags« spielt dabei auf die Grenze zwischen »Systemischer Therapie« und »Systemischer Psychotherapie« an, die durch den Begriff »Heilauftrag« markiert wird. Es stellt sich allerdings die Frage, ob es sich dabei um eine Grenze handelt, die sich aus dem unmittelbaren Arbeitsgegenstand (nämlich der Arbeit mit den Klientinnen und Klienten in den jeweiligen Arbeitsfeldern) ergibt, oder um eine Grenze, die sich aufgrund von fachpolitischen, rechtlichen und ökonomischen Entwicklungen entwickelt hat. In diesem Zusammenhang wäre dann auch zu klären, worin ein Heilauftrag besteht und um welche Auftraggeber es sich hier handelt. Nachfolgend möchte ich einige Gedanken präsentieren, die sich aus diesem thematischen Spannungsfeld ergeben.

Systemische Therapie und Systemische Psychotherapie

Die Unterscheidung von *Systemischer Therapie* und *Systemischer Psychotherapie*, die sich neuerdings zunehmend verbreitet, hat sich hierzulande erst in den letzten Jahren entwickelt und ist als Antwort auf die besonderen berufs- und sozialrechtlichen Regelungen der Psychotherapie im deutschen Gesundheitssystem zu verstehen (wobei es in anderen europäischen Ländern vereinzelt ähnliche rechtliche Voraussetzungen geben mag). Mit Inkrafttreten des Psychotherapeutengesetzes 1999 (PsychThG) wurde gesetzlich nicht nur festgelegt, dass (abgesehen von Therapeutinnen und Therapeuten, die nach dem Heilpraktikergesetz über eine entsprechende Erlaubnis verfügen) Psychotherapie nur noch von approbierten Psychotherapeuten ausgeübt werden darf und nur noch diese die Erlaubnis haben, sich *Psychotherapeuten* zu nennen (während der Begriff *Psychotherapie* nach wie vor nicht gesetzlich geschützt ist). Zudem wurde die

Anwendung von Psychotherapie auf die vom *Wissenschaftlichen Beirat Psychotherapie* als wissenschaftlich fundierte Psychotherapieverfahren anerkannten Verfahren gesetzlich beschränkt. Im Umkehrschluss wurde durch diese positive gesetzliche Festlegung von zugelassenen Behandlungsverfahren (im Gegensatz zur ärztlichen Behandlungsfreiheit) die Anwendung aller nicht anerkannten Verfahren verboten. Damit war den vorher bestehenden Möglichkeiten für systemische Therapeuten, Systemische Therapie im Rahmen der offiziell anerkannten Psychotherapie einzusetzen, ein Ende gesetzt, selbst wenn sie bereits über eine Approbation in einem anderen Verfahren verfügten.

Die systemischen Verbände (SG bzw. DGSF) bemühten sich in der Folge darum, beim Wissenschaftlichen Beirat Psychotherapie eine Anerkennung der Systemischen Therapie als wissenschaftlich fundiertes Verfahren zu erreichen, was sich aufgrund der Besetzung des Beirates vor allem mit Vertretern der bereits etablierten Verfahren (Tiefenpsychologie/Verhaltenstherapie) als schwierig gestaltete. Ein erster Antrag auf Anerkennung (Schiepek, 1999) wurde 1998 abgelehnt, erst 2008 wurde aufgrund einer groß angelegten Metastudie zur Wirksamkeit (von Sydow, Beher, Retzlaff u. Schweitzer, 2007), die allerdings – um die notwendigen Studien zahlenmäßig zusammenzubekommen – Systemische Therapie und Familientherapie zu einem neuen »Verfahren« namens *Systemische Therapie/Familientherapie* verschmolz, die Systemische Therapie berufsrechtlich anerkannt und ihre Anwendung im Rahmen des PsychThG nicht mehr verboten. Freilich war damit nur die berufsrechtliche Anerkennung erreicht, die Möglichkeit der Abrechnung mit den Krankenkassen noch nicht. Die Entscheidung, auch die sozialrechtliche Anerkennung und damit die ökonomische Eingliederung in das Gesundheitssystem zu betreiben, führte dann zu einem langwierigen Verfahren, das mit der Entscheidung des Gemeinsamen Bundesausschusses, G-BA, schließlich 2018 zu einem positiven Ergebnis führte.

Vor diesem Hintergrund ist *Systemische Psychotherapie* erst einmal nichts anderes als Systemische Therapie, die von approbierten Psychotherapeutinnen im Rahmen des PsychThG sowie von Therapeuten mit Heilkundeerlaubnis nach Heilpraktikergesetz angewandt wird. Eine inhaltliche Unterscheidung von systemischer Therapie und Psychotherapie ist damit noch nicht vollzogen.

Heilkunde als Rechtsbegriff und die »Störung mit Krankheitswert«

Heilkunde in diesem Sinne ist zunächst einmal ein Rechtsbegriff. »Die Einordnung einer konkreten Tätigkeit als Heilkunde nach § 1 Heilpraktikergesetz

(HeilprG) bzw. als heilkundliche Psychotherapie nach dem Psychotherapeutengesetz (PsychThG) bringt somit erhebliche berufsrechtliche, datenschutzrechtliche, patientenrechtliche, strafrechtliche, steuerrechtliche sowie wettbewerbsrechtliche Folgen mit sich« (Wenzel, in diesem Band). Psychotherapie als Heilkunde wird im PsychThG (Stand von 8/2019) inhaltlich wie folgt bestimmt: »Ausübung von Psychotherapie im Sinne dieses Gesetzes ist jede mittels wissenschaftlich anerkannter psychotherapeutischer Verfahren vorgenommene Tätigkeit zur Feststellung, Heilung oder Linderung von Störungen mit Krankheitswert, bei denen Psychotherapie indiziert ist. Im Rahmen einer psychotherapeutischen Behandlung ist eine somatische Abklärung herbeizuführen. Zur Ausübung von Psychotherapie gehören nicht psychologische Tätigkeiten, die die Aufarbeitung und Überwindung sozialer Konflikte oder sonstige Zwecke außerhalb der Heilkunde zum Gegenstand haben« (§ 1, Abs. 3).

Das entscheidende Konstrukt hierbei ist die »Störung mit Krankheitswert«, welches heilkundliche von nichtheilkundlicher Tätigkeit inhaltlich abgrenzen soll. Dieses Konzept ist Ausdruck einer Medikalisierung psychosozialer Problemlagen und macht damit eine bestimmte Wissenschaftstradition zur rechtlich verbindlichen Maßgabe für die psychotherapeutische Versorgung. Die Systemische Therapie verdankt ihr Selbstverständnis ganz wesentlich der Kritik an genau diesem Konzept und steht in einer eigenständigen transdisziplinären wissenschaftlichen Tradition. Der Kampf um die berufs- und sozialrechtliche Anerkennung war daher immer schon auch ein Kampf zweier Wissenschaftskonzepte, der letztlich mit der Durchsetzung des biomedizinischen Modells in den jeweiligen Gremien politisch entschieden wurde. Die wissenschaftliche und sozialrechtliche Anerkennung sensu PsychThG war also nur um den Preis zu haben, dass das Konzept der »Störung mit Krankheitswert« akzeptiert wurde. Damit ist eine gewisse Paradoxie entstanden, da »nichtheilkundliche« Systemische Therapie den Krankheitsbegriff grundsätzlich infrage stellt, während die heilkundliche Systemische Psychotherapie ihn zur Voraussetzung der eigenen Tätigkeit machen muss. Wenn in der Einführung zu diesem Band die Rede davon ist, dass die Systemische Therapie »beim *Andocken an neue Ordnungsprinzipien* [...] Anpassungsleistungen« (Hervorhebung TL) vollbringen muss, muss doch eher betont werden, dass es sich um eine Anpassung an alte Ordnungsprinzipien handelt.

Das pragmatische Argument der Anerkennungsbefürworter unter den systemischen Akteuren geht dabei in die Richtung, dass die systemische Erkenntnistheorie ja weiter erhalten bliebe, da man die »Eintrittskarte in das Versorgungssystem« eher rein formal gelöst habe – entscheidend sei nur, dass jetzt die Abrechnungsmöglichkeit gesichert sei. Dass man hieran seine Zweifel haben kann, zeigt der aus systemischer Sicht mehr als irritierende Beitrag von Hanswille in diesem Band.[1] Er behandelt das ontologisierende Krankheitskonzept des biomedizinischen Verständnisses psychischer Probleme nicht nur nicht als soziales – und damit anfechtbares – Konstrukt, sondern übernimmt unhinterfragt die Ergebnisse einer repräsentativen (brieflichen und telefonischen) Bürgerbefragung zum Thema psychischer Belastungen (Jacobi et al., 2016), wonach »17,8 Millionen Menschen in Deutschland« »von einer psychischen Erkrankung betroffen sind« [...] Damit treten psychische Störungen genauso häufig auf wie Bluthochdruck« (Hanswille in diesem Band, S. 316).

Dass epidemiologische Studien keinen Anstieg an psychischen Erkrankungen zeigen, die Zahl an Diagnosen seit Langem aber deutlich zunimmt, ist für Hanswille ein Hinweis, dass die »steigende Anzahl an Diagnosen [...] sich somit langsam der wahren [sic!] Prävalenz« anpasst (S. 317). Den Unterschied zwischen Krankheiten, Störungen und anderen Problembeschreibungen nimmt er dabei selbst nicht so genau, vor allem scheint es ihm um die Behandlungsnotwendigkeiten im Rahmen der heilkundlichen Psychotherapie zu gehen: »Damit wird aber auch deutlich, dass viele Menschen mit schwierigen psychischen Verhaltens- und Erlebensweisen keine Behandlung erhalten und mit hoher Wahrscheinlichkeit in Kontexten der Jugendhilfe, Beratungsstellen, Familienzentren, sozialpsychiatrischen Diensten etc. systemischen Beratern und Therapeuten begegnen und von ihnen beraten bzw. therapiert werden« (S. 316). Offenkundig sind »schwierige psychische Verhaltens- und Erlebensweisen« für Hanswille das Gleiche wie Störungen mit Krankheitswert – und eine Beratung bzw. Therapie in den von ihm aufgezählten Kontexten keine Behandlung, die diesen Problemen gerecht werden könnten. Führte der systemische Ansatz bislang »von der Behandlung zum Gespräch« (Andersen, 1996), scheint systemische Psychotherapie für Hanswille offenbar wieder zur *Behandlung* zurückzuführen.

Er konzediert zwar, dass die »Legaldefinition keine systemischen Ideen aufgreift«, sieht aber »einen großen Spielraum für systemische Therapeuten und Berater mit Einzelnen und ihren Systemen jenseits der Heilkunde zu arbeiten«, allerdings nur mit Problemen, die »nicht in der ICD-10 oder demnächst 11 zu finden« sind (Hanswille in diesem Band., S. 328). »Und wenn man es etwas großzügiger verstehen will, können Konflikte ein System auch durch oder mit psychische(n) Erkrankungen belasten, wie das schwierige Essverhalten, Alkohol oder Drogenkonsum, Rückzug der Mutter, Schwierigkeiten beim Sex, die

IV

1 Auch wenn seine Positionen nicht in dieser Radikalität von allen Anerkennungsbefürwortern geteilt werden dürften, markieren sie durchaus einen Trend im systemischen Diskurs, der meines Erachtens zukünftig eine größere Rolle spielen wird. Aus diesem Grund gehe ich hier detaillierter auf den Beitrag ein, den ich als exemplarisch für ein zu befürchtendes Verständnis »Systemischer Psychotherapie« empfinde.

Schwermut des Vaters, der erhöhte Bewegungsdrang des Kindes, das veränderte Kommunikationsmuster nach einer Traumafolgestörung etc. – und Thema oder Gegenstand der systemischen Therapie und Beratung sein, solange die Therapeutin nicht direkt die Symptomatik in den Mittelpunkt ihrer Therapie/Beratung stellt und nicht direkt auf die Symptomatik hin interveniert und Diagnosen vergibt.« (S. 329).

Unklar bleibt bei aller Großzügigkeit, wie Drogenkonsum oder Schwermut hier *nicht* als *Symptom* (für was auch immer) betrachtet werden sollen, und wenn man sie doch als solches betrachten würde, wie diese Phänomene dann nicht Gegenstand der systemischen Therapie/Beratung sein könnten, wenn es sich doch um das präsentierte Problem handelt. Allerdings scheint es Hanswille auch ausschließlich um Symptome und Diagnosen aus dem ICD-Katalog (im Wesentlichen einer Übertragung aus dem US-amerikanischen psychiatrischen DSM-Manual) zu gehen, die eben keine systemischen Ideen aufgreifen, sondern im Gegenteil Ausdruck eines ontologisierenden Krankheitskonzepts sind.

Eine Gegenposition hat Ludewig (1996, S. 55) wie folgt skizziert: »Die Frage nach dem Sinn eines Krankheitsbegriffs lässt sich im systemischen Verständnis wie folgt differenzieren und beantworten: Systemische Therapie benötigt als pragmatische Vorgabe keinen Krankheitsbegriff, ob als Krankheit, Störung, Dysfunktion o.ä., denn das Konzept des leidvollen Lebensproblems bzw. des Problemsystems reicht hier aus. Als Position im psychosozialen und medizinischen Bereich aber, die allgemeine Geltung beansprucht, kommt der systemische Ansatz ohne eine übergeordnete Theorie, die sowohl in sich und mit dem zugrunde gelegten Denkansatz kohärent als auch für andere nachvollziehbar ist, nicht aus.«

Es kann also nicht bei einer bloßen Ablehnung des Krankheitsbegriffs bleiben, sondern bedarf einer differenzierten klinischen Theorie, die in der Lage ist, Beschreibungs-, Erklärungs- und Handlungsmöglichkeiten für eine Vielzahl von Phänomenen zu entwickeln, die mit einer psychiatrischen Diagnostik nach DSM oder ICD nur oberflächlich beschrieben werden. Gleichzeitig muss Systemische Therapie, deren Kern eine radikale Kontextorientierung ausmacht, das dominante Konstrukt des Krankheitsmodells als soziale Realität unseres gegenwärtigen Psychotherapiekontextes anerkennen und die Funktion sowie die Vor- und Nachteile der Nutzung dieses Modells reflektieren und eine eigene Position hierzu entwickeln und durchhalten. Dazu bedarf es entsprechender Kenntnisse und Kompetenzen, die – das sei Hanswille zugestanden – in vielen Curricula von Systemischer Therapie und Beratung keinen ausreichenden Platz haben – und sei es auch nur aufgrund der mangelnden zeitlichen Ressourcen in den verschiedenen Weiterbildungsgängen.

Therapie, Beratung, Begleitung, Anleitung

Als Therapeutinnen und Berater haben wir es zunächst nicht mit Symptomen und Diagnosen zu tun, sondern mit einem kommunikativen »Problemsystem«, in dem u. a. Kommunikation über Symptome und Diagnosen stattfindet. Symptome und Diagnosen sind also immer schon mehr oder weniger hilfreiche Konstrukte in sozialen Systemen. In diesem Problemsystem ist eine Auftragsklärung erforderlich, damit die professionellen Mitglieder des Problemsystems eine Orientierung über ihre Handlungsmöglichkeiten gewinnen können. In den in diesem Band vorgestellten Arbeitskontexten überlagern sich in der Regel die unterschiedlichsten – nicht selten konflikthaften oder zumindest inkompatiblen – individuellen, organisationalen und gesellschaftlichen Aufträge zu einem »Auftragskarussell«, das für eine erfolgreiche systemtherapeutische Arbeit berücksichtigt werden muss (von Schlippe, 2014).

In Anlehnung an Goolishian und Anderson (1997) hat Ludewig das Konzept des »Problemsystems« zum zentralen Element seiner klinischen Theorie gemacht, das die ganze Bandbreite möglicher Interventionen abdeckt: »Problemsystem. Ein Sachverhalt wird kommunikativ als ›Problem‹ und damit als unerwünscht bewertet. […] Hilfesuchendes System. Die Betroffenen meinen, ihre Lage nicht aus eigener Kraft ändern zu können und beschließen, professionelle Hilfe zu suchen. […] Klinisches System. Hilfesuchende und Helfer klären die Situation im Gespräch, um Maßnahmen einzuleiten, die geeignete Instanz zu bestimmen und die Hilfesuchenden an diese Instanz zu verweisen. […] Therapiesystem. Im Fall einer Therapie bilden Hilfesuchende und klinische Helfer ein System mit einem gemeinsam formulierten Thema, dem ›Therapieauftrag‹, den die ›Therapeuten‹ mit den ›Kunden‹ erarbeitet haben« (Ludewig, 1997, S. 82 f.). Dieses Konzept bietet Ludewig zufolge den Vorteil, dass es systemisch kohärent ist, nicht pathologisiert, die Therapie als Kommunikation orientiert und vom objektivistischen Ballast bisheriger klinischer Theorien befreit. Es zeigt sich dabei aber auch, dass in einem sozialrechtlich geregelten Versorgungssystem auch die ökonomischen und rechtlichen Voraussetzungen selbst zum Teil des Auftragskarussells gehören und nicht einfach zwischen »Hilfesuchendem und klinischem Helfer« ausgehandelt werden können – dazu gehören eben auch die hier kritisierten Konzepte psychischer Probleme, Störungen oder Krankheiten. Dies ist besonders deshalb von Belang, weil es zunehmende Tendenzen gibt, auch die Finanzierung von Jugendhilfemaßnahmen nach SGB VIII an die Vergabe von ICD-Diagnosen zu binden.

Mit der Umformulierung des Problems im Sinne möglicher Hilfestellung ist eine Klärung der Kompetenzen und Zuständigkeiten verbunden und gegebenenfalls die Bildung eines klinischen Systems (Ludewig, 1997, S. 87 f.): »Das klinische System besteht aus Hilfesuchenden und klinischen Helfern und bildet sich im Umkreis eines gemeinsam definierten ›klinischen Problems‹. Als ›vorübergehendes‹ System hat es nur die Aufgabe der korrekten ›Platzierung‹ zu erfüllen, das heißt, die ›Ressourcen‹ der Hilfesuchenden mit den Möglichkeiten geeigneter Helfer zu verbinden. Das klinische System dient somit als Instanz einer ›Förderdiagnostik‹ und der Wahl einer passenden Form der klinischen Hilfe: Therapie, Beratung, Begleitung oder Anleitung« (S. 88).

Diese vier »Grundarten des professionellen Helfens« unterscheiden sich sowohl hinsichtlich des Hilfeziels (Erweiterung von Fähigkeiten und Optionen vs. Verringerung von Leid oder Belastungen) als auch des Musters der Hilfe, wobei jeweils unterschiedliche Gründe für Leiden vorliegen: Fehlen oder Mangel an Wissen/Fertigkeiten (Anleitung), Interne Blockierung oder inaktive Ressourcen (Beratung), Leiden an einer unabänderlichen Problemlage (Begleitung) sowie Leiden unter einer veränderlichen Problemlage (Therapie). Bei Anleitung und Begleitung handelt es sich um eher konvergente Versorgungsmuster (»wenn der Helfer seine Struktur zur Verfügung stellt und die Bildung einer dauerhaften Beziehung anstrebt; in diesem Fall gleichen sich die Strukturen vom Helfer und Leidenden im Verlauf der Hilfestellung an«, S. 88). Beratung und Therapie setzen dagegen eher auf Differenz: »Differenz betrifft ein Helfen, in dem der Helfer seine Struktur analog eines Katalysators einsetzt, der bei den Hilfesuchenden eigene Prozesse anregt; die Entstehung einer überdauernden Beziehung wird jedoch vermieden« (S. 88).

Das Ludewig'sche Schema bietet eine praktikable Unterscheidung von unterschiedlichen Praxisformaten, die die vielfältigen Tätigkeitsfelder des systemischen Ansatzes abbilden – worauf auch einige Autorinnen dieses Bandes Bezug nehmen (Kuhnert sowie Kruse u. Herchenhan). Die Beiträge in diesem Buch geben einen guten Einblick in die systemischen Vorgehensweisen bei diesen Grundarten des Helfens, wobei erkennbar wird, dass alle Ansätze auf ein gemeinsames methodisches Repertoire zurückgreifen – die Unterschiede zwischen den einzelnen Formaten also nicht in den methodischen Spezifika liegen, sondern in den unterschiedlichen Problemformulierungen und den damit verknüpften Hilfebedarfen und Auftragsformulierungen. Gleichwohl lassen sich Elemente der einzelnen Formate temporär immer auch in anderen Formaten wiederfinden (z. B. Psychoedukation/Anleitung oder Coachingelemente in der Therapie oder der Einsatz therapeutischer Fragetechniken in den anderen Bereichen).

Eine grundsätzliche Unterscheidung zwischen Systemischer Therapie und Psychotherapie ist aus systemischer Perspektive dabei wenig plausibel. Allerdings hat sich die Frage nach der Unterscheidung von Therapie und Beratung im Laufe der letzten Jahrzehnte verändert: »Beratung wurde konzeptionell und methodisch umfassend durch Verfahren der Psychologie und der Psychotherapie ausgestaltet. Das führte zu einer Popularisierung von Therapie und Beratung und brachte zugleich auch konzeptionelle Abgrenzungsschwierigkeiten mit sich. Beratung wurde zu einer Art ›kleiner‹ Psychotherapie (und wird teilweise auch heute noch so verstanden), ausgelegt auf minder schwere Probleme bzw. auf Störungen ohne Krankheitswert« (Schubert, Rohr u. Zwicker-Pelzer, 2019, S. 10). Diese Nähe zur Therapie führte auch zu einer Vielzahl von Veröffentlichungen und Weiterbildungen zu »Systemischer Therapie und Beratung« (z. B. von Schlippe u. Schweitzer, 1996; Levold u. Wirsching, 2014).

Mittlerweile hat sich die Beratungslandschaft stark ausdifferenziert, eine Vielzahl eigener Formate entwickelt und Professionalisierungs- und Organisierungsprozesse durchlaufen, die eine stärkere Unabhängigkeit der Beratung von Therapie zur Folge haben. Auch dies kann man als eine Reaktion auf das PsychThG und die damit verbundenen Befürchtungen verstehen, in nicht heilkundlichen Kontexten eventuell nicht mehr therapeutisch arbeiten zu dürfen. »In den USA und in Großbritannien ist diese strikte Abgrenzung so nicht vorzufinden. In England ist Beratung (Counselling) überwiegend psychologisch und psychotherapeutisch orientiert, in den USA ist Counseling durch ein breites, psychosozial angelegtes Selbstverständnis geprägt, in das auch pädagogische und sozialarbeiterische Handlungsformate einbezogen sind. Die besondere Situation in Deutschland führte zu einer Profilschärfung von Beratung, was Professionalisierung und wissenschaftliche Fundierung anbelangt. Beratung ist heute als Teil und als Ausdruck der gesellschaftlichen Modernisierungsprozesse zu verstehen, als professionelles Angebot zur ko-konstruktiven, reflexiven Hilfestellung bei der Bewältigung krisenhafter moderner Lebens- und Arbeitsbedingungen mit ihren vielfältigen Orientierungs- und Entscheidungsanforderungen« (Schubert et al., 2019, S. 13 f.). Die Weiterbildungsrichtlinien der Systemischen Verbände haben dieser Entwicklung Rechnung getragen, indem sie die Weiterbildungsgänge modularisiert und die Vermittlung von Beratungskompetenzen als Einstiegsmodul konzipiert haben, an das dann weiterführende Curricula in systemischer Therapie, Supervision, Organisationsberatung etc. anschließen können. Allerdings zeigt das erwähnte Buch von Schubert et al. auch, wie sehr sich die unterschiedlichen Beratungsansätze immer noch den verschiedenen Therapieschulen verpflichtet fühlen und ihre Haltung und Methodik zum guten Teil daraus beziehen (S. 63 ff.). Vor diesem Hintergrund finden sich immer noch viele Weiterbildungsgänge in »Systemischer Therapie und Beratung«, die sich von anderen hier genannten Beratungsformaten deutlich unterscheiden.

Transdisziplinarität und Multiprofessionalität

Der systemische Ansatz versteht sich als transdisziplinäres und multiprofessionelles Konzept (Levold, 2014b). Die Probleme, mit denen er sich in Forschung, Theorie und Praxis beschäftigt, lassen sich nicht aus der Perspektive einer einzelnen Disziplin und auch nicht allein aus ihrem Zusammenwirken heraus verstehen und bearbeiten. Transdisziplinarität geht also noch über Interdisziplinarität hinaus, beide entspringen »einem Diskrepanzerleben zwischen Anspruch und Wirklichkeit: Wissenschaft soll Wahrheit produzieren und Problemlösungen erarbeiten, die (zunehmende) Spezialisierung erzeugt jedoch Wahrnehmungseinschränkungen und Wirksamkeitsverlust« (Schaller, 2004, S. 35). Darüber hinaus führt die Auffächerung in Disziplinen dazu, dass komplexere Problemstellungen unter Umständen gar nicht erkannt werden können, weil die jeweiligen Vorgehensweisen sich nicht vom Gegenstand, sondern von den Zuständigkeitsansprüchen und methodischen Repertoires der Einzelwissenschaften herleiten. Dies gilt für alle komplexen Systeme, die aufgrund ihrer Eigendynamik einem reduktionistischen Zugang entgegenstehen, wie Ökosysteme, lebende Systeme und soziale bzw. Sinnsysteme.

Systemtheorie, Kybernetik und Synergetik, die die erkenntnistheoretischen Grundlagen des systemischen Ansatzes darstellen, orientieren sich als Strukturwissenschaften daher an übergreifenden Mustern, Strukturen und Dynamiken, unabhängig von der Materialität ihrer Gegenstände. Sie sind deshalb auf unterschiedliche Phänomenbereiche z. B. der Biologie, Psychologie, Philosophie, Sozialwissenschaften, Kognitionswissenschaften, Kommunikationswissenschaften und Medizin anwendbar. Aus einer solchen transdisziplinären Perspektive haben sich enorme Komplexitätsgewinne ergeben – für Gregory Bateson ist die Kybernetik, »der größte Bissen aus der Frucht vom Baum der Erkenntnis, den die Menschheit in den letzten 2000 Jahren zu sich genommen hat« (Bateson, 2006, S. 612).

Damit verbunden ist auch die Zurückweisung eines biologischen, medizinischen oder psychologischen Reduktionismus zur Erklärung von psychischen oder sozialen Problemen oder Symptomen, wie er z. B. im biomedizinischen Krankheitskonzept angelegt ist. Dies führt freilich zu Konflikten mit einer überwiegend von disziplinären Dominanzansprüchen geprägten Wissenschafts- und Professionslandschaft. Im akademischen Bereich ist die systemtheoretische und kybernetische Position aufgrund verschiedener Faktoren außerordentlich schwach entwickelt (Levold, 2014b), was sicher zu den Schwierigkeiten der wissenschaftlichen Anerkennung des systemischen Ansatzes beigetragen hat.

So war auch die jahrzehntelange Debatte über die Einführung des Psychotherapeutengesetzes stark von berufsständischen Konflikten zwischen den Berufsgruppen der Ärzte und Psychologen geprägt – und ist es heute immer noch. Zum Beispiel verwahrt sich der BDP, Berufsverband Deutscher Psychologinnen und Psychologen, in einer Stellungnahme vom 8.5.2019 (sic!) gegen die Einbeziehung sogenannter Bezugswissenschaften (also immerhin ein Hinweis auf geplante Interdisziplinarität) im »Entwurf eines Gesetzes zur Reform der Psychotherapeutenausbildung (Psychotherapeutengesetz-PsychThG)« mit dem Argument, dass Psychotherapie nichts als »*angewandte Psychologie* (Hervorhebung TL)« sei![2]

Systemische Therapie ist dagegen von ihrem Selbstverständnis her eben nicht »angewandte Psychologie«, sondern speist sich sowohl erkenntnistheoretisch als auch praxeologisch aus unterschiedlichen professionellen Zugängen (Medizin, Psychologie, Sozialwissenschaften, Sozialarbeit, Pädagogik, Theologie/Seelsorge, Krankenpflege u. a.) und Wissensbeständen (Levold u. Wirsching, 2014, S. 24–44), in ihrer Praxis betont sie das Zusammenwirken von Professionellen aus den unterschiedlichen Herkunftsberufen und Arbeitskontexten. Dementsprechend stehen die Weiterbildungen in systemischer Therapie den Angehörigen unterschiedlicher Berufsgruppen offen, diese Vielfalt findet sich auch bei den Dozenten, Lehrtherapeutinnen und Lehrsupervisoren wieder. In den Approbationsausbildungen in Systemischer Psychotherapie sind bislang ausschließlich Psychologinnen und Psychologen zugelassen, auch die Lehrtherapeuten- bzw. Supervisorinnenbefugnis ist in der Regel an eine Approbation geknüpft. Versteht man unter Systemischer Psychotherapie mehr als nur die Anwendung systemischer Techniken und Methoden, ist die sozialrechtliche Anerkennung also mit einer Aufgabe wesentlicher systemischer Prämissen verbunden. Die Wurzeln dieser grundberuflichen Einschränkung sind dabei nicht das Ergebnis inhaltlich-konzeptueller Auseinandersetzungen, sondern in den Verhandlungen der psychoanalytischen Verbände mit den relevanten Akteuren des Gesundheitssystems in den 1960er Jahren zu suchen, als die Möglichkeit

2 »Der Gesetzentwurf scheint einen besonderen Wert darauf zu legen, sogenannten Bezugswissenschaften einen Rang in der Psychotherapieausbildung zu verschaffen. Wie der Referentenentwurf noch ausdrücklich festhielt, sollten Absolventinnen und Absolventen der geplanten Psychotherapieausbildung nicht Psychologinnen und Psychologen sein. Auch wenn sich im Gesetzentwurf einige Indizien dafür finden, dass man dies abzumildern versucht, ist es sachlich und politisch erheblich zu kritisieren, dass nicht schon im Gesetzestext klargestellt wird, dass Psychotherapie angewandte Psychologie ist, wie es europaweit und international Standard ist« (www.bundestag.de/resource/blob/641080/23cdbc32e13123a3776aaea-5b07861ad/19_14_0077-10-_BDP_Psychotherapeutenausbildung-data.pdf, 18.9.2019).

der Kassenfinanzierung mit dem Ausschluss aller Nichtärzte und Nichtpsychologen aus der psychoanalytischen Ausbildung erkauft wurde.

Bedeutsame Pioniere der Familientherapie und der systemischen Therapie könnten aufgrund ihrer Berufsbiografie gegenwärtig unter diesen Umständen nicht einmal zur psychotherapeutischen Ausbildung zugelassen werden, z. B. Steve de Shazer, Peggy Penn, Jay Haley, John Weakland, Peggy Papp, Peter Fürstenau, Virginia Satir, Insoo Kim Berg, Paul Watzlawick, Rosmarie Welter-Enderlin – um nur einige zu nennen.

Immerhin besteht in vielen klinischen Einrichtungen mit einem multiprofessionellen Behandlungsansatz (Krankenhäuser, Tageskliniken etc.) die Möglichkeit, auch für nichtapprobierte systemische Therapeuten, Systemische Therapie zu betreiben. Als Leistung der Einrichtung kann das dann auch mit den Krankenkassen abgerechnet werden.

Die Praxisbeiträger dieses Bandes zeigen eindrucksvoll, dass die darin beschriebenen Handlungskontexte sämtlich mit komplexen biopsychosozialen Problemlagen, Lebensverhältnissen und Kooperationsanforderungen zu tun haben und von einer transdisziplinären und multiprofessionellen Herangehensweise nicht nur profitieren, sondern diese auch für die Entwicklung erfolgreicher Problemlösungen voraussetzen.

Störungswissen und klinische Konstellationen

Was brauchen systemische Therapeutinnen an Wissen und Kompetenzen, um sich in den unterschiedlichen Kontexten ihres Einsatzes orientieren zu können? Worin unterscheiden sich im Grundsatz die Wissens- und Kompetenzbestände von systemischen Therapeuten und systemischen Psychotherapeuten? Hanswille macht in seinem Beitrag Störungswissen, den Einsatz von psychiatrischen Diagnosen (ICD) und die symptomorientierte Behandlung zu den Abgrenzungskriterien der Psychotherapie gegenüber »viele[n] systemische[n] Erklärungsmodelle[n], die in den unterschiedlichen Weiterbildungsformaten vermittelt werden« (Hanswille in diesem Band, S. 314). Denn die »sind oft eher allgemeine Beschreibungen und Erklärungen für Systemdynamiken, konflikthafte Musterbildungen etc. und wenig auf die Besonderheiten einzelner Störungen und ihre Auswirkungen ins System zugeschnitten. Wenn sich aktuell kein Konflikt in der Beziehung der Eltern findet, das familiäre Gleichgewicht nicht gefährdet ist, die Selbstorganisation des Systems nicht blockiert ist, sich keine Triangulationsproblematik findet, keine Parentifizierung zu sehen ist, keine transgenerationalen Delegationen etc. als Erklärungsmodelle genutzt werden können, dann finden sich kaum noch weitere Beschreibungen für die Erklärung einer Störung und deren Auswirkungen auf die Paar- und Familiendynamik und daraus abgeleitet keine spezifische Behandlungsplanung für die Klienten« (S. 314). Aber welche »Beschreibungen für die Erklärung einer Störung« sind denn hier gemeint?

Um therapeutisch handeln zu können, bedarf es sicherlich einer diagnostischen Einschätzung, was denn das zu behandelnde Problem sei. Insofern können wir nicht *nicht diagnostizieren* (Levold, 2014c; Levold, Lieb u. Britten, 2017). Damit ist allerdings noch nicht geklärt, welche Art der Diagnostik systemische Therapeutinnen betreiben sollen. Hanswille benennt im hier wiedergegebenen Zitat bereits eine Reihe systemdiagnostischer Konzepte, denen man eine Vielzahl weiterer Modelle hinzufügen könnte. Die Bandbreite vorhandener diagnostischer Modelle, die sich im Unterschied zum DSM bzw. ICD aus der therapeutischen Praxis heraus entwickelt haben, ist außerordentlich groß, während das DSM sich primär einem Forschungskontext und zweitens der Notwendigkeit einer psychiatrischen Einordnung verdankt.

Erkennbar will Hanswille aber auf Störungen sensu »ICD-10 oder demnächst 11« (Hanswille in diesem Band, S. 328) hinaus, da deren Diagnose nun mal den Psychotherapeuten vorbehalten sei. Erstaunlich ist, dass er mit keinem Satz auf die nicht nur unter Systemikern verbreitete Kritik an den diagnostischen Manualen ICD und DSM eingeht, die selbst von Allen Frances, dem Verantwortlichen für das DSM-IV, vehement vorgebracht wird (Frances, 2013). Im Unterschied zu den von Hanswille genannten Konzepten erklären die ICD-Diagnosen ja eben keine Störungen, sondern sind ausschließlich deskriptiv am Vorhandensein einer bestimmten Zahl von Symptomen festgemacht, die wiederum von einer kleinen Gruppe von Forschern festgelegt bzw. konstruiert werden. Nicht nur im systemtherapeutischen Diskurs wird daher die Nützlichkeit psychiatrischer Diagnosesysteme infrage gestellt. In der »Kampagne zur Abschaffung formaler psychiatrischer Diagnosesysteme wie DSM-IV und ICD-10« (Timimi, 2013, S. 185) heißt es u. a.: »Psychiatrische Diagnosen sind nicht valide. – Die Anwendung psychiatrischer Diagnosen verstärkt Stigmatisierung. – Psychiatrische Diagnosen helfen nicht bei der Wahl der Behandlungsstrategie. [...] Anderen Kulturen werden westliche Vorstellungen psychischer Gesundheit und Krankheit aufgezwungen. – Alternative evidenzbasierte Modelle für eine effektive Neuausrichtung der psychosozialen Versorgung stehen zur Verfügung.« Von alldem finden wir bei Hanswille kein Wort.

Zuzustimmen ist ihm aber in jedem Falle insofern, dass systemische Therapeuten über ein ausreichendes Wissen von den unterschiedlichen diagnostischen Konzepten der verschiedenen Grundorientierungen verfügen sollten, zu denen natürlich auch die psychiatrische Diagnostik gehört. Diagnosen sind Teil des

Problemsystems bzw. klinischen Systems und müssen daher adäquat eingeordnet werden können, um sich selbst orientieren und Anschlussfähigkeit an die anderen Teilnehmenden des Problemsystems herstellen zu können, ganz abgesehen davon, nur so sozialrechtlich anerkannte Leistungen im Gesundheitssystem erbringen zu können. Hanswilles Formulierung, dass es eines »ausreichenden Störungswissens« bedarf, »um *hinter* (Hervorhebung TL) den Beschreibungen der Probleme, den berichteten Dynamiken, den zu beobachtenden Mustern und Verhaltensweisen etc. Hinweise auf eine Symptomatik, Störung, Erkrankung zu erkennen und diese fachgerecht ansprechen zu können« (Hanswille in diesem Band., S. 338), legt aber nahe, dass Diagnose bei Hanswille dem Aufspüren einer ontologisch tiefer liegenden Entität (Störung, Erkrankung) dient, die sich in der Beschreibung und den berichteten und beobachtbaren Dynamiken *nur zeigt*. Heilkunde zielt also letztendlich hier nicht auf die Veränderung der Wahrnehmungs- und Verhaltensmuster, Interaktionsdynamiken, Narrative etc., sondern auf die Behandlung der Symptome bzw. der Störung oder Krankheit selbst, was immer das auch sein mag. Auch in der Aufzählung der psychotherapeutischen Kompetenzen bei Hanswille entsteht der Eindruck, als seien Symptome nicht Ergebnis oder Ausdruck einer spezifischen biopsychosozialen Systemdynamik, sondern ebenso wie die damit verbundenen Störungen schon *vorgängig* vorhanden und hätten die beobachtbare Systemdynamik bloß zur Folge. In den geschilderten Fallbeispielen ist es irritierenderweise dann auch die Aufgabe von Beratern bzw. nichtheilkundlichen Therapeuten, die Systemdynamik zu erkennen und zu beeinflussen, während die Aufgabe von heilkundlichen Psychotherapeutinnen darin liegt, den Familienmitgliedern bzw. Partnern klinische Diagnosen zuzuordnen und diese dann symptomatisch zu behandeln (wie bei den geschilderten Fallbeispielen demonstriert).

In Antizipation der erwarteten sozialrechtlichen Anerkennung hat das Thema einer störungsspezifischen Therapie im systemischen Diskurs in den letzten Jahren große Aufmerksamkeit erzielt. Mit dem »Lehrbuch der systemischen Therapie und Beratung II« von Schweitzer und von Schlippe (2012), dem aus strategischen Gründen der Untertitel »Das störungsspezifische Wissen« gegeben wurde, wurde erstmals die system- und familientherapeutische Literatur zu einzelnen Störungsbildern systematisch zusammengefasst – bemerkenswerterweise ohne in einem Eingangskapitel ausführlicher auf die damit verbundenen problematischen epistemologischen Implikationen einzugehen (zur Kritik: Levold, Loth, von Schlippe u. Schweitzer, 2011). Im Carl-Auer-Verlag existiert bereits seit einigen Jahren eine eigene Buchreihe zum Thema »Störungen systemisch behandeln«, störungsspezifische Weiterbildungen werden gerne gebucht.

Von diesem Wissen und diesen Erfahrungen können alle systemischen Therapeutinnen und Therapeuten in den unterschiedlichsten klinischen und nichtklinischen Kontexten profitieren. Entscheidend für eine systemische Perspektive ist aber, dass man keinem verdinglichenden Konzept von Störung, Krankheit etc. anheimfällt und dass das Störungskonzept als eine Beobachterkategorie verstanden wird, die mindestens ebenso viel über den Beobachter und den Beobachtungskontext aussagt wie über das zu beobachtende Problem.

Da psychische und soziale Systeme über Sinn verkoppelt sind und ihre Selbst- und Weltentwürfe daher immer sinnvermittelt sind (wobei die Frage der Einbeziehung des Körpers als Sinnproduzent bzw. -verarbeiter über die Leiberfahrung hinaus Gegenstand aktueller interessanter Debatten zum Thema Embodiment, Biosemiotik etc. ist), ist eine Systemische Therapie elementar auf solche sinnhaften Prozesse bezogen. Die Diagnose einer Störung nach DSM oder ICD stellt dabei nicht nur keinen Versuch einer solchen sinnhaften Einordnung dar, sondern versucht als rein deskriptive Symptomsammlung sogar, jeden (ätiologisch oder anders gelagerten) Sinnbezug zu vermeiden. Analog zu medizinischer Diagnostik geht es hier nur um codierte bzw. codierbare Probleme. Im Unterschied dazu fallen, wie Peter Fuchs pointiert feststellt, »im Blick auf psychische Systeme [...] (Leidensdruck erzeugende) Unschärfeprobleme an, auf die sich dann die Psychotherapie bezieht, indem sie *nichtcodierte und nichtcodierbare Probleme* (Hervorhebung TL) nicht codifiziert, sondern gelten lässt – durch Strategien, die zu viablen Identitätskonzepten führen, innerhalb deren es möglich wird, mit Unschärfen zu leben« (Fuchs, 2011, S. 34). Eine systemische Diagnostik muss der Nichtcodierbarkeit von Sinnproblemen daher Rechnung tragen.

In Anlehnung an das von Ludwig Reiter geprägte Konzept der »klinischen Konstellation«, das eben nicht als kategoriale Diagnose verstanden wird, sondern zwingend als »idiographische Metapher für die therapeutische Arbeit am Einzelfall«, die »nomologisches und biografisches Wissen, therapeutische Erfahrungen und die Realitätssicht der Patienten und ihrer Angehörigen« umfasst (Reiter, 1990, S. 130), werden daher in Teil 3 des Sammelbands »Systemische Therapie und Beratung. Das große Lehrbuch« (Levold u. Wirsching, 2014) typische Problemkonstellationen vorgestellt, mit denen systemische Therapeutinnen und Berater in ihren jeweiligen Praxiskontexten konfrontiert werden. Je nach Konfiguration des Klientensystems, des Behandlungssettings, des institutionellen und organisatorischen Kontextes und je nach den kontextspezifischen Problembeschreibungen und Diskursen ergeben sich typische Auftragslagen und Anforderungen an Wissen und Fähigkeiten von Professionellen, die für die wichtigsten therapeutischen und beraterischen Handlungsfelder skizziert werden.

Leitmotiv ist dabei keine Klassifikation von behandlungsbedürftigen Störungen, sondern die Fokussierung auf Problemlagen, mit denen systemisch arbeitende Professionelle in diesen Handlungsfeldern rechnen müssen (Levold, 2014a).

Kompetenzen und Kompetenzerwerb

Systemische Therapeutinnen und Therapeuten haben schon immer in unterschiedlichen klinischen und nichtklinischen Settings gearbeitet. Die Teilnehmenden der ersten formalisierten Weiterbildungsgänge in Systemischer Therapie an den frisch gegründeten systemischen Weiterbildungsinstituten verfügten häufig bereits über eine abgeschlossene Therapieausbildung und wollten ihr therapeutisches Repertoire mit einer systemischen Perspektive erweitern.[3] Mittlerweile ist die Weiterbildung in Systemischer Therapie für die meisten Teilnehmenden die erste Weiterbildung dieser Art. Die Anwendung systemtherapeutischer Konzepte auf viele andere Handlungsfelder (Soziale Arbeit, Beratung, Supervision, Coaching, Organisationsberatung etc.) und die enorm erfolgreiche Verbreitung des systemischen Ansatzes in diesen Formaten hat zu einer Ausdifferenzierung der Weiterbildungsangebote und Curricula geführt, auch wenn es dabei zahlreiche inhaltliche Überschneidungen gibt. Das wirft die Frage auf, welche Kompetenzen jeweils in welchem Umfang vermittelt werden müssen bzw. vorausgesetzt werden können. Weiterbildungs- und Ausbildungsrichtlinien können und müssen inhaltliche Themenbereiche und methodische Formate mit den entsprechenden Zeitkontingenten festlegen, um eine minimale Qualitätskontrolle zu gewährleisten. Eine Sicherung der fachlichen Güte der individuellen Umsetzung von Lerninhalten ist durch Richtlinien allein aber nicht zu erreichen.

Dem Argument von Hanswille ist zuzustimmen, dass der Umfang einer Weiterbildung in Systemischer Therapie und Beratung sich beträchtlich vom Umfang einer systemischen Approbationsausbildung unterscheidet. Um Systemische Therapie auszuüben, bedarf es zum einen eines umfangreichen Theoriewissens über Theorien unterschiedlicher Reichweite (z. B. Metatheorien wie Erkenntnistheorie, Systemtheorie und Kybernetik, Philosophie, Anthropologie,

IV

3 Das Selbstverständnis der Systemischen Therapie als eigenes Verfahren lässt sich auf den Beginn der 1980er Jahre datieren, es entwickelte sich aus dem breiten Feld der Familientherapie, die wiederum in vielen unterschiedlichen Therapieorientierungen beheimatet war. Die Arbeit mit Familien bzw. mit Mehrpersonensystemen wird mittlerweile primär nur noch als – wenn auch bedeutsame – Settingvariante in der Systemischen Therapie betrachtet, die aber durchaus als Alleinstellungsmerkmal gesehen werden kann.

Gesellschaftstheorie etc.; Theorien mittlerer Reichweite wie Kommunikationstheorie, Entwicklungspsychologie, Familiendynamik, Psycho- und Gruppendynamik, Affekttheorie und viele andere), die dann noch der praxeologischen Ausdifferenzierung bedürfen, was wiederum Interventionslehre, Prozess- und Settingkonzepte, Umgang mit Übertragungsdynamiken etc. umfasst.

Eine besondere Aufgabe der Aus- und Weiterbildung liegt in der Entwicklung der Therapeutenpersönlichkeit (Levold, 2004) durch Selbsterfahrung und -reflexion – vor allem vor dem Hintergrund, dass die Gestaltung einer guten affektiven Beziehung zwischen Therapeutinnen und Klientinnen als zentraler Wirkfaktor von Psychotherapie gilt, weit vor allen methodischen Kompetenzen (Asay u. Lambert, 2001). Neben dem Erwerb von theoretischen, praxeologischen und personalen Wissens- und Erfahrungsbeständen geht es in der therapeutischen Weiterbildung natürlich auch um die supervisorisch begleitete eigene therapeutische Praxis in einem klinischen Arbeitsfeld, etwa im Rahmen eines praktischen Jahres, wie es im PsychThG vorgesehen ist. Leider werden »Psychotherapeuten in Ausbildung« bislang weder adäquat bezahlt noch ausreichend in ihren Ausbildungsstätten betreut, da sie entgegen ihrem Ausbildungsanspruch und ihrem Erfahrungsstand häufig von Anfang an als unmittelbare und volle Leistungserbringer in ihren Organisationen eingesetzt werden.

Es liegt auf der Hand, dass eine detaillierte Vermittlung all dieser Kompetenzen und Fähigkeiten nur in einer entsprechend umfangreichen Ausbildung geschehen kann. Inwiefern das zu erwartende Direktstudium Psychotherapie dies (etwa durch eine zu wünschende transdisziplinäre und multiprofessionelle Perspektive) wird leisten können, bleibt abzuwarten. Hier wäre aber auch der Ort, an dem »vertieftes Störungswissen [und] Diagnostikkompetenz« (Hanswille in diesem Band, S. 339) vermittelt werden könnten. Einer anschließenden Weiterbildung in Systemischer Psychotherapie käme sicher die Aufgabe zu, diese wieder systemisch zu dekonstruieren und mit den spezifischen Inhalten des systemischen Ansatzes zu verbinden. Verwunderlich bleibt hier, warum in Abbildung 2 von Hanswille (S. 340) zur »Beispielhafte[n] Verteilung von Lerninhalten zwischen Systemischer Therapie und Systemischer Psychotherapie« die Vermittlung »grundlegender Handlungskompetenzen zur Prozessgestaltung, zu systemischen Techniken, Hypothesen, Haltungen etc.« sowohl bei Systemischer Therapie als auch Systemischer Psychotherapie nur in geringem Umfang stattfinden soll, während dagegen »vertieftes Störungswissen, Diagnostikkompetenzen, Wissen über psychiatrische Erkrankungen« etc. bei der Systemischen Psychotherapie und »Zwangskontexte, Netzwerkarbeit, Arbeit mit unfreiwilligen Klienten« bei der Systemischen Therapie zu den »intensiv vermittelten« Lerninhalten gehören sollen.

Die Zukunft Systemischer Therapie

Mit der sozialrechtlichen Anerkennung ist eine wichtige Weichenstellung für die Zukunft der Systemischen Therapie im Gesundheitssystem getroffen worden. Unklar ist momentan, wie viele Weiterbildungsinstitute als Ausbildungsinstitute für Systemische Psychotherapie demnächst anerkannt werden können. Klar ist, dass es eine zahlenmäßige Begrenzung mit dem Ziel einer Steuerung des Outputs an Psychotherapeuten geben wird. Das kann bedeuten, dass zukünftig die systemische Approbationsausbildung auch an anderen (z. B. verhaltenstherapeutischen) Instituten erfolgen kann, die bereits über die Anerkennung und die nötigen Ressourcen verfügen, was den Einfluss systemischer Expertise auf das Ausbildungssystem vermutlich schwächen wird.

Ob das dem systemischen Selbstverständnis dienlich ist bzw. dieses unter den skizzierten Bedingungen aufrechterhalten und weiterentwickelt werden kann, ist ebenso die Frage wie die, ob die systemische Perspektive generell einen relevanten Einfluss auf das Therapieverständnis der Zukunft nehmen kann – jenseits ihrer bewährten und anerkannten Techniken und Methoden. Die Festlegung auf das biomedizinische Störungsmodell lässt das zumindest bezweifeln.

Auch für die therapeutische Praxis steht zu befürchten, dass die Einbeziehung von Angehörigen, die ja nun als Kassenleistung abgerechnet werden kann (was ja in jedem Fall die Konstruktion einer individuellen *psychischen Störung mit Krankheitswert* voraussetzt), nicht dazu führt, dass die Zahl der Therapien im Familiensetting oder überhaupt in Mehrpersonensettings wesentlich zunehmen wird. Die Erfahrungen in Österreich, in denen Systemische Psychotherapie schon seit Langem ein anerkanntes Verfahren ist, zeigen, dass der größte Teil der niedergelassenen Therapeutinnen so gut wie ausschließlich einzeltherapeutisch arbeitet, was mit der Ökonomie der Niederlassungspraxis wesentlich einfacher zu vereinbaren ist.

Die systemischen Fachverbände DGSF und SG haben in den vergangenen Jahren einen beträchtlichen Teil ihrer finanziellen, organisatorischen und personellen Ressourcen in das Projekt der berufs- und sozialrechtlichen Anerkennung investiert – wohl wissend, dass sie damit die Interessen eines nur kleineren Teils ihrer Mitgliedschaft vertreten konnten.

Verfolgt man die Entwicklungsdynamik von Professionen, kann man prognostizieren, dass sich die systemische Approbationspsychotherapie zunehmend von der systemischen Therapie und Beratung im herkömmlichen Sinne abgrenzen wird. Die Interessen der approbierten systemischen Psychotherapeuten sind auf lange Sicht zu unterschiedlich und in wesentlichen Punkten (Ausbildungsinhalte und -dauer, ökonomische und rechtliche Verregelung etc.) denen anderer approbierter Psychotherapeutinnen näher als denen ihrer nichtapprobierten systemischen Kolleginnen. Die damit verbundenen Interessenkonflikte bieten für die Systemischen Verbände ein nicht zu unterschätzendes Spaltungspotenzial, da die approbierten Mitglieder selbstredend eigener Interessenvertretungen bedürfen (und diese auch gründen werden), die dann aber durchaus auch in Konflikt mit anderen systemischen Stakeholdern geraten dürften. Vorstellbar sind etwa Auseinandersetzungen darüber, was überhaupt zukünftig noch mit den Titeln Therapie oder Psychotherapie belegt werden darf (die ja bislang noch nicht geschützt sind). Die Unterscheidung zwischen *Systemischer Therapie diesseits oder jenseits des Heilauftrags* ist also möglicherweise selbst von solchen nicht unwahrscheinlichen Entwicklungen und Interessenkonflikten betroffen.

Ob es dann noch ausreichend viele übergreifende Interessen und Positionen geben wird, die eine effektive gemeinsame Vertretung durch die Verbände ermöglichen, oder ob es zu einer Zersplitterung der systemischen Szene kommen wird, wird die Zukunft ebenso erweisen wie die Antwort auf die Frage, inwiefern in den in diesem Band vorgestellten vielfältigen Praxiskontexten überhaupt noch eigenständige systemtherapeutische Konzepte zur Anwendung kommen können oder ob die sich ausbreitende Medikalisierung psychischer und psychosozialer Problemlagen dazu führen wird, dass es jenseits des »Heilauftrags« gar keine »Therapie« mehr geben wird.

Literatur

Andersen, T. (1996). Von der Behandlung zum Gespräch. In T. Keller, N. Greve (Hrsg.), Systemische Praxis in der Psychiatrie (S. 119–131). Bonn: Psychiatrie Verlag.

Asay, T. P., Lambert, M. J. (2001). Empirische Argumente für die allen Therapien gemeinsamen Faktoren: Quantitative Ergebnisse. In M. A. Hubble, B. L. Duncan, S. D. Miller (Hrsg.), So wirkt Psychotherapie. Empirische Ergebnisse und praktische Folgerungen (S. 41–81). Dortmund: Modernes Lernen.

Bateson, G. (2006). Ökologie des Geistes. Frankfurt a. M.: Suhrkamp.

Frances, A. (2013). Normal. Gegen die Inflation psychiatrischer Diagnosen. Köln: DuMont.

Fuchs, P. (2011). Die Verwaltung der vagen Dinge. Gespräche über die Zukunft der Psychotherapie. Heidelberg: Carl-Auer.

Goolishian, H. A., Anderson, H. (1997). Menschliche Systeme. In L. Reiter, E. J. Brunner, S. Reiter-Theil (Hrsg.), Von der Familientherapie zur systemischen Perspektive (S. 253–287). Berlin u. a.: Springer.

Jacobi, F., Hofler, M., Strehle, J., Mack, S., Gerschler, A., Scholl, L. et al. (2016). [Erratum to: Mental disorders in the general population. Study on the health of adults in Germany and the additional module mental health (DEGS1-MH)]. Nervenarzt, 87 (1), 88–90.

Levold, T. (2004). Therapeutenpersönlichkeit zwischen Rolle und Identität. Systeme, 18 (1), 41–51.

IV

Levold, T. (2014a). Arbeit mit speziellen Problemkonstellationen (Einleitung). In T. Levold, M. Wirsching (Hrsg.), Systemische Therapie und Beratung. Das große Lehrbuch (S. 302–302). Heidelberg: Carl-Auer.

Levold, T. (2014b). Systemische Therapie als transdisziplinäres und multiprofessionelles Konzept. In T. Levold, M. Wirsching (Hrsg.), Systemische Therapie und Beratung. Das große Lehrbuch (S. 14–20). Heidelberg: Carl-Auer.

Levold, T. (2014c). Systemische Therapie und Diagnostik. In T. Levold, M. Wirsching (Hrsg.), Systemische Therapie und Beratung. Das große Lehrbuch (S. 130–150). Heidelberg: Carl-Auer.

Levold, T., Lieb, H., Britten, U. (2017). Für welche Probleme sind Diagnosen eigentlich eine Lösung? Tom Levold und Hans Lieb im Gespräch mit Uwe Britten. Göttingen: Vandenhoeck & Ruprecht.

Levold, T., Loth, W., Schlippe, A. von, Schweitzer, J. (2011). Systemische Therapie und das »störungsspezifische Wissen«. Ein Streitgespräch. Kontext, 42, 164–179.

Levold, T., Wirsching, M. (Hrsg.) (2014). Systemische Therapie und Beratung. Das große Lehrbuch. Heidelberg: Carl-Auer.

Ludewig, K. (1996). Zum Krankheitsbegriff in der Psychiatrie. Eine systemische Betrachtung. In T. Keller, N. Greve (Hrsg.), Systemische Praxis in der Psychiatrie (S. 45–60). Bonn: Psychiatrie Verlag.

Ludewig, K. (1997). Systemische Therapie. Grundlagen klinischer Theorie und Praxis. Stuttgart: Klett-Cotta.

Reiter, L. (1990). Die depressive Konstellation. Eine integrative therapeutische Metapher. System Familie, 3 (3), 130–147.

Schaller, F. (2004). Erkundungen zum Transdisziplinaritätsbegriff. In F. Brand, F. Schaller, H. Völker (Hrsg.), Transdisziplinarität – Bestandsaufnahme und Perspektiven. Beiträge zur THESIS-Arbeitstagung im Oktober 2003 in Göttingen (S. 33–45). Göttingen: Universitätsverlag.

Schiepek, G. (1999). Die Grundlagen der Systemischen Therapie. Theorie – Praxis – Forschung. Göttingen: Vandenhoeck & Ruprecht.

Schlippe, A. von (2014). Das Auftragskarussell: Ein Instrument der Klärung eigener Erwartungserwartungen. In T. Levold, M. Wirsching (Hrsg.), Systemische Therapie und Beratung. Das große Lehrbuch (S. 223–227). Heidelberg: Carl-Auer.

Schlippe, A. von, Schweitzer, J. (1996). Lehrbuch der systemischen Therapie und Beratung I. Das Grundlagenwissen. Göttingen: Vandenhoeck & Ruprecht.

Schubert, F.-C., Rohr, D., Zwicker-Pelzer, R. (2019). Beratung. Grundlagen – Konzepte – Anwendungsfelder. Wiesbaden: Springer Fachmedien.

Schweitzer, J., Schlippe, A. von (2012). Lehrbuch der systemischen Therapie und Beratung II. Das störungsspezifische Wissen. Göttingen: Vandenhoeck & Ruprecht.

Sydow, K. von, Beher, S., Retzlaff, R., Schweitzer, J. (2007). Die Wirksamkeit der Systemischen Therapie/Familientherapie. Göttingen: Hogrefe.

Timimi, S. (2013). No More Psychiatric Labels. Kampagne zur Abschaffung formaler psychiatrischer Diagnosesysteme wie DSM-IV und ICD-10. Kontext, 44 (2), 185–204.

Reinert Hanswille

Unterschiede befruchten die »systemische Welt«

Eine Auseinandersetzung mit dem Beitrag von Tom Levold »Systemische Therapie für unterschiedliche Kontexte und Systeme – ein transdisziplinärer, multiprofessioneller und kompetenzorientierter Ausblick« und eine Gegenrede zur Entwertung der wissenschaftlichen und sozialrechtlichen Anerkennung der Systemischen Therapie.[1]

Einige einleitende Sätze zu meiner Antwort: Levolds Beitrag enthält viele interessante Gedanken, die ich so oder ähnlich teile und meine Vorstellungen wiedergeben. Eigentlich müsste Levold wissen, dass ich die Grundlagen der Systemischen Therapie kenne, deshalb verstehe ich manche Interpretationen und Deutungen in seinem Beitrag nicht und empfinde sie als wenig hilfreich. Levold ist ein anerkannter Fachmann für viele Felder und Fragen der Systemischen Therapie. Leider zeigt er sich weniger gut beschlagen in den Fragen des Psychotherapeutengesetzes, des Sozialrechts und der Approbation(sordnung), weshalb sich eine Reihe von Missverständnissen und Fehlinformationen in seinem Text finden.

Beim Schreiben dieses Beitrags entstand in mir ein sonderbares Gefühl: Ich hatte den Eindruck, ich werde zum Verteidiger, Anwalt, Rechtfertiger des Psychotherapeutengesetzes, der Psychotherapierichtlinie etc., um ein anderes Licht auf die sozialrechtliche Anerkennung der Systemischen Therapie zu werfen und die Möglichkeiten und Chancen dieser Entwicklung zu betonen. Natürlich sehe auch ich, dass alles noch besser, noch »systemischer« sein könnte und es im Gesundheitssystem vieles zu kritisieren gibt. Die systemischen Verbände haben sich »für einen Gang durch die Institutionen« entschieden und das Engagement vieler Systemiker in der Berufspolitik hat sich schon jetzt gelohnt. In vielen Grundlagentexten, wie z. B. der Psychotherapierichtlinie, wurden syste-

1 Zur leichteren Orientierung behalte ich die Kapitelgliederung Levolds bei und verzichte dafür auf dann eher umständliche genaue Seitenangaben.

mische Ideen aufgegriffen und bieten jetzt eine gute Grundlage für Systemische Therapie. Ich denke, das sollte man bei allen Bedenken nicht vergessen.

Systemische Therapie und Systemische Psychotherapie

Zum Ende des ersten Absatzes von Levolds Beitrag: Rein rechtlich würde ich es auch so verstehen, wie Levold schreibt. In der Praxis der meisten niedergelassenen Psychotherapeuten ist es (verfahrensunabhängig) aber anders. Die meisten wenden natürlich auch Techniken, Konzepte und Interventionen aus anderen, nicht wissenschaftlich und/oder sozialrechtlich anerkannten Verfahren an (Gesprächspsychotherapie, Gestalttherapie, Psychodrama etc.). Systemische Therapie darf jetzt in allen Feldern (Kliniken und ambulanten Kontexten, wie z. B. psychotherapeutischen Praxen) zur Anwendung kommen und wird vor allem auch entsprechend entlohnt – im Rahmen der gesetzlichen Krankenkasse allerdings offiziell nur von Kolleginnen und Kollegen, die auch eine entsprechende Fachkunde erworben haben.

Heilkunde als Rechtsbegriff und die »Störung mit Krankheitswert«

Die Sichtweise von Levold, dass die Regelung der Heilkunde ein Ausdruck »einer Medikalisierung psychosozialer Problemlagen« sei und »damit eine bestimmte Wissenschaftstradition zur rechtlich verbindlichen Maßgabe für die psychische Versorgung« mache, ist eine sehr zugespitzte Sichtweise, die viele andere Überlegungen und Konzepte nicht berücksichtigt. Das Psychotherapeutengesetz und die daraus abgeleiteten Richtlinien etc. sind nur ein Teil der Gesetzgebung im deutschen Gesundheitswesen. Mit der Heilkunde (im Bereich Medizin und Psychotherapie) sollten alle diese Bereiche strukturpolitisch geregelt werden. Das Psychotherapeutengesetz (PsychThG) von 1998 – und noch deutlicher das von 2019 – und damit auch die Beschreibung der Heilkunde ist vor allem aus dem Beweggrund entstanden, die Psychotherapie aus der Abhängigkeit der Medizin zu befreien und eine eigenständige und unabhängige Psychotherapie in Deutschland zu etablieren. Das Bestreben, den eigenständigen Beruf des Psychotherapeuten zu schaffen, ein eigenes Fachgebiet und eigene Befugnisse zu haben, ist auch aus dem Beweggrund entstanden, eine vom ärztlichen Berufsstand unabhängige Psychotherapie zu gestalten und in der psychotherapeutischen Versorgung einen eigenen Stellenwert zu geben.

Der interessierten Leserschaft empfehle ich das Psychotherapeutengesetz, die Psychotherapierichtlinie (als »offizielle Dokumente«) zu rezipieren, um sich selbst einen Eindruck zu verschaffen, ob Psychotherapie in Deutschland tatsächlich eine »Medikalisierung psychosozialer Problemlagen« propagiert. Beim Lesen dieser Publikationen wird schnell bemerkbar, dass die Behauptung Levolds, dass das Psychotherapeutengesetz »eine bestimmte Wissenschaftstradition zur rechtlich verbindlichen Maßgabe für die psychotherapeutische Versorgung« mache, nicht zutrifft. Das wird sowohl in der Legaldefinition im Psychotherapeutengesetz wie auch in § 7 Abs. 1 der Psychotherapierichtlinie (2019) deutlich. Von einem Ende der Psychotherapie, wie Levold es beschreibt, kann keine Rede sein. Vor lauter Mahnen und einsamen Rufen im Walde hat Levold augenscheinlich nicht mitbekommen, wie die Grundlagen, für die auch er steht, schon längst Eingang in die Psychotherapie gefunden haben – und das nicht nur in die Systemische Therapie. Eigentlich könnte er sich selbst ein wenig zurücklehnen und auf die Schulter klopfen.

Das Psychotherapeutengesetz (PsychThG, § 7 Abs. 1), der Entwurf der Approbationsordnung für Psychotherapeutinnen und Psychotherapeuten in Anlage 1, die Veränderungen in der Psychotherapierichtlinie (sie könnten besser sein, ohne Zweifel), deuten darauf hin, dass hier keineswegs »eine bestimmte Wissenschaftstradition« – wie Levold behauptet – alles beherrscht. Nicht zuletzt durch die Aktivitäten der systemischen Verbände befindet sich die Psychotherapierichtlinie in einem Öffnungsprozess.

Hier ein Beispiel: Lange Zeit war die Hinzuziehung von Bezugspersonen nur für den Kinder- und Jugendlichenbereich vorgesehen und auch dort auf jede 5. Sitzung begrenzt. In der vorletzten Fassung der Psychotherapierichtlinie wurde diese Beschränkung aufgehoben. Bezugspersonen können zu jeder Zeit und unbegrenzt in die Therapie einbezogen werden (Psychotherapierichtlinie § 9). In der am 22.11.2019 verabschiedeten Psychotherapierichtlinie wird das Mehrpersonensetting (umfassender, ohne Begrenzung) für die Systemische Therapie (§ 4 Abs. 4) eingeführt. Dort wird beschrieben, wie Psychotherapie erfolgen kann. Dabei kann Psychotherapie bei der »Systemischen Therapie als Behandlung der Patientin oder des Patienten zusammen mit relevanten Bezugspersonen aus Familie oder sozialem Umfeld (Mehrpersonensetting) auch in Kombination mit Einzel- oder Gruppentherapie Anwendung finden«. Das Mehrpersonensetting findet auch in der Systemischen Therapie Erwachsener Anwendung.

In der Psychotherapierichtlinie, mit der die Anerkennung als Richtlinienverfahren für die Systemische Therapie mit Erwachsenen abgeschlossen ist, wird das biopsychosoziale Modell als Rahmung für die Systemische Psychotherapie in § 18 Abs. 1. beschrieben. Das von Levold in seinem Text wiederholt bekämpfte oder als Argument zur Diskreditierung der Bemühungen um die sozialrechtliche Anerkennung ins Feld geführte »biomedizinische Modell« (was durch die ständige Wiederholung im Text auch nicht an Richtigkeit gewinnt – ich erspare mir im Weiteren, immer wieder auf diese verkürzte Beschreibung hinzuweisen) hat im Rahmen der Regelungen des Psychotherapeutengesetzes, der Psychotherapierichtlinie und der Psychotherapievereinbarung keine Bedeutung. Interessanterweise führt Levold auch keine Zitate an, die seine Argumentationslinie stützen. In den offiziellen Dokumenten finden sich hingegen genaue Beschreibungen des biopsychosozialen Modells, das Levold selbst beschreibt. Im neuen Psychotherapeutengesetz (vermutlich gültig ab 1.9.2020, www.buzer.de/gesetz/13617/b33124.htm) heißt es: »Psychotherapie findet im Einzel- und Gruppensetting sowie mit anderen zu beteiligenden Personen statt und bezieht Risiken und Ressourcen, die konkrete Lebenssituation, den sozialen, kulturellen oder religiösen Hintergrund, die sexuelle Orientierung, die jeweilige Lebensphase der Patientinnen und Patienten [...] mit ein« (§ 7 Abs. 2). Im Referentenentwurf zur Approbationsordnung heißt es in der Anlage 1 zu § 6 Abs. 2 zu den Kompetenzen, die im Bachelorstudiengang zu erwerben sind: »biologische, psychologische sowie soziale und kulturelle Faktoren, die menschliches Erleben und Verhalten über die gesamte Lebensspanne hinweg beeinflussen [...] und für die Beobachtung, Beschreibung und Erklärung individuellen Erlebens und Verhaltens von Patientinnen und Patienten und ihren sozialen Bezugssystemen zu nutzen«. In der Psychotherapierichtlinie heißt es jetzt in § 18 Abs. 1: »Die Systemische Therapie fokussiert den sozialen Kontext psychischer Störungen und misst dem interpersonellen Kontext eine besondere ätiologische Relevanz bei. Symptome werden als kontraproduktiver Lösungsversuch psychosozialer und psychischer Probleme verstanden, die wechselseitig durch intrapsychische (kognitiv-emotiv), biologisch-somatische sowie interpersonelle Prozesse beeinflusst sind. Theoretische Grundlagen sind insbesondere die Kommunikations- und Systemtheorien, konstruktivistische und narrative Ansätze und das biopsychosoziale Systemmodell.« In den aufgeführten Textstellen wird also direkt und indirekt auf das biopsychosoziale Modell eingegangen, auf das sich auch viele systemische Kollegen und Konzepte berufen. Ich finde, das ist eine sehr gute Basis für Systemische Therapie.

Ich kann auch Levolds Handelsmetapher »Die wissenschaftliche und sozialrechtliche Anerkennung sensu PsychThG war also nur um den Preis zu haben, dass das Konzept der ›Störung mit Krankheitswert‹ akzeptiert wurde« nur begrenzt nachvollziehen. Die Legaldefinition (siehe meinen ersten Text in diesem Band) beschreibt eine notwendige Abgrenzung und Unterschiedsbildung. In der Psychotherapierichtlinie (§ 2 Abs. 1) werden die Störungen mit Krankheitswert weiter ausgeführt: »In dieser Richtlinie wird seelische Krankheit verstanden als Störung der Wahrnehmung, des Verhaltens, der Erlebnisverarbeitung, der sozialen Beziehung und der Körperfunktionen. Es gehört zum Wesen dieser Störung, dass sie der willentlichen Steuerung durch die Patientin oder den Patienten nicht mehr oder nur zum Teil zugänglich sind.« Und unter Abs. 4 heißt es weiter: »Auch Beziehungsstörungen können Ausdruck von Krankheit sein; sie sind für sich allein nicht schon Krankheit im Sinne dieser Richtlinie, sondern können nur dann als seelische Krankheit gelten, wenn ihre ursächliche Verknüpfung mit einer krankhaften Veränderung des seelischen oder körperlichen Zustandes eines Menschen nachgewiesen wurde.« In meinem systemischen Denken ist es kein Sündenfall, dieses Verständnis neben dem systemischen Verständnis zu nutzen.

Ich finde in den einschlägigen Dokumenten auch keine Bestätigung der Aussage Levolds, die Psychotherapie sei gemäß Psychotherapeutengesetz »Ausdruck einer Medikalisierung psychosozialer Problemlagen«. Vielmehr lässt sich im Rahmen der Entstehung des neuen Psychotherapeutengesetzes das Gegenteil zeigen. Die frühen Referentenentwürfe des Bundesministeriums für Gesundheit (BMG) enthielten die Möglichkeit, dass zukünftig Psychotherapeuten Medikamente verschreiben sollten. Diese Passage ist vor allem auf Druck der Psychotherapeutenschaft wieder aus den Entwürfen gestrichen worden. Die Medikalisierung psychosozialer Problemlagen würde das Ende der Psychotherapie beschreiben. Ich behaupte, die Mehrzahl der Psychotherapeuten in Deutschland würde den Vorwurf Levolds zurückweisen.

Auch wird nicht »eine bestimmte Wissenschaftstradition« zur verbindlichen Maßgabe der psychotherapeutischen Versorgung propagiert – leider führt Levold auch hier keine Belege für seine Behauptung an. Die Vielfalt der wissenschaftlichen Traditionen und ihrer Diskurse, die sich im psychotherapeutischen Feld abbilden, widerspricht der Behauptung. Ich möchte hierbei auf das Psychotherapeutengesetz und den Entwurf der Approbationsordnung verweisen. Und nun kommt auch noch die wissenschaftliche Tradition der Systemischen Therapie hinzu. Mir begegnen viele Kolleginnen und Kollegen aus den anderen Psychotherapieverfahren und in den politischen Gremien (Psychotherapeutenkammern der Länder, BPtK: Bundespsychotherapeutenkammer, DPT: Deutscher Psychotherapeutentag, BAG: Bundesarbeitsgemeinschaft der Ausbildungsstätten, IMPP: Institut für Medizinische Psychotherapeutische Prüfungsfragen etc.) mit großer Offenheit und Sympathie für die Systemische Therapie. Viele Kollegen aus den anderen Richtlinienverfahren haben das Anliegen der sozialrechtlichen und wissenschaftlichen Anerkennung der Systemischen Therapie unterstützt und gefördert. Diese Unterstützung geht bis in die Richtlinienveränderungen und die gesetzlichen Grundlagen der Psychotherapie.

Im psychotherapeutischen Feld erlebe ich zur Zeit einen Aufbruch, auch durch das Hinzukommen der systemischen Kolleginnen und Kollegen, wie schon seit vielen Jahren nicht – z. B. in der kritischen Diskussion um die Wirksamkeitsdiskussion in der Psychotherapie (siehe dazu z. B. Wampold, Imel u. Flückinger, 2018), bei der Suche nach alternativen Qualitätsformaten jenseits der RCT-Studien, im Rahmen der kritischen und distanzierenden Diskussionen um den zu erwartenden ICD-11, beim deutlich dekonstruierenden Umgang mit Diagnosen bei vielen Kolleginnen und Kollegen etc.

Neben diesen eher theoretischen Fragen stellt sich bei Levolds Ausführungen auch eine grundsätzliche über die Zukunft der Systemischen Therapie. Levold beschreibt leider keine Alternative zur wissenschaftlichen und sozialrechtlichen Anerkennung, und wie er die Zukunft der Systemischen Therapie in Deutschland ohne diese Anerkennungen sieht. Stellen Sie sich das einmal vor: Die Systemiker verabschieden sich aus dem Gesundheitswesen bzw. treten dort den Rückzug in die Bedeutungslosigkeit an – mit der Hoffnung, dieser Rückzug würde sich auf andere Gebiete des systemischen Arbeitens in Beratung, Jugendhilfe, Supervision, Organisationsentwicklung nicht auswirken (was ja auch der systemischen Sichtweise widersprechen würde). Und ohne die wissenschaftliche Anerkennung würde man sich dann wohl ganz aus den Hochschulen verabschieden können. Ich sehe bei diesem Szenario keine blühenden Landschaften in der Zukunft. Außerdem glauben wir zwar, dass die Systemische Therapie das beste Psychotherapieverfahren ist, aber wollen es der großen Gruppe der gesetzlich Krankenversicherten vorenthalten? Die haben einfach Pech, weil wir (vielleicht) erkenntnistheoretische Bedenken haben?

Ich will keinesfalls die Probleme leugnen, die sich für die systemische Welt in Deutschland durch die wissenschaftliche und sozialrechtliche Anerkennung ergeben können – sowohl theoretisch, in der erkenntnistheoretischen Auseinandersetzung, wie auch in der Praxis, z. B. hinsichtlich des Ausschlusses von kompetenten und erfahrenen Kollegen von der heilkundlichen Psychotherapie.

Allerdings sehe ich die direkten und indirekten Vorteile als deutlich größer an. Deshalb halte ich die demokratische Entscheidung der beiden Dachverbände auch für eine der bedeutendsten, die sie jemals getroffen haben. Ich denke der Aufschwung des systemischen Arbeitens, vor allem auch in den Feldern außerhalb der Psychotherapie, ist zu einem großen Teil das Ergebnis der wissenschaftlichen Anerkennung und der am 22.11.2019 in Kraft getretenen sozialrechtlichen Anerkennung. Die Verabschiedung aus dem Gesundheitswesen hätte z. B. auch zur Konsequenz, dass sich das systemische Denken und Arbeiten auch aus der psychologischen Forschung und von den Universitäten und Hochschulen ganz verabschiedet hätte. Jetzt wird es anders – durch die sozialrechtliche Anerkennung wird die Systemische Therapie langsam wieder an den Universitäten vertreten sein und das Interesse an Forschungen wird steigen (siehe Psychotherapeutengesetz und Approbationsordnung). Inzwischen werden die ersten Professuren für Systemische Therapie an den psychologischen Fakultäten ausgeschrieben. Das wäre noch vor zwei oder drei Jahren undenkbar gewesen.

Durch diesen Prozess wird die Akzeptanz der Systemischen Therapie in Beratungsstellen (dort werden zunehmend auch approbierte Kolleginnen gesucht, die es jetzt auch im Vertiefungsgebiet Systemische Therapie gibt) im Bereich der Suchttherapie, Sozialpsychiatrie oder der Jugendhilfe weiter gefestigt und gesichert.

Im Weiteren bezieht sich Levold auf mein Kapitel »Störungswissen hat in der Gegenwart an Bedeutung gewonnen«. Ich beziehe mich darin u. a. auf eine Studie des Robert Koch-Instituts und nutze die dort ausgewiesenen Zahlen neben anderen Argumenten als Hinweise darauf, das wir offenbar einen Verständniswechsel in der Bevölkerung sehen (insbesondere bei unseren Klienten und Patienten), die schneller wissender über Diagnosen sprechen als vielleicht noch vor zehn Jahren. Es ging an dieser Stelle nicht um eine kritische Diskussion dieser Studie oder von Studien generell. Die zugegeben etwas vereinfachte Beschreibung »Damit treten psychische Störungen genauso häufig auf wie Bluthochdruck« ist eine Interpretation der Zahlen. Und ich fand es interessant, dass im Erleben der Menschen (unserer Kunden) psychische Störungen in ähnlicher Verbreitung erlebt werden wie die Volkskrankheit Bluthochdruck.

Und ja, für mich sind diese Wirklichkeitsbeschreibungen von Menschen (nicht nur die Studien, was mein Text auch deutlich benennt) *und* die Studien Hinweise auf Tendenzen des Erlebens von Menschen.

Ich sage in dem betreffenden Text nichts über die, wie Levold schreibt »Behandlungsnotwendigkeiten im Rahmen der heilkundlichen Psychotherapie«, sondern zeige lediglich auf, das Beraterinnen und Therapeuten mit diesem veränderten Erleben und Wissen über psychische Erkrankungen in den unterschiedlichsten Kontexten konfrontiert werden.

Für mich sind, anders als Levold es interpretiert, »schwierige psychische Verhaltens- und Erlebensweisen« keine »Störungen mit Krankheitswert« – interessant ist, dass er hier die Beschreibung »Störungen mit Krankheitswert« nutzt, die er an anderer Stelle bekämpft. Und selbstverständlich denke ich, und führe das in meinem Beitrag auch aus, dass Systemische Beratung und Therapie »diesen Problemen gerecht werden« (Levold) können.

In diesem Zusammenhang reiht Levold auch einige Unterstellungen und Interpretationen zu meinem Aufsatz hintereinander, mit denen ich mich nicht identifiziere. Darauf möchte ich hier nicht weiter eingehen und hoffe die aufmerksam Lesenden bilden sich ihre eigene Meinung.

Direkt anschließend macht Levold einen Sprung über meine Ausführungen und greift meine Auseinandersetzung mit der Legaldefinition (Psychotherapeutengesetz) heraus. Auch wenn Levold sich im Folgenden eher darüber lustig macht, ging es mir darum, den weiten Spielraum für Beratung und Therapie zu beschreiben, ohne in Konflikt mit dem Psychotherapeutengesetz zu kommen. Vielleicht kennt Levold dies nicht, aber ich werde im Rahmen zahlreicher Weiterbildungen in Beratung und Therapie oft mit der Verunsicherung von Kollegen konfrontiert, was sie denn eigentlich dürfen und was nicht – und ich denke Weiterbildungsteilnehmende respektive Kolleginnen haben einen Anspruch auf Klarheit und Sicherheit, um gut arbeiten zu können. Erkenntnistheoretische »Ausflüge« und »Bedenkenträgerei« klingen zwar »klug«, geben aber keine Sicherheit.

Ich stimme Levold in seinen Ausführungen in diesem Punkt ausdrücklich zu: Es darf nicht bei »einer bloßen Ablehnung des Krankheitsbegriffs bleiben, sondern bedarf einer differenzierten klinischen Theorie, die in der Lage ist, Beschreibungs-, Erklärungs- und Handlungsmöglichkeiten für eine Vielzahl von Phänomenen zu entwickeln«. ICD und DSM bieten das wenigstens ansatzweise (und so wie ich die Instrumente verstehe, wollen sie auch nicht mehr) und die deutschsprachige systemische Literatur beginnt gerade erst zu diesem Thema mehr anzubieten (siehe Schweitzer u. von Schlippe, 2006; von Sydow u. Borst, 2018; Hanswille, Wienand-Kranz u. Eckert, 2016; und die Störungsreihe im Carl-Auer Verlag).

Die Konstruktion Levolds über die Nutzung von ICD oder DSM ist interessant, zumal sie allen Nutzern unterstellt, sie würden die Beschreibungen der Symptome und Störungen als vollständige, umfassende, objektive Wahrheit verstehen. Das denken selbst aus den anderen Verfahren wohl nur die wenigsten Psychotherapeutinnen. Niemand betrachtet ICD oder DSM als Bibel, sonst würden sie ja auch nicht so oft verändert. Die meisten Kolleginnen und Kollegen, die ich kenne, verstehen die Instrumente als Kommunikationsmittel im interdisziplinären Dialog und sie alle wissen, dass damit »die Störung, das Problem oder die Beschwerde« (Wampold et al., 2018, S. 68) der Menschen nur sehr unzureichend beschrieben sind. Auf der anderen Seite denke ich, dass es der Professionalität vieler Systemiker gut zu Gesicht stände, wenn sie einige der Ideen aus dem ICD oder DSM als mögliche Beschreibungen kennen würden.

Therapie, Beratung, Begleitung, Anleitung

Levolds Ausführungen in diesem Kapitel teile ich weitgehend und finde sie sehr anregend.

Transdisziplinarität und Multiprofessionalität

In diesem Kapitel teile ich die Ansicht von Levold, dass die systemtheoretische und kybernetische Position im akademischen Bereich schwach entwickelt und vertreten ist. In den Bereichen klinische Psychologie gibt es gegenwärtig keinen Lehrstuhl, der durch einen Systemiker besetzt ist. Jetzt, durch die wissenschaftliche und sozialrechtliche Anerkennung, besteht im Rahmen des neuen Psychotherapeutengesetzes die Möglichkeit und Hoffnung, die Systemische Therapie an den psychologischen Fakultäten zu etablieren. Damit könnte sie im akademischen Bereich Fuß fassen und wissenschaftliche Forschung wäre möglich.

Im Weiteren führt Levold gerade den BDP (Bund Deutscher Psychologen) an – zur Begründung seiner These, dass die heilkundliche Psychotherapie ausschließlich medizinisch und psychologisch fixiert sei. Das der BDP in der Diskussion um das neue Psychotherapeutengesetz seine Verbandsinteressen betont, ist naheliegend (es ist die Aufgabe des BDP), und im neuen Gesetz (PsychThG, 2020) ist ausdrücklich der Einbezug anderer Wissenschaften in die zukünftige Ausbildung gefordert – in § 7 Abs. 1 wird beschrieben, was vermittelt werden soll, nämlich ein allgemein anerkannter »Stand psychotherapiewissenschaftlicher, psychologischer, pädagogischer, medizinischer und anderer bezugswissenschaftlicher Erkenntnisse [sowie] die grundlegenden personalen, fachlich-methodischen, sozialen und umsetzungsorientierten Kompetenzen«.

Durch die Zugangsbeschränkungen von DGSF/SG zu Weiterbildungen in Systemischer Therapie und Beratung (so DGSF, 2019/2020, S. 7) sind auch diese nicht für alle Berufsgruppen offen. Aber auch die alltägliche Weiterbildungsrealität schafft Wirklichkeiten, die weit weg von der von Levold geforderten Interdisziplinarität und Multiprofessionalität sind. Die Weiterbildungsgruppen stellen nicht selten nur eine »kleinste Interdisziplinarität« dar. Häufig dominieren Kolleginnen und Kollegen aus den pädagogischen Studiengängen (Sozialarbeit, Sozialpädagogik, Erziehungswissenschaften etc.) in den Weiterbildungsgängen in »Systemischer Beratung« und »Systemischer Therapie«.

In den Ausbildungsgängen, die zur Approbation führen, finden sich Erziehungswissenschaftler, Psychologinnen, Sozialarbeiter, Sozial-, Heil- sowie Rehabilitationspädagogen, Kunst- und Musiktherapeutinnen etc. mit den unterschiedlichsten Masterprofilen, sie kommen mit den unterschiedlichsten Berufssozialisationen und ausgeübten Berufen. Der Unterschied in der von Levold geforderten »Transdisziplinarität und Multiprofessionalität« zu den Weiterbildungen ist begrenzt. In unseren Ausbildungsgängen (im ifs Essen findet ein großer Teil der Psychotherapieausbildung in einer gemeinsamen Gruppe mit Psychologischen Psychotherapeuten und Kinder- und Jugendlichenpsychotherapeuten statt) ist die Transdisziplinarität und Multiprofessionalität auf einem sehr hohen Niveau.

Darüber hinaus lässt sich fragen, ob nicht angesichts der Differenzierungsprozesse der unterschiedlichen Masterstudiengänge so manche Aus- oder Weiterbildungsgruppe multiprofessioneller ist, die sich nur aus einer Disziplin zusammensetzt, als Gruppen, in denen sich zwar Teilnehmende mit unterschiedlichen Studienabschlüssen finden, die aber darüber hinaus viele homogene Erfahrungen gemacht haben. Ich schätze Heterogenität in den Aus- und Weiterbildungsgruppen, nicht nur über die Studiengänge, sondern auch im Lebensalter, den Lebenssituationen, den ausgeübten Berufen, dem Erfahrungsstand zum systemischen Arbeiten, den Bildungswegen etc. Multiprofessionalität wird durch viele Faktoren beeinflusst (Berufssozialisationen, Multikulturalität etc.), der Studiengang ist nur ein Faktor, um Heterogenität in Aus- und Weiterbildungsgängen entstehen zu lassen.

Weiter beschreibt Levold, wie die Qualifizierungen für die Lehrenden der Psychotherapieausbildung angeblich aussehen. Hier unterliegt er einem Irrtum. In den Ausbildungen, die zur Approbation führen, ist die Tätigkeit als Supervisorin und Selbsterfahrungsleiterin u. a. an eine Approbation gebunden. Dozentinnen, Trainer oder Lehrtherapeutinnen benötigen keine Approbation, sondern sollen in ihrem Lehrgebiet ausgewiesen sein. Es findet sich demnach in den Gruppen bei den Teilnehmenden *und* bei den Lehrenden ein breites Spektrum an unterschiedlichen Wissens- und Wissenschaftsgebieten. Ich wage sogar die Behauptung, dass unter den Trainern an vielen systemischen Instituten, die eine Psychotherapieausbildung anbieten, die Multiprofessionalität und der eingebrachte Wissensschatz größer ist als in einigen Weiterbildungen, weil durch den größeren Stundenumfang deutlich mehr Lehrende im Einsatz sind als in den Weiterbildungen.

Im Text von Levold folgt dann eine Klage, dass viele bedeutende Pioniere der Familientherapie nicht zur Psychotherapieausbildung zugelassen werden könnten, die so nicht korrekt ist. Nur nebenbei: Einige der ehrenvollen Persönlichkeiten, die aufgezählt werden, würden nach den Kriterien der DGSF auch kein Zertifikat der Weiterbildung Systemische Therapie und Beratung erhalten, denn ihnen fehlt der »Hochschulabschuss mit sozial-/humanwissenschaftlicher Ausrichtung« oder »ein qualifizierter Berufsabschluss im psychosozialen Bereich (mind. 3-jährige Berufsausbildung)« (DGSF, 2019/2020, S. 7). Viele dieser Persönlichkeiten würden aber ohne Probleme zu einer Ausbildung mit Approbation im Vertiefungsgebiet Systemische Therapie KJP zugelassen. Sie hatten/haben einen Master of Social Work (z. B. Steve de Shazer, Insoo Kim Berg, Virginia Satir, Rosemarie Welter-Enderlin) und damit sind die Eingangsbedingungen in eine Ausbildung erfüllt. Denn nur für den Bereich Psychologische Psychotherapie ist die Eingangsbedingung auf ein Diplom oder einen Master in Psychologie begrenzt.

Viele andere, die Levold nicht aufführt – wie Nathan Ackermann, Salvador Minuchin, Don Jackson, Harold Goolishian, Harlene Anderson, Mara Selvini-Palazzoli, Michael White, Luigi Boscolo, Tom Andersen, Murray Bowen, Paul Dell, Lynn Hoffmann, Iván Böszörményi-Nagy, Carl Whitaker, Helm Stierlin – sind im Grundstudium Mediziner, Pädagogen oder Psychologen und hätten ebenfalls die Bedingungen für die Ausbildung erfüllt.

Ich würde im Speziellen gern noch auf den von Levold aufgeführten Peter Fürstenau zurückkommen. Er war lange mein Supervisor, und ich bin ihm sehr verbunden. Er hat mir von seiner Kränkung erzählt, die er erlebt hat, als das erste Psychotherapeutengesetz 1998 verabschiedet wurde und er aufgrund seines Grundstudiums keine Approbation erhalten konnte. Aber er hielt den Schritt der Professionalisierung und die Schaffung eines eigenen Berufsstandes, der durch das Psychotherapeutengesetz initiiert wurde, trotz aller Kränkung für sinnvoll. Mir ging es ähnlich, ich habe Pädagogik studiert und konnte aufgrund des »falschen« Studiums keine Approbation als PPler erhalten, obwohl ich fast ausschließlich mit Erwachsenen arbeite. Und ich kenne viele, sehr geschätzte Kolleginnen und Kollegen, die durch das Psychotherapeutengesetz in ihrer Berufsbiografie gekränkt wurden, weil sie keine Approbation erhalten konnten.

Störungswissen und klinische Konstellationen

Levold konstatiert in diesem Kapitel: »Um therapeutisch handeln zu können, bedarf es sicherlich einer diagnostischen Einschätzung, was denn das zu behandelnde Problem sei. Insofern können wir nicht *nicht diagnostizieren.*« Und dann schreibt er weiter: »Hanswille benennt im hier wiedergegeben Zitat bereits eine Reihe systemdiagnostischer Konzepte, denen man eine Vielzahl weiterer Modelle hinzufügen könnte.« Leider versäumt es Levold, diese Vielzahl, die über meine Aufzählung hinausgeht, zu benennen, sondern überlässt es den Lesenden, sich entsprechende Vorstellungen zu machen.

Der Fokus dieses Absatzes (er bezieht sich auf die Einführung meines Aufsatzes) liegt aber darauf, dass die meisten systemisch-diagnostischen Konzepte, so hilfreich sie im Einzelnen sind, leider wenige Hinweise bieten, wie sich z. B. ein als depressiv erlebtes Verhalten eines Familienmitglieds auf ein System auswirkt oder die Flashbacks und Intrusionen einer Klientin mit einer Traumafolgestörung auf die Dynamik eines Paares. Diese Ideen liefern auch ICD und DSM nicht, das ist allerdings auch nicht ihr Ansinnen. Da wäre die Systemische Therapie gefordert und hat noch einigen Nachholbedarf. Und solange es das noch nicht gibt, können die individualisierten (das ist ein deutlicher Mangel) Erlebensbeschreibungen von Symptomen und Störungen im ICD und vor allem im DSM für viele Praktiker interessante Hinweise für die therapeutische Arbeit bieten.

Anschließend kommt Levold zu der interessanten Feststellung, dass sich ICD und DSM nicht aus der therapeutischen Praxis heraus entwickelt haben.

Die dann folgenden Spekulationen und Interpretationen Levolds (Ob das epistemologisch alles abgedeckt ist?), worauf ich in meinem Aufsatz hinaus will, sind teilweise interessante Ausflüge und Spekulationen, die aber leider wenig mit dem zu tun haben, was ich ausdrücken wollte.

Ich habe gewisse Zweifel daran, dass es ein besonderes Merkmal systemischen Denkens ist, das man bei aller Gelegenheit, auch wenn genau das nicht gefragt ist, seine kritische Position zu Diagnosen beschreiben muss. Vielleicht ist es für Levold jedoch so etwas wie ein zentrales Glaubensbekenntnis, an dem man die – in seinen Augen – »wirklich richtigen Systemiker« erkennt.

Ich teile viele Punkte der Kritik Levolds an den Diagnosesystemen ICD und DSM und an den Fragen und Problemen, die diese Systeme für die Systemische Therapie mit sich bringen. Allerdings denke ich, dass man trotz aller Kritik an den Instrumenten durchaus mit ihnen arbeiten und vielleicht zu einem kritischeren Umgang damit in der Profession beitragen kann. Genauso wie die kritischen Punkte an den Diagnosesystemen gesehen werden sollten, sollte allerdings auch der veränderte, kritischere Umgang vieler Praktiker (nicht nur der Systemiker) damit gesehen und gewürdigt werden. Darüber hinaus teile ich die disqualifizierenden und abwertenden Äußerungen Levolds über die Kolleginnen und Kollegen, die den ICD und DSM verfasst haben und mit den Instrumenten arbeiten, nicht.

Es ist bedauerlich, dass seine Orientierung sich ausschließlich auf Diagnosen und ihre Klassifikationssysteme bezieht und dabei alle anderen Ideen nicht beachtet werden.

In den Fallbeispielen geht es mir um die Unterschiedsbildung, welche Kompetenzen in Weiterbildung und Ausbildung erworben werden können und wie sich diese möglicherweise in der beraterischen und therapeutischen Praxis zeigen könnten. Während mein Anliegen ist, zu zeigen, dass es um Unterschiedsbildung und Qualifizierung und um die Entwicklung von Kernkompetenzen in den Aus- und Weiterbildungsformaten geht, entsteht der Eindruck, dass es Levold darum geht, keine Unterschiede zuzulassen und in allen Unterschiedsbildungen eine Disqualifizierung nichtapprobierter Kolleginnen und Kollegen zu erahnen, diese dann, ob beabsichtigt oder nicht, auf die systemisch »undenkbare« Auseinandersetzung mit Diagnosen zu fixieren.

Ich kann den Interpretationen meines Textes durch Levold in diesem Kapitel nicht zustimmen und folgen. Er versucht damit, seine Argumentationslinie zu stützen, was aber meinem Text nicht gerecht wird. Im Zusammenhang gelesen wird deutlich, dass meine Ausführungen heilkundliches Handeln als einen Veränderungsprozess beschreiben, der Interaktions-, Kommunikations-, Verhaltens-, Wahrnehmungsmuster etc. anregen will.

Kompetenz und Kompetenzerwerb

Den Aussagen von Levold in diesem Kapitel kann ich nur zustimmen und habe mich dazu in meinem Beitrag ja auch ausführlich geäußert. Ich teile auch seine Ansicht, dass eine besondere Aufgabe der Aus- und Weiterbildung in der Entwicklung der Therapeutenpersönlichkeit liegt (Levold, 2004; Hanswille, 2019). Und selbstverständlich teile ich seine und die Ansicht vieler Forscher, dass die Beziehung zwischen Therapeuten und Klienten bzw. Klientensystemen der zentrale Wirkfaktor von Psychotherapie ist.

Ich stimme auch mit seiner Ansicht überein, dass die Psychotherapeutinnen in Ausbildung (PIA) in ihrem praktischen Jahr (Praktische Tätigkeit I) weitgehend zu schlecht bezahlt sind (es gibt einige Kliniken, die das bereits jetzt anders machen) und in den Kliniken in dieser Zeit auch oft nicht adäquat betreut werden. Zum Glück ist da Änderung in Sicht – die erste kleine Verbesserung ist, dass ab September 2020 die PIA im Rahmen ihrer praktischen Tätigkeit Teil I und II mit 1.000 Euro im Monat entlohnt werden müssen (siehe PsychThG, 2020, § 27 Abs. 4) und endlich auch die Ausbildungsstätten gezwungen sind, mindestens 40 % des jeweils gültigen GKV-Satzes im Rahmen der Praktischen Ausbildung an die Ausbildungskandidaten zu zahlen (siehe PsychThG, 2020, § 120 Abs. 2 Satz 2). Die Hoffnung besteht, dass nach der jetzt vom Bundestag beschlossenen Reform der Aus- und Weiterbildung der Psychotherapeutinnen und Psychotherapeuten weitere Besserungen zu erwarten sind.

Wie sich die zukünftige Ausbildung (Universitätsstudium mit Abschluss Approbation) und die anschließende fünfjährige vertiefte Weiterbildung zur »Fachpsychotherapeutin« ausgestalten wird, ist zurzeit noch nicht abschließend zu beschreiben. Aus meiner Sicht bietet sie einige Chancen für die zukünftigen Psychotherapeuten, aber auch viele Probleme, für die gegenwärtig noch keine Lösungen in Sicht sind.

Ohne die von Levold so kritisch betrachtete wissenschaftliche- und sozialrechtliche Anerkennung würde es allerdings keine Systemische Therapie im zukünftigen Studium der Psychotherapiewissenschaften und vor allem nicht in den vertieften Weiterbildungen geben und damit Systemische Therapie in der Versorgung von Patientinnen und Patienten nicht existieren.

Glücklicherweise ist es anders und die wissenschaftliche und sozialrechtliche Anerkennung ist Realität. Und wie schon jetzt in Form der postgradualen Ausbildung wird es auch zukünftig in den vertiefenden Weiterbildungen systemische Angebote geben. Wie schon jetzt in der Ausbildung wird es dann in der Weiterbildung in Bezug auf Störungswissen, Diagnosen etc. vor allem darum gehen »systemisch zu dekonstruieren und mit den spezifischen Inhalten des systemischen Ansatzes zu verbinden« (Levold). So wie es aktuell bereits fast wörtlich im Curriculum der Psychotherapieausbildungen im ifs (Institut für Systemische Familientherapie, Supervision und Organisationsentwicklung) steht.

In meiner Abbildung 2: Beispielhafte Verteilung von Lerninhalten zwischen Systemischer Therapie und Systemischer Psychotherapie, auf die sich Levold bezieht, sind beispielhaft (nicht der Bedeutung und Wichtigkeit nach) Inhalte aufgeführt, um die unterschiedlichen Schwerpunktsetzungen und Kernkompetenzen zwischen Weiterbildung in Systemischer Therapie und der Ausbildung in Systemischer Psychotherapie anzudeuten. Es empfiehlt sich, den gesamten Text zu lesen. Es handelt sich selbstredend natürlich nicht um ein vollständiges Curriculum, sondern um beispielhafte Aufzählungen.

Die Zukunft Systemischer Therapie

Dem abschließenden Kapitel Levolds sind einige wichtige Informationen hinzuzufügen. Im Winter 2019 besitzen über zwanzig Institute der DGSF und der SG eine staatliche Anerkennung als Ausbildungsstätte für Psychotherapie bzw. beginnen in Kürze mit einem Ausbildungsgang in Systemischer Psychotherapie. Wir werden also ein breitflächiges Angebot an systemischen Ausbildungsstätten haben. Die Behauptung von Levold, dass »es eine zahlenmäßige Begrenzung mit dem Ziel einer Steuerung des Outputs an Psychotherapeuten geben wird« ist für die Gegenwart falsch. In den kommenden Jahren werden wir zwischen 300 und 500 Psychotherapeuten im Vertiefungsgebiet Systemische Therapie haben. Zurzeit gibt es diese Begrenzung nicht und ich bin sehr froh, dass sich sehr viele systemische Institute auf den Weg gemacht haben, sich als Ausbildungsstätte anerkennen zu lassen, und damit die Möglichkeit besitzen, dann später auch eine Weiterbildungsstätte im Rahmen des neuen Psychotherapeutengesetzes zu werden. Die gegenwärtigen Rahmenbedingungen unterstützen den Prozess, dass in den kommenden Jahren Systemische Therapeutinnen und Therapeuten in einem hoffentlich ausreichenden Maß auch ins GKV-System kommen können.

Eine Begrenzung an Psychotherapeuten (allerdings aller Fachkunden: Verhaltenstherapie/VT, Tiefenpsychologisch fundierte Psychotherapie/TP, Psychoanalyse/PA und Systemische Therapie/ST) wird es aber durch die Neuordnung der Aus- und Weiterbildung für Psychotherapeuten geben, deren Probleme im Einzelnen noch nicht abzusehen sind (siehe dazu Hanswille, 2016). Diese zukünftige Begrenzung könnte mittel- und langfristig für die weitergebildeten Systemischen Therapeutinnen und Berater sehr positive Auswirkungen haben.

Durch die Ausbildungsfreiheit wird es leider auch systemische Ausbildungen an Ausbildungsstätten der Verhaltenstherapie oder in den Psychodynamischen Verfahren geben. Systemische Weiterbildungsstätten, die diesen Weg gegangen sind, werden prüfen müssen, wie stark der Einfluss der systemischen Expertise an den VT- und TP-Ausbildungsstätten sein kann.

Viele systemische Weiterbildungsstätten (siehe oben), die als Ausbildungsstätte staatlich anerkannt wurden, sind auf dem Weg, einen Verbund systemischer Ausbildungsstätten (verbandsübergreifend) zu bilden, um am Ausbildungsmarkt präsenter agieren zu können (https://systemischerverbund.de/). Neben der guten Zusammenarbeit bei der wissenschaftlichen und sozialrechtlichen Anerkennung ist das ein weiteres eindrucksvolles Beispiel für die vertrauensvolle Kooperation der beiden systemischen Dachverbände und ein konstruktiver Schritt für beide Verbände und vielleicht in Zukunft für den einen systemischen Verband.

Die am 22.11.2019 verabschiedete Psychotherapierichtlinie bezieht sich noch einmal ausdrücklich auf das biopsychosoziale Modell (siehe ausführlicher weiter oben) und nicht – wie Levold mehrfach in seinem Beitrag behauptet – auf das biomedizinische Modell.

Außerdem wurde das Mehrpersonensetting ausdrücklich in die Psychotherapierichtlinie aufgenommen und ich denke, nun ist es die vordringliche Aufgabe in den Ausbildungen, auch die Kompetenz zu vermitteln, das Setting zu nutzen. Mehrpersonensettings lassen sich natürlich auch in der Praxis, die mit der GKV abrechnet, durchsetzen, vor allem auch mit den jetzt beschlossenen Möglichkeiten. Ich sehe das allerdings als ein Problem der systemischen Theorieentwicklung (im deutschsprachigen Raum) an, in der das Mehrpersonensetting nur noch ein Setting unter vielen geworden ist und viele Systemiker Systemische Therapie vor allem als Einzeltherapie verstehen. Auch in der Weiterbildungspraxis wird nach meinem Kenntnisstand das Training der Therapie mit Familien vernachlässigt und entsprechend selten wird es im Alltag genutzt. Jetzt ist es die Verantwortung der Systemiker, das Mehrpersonensetting in die Versorgung einzubringen. In der Approbationsausbildung des ifs ist es das Setting, das am stärksten trainiert wird.

DGSF und SG sind demokratische Verbände. Beide Verbände haben sich mit großen Mehrheiten für die Umsetzung des Prozesses zur wissenschaftlichen und sozialrechtlichen Anerkennung ausgesprochen – und dafür finanzielle und personelle Mittel bewilligt. Wohl wissend, dass wahrscheinlich nur wenige Verbandsmitglieder direkt profitieren werden, aber indirekt die positiven Auswirkungen für das systemische Arbeiten sehr groß sein werden. Dies zeigt sich z. B. in der positiven Entwicklung der beiden Systemischen Verbände, Referenten für unterschiedliche Bereiche einzustellen und so dem Beispiel der »berufspolitischen Referenten«, die sich besonders stark für den Prozess der sozialrechtlichen Anerkennung eingesetzt haben, zu folgen.

Die pessimistische Hypothese Levolds über die Entwicklungsdynamik der systemischen Verbände im vorletzten Absatz ist *eine* mögliche Entwicklung. Dagegen sprechen u. a. folgende Gründe und Prozesse aus den vergangenen Jahren:

- Schon jetzt gibt es viele approbierte und niedergelassene Kolleginnen und Kollegen in den beiden systemischen Verbänden, die sich für die Verbände engagieren, ohne dass sie sich abspalten.
- In beiden Verbänden gibt es Aus- und Weiterbildungsstätten, die im Jahr des Erscheinens dieses Buchs bereits seit zehn Jahren Ausbildungen anbieten, die zur Approbation führen, und sie setzen sich in den Verbänden selbstverständlich auch für Themen und Interessen der Kolleginnen und Kollegen ein, die keine Approbation besitzen.
- Die Ausbildungsstätten verbinden auch in ihren Instituten das Miteinander von Approbationsausbildungen und Weiterbildungen und profitieren von beiden Formaten.
- Die Teilnehmenden lernen in Workshops, Fortbildungen und Fachtagen gemeinsam und schätzen die gegenseitige Bereicherung.
- Viele der jetzigen Ausbildungsteilnehmenden sehen in DGSF oder SG ihre verbandspolitische Heimat und engagieren sich in unterschiedlichsten Fach- und Regionalgruppen, in denen sie selbstverständlich mit allen anderen Mitgliedern kooperieren.
- Der Prozess der sozialrechtlichen und wissenschaftlichen Anerkennung ist in beiden Verbänden von einer sehr großen Mehrheit der Verbandsmitglieder mitgetragen worden, in vielen Austauschprozessen, Berichten und Diskussionen sind die Mitglieder eingebunden gewesen und das gilt in beiden Verbänden als ein identitätsstiftendes Verbandsmerkmal.

Darüber hinaus sehe ich eine intensive Kooperation von Aus- und Weiterbildungsstätten, die sich gegenseitig coachen und Curricula, Materialien, Trainerinnen und Supervisoren »austauschen« und das über die Grenzen der Dachverbände hinweg. Mir scheint der Prozess der wissenschaftlichen und sozialrechtlichen Anerkennung eher ein Projekt zur Überwindung der bisherigen Verbandsgrenzen zu sein und damit einen nicht zu unterschätzenden Beitrag gegen die bisherige »Zersplitterung« des systemischen Feldes geleistet zu haben.

Systemische Kolleginnen mit den unterschiedlichsten Schwerpunkten finden z. B. in den Fach- und Regionalgruppen der DGSF und SG ihre Heimat. Und hier werden auch die Systemiker »diesseits« und »jenseits« des Heilauftrags (ich finde diese Alternativformulierung übrigens nicht hilfreich, sondern unnütz spaltend) zusammenfinden und in vielen anderen Feldern gut kooperieren, so wie sie das bisher auch getan haben. Interessenkonflikte gehören zu Verbänden als politischen Organisationen dazu, das macht sie aus und kennzeichnet auch ihre Attraktivität. Und wie bei vielen anderen systemisch arbeitenden Kolleginnen und Kollegen, die auch in der DGSv (Deutsche Gesellschaft für Supervision und Coaching), im Arbeitskreis Jugendhilfe der Kommune, im Paritätischen, in der Caritas oder Diakonie engagiert sind, werden die Systemiker/-innen, die in Zukunft als Approbierte arbeiten werden, in den jeweiligen Landespsychotherapeutenkammern und vielleicht auch in einem Berufsverband der niedergelassenen Psychotherapeuten engagiert sein.

Aber um es etwas pathetisch zu sagen, auch als Gegenposition zu der von Levold aufgezeigten Sichtweise: Alle systemischen Kolleginnen mit einer Approbation, deren Herz »systemisch« schlägt, werden ihre Heimat in der SG oder der DGSF haben – das ist der Erfahrungswert von vielen approbierten Kolleginnen und Kollegen, die sich für die beiden Verbände engagieren. Und ich habe von diesen Kolleginnen und Kollegen bisher nur wertschätzende und fördernde Kommentare zu den vielfältigen Arbeitskontexten gehört, die auch in diesem Band beschrieben sind. Außerdem gibt es in der Praxis viele Kooperationsbeispiele zwischen diesen unterschiedlichen Arbeitskontexten und approbierten Kollegen.

Mir geht es um die Stärkung der Kernkompetenzen der Kolleginnen und Kollegen mit und ohne Approbation und um ein fruchtbares und förderliches Miteinander – denn Aufgaben, Berufsfelder, Anstellungsträger, Klienten etc. gibt es in ausreichendem Maß, Konkurrenz ist nicht notwendig.

Literatur

DGSF – Deutsche Gesellschaft für Systemische Therapie, Beratung und Familientherapie e. V. (2019/2020). Richtlinien und Satzung der Deutschen Gesellschaft für Systemische Therapie, Beratung und Familientherapie.

Hanswille, R. (Hrsg.) (2015). Handbuch systemische Kinder- und Jugendlichenpsychotherapie. Göttingen: Vandenhoeck & Ruprecht.

Hanswille, R. (2019). Systemische Selbsterfahrung im Kontext von Aus- und Weiterbildung. In Psychotherapie, 24/2019 (Bd. 24–2, S. 144–158). München: CIP-Medien.

Hanswille, R., Wienand-Kranz, D., Eckert, J. (2016). »Wenn sich die geplante Psychotherapieweiterbildung nicht zu einem ›closed shop‹ entwickeln soll, benötigen wir kreative Lösungen.« Interview von Mareke de Brito Santos-Dodt und Manfred Thielen. Psychotherapeutenjournal, 15 (2), 142–150.

Levold, T. (2004). Therapeutenpersönlichkeit zwischen Rolle und Identität. Systeme, 18 (1), 41–51.

Lieb, H., Rotthaus, W. (Hrsg.) (2014–2020). Störungen systemisch behandeln. Buchreihe. Heidelberg: Carl-Auer.

PsychThG – Psychotherapeutengesetz (1998/2019). www.gesetze-im-internet.de/psychthg/BJNR131110998.html (28.4.2020).

PsychThG – Psychotherapeutengesetz (2020). Neufassung vermutlich gültig ab 1.9.2020: www.buzer.de/gesetz/13617/b33124.htm (3.5.2020).

Psychotherapierichtlinie (2019). Beschluss des Gemeinsamen Bundesausschusses über eine Änderung der Richtlinie über die Durchführung der Psychotherapie (Psychotherapie-Richtlinie): Systemische Therapie bei Erwachsenen. www.g-ba.de/downloads/62-492-2029/PT-RL_2019-11-22_iK-2020-01-24.pdf (30.4.2020).

Schweitzer, J., Schlippe, A. von (2006). Lehrbuch der systemischen Therapie und Beratung II. Das störungsspezifische Wissen (6. Aufl.). Göttingen: Vandenhoeck & Ruprecht.

Sydow, K. von, Borst, U. (Hrsg.) (2018). Systemische Therapie in der Praxis. Weinheim: Beltz.

Wampold, B., Imel, Z., Flückinger, C. (2018). Die Psychotherapiedebatte. Was Psychotherapie wirksam macht. Bern: Hogrefe.

IV

Die Autorinnen und Autoren

Herausgeberin und Herausgeber

Tanja Kuhnert, Diplom-Sozialarbeiterin, M. A. Management in Gesundheits- und Sozialeinrichtungen, Systemische Beraterin und (Familien-)Therapeutin (DGfB/DGSF/SG), Supervisorin, Coachin und Organisationsberaterin (DGSF), Lehrende für Systemische Beratung, (Familien-)Therapie, Supervision und Coaching (DGSF), Traumatherapeutin (PITT), Traumafachberaterin (DGePT), Gründerin und Sprecherin der DGSF-Fachgruppe Armut-Würde-Gerechtigkeit (2014–2019), bis 2019 Mitglied im Forum Gesellschaftspolitik der DGSF, Vorstandsmitglied der DGSF (2018–2019) ist Lehrende in verschiedenen DGSF-zertifizierten Weiterbildungsinstituten und seit 2008 in eigener Praxis in Köln tätig. Kontakt: tanja-kuhnert@loesungsraum-koeln.de

Mathias Berg, Prof. Dr., M. A. Klinisch-therapeutische Soziale Arbeit, Diplom-Sozialpädagoge, Systemischer Therapeut/Familientherapeut (DGSF/SG) und Lehrender für Systemische Therapie und Beratung (DGSF), ist Professor für Soziale Arbeit an der Katholischen Hochschule Nordrhein-Westfalen, Abt. Aachen. Zuvor war er zwölf Jahre in der Erziehungs- und Familienberatung tätig. Weiterbildungen u. a. in hypnosystemischer Kindertherapie (M.E.G.), Provokativer Therapie (DIP), klientenzentrierter Gesprächsführung, Traumapädagogik sowie zu Methoden der Bindungsforschung und -diagnostik. Er ist Lehrender am Kölner Institut für Systemische Beratung und Therapie (KIS) sowie Vorstandsvorsitzender der Landesarbeitsgemeinschaft für Erziehungsberatung NRW. 2019 erhielt er den Systemischen Forschungspreis der DGSF und der SG. Kontakt: m.berg@katho-nrw.de

Beiträgerinnen und Beiträger

Jörg Breiholz, Diplom-Sozialpadagoge (FH), Systemischer Therapeut für Familien-, Paar- und Einzeltherapie (DGSF), staatlich anerkannter Erzieher, ist seit 1992 im Sozialpsychiatrischen Dienst des Diakonischen Werks Lörrach tätig und dort seit 2005 Leiter des Fachbereichs Seelische Gesundheit. Seit 19 Jahren arbeitet er zudem auf Honorarbasis in der Familienberatung mit Straffälligen und deren Angehörigen. Weiterbildungen in klientenzentrierter Gesprächsberatung und Interpersoneller Psychotherapie. Er ist Gründungsmitglied von Cocon e. V. – Freiburger Verein für systemische Therapie von straffällig gewordenen Menschen und deren Angehörigen. Kontakt: joergbreiholz@gmail.com

Benjamin Bulgay, Diplom-Pädagoge, systemisch-interkultureller Berater und Therapeut, Lehrtherapeut, geboren in der Türkei, aufgewachsen in Deutschland, leitet seit 1994 eine multikulturelle Einrichtung in Wiesbaden. Schwerpunkt: Förderung und Begleitung von Familien im Bildungs- und Erziehungsbereich. Er ist Sprecher der DGSF-Fachgruppe »Interkulturelle-systemische Therapie und Beratung« und Gründer sowie Leiter des Weiterbildungsinstitutes SIK (Systemisch-Interkulturelles Kompetenzcentrum) unter dem Dach von LERNPLANET Wiesbaden. Kontakt: info@lern-planet.de

Reinert Hanswille, Diplom-Pädagoge, Kinder- und Jugendlichenpsychotherapeut, Lehrender für Systemische Therapie und Supervision (DGSF, SG), ist Leiter des ifs Essen: Institut für Systemische Familientherapie, Supervision und Organisationsentwicklung sowie Ausbildungsleiter der Approbationsausbildungen Kinder- und Jugendlichenpsychotherapie und Psychologische Psychotherapie im Vertiefungsgebiet Systemische Therapie. Kontakt: r.hanswille@ifs-essen.de

Michaela Herchenhan, Diplom-Pädagogin und Erziehungswissenschaftlerin, Systemische Beraterin, Therapeutin, Supervisorin und Coachin (DGSF), Lehrende für Beratung, Therapie, Supervision und Coaching (DGSF), betreibt eine private systemische Praxis. Sie ist familienpolitische Sprecherin der DGSF (Fokus: FH und NZFH) und war Mitglied des Vorstandes der DGSF und stellvertretende Vorsitzende (2006–2012). Tätigkeitsschwerpunkte: Systemische Beratung, Therapie, Supervision und systemisches Arbeiten (z. B. AFT, Cleartalk etc.) im Kontext der Kinder- und Jugendhilfe, Familien- und Elterntherapie in kinder- und jugendpsychiatrischen Praxen und Kliniken, Supervision und Coaching, Leitung des DGSF akkreditierten Weiterbildungsinstitutes WMC Bayern. Kontakt: herchenhan.familieundsystem@t-online.de

Dina Hollmann, Diplom-Pädagogin (Studium der Erziehungswissenschaft an den Universitäten Bielefeld und Köln), Systemische Therapeutin/Familientherapeutin (DGSF), ist in der niedrigschwelligen, ambulanten und stationären Jugendhilfe tätig und hat die Einrichtungsleitung einer Inobhutnahme inne. Zudem arbeitet sie selbstständig in Beratung, Therapie und Weiterbildung in Köln. Kontakt: dinahollmann@web.de

Susanne Kiepke-Ziemes, Diplom-Sozialpädagogin, Lehrende für Systemische Beratung, Therapie, Coaching, Supervision (DGSF), Systemische Organisationsentwicklung, Kursleitung Palliative Care und Palliative Praxis (DGP), Trainerin und Mitinitiatorin von: »GVP mit Aachener System beraten«, ist seit 2009 Koordinatorin für das Projekt »Würdige Sterbebegleitung«, Caritasverband für die Region Kempen-Viersen und nimmt Lehraufträge an der Hochschule Rhein-Main wahr. Sie ist Sprecherin der Sektion Soziale Arbeit und Sprecherin der Arbeitsgruppe Psychosoziale und Spirituelle Begleitung der Deutschen Gesellschaft für Palliativmedizin (DGP). Kontakt: s.kiepke-ziemes@gmx.de

Mathias Klasen, Diplom-Psychologe, Systemischer Therapeut für Familien-, Paar- und Einzeltherapie (DGSF), Lehrender für Systemische Beratung (DGSF), Psychodrama-Praktiker (ISIT), hat die Leitung von egon+klara – Systemische Praxis für Familien, Teams und Organisationen inne, Erlaubnis zur Psychotherapie nach dem Heilpraktikergesetz, freiberufliche Tätigkeit in Fort- und Weiterbildung sowie als Coach und Supervisor. Kontakt: klasen@egonundklara.de

Rudolf Klein, Dr. phil., Diplom-Sozialpädagoge, Kinder- und Jugendlichenpsychotherapeut, Lehrtherapeut und Lehrender Supervisor der Saarländischen Gesellschaft für Systemische Therapie (SGST) und der Systemischen Gesellschaft (SG), Lehrtherapeut des Wieslocher Instituts für systemische Lösungen (wisl), ist seit mehr als dreißig Jahren in stationären und ambulanten Settings mit alkoholabhängigen Menschen tätig, seit 2004 in eigener Praxis. Kontakt: rudolfm.klein@t-online.de

Martina Kruse, M.A. Education & Management, B.A. Healthcare & Casemanagement, Traumatherapeutin (PITT), Traumazentrierte Fachberatung (DeGPT), Systemische Beraterin (SG), Familienhebamme, leitet ein multiprofessionelles Team »Frühe Hilfen«. Sie ist zudem Dozentin und Referentin und gibt Beratung in eigener Praxis. Kontakt: martina.kruse@gmx.net

Tom Levold, Diplom-Sozialwissenschaftler, Systemischer Lehrtherapeut (SG), Lehrender Supervisor und Lehrender Coach (SG), Gründungs- und Vorstandsmitglied (1993–1999) der Systemischen Gesellschaft (SG), zahlreiche Lehraufträge an in- und ausländischen Universitäten, vielfältige Veröffentlichungen zur Theorie und Praxis Systemischer Therapie, u. a. als Gründer und Herausgeber von »www.systemagazin.com«, Mitherausgeber der Zeitschrift »Kontext«, ist Inhaber des Instituts für psychoanalytisch-systemische Praxis sowie von »levold system design«. Kontakt: tom@levold.de

Wolfgang Loth, Diplom-Psychologe, Psychologischer Psychotherapeut, Familientherapeut (Institut für Familientherapie Weinheim), Systemischer Therapeut und Berater (SG), Klinischer Psychologe/Psychotherapeut (BDP), Europäisches Zertifikat für Psychotherapie (ECP), Zertifikat Erziehungs- und Familienberater (bke), war 1978–2016 im Bereich der Jugendhilfe tätig, 2010–2016 Leiter einer Erziehungs- und Familienberatungsstelle. Er bietet freiberuflich Supervision, Konsultation und Fortbildung an. Kontakt: kopiloth@t-online.de

Marion Ludwig, Diplom-Sozialarbeiterin/Sozialpädagogin, Systemische Therapeutin/Familientherapeutin (DGSF), systemische Körperpsychotherapeutin (GST-Berlin), ist seit 17 Jahren in verschiedenen Einrichtungen und Positionen beim selben Träger in der Wohnungslosen- und Eingliederungshilfe tätig. Sie gibt Beratung im Rahmen der Eingliederungshilfe sowie zusätzlich sozialpädagogische Beratung und körperpsychotherapeutische Einzel- und Gruppenangebote in einem ambulanten Wohnverbund für psychisch beeinträchtigte Menschen. Kontakt: marion.ludwig@hotmail.com

Martina Nassenstein, Diplom-Sozialarbeiterin, Systemische Therapeutin (DGSF), Pädagogisch-Therapeutische Beraterin (BVPPT), Supervisorin (i. A.), arbeitet freiberuflich in einer Beratungspraxis und als Referentin in der Fort- und Weiterbildung. Sie war viele Jahre in einer Beratungsstelle für Schwangere und Familien und im Ambulant Betreuten Wohnen für Menschen mit einer psychischen Erkrankung tätig. Schwerpunktthemen: Suizidprävention, Trauerbegleitung nach Tod- und Fehlgeburt. Kontakt: kontakt@martina-nassenstein.de

Matthias Ochs, Prof. Dr. sc. hum., Diplom-Psychologe, Psychologischer Psychotherapeut, Systemischer Familientherapeut, Lehrender für Systemische Therapie/Beratung, hat eine Professur für das Fachgebiet »Psychologie und Beratung« am FB Sozialwesen der Hochschule Fulda inne. Er ist professorales Mitglied des Promotionszentrum Soziale Arbeit der staatlichen Hessischen Hochschulen für angewandte Wissenschaften. Außerdem ist er im Vorstand der DGSF, im General Board der EFTA (European Family Therapy Association) sowie Chair des Research Committees der EFTA. Zudem ist er als Familientherapeut, Supervisor und Weiterbildner tätig. Kontakt: matthias.ochs@sw.hs-fulda.de

Claudia Schiffmann, Diplom-Pädagogin, Systemische Beraterin (DGSF), Systemische Therapeutin für Familien-, Paar- und Einzeltherapie (DGSF), hat die stellvertretende Leitung von egon+klara inne mit Tätigkeitsschwerpunkt in der Aufsuchenden Systemischen Familientherapie (AFT). Kontakt: schiffmann@egonundklara.de

Herta Schindler, Diplom-Sozialpädagogin, Systemische Therapeutin und Lehrtherapeutin (SG), Systemische Supervisorin (DGSF), Systemaufstellerin (DGfS), Heilpraktikerin für Psychotherapie, leitet das Systemische Institut Mitte (SYIM) in Kassel und ist in der eigenen »Praxis für systemische Kunstgriffe« tätig. Spezifische Schwerpunkte sind Biografiearbeit unter systemischer Perspektive (inklusive Ausbildung) sowie Arbeit im Pflegekinder- und Adoptionsbereich. Kontakt: schindler@syim.de

Cornelia Schmellenkamp, Studium der Sozialen Arbeit (Diplom), 2002–2005 Weiterbildung zur psychoanalytisch orientierten Sozialtherapeutin/Suchttherapeutin (GVS), Anerkennung als Heilpraktikerin für Psychotherapie, Weiterbildung zur Supervisorin (DGSv), hat Berufserfahrung in der ambulanten und stationären Suchttherapie und als Leitung einer familienanalogen Wohngruppe. Arbeitsschwerpunkt: Leitung stationäre Erziehungshilfe im SkF Köln, freiberufliche Tätigkeit als Supervisorin in eigener Praxis. Kontakt: cokoko@freenet.de

Rainer Schwing, Diplom-Psychologe, approbierter Psychotherapeut, Lehrender für Systemische Beratung, Therapie und Supervision (DGSF) ist Geschäftsführer von »praxis institut für systemische beratung süd« in Hanau. Er ist freiberuflich als Psychotherapeut, Supervisor, Organisationsberater und Coach tätig. Kontakt: Rainer.Schwing@praxis-institut-sued.de

Julia Strecker, Dr., Diplom-Theologin, Systemische Familientherapeutin (IFW/SG), Supervisorin (DGSv/DGSF), Lehrende für Systemische Therapie, Beratung und Supervision (DGSF), Lehrtherapeutin und Supervisorin (DGfP), Gestalttherapeutin, MBSR-Lehrerin, hat jahrelang in verschiedenen Settings als Pastorin und Seelsorgerin gearbeitet, seit 2008 in eigener Praxis mit Schwerpunkt

Paarberatung, systemische Seelsorge, Achtsamkeit und Rituale, seit 2009 ist sie Lehrende für verschiedene Institute. Kontakt: rituale@juliastrecker.de

Barbara Welle, Diplom-Sozialpädagogin, Systemische Familienberaterin/Therapeutin, ist im psychosozialen Team einer Eltern-Kind-Kurklinik tätig. Sie ist Gründungsmitglied und 1. Vorsitzende von Cocon e. V. – Freiburger Verein für systemische Therapie von straffällig gewordenen Menschen und deren Angehörigen. Als Familienberaterin ist sie seit 2008 als Honorarmitarbeiterin bei einem Jugendamt sowie beim Cocon e. V. Insgesamt ist sie seit 31 Jahren in der Staffälligenhilfe tätig. Schwerpunkte: Aufsuchende Familienarbeit, Sucht, Straffälligenhilfe, Inhaftierung, begleitende Umgänge in die JVA, Beratung der Angehörigen von Strafgefangenen, Beratung von Eltern im Rahmen einer Vorsorgekur. Kontakt: cocon.freiburg@gmx.de

Joachim Wenzel, Dr. phil., Diplom-Pädagoge, Lehrender für Systemische Therapie und Beratung sowie Systemische Supervision (DGSF), ist therapeutisch, beratend und lehrend tätig in eigener Praxis/Institut »spi – Systemische Praxis und Institut Mainz« sowie für das ifs Essen und verschiedene Institutionen, Hochschulen und Weiterbildungsinstitute. Zuvor Beratungsforschung als wissenschaftlicher Mitarbeiter am Schuldnerfachberatungszentrum der Universität Mainz. Kontakt: wenzel@spi-mainz.de

Jan V. Wirth, Prof. Dr., Diplom-Sozialarbeiter/-pädagoge (ASFH Berlin), Systemischer Teamberater und Fachberater, Systemischer Supervisor, Kfz.-Mechaniker, ist Studiendekan »Psychosoziale Beratung in Sozialer Arbeit« (Master of Arts) an der DIPLOMA Hochschule, Wissenschaftlicher Beirat des Carl-Auer-Verlags, Habilitand an der Universität Bielefeld, Live-Onlinetrainer (DIPLOMA). Kontakt: wirth@systemisch-arbeiten.info

Renate Zwicker-Pelzer, Prof. Dr., Diplom-Pädagogin, Diplom-Sozialpädagogin, Systemische Familienberaterin/Familientherapeutin, Coachin und Supervisorin (DGSF), Lehrende für Systemische Beratung, Therapie und Supervision (DGSF), diplomierte Ehe-Familien-Lebensberaterin (BAG EFL), war 1994–2017 Professorin für Soziale Arbeit an der Katholischen Hochschule NRW, Abt. Aachen; Erziehungswissenschaft und Beratung an der Abt. Köln; Stellv. DGSF-Vorsitzende (2012–2018). Sie ist Lehrende in der KatHO NRW-Weiterbildung, am koelner-institut.de der Universität zu Köln, LERN-PLANET Wiesbaden und WISPO Frankfurt. Kontakt: zwicker.pelzer@t-online.de

Abkürzungsverzeichnis

Abs.	Absatz
ADHS	Aufmerksamkeitsdefizit-/Hyperaktivitätsstörung
AFT	Aufsuchende Familientherapie
Art.	Artikel
ASD	Allgemeiner Sozialer Dienst
Az.	Aktenzeichen
BAG	Bundesarbeitsgemeinschaft der Ausbildungsstätten
BÄO	Bundesärzteordnung
BDP	Berufsverband Deutscher Psychologinnen und Psychologen e. V.
BDSG	Bundesdatenschutzgesetz
BeWo	Betreutes Wohnen
BGB	Bürgerliches Gesetzbuch
Bke	Bundeskonferenz für Erziehungsberatung e. V.
BKK	Betriebskrankenkasse
BMG	Bundesministerium für Gesundheit
BPtK	Bundespsychotherapeutenkammer
BTHG	Bundesteilhabegesetz: Gesetz zur Stärkung der Teilhabe und Selbstbestimmung von Menschen mit Behinderungen
BVerfGE	Bundesverfassungsgericht
BVerwG	Bundesverwaltungsgericht
BVG	Bundesversorgungsgesetz
BvR	Registerzeichen beim Bundesverfassungsgericht für Verfassungsbeschwerden
BZgA	Bundeszentrale für gesundheitliche Aufklärung
DESNOS	Disorder of Extreme Stress Not Otherwise Specified
DGfB	Deutsche Gesellschaft für Beratung e. V.
DGGPN	Deutsche Gesellschaft für Psychiatrie und Psychotherapie, Psychosomatik und Nervenheilkunde e. V.

DGSF	Deutsche Gesellschaft für Systemische Therapie, Beratung und Familientherapie e. V.
DGSv	Deutsche Gesellschaft für Supervision und Coaching e. V.
DIS	Dissoziative Identitätsstörung
DPT	Deutscher Psychotherapeutentag
DSM	Diagnostic and Statistical Manual of Mental Disorders/ Diagnostischer und statistischer Leitfaden psychischer Störungen der Amerikanischen Psychiatrischen Vereinigung
EU	Europäische Union
EU-DSGVO	Europäische Union-Datenschutzgrundverordnung
f.	folgende
ff.	fortfolgende
FGKiKP	Familien-Gesundheits- und Kinderkrankenpflegende
FH	Frühe Hilfen
G-BA	Gemeinsamer Bundesausschuss
GG	Grundgesetz für die Bundesrepublik Deutschland
GKV	Gesetzliche Krankenversicherung
HeilprG	Heilpraktikergesetz (auch: HPG)
HPG	Heilpraktikergesetz (auch: HeilprG)
HWG	Heilmittelwerbegesetz
ICD	International Classification of Diseases (Internationale statistische Klassifikation der Krankheiten und verwandter Gesundheitsprobleme)
ifs	Institut für Systemische Familientherapie, Supervision und Organisationsentwicklung
IMPP	Institut für medizinische und pharmazeutische Prüfungsfragen
IQWIG	Institut für Qualität und Wirtschaftlichkeit im Gesundheitswesen
JGG	Jugendgerichtsgesetz
JuKiB	Jugendliche und Kinder im Blick
JVA	Justizvollzugsanstalt
KJP	Kinder- und Jugendpsychiatrie bzw. Kinder- und Jugendlichenpsychotherapeut (Berufsbezeichnung)
KiTa	Kindertagesstätte
MRI	Mental Research Institute
OLG	Oberlandesgericht
PA	Psychoanalyse
PIA	Psychotherapeut/-innen in Ausbildung
PP	Psychologische/-r Psychotherapeut/-in

PrävG	Gesetz zur Stärkung der Gesundheitsförderung und der Prävention (Präventionsgesetz)
PsychThG	Psychotherapeutengesetz
PTK	Psychotherapeutenkammer
RCT	randomisierte kontrollierte Studie (englisch: randomized controlled trial)
Rn.	Randnummer
SchKG	Gesetz zur Vermeidung und Bewältigung von Schwangerschaftskonflikten (Schwangerschaftskonfliktgesetz)
SCM	Systemische Charta der Menschenrechte
SG	Systemische Gesellschaft e. V.
SGB	Sozialgesetzbuch
SNS	Das Synergetische Navigationssystem
SPFH	Sozialpädagogische Familienhilfe
ST	Systemische Therapie
StGB	Strafgesetzbuch
TIB	Teilhabeinstrument Berlin
TP	Tiefenpsychologisch fundierte Psychotherapie
UKlaG	Unterlassungsklagengesetz
UstG	Umsatzsteuergesetz
UWG	Gesetz gegen den unlauteren Wettbewerb
VT	Verhaltenstherapie
WHO	Weltgesundheitsorganisation (englisch: World Health Organization)